Medizinische Akutversorgung nach sexualisierter Gewalt

Corinna A. Schön

Katja Wolf

Hrsg.

Medizinische Akutversorgung nach sexualisierter Gewalt

Ein forensisch-klinischer Praxisleitfaden

Mit 252 Abbildungen

Mit einem Geleitwort von Prof. em. Dr. med. Ulrich Zollinger

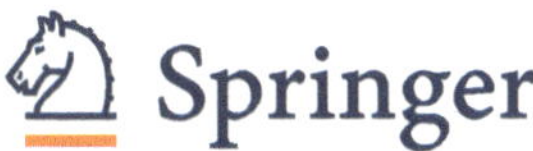

Hrsg.
Corinna A. Schön
Institut für Rechtsmedizin
Universität Bern
Bern
Schweiz

Katja Wolf
Praxis f. Geburtshilfe u. Gynäkologie
Sursee
Schweiz

Ergänzendes Material zu diesem Buch finden Sie auf http://extras.springer.com

ISBN 978-3-662-56173-7   ISBN 978-3-662-56174-4 (eBook)
https://doi.org/10.1007/978-3-662-56174-4

Die Deutsche Nationalbibliothek verzeichnet diese Publikation in der Deutschen Nationalbibliografie; detaillierte bibliografische Daten sind im Internet über http://dnb.d-nb.de abrufbar.

© Foto Sandra Schertenleib/mit freundlicher Genehmigung
Umschlaggestaltung: deblik Berlin
Zeichnungen Michaela von Aichberger

Gedruckt auf säurefreiem und chlorfrei gebleichtem Papier

Springer ist ein Imprint der eingetragenen Gesellschaft Springer-Verlag GmbH, DE und ist ein Teil von Springer Nature.
Die Anschrift der Gesellschaft ist: Heidelberger Platz 3, 14197 Berlin, Germany

Geleitwort

„Gemeinsam sind wir stark". Diesem allgemeingültigen Grundsatz wird in der Medizin oft zu wenig nachgelebt, namentlich wenn es um die Zusammenarbeit verschiedener Disziplinen mit unterschiedlichen Interessen und Zielsetzungen geht.

Dies war lange Zeit auch dann der Fall, wenn es galt, Opfer von sexualisierter Gewalt zu betreuen und zu untersuchen, Spuren zu sichern und Befunde zu dokumentieren. Als rechtsmedizinischer Assistenz- und Oberarzt in den 1970er- und 1980er-Jahren habe ich es oft erlebt, dass in solchen Fällen die Gynäkologinnen vorab den Kollegen, aber auch den damals noch seltenen Kolleginnen aus der Rechtsmedizin sehr skeptisch, wenn nicht gar ablehnend gesinnt waren und eigentlich nicht verstehen wollten, was diese verlängerten Arme der Justiz und Polizei bei einem weiblichen Opfer zu suchen hatten. Demgegenüber kritisierten die Vertreter der Rechtsmedizin die Vorgehensweise ihrer klinischen Kolleginnen und Kollegen bei der Spurensicherung und ihre gelegentliche Gutgläubigkeit bei aus polizeilicher oder rechtsmedizinischer Sicht offensichtlich unwahren Anschuldigungen der Opfer. Ich erinnere mich an folgende, sinngemäß wiedergegebene Aussage eines hochrangigen Rechtsmediziners an einer unserer Fachtagungen in den 1990er-Jahren: „Die Kliniker verstehen von Ermittlung und Spurensicherung nichts und sollten von diesen Fällen die Hände lassen."

1991 wurde ich, von Zürich kommend, erstmals mit dem 1986 ins Leben gerufenen „Berner Modell" bei der Untersuchung von weiblichen Opfern sexualisierter Gewalt konfrontiert. Interessanterweise war die entsprechende Fachstelle bei der Familienplanungsstelle der Berner Frauenklinik untergebracht. Es herrschte eine zumindest mir bisher nicht bekannte konstruktive Zusammenarbeit zwischen Gynäkologie, Rechtsmedizin, Polizei und Justiz. Wenn immer möglich, wurden die Opfer durch Frauen befragt, untersucht und betreut, was die Rechtsmedizin – im Gegensatz zu heute – oft nicht erfüllen konnte. Zentral war das Anliegen, den Opfern die Chance zu geben, vorerst auf eine Anzeige zu verzichten, und sie dennoch so früh wie möglich forensisch zu untersuchen. Unabhängig von einer Anzeige wurden die Untersuchung und Spurensicherung nach allen Regeln der Kunst und der Ansprüche der Strafuntersuchung für eine eventuelle spätere Anzeige durchgeführt. Das Berner Pioniermodell hat sich bewährt und wird heute vielerorts praktiziert. Es wird sowohl den Ansprüchen der Opfer als auch der Strafuntersuchungsbehörde gerecht.

Es freut mich außerordentlich, dass die Gynäkologin Katja Wolf und die Rechtsmedizinerin Corinna Schön mit diesem Buch das Thema der Akutversorgung nach sexualisierter Gewalt umfassend darlegen und damit dokumentieren, dass das „Gärtchendenken" zwischen den involvierten Disziplinen endgültig zugunsten einer optimalen Untersuchung und Betreuung der Opfer abgelegt wurde.

Das Buch umfasst alle Aspekte der forensischen Untersuchung und der klinischen Opferbetreuung nach erlittener sexualisierter Gewalt. Es thematisiert die typischen Verletzungen, auch außerhalb des Genitales, bei Sexualdelikten und erwähnt die sexuell übertragbaren Krankheiten und die psychologischen Folgen von sexualisierter Gewalt. Auch der (seltenere) Mann als Opfer wird nicht ausgelassen. Von großer Bedeutung erscheint mir schließlich das Thema der Differenzialdiagnosen, weil – mit der notwendigen Zurückhaltung gegenüber dem Opfer – die Möglichkeit von Selbstverletzungen bzw. eines vorgetäuschten Sexualdelikts *forensisch* auszuschließen oder aber zu beweisen ist. Sehr wertvoll für die praktische Arbeit sind Checklisten und Körperschemata zur zeichnerischen Dokumentation von Befunden sowie Formularvorschläge.

Die Autorinnen sprechen mit ihrem Werk alle Personen aus Gynäkologie, Rechtsmedizin, Pflege, Polizei und Justiz an, die in die Untersuchung und Ermittlung von Sexualdelikten involviert sind. Ich wünsche dem Buch einen großen, interessierten Leserkreis.

Prof. em. Dr. med. Ulrich Zollinger
Bern im März 2018

Vorwort

Die medizinische Untersuchung von Opfern sexueller bzw. sexualisierter Gewalt spielt im klinischen Alltag eine untergeordnete Rolle, was dazu führen kann, dass sogar Ärztinnen und Ärzte mit abgeschlossener gynäkologischer Facharztausbildung noch nie mit einer Frau, die Opfer sexualisierter Gewalt geworden war, konfrontiert wurden. Mangelnde Erfahrung bei der Durchführung solcher Untersuchungen kann sich jedoch nachteilig für die betroffene Person auswirken, wenn dies im Dienst geschieht und kein Kollege in greifbarer Nähe ist, der sich in diesem Bereich auskennt. Was muss ich nun überhaupt tun? Woran muss ich denken? Welches Material brauche ich für die Untersuchung? Wie geht das mit der Spurensicherung? Wo ist die Kamera? Muss nicht zuerst die Polizei informiert werden? Darf ich die Person überhaupt untersuchen? Plötzlich steht man vor vielen Fragen, die ad hoc nicht unbedingt beantwortet werden können. Das wiederum kann sich dann zum Nachteil der betroffenen Person auswirken, die auf kompetente Hilfe hofft, diese aber unter Umständen nicht erhalten kann.

Spezifisches Wissen und bestimmte Fertigkeiten sind seitens des medizinischen Personals nötig, um von sexualisierter Gewalt betroffene Personen richtig zu betreuen. Weltweit wird daher eine Spezialisierung der Untersucher von Opfern nach sexueller Gewalt gefordert. Im Zentrum dieses Praxisleitfadens steht die forensisch-klinische Untersuchung dieser Personen. In übersichtlicher, praxisorientierter Form soll er Informationen liefern, die benötigt werden, um eine forensisch-klinische Untersuchung einer von sexualisierter Gewalt betroffenen Person korrekt durchzuführen mit dem Ziel, Spuren richtig zu sichern, Verletzungen zu dokumentieren, nötigenfalls zu therapieren und die Person bei Bedarf an eine geeignete Fachstelle weiterzuleiten. Eine korrekte Durchführung dieser Untersuchung ist wichtig, denn neben klinischen Gesichtspunkten können richtig gesicherte Spuren und genau dokumentierte Verletzungen Beweismittel in einem späteren Strafverfahren sein. Anhand vieler Abbildungen in diesem Praxisleitfaden soll insbesondere für Untersucher ohne oder mit wenig Erfahrung in diesem Bereich ein „visuelles teaching" erreicht werden.

Opfer sexualisierter Gewalt werden nicht nur Frauen, sondern auch Männer. Die forensisch-klinische Untersuchung der betroffenen Personen unterscheidet sich im Grundsatz nicht, weshalb nachfolgende Hinweise überwiegend geschlechtsneutral verfasst wurden. Der Schwerpunkt dieses Buches liegt jedoch aufgrund der deutlich besseren Verfügbarkeit von Informationen über Frauen, die sexualisierte Gewalt erfahren haben, der höheren Wahrscheinlichkeit, eine Frau nach erlebter sexualisierter Gewalt untersuchen zu müssen, und der praktischen Erfahrung der Herausgeberinnen auf der forensisch-gynäkologischen Untersuchung von weiblichen Jugendlichen und erwachsenen Frauen. Sofern nötig und möglich wird aber auch auf männerspezifische Untersuchungen und Befunde sowie weitere Besonderheiten eingegangen. Die sexuelle Ausrichtung betroffener Personen spielt dabei keine Rolle. Die Besonderheiten der pädiatrischen Untersuchung nach sexuellem Kindsmissbrauch werden in diesen Praxisleitfaden hingegen bewusst nicht aufgenommen.

Anmerkung Da dieser Praxisleitfaden auf die medizinische Betreuung von Frauen *und* Männern nach behaupteter sexualisierter Gewalt ausgerichtet ist, wird mehrheitlich geschlechtsneutral von „der betroffenen Person" o. Ä. geschrieben. Teilweise wird jedoch in allgemeingültigen Abschnitten auch nur die männliche Person (z. B. Patient) genutzt, obwohl Mann oder Frau gemeint sein können. Auf die Bezeichnung als „Opfer" wurde zumeist bewusst verzichtet. Beziehen sich Textpassagen nur auf Frau *oder* Mann, werden jeweils geschlechtsspezifische Begriffe angewandt.

Bezüglich der untersuchenden Person wird der Einfachheit halber – unabhängig vom Geschlecht, der Ausbildung und der möglichen Zusammenarbeit mehrerer Personen bei der Untersuchung – meist der Begriff „Untersucher" benutzt. In allgemein gültigen Abschnitten wird zum Beispiel vom „Arzt" gesprochen, obwohl Personen beider Geschlechter gemeint sein können. Auf die verschiedenen Möglichkeiten der untersuchenden Instanz wird in ▶ Abschn. 3.1.2 eingegangen.

Dr. med. Corinna A. Schön
Katja Wolf
Bern und Sursee im März 2018

Danksagung

Zuallererst gilt mein Dank meiner Kollegin Katja Wolf, durch die ich die Möglichkeit erhielt, dieses Buch zu schreiben. Trotz der geographischen Entfernung und der beiderseits oft berufsbedingt nur kleinen Zeitfenster gelang es uns immer wieder, das stetig wachsende Manuskript zu besprechen.

Meinen Vorgesetzten Prof. Dr. med. Christian Jackowski und PD Dr. med. Christian Schyma danke ich für die Möglichkeit, dass ich mein Arbeitspensum während der Erstellung dieses Buches für eine gewisse Zeit reduzieren durfte. Auch freut es mich ausserordentlich, dass mein ehemaliger Lehrer, Prof. em. Dr. med. Ulrich Zollinger, sich bereit erklärte, das Geleitwort für dieses Buch zu schreiben.

Meiner ehemaligen Oberärztin Frau Dr. med. Ursula Klopfstein, FMH Rechtsmedizin, Herrn Prof. Dr. med. Thomas Sigrist, FMH Rechtsmedizin und ehemaliger Direktor des Instituts für Rechtsmedizin Sankt Gallen, sowie meinem Bruder gebührt mein allergrösster Dank für ihren zeitaufwendigen Einsatz beim teils mehrfachen Gegenlesen des gesamten Manuskriptes, den daraus entstandenen Verbesserungsvorschlägen und zusätzlichen Ideen bezüglich Inhalt und Gestaltung. Gleiches gilt für meine Familie, die geduldig über schwierige Phasen hinweghalf.

Corinna A. Schön

Ich danke meiner Kollegin Corinna Schön für ihr Timing, ihre Beharrlichkeit und all ihre Unterstützung.

Herrn Prof. Dr. med. Christoph Brezinka gilt ein grosser Dank für seine erfahrene Beratung. Es freut mich sehr, dass wir ihn als Co-Autor eines Kapitels gewinnen konnten.

Auch danke ich meiner Familie, die mir ermöglichte, über viele zusätzliche Zeitfenster zu verfügen, um ein wenig Ruhe im Alltag zu haben.

Katja Wolf

Ferner danken wir gemeinsam folgenden Personen für ihre Unterstützung (fachfremde Korrekturen, Bildmaterial usw.):
Frau Beatrice Ritter, Staatsanwältin des Kantons Bern,
Herrn Prof. Dr. med. M.D. Mueller, Frau Prof. Dr. med. Annette Kuhn, Frau Dr. med. Irène Dingeldein, Frau Dr. med. Ute Bieser und Frau Dr. med. Elke Krause, jeweils FMH Gynäkologie und Geburtshilfe,
Herrn Prof. Dr. med. Tullio Sulser, FMH Urologie,
Frau Dr. ès Sc. Susanne Nussbaumer, Pharmazeutin,
Herrn Dr. med. Roman Schleifer, FMH Psychiatrie,
dem Fototeam der Universitätsklinik für Dermatologie des Inselspitals Bern,
Frau Linda Rossman, Frau Dr. med. Joelle Tschui, Herrn Andreas Wagner und Herrn Stephan Wiesner.

Unseren Kolleginnen der Arbeitsgruppe „Berner Modell" sowie allen Personen, die im Kanton Bern in die Untersuchung und Betreuung der von sexualisierter Gewalt betroffenen Personen involviert sind, gilt unser Dank für ihre engagierte, zu jeder Tages- und Nachtzeit stattfindende Arbeit.

Zuletzt bedanken wir uns beim Springer-Verlag dafür, dass wir dieses Buch schreiben und bereits bestehende Abbildungen aus anderen Büchern nutzen durften. Bei sämtlichen Fragen rund um die Erstellung des Manuskriptes wurde uns immer mit Rat und Tat zur Seite gestanden.

Inhaltsverzeichnis

Die Herausgeberinnen

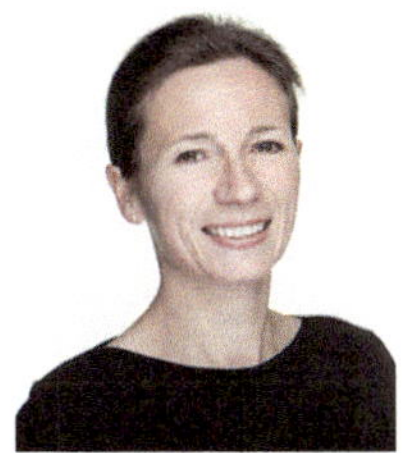

Dr. med. Corinna A. Schön

Corinna Schön wurde 1977 in Hagen/Deutschland geboren und studierte in Marburg und Erlangen Humanmedizin. Bereits vor dem Studium bestand ihr Interesse für die Rechtsmedizin, sodass sie während des Studiums mehrere rechtsmedizinische Praktika in Berlin, später in Bern und auch Frankfurt am Main durchlief. Nach ihrer Dissertation zog sie 2004 in die Schweiz, absolvierte dort den größten Teil ihrer Weiterbildung zur Fachärztin Rechtsmedizin FMH und ist aktuell als Oberärztin am Institut für Rechtsmedizin der Universität Bern beschäftigt. Neben ihrem Engagement im „Berner Modell", welches sich regional mit der Optimierung der Abläufe in der Bearbeitung von Sexualdelikten beschäftigt, gilt ihr großes Interesse sowohl privat als auch beruflich den Bergen.

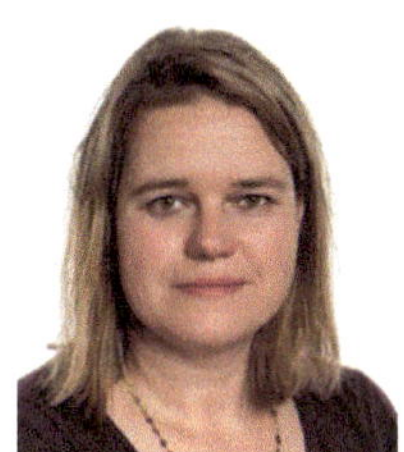

Katja Wolf

Katja Wolf, geboren 1970 in Frankfurt am Main, studierte Humanmedizin in Frankfurt am Main. Sie interessierte sich während des Studiums schon für das Fach Gynäkologie und Geburtshilfe und absolvierte zahlreiche Praktika in Frankfurt, Heidelberg, Berlin und Mainz. Nach ihrem Studium wechselte sie nach Sursee in der Nähe von Luzern (Schweiz) und durchlief ihre fachärztliche Weiterbildung mit den Abschlüssen Fachärztin Gynäkologie/Geburtshilfe FMH und dem deutschen Titel Facharzt für Allgemeine Medizin. Seit 2006 engagiert sie sich als Oberärztin an der Universitätsfrauenklinik am Inselspital in Bern, unter anderem in der Arbeitsgruppe des Berner Modells und betreut in diesem Rahmen Frauen, die sexualisierte Gewalt erlebt haben. In ihrer Freizeit lebt sie mit ihrer Familie in Sursee.

Autorenverzeichnis

Brezinka, Christoph, Prof. Dr. med.
Universitätsklinik für Gynäkologische
Endokrinologie und Reproduktionsmedizin
Medizinische Universität Innsbruck
Anichstraße 35
6020 Innsbruck
Österreich
christoph.brezinka@i-med.ac.at

Schön, Corinna A., Dr. med.
Institut für Rechtsmedizin
Universität Bern
Bühlstrasse 20
3012 Bern
Schweiz
corinna.schoen@irm.unibe.ch

Wolf, Katja
Centralstrasse 8a
6210 Sursee
Schweiz
katjawolf@gmx.ch

Allgemeines

C. A. Schön, C. Brezinka und K. Wolf

© Springer-Verlag GmbH Deutschland, ein Teil von Springer Nature 2019
C. A. Schön, K. Wolf (Hrsg.), *Medizinische Akutversorgung nach sexualisierter Gewalt*,
https://doi.org/10.1007/978-3-662-56174-4_1

1.1 Definition sexualisierter Gewalt

Der Begriff "sexuelle Gewalt" bezieht sich auf geschlechtsbezogene Handlungen, bei denen gegen den Willen der betroffenen Person gehandelt wird oder diese aus gesundheitlichen oder anderen Gründen nicht in der Lage ist, ihre Einwilligung zu geben. Um der Tatsache Ausdruck zu verleihen, dass es in erster Linie um einen Gewaltakt im Sinne eines sexuellen Ausdrucks von Aggression oder das Ausüben von Macht und nicht um ein Ausleben sexueller Bedürfnisse geht, wird heutzutage vermehrt der Begriff "sexualisierte Gewalt" verwendet.

Sexualisierte Gewalt umfasst einerseits körperliche Handlungen, die von ungewollten Berührungen bis zum Erzwingen von Geschlechtsverkehr oder anderer sexueller Handlungen reichen. Bereits der Versuch, solche Handlungen zu begehen, gehört in den Formenkreis sexualisierter Gewalt. Andererseits beinhaltet der Begriff auch solche Situationen (Nicht-Kontakthandlungen), in denen eine Person beispielsweise mit Worten sexuell belästigt wird, zum Anschauen von oder Mitwirken in pornographischen Handlungen (Fotografie, Film, Internetchat) gezwungen wird oder wenn Sexting-Inhalte[1] missbräuchlich verwendet werden. Auch Zwangsheiraten oder die weibliche Genitalbescheidung können in unserem Kulturkreis als sexualisierte Gewalt eingestuft werden.

Ein Teil dieser geschilderten Formen von sexualisierter Gewalt geht nicht mit physischer Gewalt und somit dem Auftreten körperlicher und/oder genitaler Verletzungen einher und kann folglich nicht mittels einer forensisch-klinischen Untersuchung dokumentiert werden.

Dennoch sollte sich der Untersucher darüber im Klaren sein, dass neben physischen Folgen eines solchen Ereignisses kurz- oder langfristig psychologische Effekte eine wesentliche Rolle im Hinblick auf die Gesundheit und das Wohlergehen der betroffenen Person spielen können (▶ Abschn. 7.1).

Wichtig ist auch zu wissen, dass – mit gewissen Ausnahmen – lediglich gegen den Willen einer beteiligten Person durchgeführte sexuelle Handlungen strafrechtlich relevant sind. Sobald sämtliche involvierten Personen mit extremen, vielleicht sogar mit Schmerzen und Verletzungen einhergehenden sexuellen Handlungen einverstanden sind (z. B. im Rahmen sadomasochistischer Praktiken), entzieht sich dies dem Formenkreis der sexualisierten Gewalt.

1.2 Epidemiologie

Sexualisierte Gewalt wird weltweit in allen gesellschaftlichen Schichten und in jeder Kultur ausgeübt. Sie ereignet sich beispielsweise im privaten Umfeld durch Partner, Bekannte oder seltener Fremde, im beruflichen Kontext, während Kriegen als Waffe zur Demoralisierung des Feindes, bei erzwungener Prostitution, in Institutionen wie Gefängnissen oder Heimen oder im Rahmen kultureller Initiationsriten. Auch sind Personen aus allen Altersklassen betroffen. Der Vergleich "statistischer" Angaben zu dieser Thematik wird dadurch erschwert, dass sich diese auf unterschiedliche Formen sexualisierter Gewalt beziehen, die Gruppen der Studienteilnehmer nicht einheitlich sind oder nur bestimmte Formen von Verletzungen berücksichtigt werden. Laut WHO (World Health Organisation) wird allerdings davon ausgegangen, dass in manchen Regionen dieser Welt jede fünfte Frau mindestens einmal in ihrem Leben einen sexuellen Übergriff erleidet. Auch spielen Definitionen in diesem Kontext eine wesentliche Rolle: Der Begriff "Vergewaltigung" bezieht sich in der Schweiz zum Beispiel lediglich auf die Penetration der Scheide mit dem Penis, seitens der WHO wird darunter jedoch die

---

1   Der Begriff "Sexting" bezieht sich auf selbst produzierte Fotos oder Filme des eigenen Körpers (u. a. Nacktbilder oder anderweitig sexuell gefärbte Bilder), die freiwillig per Handy oder Internet an ausgewählte Personen oder Personengruppen versandt werden. Selbst verschickte Inhalte können von dem Empfänger missbräuchlich verwendet werden. Der ungewollte Erhalt solcher Inhalte ist ebenso möglich.

Penetration der Scheide oder des Anus mit dem Penis, anderen Körperteilen oder Gegenständen verstanden.

Allgemein ist bekannt, dass mehrheitlich Frauen Opfer sexualisierter Gewalt sind, diese durchschnittlich zwischen 20 und 30 Jahre alt sind und Männer aus ihrem Bekanntenkreis als Täter fungieren. Sexualdelikte mit vaginaler Penetration sollen dabei häufiger vorkommen als solche, bei denen ein oraler oder analer Geschlechtsverkehr geltend gemacht wird.

Betrachtet man die Gruppe der männlichen Betroffenen, so scheinen homosexuelle oder bisexuelle Männer häufiger von sexualisierter Gewalt betroffen zu sein als heterosexuelle. Auch hier soll es sich bei den Tätern mehrheitlich um Männer handeln; lediglich heterosexuelle Männer sollen vermehrt durch Frauen missbraucht werden. Erfolgt die sexualisierte Gewalt durch eine fremde Person, so ist das Motiv für solche gewaltsamen Übergriffe häufig Hass gegenüber Homosexuellen. Sexuelle Übergriffe begangen durch mehrere Personen sollen bei männlichen Opfern häufiger auftreten.

Gemäß der Polizeilichen Kriminalstatistik (PKS) der Schweiz, in der bei den kantonalen Polizeibehörden angezeigte Delikte aufgeführt werden, wurden im Jahr 2015 insgesamt 6756 Delikte gegen die sexuelle Integrität dokumentiert, was 1,4 % aller Verstöße gegen das Strafgesetzbuch entspricht. Es wurden 532 Vergewaltigungen und 736 Fälle von sexueller Nötigung angezeigt, wobei es sich bei 99 Opfern sexueller Nötigung um Männer handelte. 195 der angezeigten Vergewaltigungen und 201 der Fälle von sexueller Nötigung ereigneten sich im Rahmen häuslicher Gewalt.

Der Polizeilichen Kriminalstatistik (PKS) für Deutschland, die jährlich vom Bundeskriminalamt herausgegeben wird, und die auf den von den Landeskriminalämtern gelieferten Landesdaten basiert, ist zu entnehmen, dass im Jahr 2015 insgesamt 42.996 vollendete Straftaten gegen die sexuelle Selbstbestimmung polizeilich bekannt wurden. Hierbei handelte es sich in 5934 Fällen um Vergewaltigungen oder sexuelle Nötigung; 330 Vergewaltigungen wurden durch Gruppen begangen. 171 der 3588 Opfer von vollendeten Vergewaltigungen oder sexueller

Nötigung über 21 Jahre waren Männer. Vergewaltigungen oder Fälle von sexueller Nötigung mit Todesfolge wurden nicht bekannt, jedoch ereigneten sich 8 Morde in Zusammenhang mit Sexualdelikten.

Weder in der Schweiz noch in Deutschland wurden im Jahr 2015 Fälle von weiblicher Genitalbeschneidung zur Anzeige gebracht.

Generell muss jedoch davon ausgegangen werden, dass eine große Dunkelziffer besteht, was bedeutet, dass eine Vielzahl solcher Delikte nicht zur Strafanzeige kommt. Sexualisierte Gewalt gilt bei vielen Menschen noch immer als Tabuthema, was bei Männern noch stärker ausgeprägt sein soll als bei Frauen. Es wird angenommen, dass betroffene Personen aus Scham (Männer: "Scham der Unmännlichkeit") und Angst, dass ihnen nicht geglaubt wird, trotz eines großen Leidensdrucks Hemmungen haben, über Erfahrungen zu berichten, vorhandene Hilfsangebote in Anspruch zu nehmen und Strafanzeige zu erstatten. Insbesondere von Männern wird erwartet, dass sie stark, bestimmt und sexuell dominant sind, sodass in der Öffentlichkeit und sogar unter Fachpersonen, die sich mit sexualisierter Gewalt gegenüber Frauen auseinandersetzen, die Vorstellung bestehen kann, dass Männer gar nicht (insbesondere nicht von einer Frau) sexuell missbraucht werden können. Zudem soll die an einen Mann gerichtete Rollenerwartung die subjektive Bewertung eines erlebten Gewaltereignisses beeinflussen. Je nach Land, wo sich sexualisierte Gewalt gegen Männer ereignet, kann auch Angst, infolge eines solchen Ereignisses als Homosexueller angesehen zu werden, eine Rolle spielen, da Homosexualität mancherorts unter Strafe steht. Daneben kann allgemein die Beziehung zwischen Täter und Opfer relevant sein, sodass für eine Strafanzeige sexueller Übergriffe innerhalb einer Beziehung eine noch größere Hemmschwelle überwunden werden muss als bei einem Fremdtäter.

All diese Aspekte führen dazu, dass Angaben zur Häufigkeit von sexualisierter Gewalt an Frauen und Männern in ihrem tatsächlichen Ausmaß nicht erhoben werden können. Man geht davon aus, dass sexualisierte Gewalt an Männern seltener stattfindet als an Frauen, dass die Dunkelziffer jedoch höher als die bei betroffenen Frauen ist. Im (rechts-)medizinischen Untersuchungsgut machen sie nur einen äußerst geringen Anteil der nach sexualisierter Gewalt untersuchten Erwachsenen aus.

1.3   Rechtliches

Ist man als medizinische Fachperson in die Untersuchung von Personen involviert, die angeben, sexualisierte Gewalt erlebt zu haben, so ist es hilfreich, gewisse juristische Fachbegriffe zu kennen und sich ein gewisses Grundwissen anzueignen. Hierbei geht es einerseits um die eigenen Rechte und Pflichten in Zusammenhang mit der medizinischen Behandlung allgemein, andererseits um rechtliche Aspekte bei der Begutachtung von Gewaltopfern bzw. im Hinblick auf sexualisierte Gewalt an sich.

Jedes Land kennt eigene rechtliche Regelungen in Bezug auf die Strafbarkeit von sexualisierter Gewalt, die Führung der entsprechenden Verfahren, die Rechte der geschädigten Personen und ebenfalls in Bezug auf die Rechte und Pflichten der Personen, die die Betroffenen untersuchen, behandeln oder betreuen. Teilweise unterschieden sich diese Regelungen sogar innerhalb eines Landes! Unter Berücksichtigung des Schwerpunkts und Umfangs dieses Praxisleitfadens soll der Leser in diesem Kapitel auf relevante Themenpunkte lediglich hingewiesen werden. Es wird daher dringend empfohlen, sich selbstständig über die anwendbaren Gesetze am eigenen Arbeitsort detailliert zu informieren.

1.3.1   Strafbarkeit sexueller Handlungen

Die sexuelle Selbstbestimmung stellt heutzutage in den meisten Ländern ein Rechtsgut dar. Darunter wird verstanden, dass jeder das Recht hat, frei über seine Sexualität zu bestimmen (freie Partnerwahl, sexuelle Orientierung u. Ä.), und dass bestimmte sexuelle Handlungen als Sexualdelikte der Strafverfolgung unterliegen. Geregelt wird die Strafbarkeit von sexuellen

Handlungen im Strafgesetzbuch (▶ Anhang), wobei jedes Land eine eigene Umschreibung der verbotenen Handlungen kennt. Somit sind sexuelle Handlungen, die ohne Einverständnis der betroffenen Person vorgenommen werden, in aller Regel strafbar. Aber auch einvernehmliche sexuelle Handlungen können strafbar sein, wenn die betroffene Person das gesetzlich geregelte Schutzalter[2] noch nicht erreicht hat; dies mit dem Ziel, die Gesamtentwicklung eines Kindes durch sexuelle Erlebnisse nicht zu stören. Im Laufe der Geschichte hat die Akzeptanz der sexuellen Selbstbestimmung immer mehr an Bedeutung gewonnen, was dazu geführt hat, dass beispielsweise sexuelle Gewalt in der Ehe heutzutage strafbar ist, wohingegen homosexuelle Handlungen nicht mehr strafbar sein können.

1.3.2   Rechte und Pflichten der Untersucher: Aufklärung, Schweigepflicht, Melderecht/ Meldepflicht

Die Arzt-Patienten-Beziehung unterliegt dem Berufsgeheimnis (Schweigepflicht). Daran ändert sich grundsätzlich auch nichts, wenn eine Person nach erlebter sexualisierter Gewalt oder anderen rechtlich relevanten Ereignissen untersucht wird. Pro memoria wird trotzdem auf einige Aspekte ärztlicher Rechte und Pflichten eingegangen, namentlich auf das Melderecht bzw. die Meldepflicht medizinischer Fachpersonen bei schweren Gewalttaten und die Untersuchung im Auftrag der Ermittlungsbehörde.

---

2   Der Begriff "Schutzalter" bezieht sich auf das Alter einer Person, ab dem aus juristischer Sicht davon ausgegangen wird, dass sie in sexuelle Handlungen einwilligen kann. Es bestehen länderspezifische Unterschiede im Schutzalter, wobei innerhalb eines Landes wiederum Unterschiede in Abhängigkeit vom Straftatbestand bestehen können. Hat mindestens eine der beteiligten Personen das Schutzalter nicht erreicht, so können auch einvernehmliche sexuelle Handlungen strafbar sein. Ausnahmen bestehen im Sinne sogenannter Alterstoleranzklauseln.

Aufklärung und Einwilligung zur Untersuchung

Begibt sich eine Person nach erlebter sexualisierter Gewalt in medizinische Behandlung, so hat vor der forensisch-klinischen Untersuchung – wie bei anderen medizinischen Handlungen auch – eine Aufklärung zu erfolgen. Der Inhalt der Aufklärung hängt davon ab, ob sich die zu untersuchende Person selbstständig in ärztliche Behandlung begeben hat oder ob sie von einer Ermittlungsbehörde der Untersuchung zugewiesen wurde. Folgende Informationen sollte eine Aufklärung beinhalten:

- Situation bezüglich der Schweigepflicht der Untersucher (in Abhängigkeit vom Auftraggeber der Untersuchung)
- Inhalt und Funktion der forensisch-klinischen Untersuchung (Befunderhebung, Dokumentation, Spurensicherung)
- Verbleib der Asservate und der zur Befunddokumentation erstellten Fotografien
- Information über das Recht der zu untersuchenden Person, die Untersuchung zu verweigern, und über die Folgen eines Unterlassens der Untersuchung

Die korrekte und umfassende Aufklärung ist bei jeder Untersuchung wichtig. Sie stärkt das Vertrauensverhältnis zur untersuchenden Person und schafft eine Basis, um in die für die betroffene Person insbesondere nach sexualisierter Gewalt unangenehme Untersuchung einwilligen zu können. Diese Informationen müssen in einer für medizinische Laien verständlichen Sprache vermittelt werden und den Verständnismöglichkeiten der zu untersuchenden Person angepasst sein. Bei fremdsprachigen Personen empfiehlt sich nach Möglichkeit der Beizug eines Dolmetschers. Voraussetzung einer rechtsgenüglichen Aufklärung ist die Urteilsfähigkeit der zu untersuchenden Person (▶ Abschn. Urteilsunfähige Personen). Auch muss die Einwilligung zur Untersuchung aus freien Stücken durch die betroffene Person erfolgen und darf in keinster Weise erzwungen sein.

Verzichtet eine Person auf die Aufklärung oder lehnt sie die gesamte oder einen Teil der forensisch-klinischen Untersuchung ab, muss dies in den Fallunterlagen bzw. der Krankengeschichte zur späteren Nachvollziehbarkeit fehlender Untersuchungsbefunde vermerkt werden. Wird eine Untersuchung, die im Auftrag einer Ermittlungsbehörde durchzuführen ist, abgelehnt, ist der Auftraggeber zu informieren. Auf Basis des geltenden Rechts kann es möglich sein, eine betroffene Person auch gegen ihren Willen zu untersuchen, wenn dies zur Aufklärung eines schweren Sexualdelikts unerlässlich ist. Das juristische Interesse sollte unter dem Aspekt einer möglichen Retraumatisierung durch die forensisch-klinische Untersuchung jedoch wohlüberlegt sein, auch wenn diese in der Regel nicht zu körperlichen Schäden führt.

Bei nicht urteilsfähigen Personen ist fallbezogen über das weitere Vorgehen zu entscheiden. Bei Untersuchungen nach eingereichter Strafanzeige oder im Auftrag einer Ermittlungsbehörde ist mit dem Auftraggeber Rücksprache zu halten. Wichtig ist hier zu berücksichtigen, dass zum Beispiel betagte Menschen, die aufgrund einer demenziellen Entwicklung weder einen möglicherweise erlebten sexuellen Übergriff, noch die Untersuchung an sich verstehen, durch die Untersuchung selbst einen Schaden davontragen können. Über weitere Schritte sollte hier nur wohlüberlegt entschieden werden.

Formularvorschläge für die Aufklärung und Einwilligung in die forensisch-klinische Untersuchung sind in ▶ Abschn. 11.3 aufgeführt.

> **Auch bei einer forensisch-klinischen Untersuchung sind die Aufklärung und das Einholen einer schriftlichen Einwilligung in die Untersuchung notwendig. Bei Urteilsunfähigkeit ist eine vertretungsberechtigte Person beizuziehen oder nach dem mutmaßlichen Willen der betroffenen Person vorzugehen.**

Schweigepflicht

Schweigepflicht bedeutet, dass jegliche im Rahmen des Arzt-Patienten-Verhältnisses mitgeteilten Informationen sowie Details zur Krankengeschichte (Angaben zu Anamnese, Untersuchungsergebnissen, Diagnosen usw.) nicht unbefugt an Dritte weitergegeben werden dürfen. Bereits die Tatsache, dass überhaupt ein Arzt-Patienten-Verhältnis besteht, unterliegt der Schweigepflicht. Abgesehen vom Schutz der Privatsphäre der Person ist davon auszugehen, dass gegenüber Gesundheitsfachpersonen manche Informationen nur im Wissen um die Schweigepflicht mitgeteilt werden.

Die Schweigepflicht ist gesetzlich geregelt (▶ Anhang); ein Bruch der Schweigepflicht kann daher mit einer Strafe geahndet werden, sofern die geschädigte Person eine Strafanzeige einreicht. An die Schweigepflicht ist nicht nur die Ärzteschaft selbst gebunden. Die Schweigepflicht bezieht sich vielmehr allgemein auf die Berufsgruppe der Heilberufe (z. B. Pflegefachpersonen, Mitarbeiter des Rettungsdienstes oder Auszubildende, die mit der behandelnden Ärzteschaft zusammenarbeiten). Insbesondere Medizinstudenten oder anderen Praktikanten, die bei der Untersuchung anwesend sind und somit Kenntnis über ein solches Ereignis erlangen, sind darauf hinzuweisen, dass Informationen zum Fall nicht Unbefugten, wie zum Beispiel dem Freundeskreis abends beim Bier, erzählt werden dürfen. Wird dennoch über einen Fall berichtet, so darf aufgrund geäußerter Einzelheiten kein Rückschluss auf die betroffene Person möglich sein. Die Schweigepflicht beginnt mit der ersten Kontaktaufnahme zwischen Arzt und Patient und gilt über den Tod hinaus.

> **Die Schweigepflicht bezüglich Informationen in Zusammenhang mit der forensisch-klinischen Untersuchung betrifft nicht nur den in die Untersuchung involvierten Arzt, sondern alle bei der Untersuchung beteiligten medizinischen Fachpersonen!**

Eine besondere Stellung nimmt die forensisch-klinische Untersuchung im Auftrag einer Ermittlungsbehörde ein: Hier kommt die ärztliche Schweigepflicht nicht zum Tragen, da die beauftragten Ärzte in diesem Fall als Gutachter fungieren.

Befunde und Informationen, die sich aus einer konsiliarischen Untersuchung ergeben, dürfen grundsätzlich nur bei Vorliegen einer von der untersuchten Person unterschriebenen Entbindungserklärung (Formularvorschlag ▶ Abschn. 11.3) an Dritte, weitergegeben werden. Liegt diese nicht vor, unterliegen alle bei der Untersuchung beteiligten medizinischen Fachpersonen der Schweigepflicht. Bei Einreichung einer späteren Strafanzeige darf die Herausgabe der Informationen über die forensisch-klinische Untersuchung an die Ermittlungsbehörde also nur mit dem Einverständnis der betroffenen Person erfolgen.

Neben der Entbindung von der Schweigepflicht durch die betroffene Person selbst kann eine Datenweitergabe gesetzlich geregelt sein (▶ Anhang). In diesem Zusammenhang ist auch der sogenannte "rechtfertigende oder entschuldigende Notstand" zu nennen, der besagt, dass die Schweigepflicht durchbrochen werden darf, wenn Gefahr für ein hohes Rechtsgut, wie zum Beispiel Leib oder Leben, besteht. In der Schweiz kann die Ärzteschaft zudem durch die vorgesetzte Behörde (Kantonsarztamt) von der Schweigepflicht befreit werden; in Österreich und Deutschland gibt es keine Stelle mit vergleichbaren Kompetenzen.

Melderecht/Meldepflicht

Das Berufsgeheimnis und die damit verbundene Schweigepflicht von medizinischen Fachpersonen sind gesetzlich geregelt. Ebenfalls gesetzlich geregelt sind Melderechte bzw. Meldepflichten, d. h. dass medizinische Fachpersonen gesetzlich zur Meldung an eine ebenfalls gesetzlich bestimmte Stelle verpflichtet sind (Meldepflicht) bzw. die Möglichkeit einer Meldung besteht (Melderecht). In diesen Fällen stellt die Weitergabe von Informationen keine Verletzung des Berufsgeheimnisses dar. Es ist daher immer ratsam, sich als medizinische Fachperson bezüglich dieser Rechte und Pflichten an geeigneter Stelle zu informieren. Diese beziehen sich nicht nur auf die nachfolgend dargestellten Situationen in Bezug auf Sexualdelikte, sondern zum Beispiel auch auf bestimmte bei der forensisch-klinischen Untersuchung eventuell festgestellte sexuell übertragbare Erkrankungen (▶ Kap. 6, ▶ Anhang).

Schweiz   In der Schweiz darf das Gesundheitspersonal Fälle von "Verbrechen oder Vergehen gegen Leib und Leben, die öffentliche Gesundheit oder die sexuelle Integrität" mehrheitlich melden (Melderecht); gewisse kantonale Gesetzgebungen kennen sogar eine Meldepflicht. Bei den Adressaten dieser Meldungen handelt es sich zumeist um die Ermittlungsbehörde. Diese Regelungen sind in den kantonalen Gesundheitsgesetzen festgehalten oder können zum Beispiel beim zuständigen Kantonsarzt erfragt werden.

Mit dem Melderecht und der Meldepflicht nicht zu verwechseln ist der Begriff des Offizialdelikts. In diesen Fällen ist die Ermittlungsbehörde bei Kenntnis einer solchen Straftat von Amts wegen zur Verfolgung verpflichtet. Sogenannte Antragsdelikte werden hingegen nur auf Antrag der durch die Straftat geschädigten Person verfolgt.

Besteht ein gesetzlich geregeltes Melderecht bei Straftaten, zum Beispiel gegen die sexuelle Integrität, so sollte dieses nur nach Rücksprache mit der betroffenen Person und sorgfältiger Abwägung sämtlicher damit verbundener Folgen für die betroffene Person wahrgenommen werden. Es erscheint wesentlich sinnvoller, die Anzeigeerstattung und damit die Meldung der betroffenen Person zu überlassen. Erfolgt eine Meldung durch eine medizinische Fachperson, so sollte die betroffene Person bereits im Vorfeld darüber in Kenntnis gesetzt werden. Ist die betroffene Person minderjährig, so besteht in der Schweiz die Möglichkeit einer Meldung an die zuständige Kinderschutzbehörde durch eine Person, die ansonsten dem Berufsgeheimnis untersteht (z. B. Arzt).

Österreich   In Österreich ist in dem für das ganze Bundesgebiet geltenden Ärztegesetz geregelt, in welchen Situationen ein Arzt einer Meldepflicht unterliegt. Dieser hat Anzeige zu erstatten, wenn der Verdacht eines sexuellen Missbrauchs bei einer volljährigen Person, die ihre Interessen nicht selbst wahrzunehmen vermag, oder eine/s Minderjährigen (unter 18 Jahren) besteht. Richtet sich dieser Missbrauchsverdacht gegen einen nahen Angehörigen des/der Jugendlichen, so sollte die Anzeige nicht bei den Ermittlungsbehörden, sondern bei dem zuständigen Jugendwohlfahrtsträger und unter Einbeziehung der Kinderschutzeinrichtung erfolgen. Wurde eine volljährige Person, die ihre Interessen selbst wahrnehmen kann, Opfer eines sexuellen Übergriffs und lässt sich danach ärztlich behandeln, so kann der Arzt nicht von sich aus Anzeige bei der Ermittlungsbehörde erstatten – wenn die Person dies nicht will, so hat er dies zu respektieren.

Deutschland   Im Deutschen Strafgesetzbuch (► Anhang) ist geregelt, für welche Straftaten generell eine Meldepflicht besteht; hierzu zählen überlebte Sexualdelikte nicht. Allerdings hat ein Arzt unter Berücksichtigung des "rechtfertigenden Notstands" (► Anhang) die Befugnis, die Schweigepflicht zu brechen, wenn diese Offenbarung dem Schutz eines höher zu bewertenden, rechtlich geschützten Interesses dient. Hier muss der Arzt eine Güterabwägung zwischen dem Schutz von "Leib und Leben" auf der einen Seite und dem Patientengeheimnis auf der anderen Seite vornehmen.

Der Arzt als Gutachter

Wird ein klinisch tätiger Arzt im Auftrag einer Ermittlungsbehörde als Sachverständiger (Gutachter) tätig, so hat er dabei die entsprechenden gesetzlich geregelten Rechte und Pflichten zu beachten. Wenn eine solche Tätigkeit nicht zur alltäglichen beruflichen Routine gehört, sind folgende Aspekte zu berücksichtigen:

- Bin ich als Gutachter für diesen Auftrag geeignet? (Approbation, fachliche Qualifikation usw.)
- Bestehen andere Gründe, den Gutachtensauftrag abzulehnen? (Verwandtschaftsverhältnis zu beteiligten Personen oder sonstige Parteilichkeit, Involvierung in das zur begutachtende Ereignis, Frist zur Gutachtenserstellung usw.)
- Darf der Auftrag delegiert werden? (Gutachtensauftrag ad personam vs. Delegationsbefugnis)
- Worin besteht der Auftrag? (Einfache Beschreibung der Verletzungen mit Befundbericht vs. Beantwortung gutachterlicher Fragen)

> **Ein Gutachtensauftrag sollte nur angenommen werden, wenn man über die fachliche Kompetenz verfügt. Bestehen Zweifel oder ist dies eindeutig nicht der Fall, so sollte dies mit dem Auftraggeber der Untersuchung diskutiert und nach einer Lösung gesucht werden.**

Wurde der Auftrag angenommen, so unterliegt sowohl die forensisch-klinische Untersuchung als auch die spätere Abfassung des Befundberichts bzw. des Gutachtens gewissen Regeln, die es einzuhalten gilt. Auf diese wird in den nachfolgenden Kapiteln situativ konkret eingegangen. Zwar dürfen diese Tätigkeiten entsprechend den länderspezifisch geltenden Regelungen zur Vergütung verrechnet werden, jedoch sollte man sich auch darüber bewusst sein, dass zum Beispiel das Verstreichenlassen einer Frist mit Kosten für den Gutachter verbunden sein kann.

1.3.3 Genitalbeschneidung und Schwangerschaftsabbruch

Genitalbeschneidung

In Deutschland, Österreich und der Schweiz ist die weibliche Genitalbeschneidung heutzutage gesetzlich verboten. In der Schweiz beispielsweise wurde 2012 eine gesetzliche Bestimmung eingeführt, welche die Verstümmelung der weiblichen Genitalien als Folge der Genitalbeschneidung unter die gleiche Strafandrohung stellt wie die schwere Körperverletzung (▶ Anhang). In Österreich besteht ein solches Verbot bereits seit dem Jahr 2001. Je nach gesetzlicher Regelung werden Beteiligte auch bestraft, wenn die Tat im Ausland begangen wurde oder wenn sie in die Planung der Beschneidung involviert waren (z. B. Eltern bestimmen eine Person im Ausland dazu, diesen Eingriff vorzunehmen). Ferner hat eine Einwilligung in den Eingriff keine strafbefreiende Wirkung, weder durch eine volljährige Frau selbst noch durch Eltern für ihre Kinder. Seit dem 01.03.2006 steht in Österreich eine

Meldedatenbank des nationalen Gesundheitsministeriums zur Verfügung.

Während die Genitalbeschneidung bei Mädchen und Frauen bereits vielerorts einem gesetzlichen Verbot unterliegt, ist die Beschneidung bei Jungen und Männern ohne medizinische Indikation aktuell mehrheitlich nicht gesetzlich geregelt.

Schwangerschaftsabbruch

Kommt es infolge eines sexuellen Übergriffs zu einer Schwangerschaft, so ist es naheliegend, das Thema Schwangerschaftsabbruch mit der Frau zu diskutieren. Die Möglichkeit zu einem straffreien Abbruch hängt von den jeweiligen gesetzlichen Regelungen ab (▶ Anhang). Dabei ist eine Strafanzeige keine Voraussetzung dafür, um einen Schwangerschaftsabbruch mit „kriminologischer Indikation" durchführen zu dürfen. Die Form des Schwangerschaftsabbruchs (medikamentös oder operativ) spielt rechtlich keine Rolle. Auf das vor einen Schwangerschaftsabbruch in der Regel durchzuführende Beratungsgespräch und die medizinisch gängigen Methoden eines Schwangerschaftsabbruchs wird in ▶ Abschn. 3.5.1. eingegangen.

Schweiz   In der Schweiz ist ein Schwangerschaftsabbruch bis zur zwölften Woche nach Beginn der letzten Menstruation auf schriftliches Verlangen der Betroffenen straffrei möglich. Die Entscheidung hierzu liegt bei der Frau, jedoch muss zuvor ein Beratungsgespräch mit einem Arzt geführt werden. Nach der zwölften Schwangerschaftswoche kann ein Abbruch nur dann legal durchgeführt werden, wenn die körperliche oder psychische Gesundheit der Frau gefährdet ist; die Beurteilung muss durch einen Arzt erfolgen. Jugendliche unter 16 Jahren müssen sich vor einem Abbruch an eine spezialisierte Beratungsstelle wenden. Die Urteilsfähigkeit der Frau muss gegeben sein; andernfalls muss die Zustimmung durch einen gesetzlichen Vertreter erfolgen. Besondere gesetzliche Regelungen für Schwangerschaften, die durch einen sexuellen Übergriff entstanden sind, bestehen nicht. Allerdings muss der Schwangerschaftsabbruch durch den für den Schwangerschaftsabbruch verantwortlichen Arzt der zuständigen Gesundheitsbehörde anonym gemeldet werden; eine Unterlassung dieser Meldung ist für den Arzt strafbar.

Österreich Der Schwangerschaftsabbruch ist in Österreich während der ersten 3 Monate nach Beginn der Schwangerschaft straffrei, was derzeit mit 15 Wochen interpretiert wird. Schwangerschaftsabbrüche aus mütterlicher Indikation, um Gesundheit und Leben der Schwangeren zu schützen, unterliegen nicht der Fristenregelung, können also auch zu einem späteren Zeitpunkt durchgeführt werden. Gleiches gilt, wenn von einer schweren geistigen oder körperlichen Schädigung des Kindes auszugehen ist oder die Schwangere zur Zeit der Schwängerung unmündig, also jünger als 15 Jahre alt war. Ein Schwangerschaftsabbruch ist in der Regel nur nach erfolgter Einwilligung durch die Schwangere durch einen Arzt durchzuführen. Beratung und Schwangerschaftsabbruch dürfen hier durch denselben Arzt durchgeführt werden.

Deutschland In Deutschland beginnt eine Schwangerschaft aus juristischer Sicht mit der Einnistung der befruchteten Eizelle in die Gebärmutterschleimhaut. Ein Schwangerschaftsabbruch ist bis zum Ende der zwölften Woche nach der Empfängnis straffrei möglich. Dies gilt auch für Schwangerschaften, die nach ärztlicher Erkenntnis auf einer "rechtswidrigen Tat" beruhen. Ausnahmen können bis zum Ende der 22. Woche bestehen. Die betroffene Frau muss hierfür mittels Bescheinigung nachweisen, dass sie sich in einer anerkannten Schwangerschaftskonfliktberatungsstelle hat beraten lassen, wobei die Beratung mindestens 3 Tage vor dem Abbruch stattgefunden haben muss. Beratender Arzt und den Schwangerschaftsabbruch durchführender Arzt dürfen nicht identisch sein.

> **Methoden zur Verhinderung einer Befruchtung der Eizelle oder der Nidation gelten nicht als Schwangerschaftsabbruch.**

1.3.4 Urteilsunfähige Personen und Untersuchung von Minderjährigen

Urteilsunfähige Personen

Das Gesetz definiert, über welche Eigenschaften eine Person verfügen muss, um in eine medizinische Handlung einwilligen zu können. Je nach geltender Rechtsordnung wird in diesem Zusammenhang der Begriff der Urteilsfähigkeit (Schweiz) bzw. der Einsichts- und Urteilsfähigkeit (Deutschland, Österreich) genutzt. Hierbei geht es darum, ob eine Person in einer konkreten Situation über die Fähigkeit verfügt, vernunftgemäß zu handeln. Bei vorliegender Urteilsfähigkeit ist die Person also dazu in der Lage, Grund, Bedeutung und Tragweite – im vorliegenden Zusammenhang – einer forensisch-klinischen Untersuchung zu verstehen; dieses Verständnis wiederum dient als Grundlage, nach eigenem Willen in die Untersuchung einwilligen oder diese ablehnen zu können. Eine Einschränkung des Urteilsvermögens kann vorübergehend vorliegen (z. B. alkohol- oder drogeninduziert, durch eine akute psychische Störung), altersbedingt (Kindheit oder Altersdemenz) oder durch geistige Behinderung bedingt sein. Bezüglich des "Kindesalters" gibt es weder in der Schweiz noch in Deutschland oder Österreich eine gesetzlich festgelegte Altersgrenze. Die Entscheidung, ob eine zu behandelnde Person urteilsfähig ist, muss sich also immer auf die Umstände des Einzelfalls beziehen. Die Verantwortung liegt beim behandelnden Arzt. Ist eine Beurteilung nicht möglich, so ist ein geeigneter Facharzt (Psychiatrie) beizuziehen.

Wird also eine erwachsene Person der forensisch-klinischen Untersuchung zugeführt, die zum Beispiel aufgrund des Einflusses von Alkohol, Drogen oder Medikamenten, aufgrund eines Schädelhirntraumas, bei geistiger Behinderung oder bedingt durch eine Demenz als urteilsunfähig einzustufen und somit nicht dazu in der Lage ist, zu entscheiden, ob sie dieser Untersuchung zustimmen will, so hat die Ärzteschaft folgende Möglichkeiten:

- notfallmäßige Entscheidung über die zu treffenden medizinischen Maßnahmen nach dem mutmaßlichen Willen dieser Person und den objektiven Interessen im Sinne einer sogenannten "Geschäftsführung ohne Auftrag"
- Entscheidung über die zu treffenden medizinischen Maßnahmen durch eine vertretungsberechtigte Person

Vertretungsberechtigte Person

Es ist gesetzlich geregelt, wer eine urteilsunfähige Person vertreten und für diese in eine medizinische Maßnahme einwilligen darf. Hierbei handelt es sich um Familienangehörige (z. B. Eltern, Geschwister oder Kinder), Ehe- oder Lebenspartner oder von Behörden ernannte gesetzliche Vertreter. Diese vertretungsberechtigten Personen können bezüglich ihrer Vertretungsberechtigung einer Rangfolge unterliegen. Hat man als Arzt das Gefühl, dass die Interessen einer urteilsunfähigen Person nicht mehr gewahrt sind, kann man sich an die zuständige Behörde wenden.

Untersuchung von Minderjährigen

Bei der Untersuchung von Jugendlichen sind verschiedene Punkte besonders zu berücksichtigen. Es wird zumeist davon ausgegangen, dass Jugendliche ab einem Alter von ca. 14 Jahren in Bezug auf die Untersuchung als urteilsfähig einzustufen sind; trotzdem muss die Urteilsfähigkeit im Einzelfall überprüft werden. Bei vorliegender Urteilsfähigkeit gilt uneingeschränkt die Schweigepflicht; Informationen an die Eltern oder Dritte dürfen dann nur in Rücksprache mit der/dem Jugendlichen weitergegeben werden.

Sofern die/der Jugendliche von einem Elternteil zur forensisch-klinischen Untersuchung begleitet wird, kann mit großer Wahrscheinlichkeit davon ausgegangen werden, dass bei der Begleitperson Kenntnis über das Ereignis besteht. Ist die/der Jugendliche urteilsfähig, sollte mit ihr/ihm besprochen werden, ob die Begleitperson bei der Untersuchung anwesend sein oder ob die Untersuchung allein erfolgen und die Begleitung im Anschluss über die Untersuchungsresultate informiert werden soll.

Stellt sich eine minderjährige (und urteilsfähige) Person alleine zur Untersuchung vor und möchte nicht, dass ihre Eltern davon erfahren, so ist das weitere Vorgehen nicht nur mit der/dem Jugendlichen zu besprechen, sondern auch mit der zuständigen Versicherungsgesellschaft. Jugendliche sind oft über ihre Eltern versichert, was dazu führt, dass diese spätestens mit der Rechnung der Versicherungsgesellschaft von der Untersuchung erfahren. Wenn eine minderjährige Person aber als urteilsunfähig beurteilt wird, so muss mit den Eltern bzw. der gesetzlichen Vertretung Kontakt aufgenommen werden.

Abgesehen von den geschilderten Situationen kann sich je nach lokaler Organisation zudem die Frage stellen, wer in Abhängigkeit vom Alter der/des Jugendlichen für die forensisch-klinische Untersuchung zuständig ist (Pädiatrie, Gynäkologie oder andere Disziplin).

1.4 Finanzielles

1.4.1 Kosten der forensisch-klinischen Untersuchung

Wird eine forensisch-klinische Untersuchung durch eine Ermittlungsbehörde in Auftrag gegeben, so trägt diese die anfallenden Kosten. Findet die Untersuchung jedoch konsiliarisch, also ohne erfolgte Strafanzeige, statt, so werden die Kosten in der Schweiz über die Unfallversicherung der betroffenen Person abgerechnet. Dies führt erfahrungsgemäß immer wieder zu Problemen, da seitens einzelner Versicherer versucht wird, die Kosten für dieses "Unfallereignis" zu umgehen. Wird die Kostenübernahme seitens der Versicherung verweigert, so kann nach erfolgter Opferhilfemeldung (▶ Abschn. Beratungsstellen und ▶Abschn. 11.3.9) ein gewisses finanzielles Ersthilfekontingent zur Verfügung gestellt werden, mit dem die forensisch-klinische Erstuntersuchung bezahlt werden kann.

Definition "Unfall"   Gemäß Artikel 4 des Allgemeinen Teils des Sozialversicherungsrechts

(ATSG) der Schweiz ist ein Unfall die plötzliche, nicht beabsichtigte schädigende Einwirkung eines ungewöhnlichen äußeren Faktors auf den menschlichen Körper, die eine Beeinträchtigung der körperlichen, geistigen oder psychischen Gesundheit oder den Tod zur Folge hat. Wesentlich ist, dass ein Gesundheitsschaden im Sinne einer körperlichen oder psychischen Störung vorliegt, ohne den der Unfallbegriff nicht erfüllt wird.

Überträgt man dies auf ein Sexualdelikt, so sind durchaus Aspekte enthalten, die die Handlungsweise der Versicherer nachvollziehbar machen. Ohne objektiv vorliegende somatische Verletzungsfolgen – eine Situation, die bei geltend gemachten Sexualdelikten häufig angetroffen werden kann –, kann der Unfallbegriff demnach nicht rechtsgenüglich nachgewiesen werden; hieraus kann aufgrund mangelnder Glaubhaftmachung eine Leistungsverweigerung resultieren. Ohne somatische Folgen bzw. bei Vorliegen psychischer Gesundheitsstörungen als einzige Folge des Ereignisses wird dann eine Adäquanzprüfung erfolgen, bei der die „Schwere" des Ereignisses überprüft wird.

Werden die anfallenden Kosten nicht durch die Unfallversicherung übernommen, so wären diese zwar gemäss unten aufgeführter Definition einer Krankheit über die Krankenversicherung abrechenbar, jedoch wäre dies in der Schweiz in aller Regel mit Kosten für die betroffene Person verbunden (Kostenbeteiligung an den Behandlungskosten bis zu einem bestimmten Betrag).

Definition "Krankheit"   Gemäß Artikel 3 des Allgemeinen Teils des Sozialversicherungsrechts (ATSG) der Schweiz ist Krankheit jede Beeinträchtigung der körperlichen, geistigen oder psychischen Gesundheit, die nicht Folge eines Unfalls ist und die eine medizinische Untersuchung oder Behandlung erfordert oder eine Arbeitsunfähigkeit zur Folge hat.

Fallbeispiel

Eine junge Frau gab anlässlich einer konsiliarischen forensisch-gynäkologischen Untersuchung an, dass sie sich am Morgen, als sie erwacht sei, nicht an das habe erinnern können, was am Abend zuvor passiert war. Sie habe diverse „blaue Flecken" an den Oberschenkeln außen und innen festgestellt. Auch habe sie ziehende Unterbauchschmerzen und ein Brennen beim Wasserlassen verspürt. Aus diesen Gründen habe sie vermutet, dass es möglicherweise zu einem sexuellen Übergriff gekommen sein könnte, wissen tue sie dies aber nicht mit Sicherheit. Eine Bekannte, mit der sie am Vorabend unterwegs gewesen sei, habe ihr mitgeteilt, dass sie die Gruppe gegen Mitternacht verlassen habe. Bis dahin habe sie zwei Gläser Wein und eine Dose „Red Bull" getrunken. Wie sie nach Hause gekommen sei, wisse sie nicht. Bei der forensisch-gynäkologischen Untersuchung fanden sich frische Hämatome an den Beinen, sonst jedoch keine Verletzungen.

Die Unfallversicherung der Frau lehnte eine Kostenübernahme ab, da sie den „Unfallhergang" nicht habe beschreiben können. Die entstandenen Kosten für die Untersuchung wurden schließlich subsidiär gemäß des in der Schweiz geltenden Opferhilfegesetzes (OHG) durch die Opferhilfe übernommen.

In Deutschland erfolgt die Abrechnung dieser Untersuchungen nach Leistungserbringung und Katalog der Krankenkassen; die Unfallversicherer haben nichts damit zu tun. Gleiches gilt in Österreich: Die Untersuchung nach einem Sexualdelikt wird in den globalen Ambulanzleistungen eines Spitals zusammengefasst und taucht nirgends gesondert auf. Spitäler erhalten von Krankenkassen eine Jahrespauschale, konkrete Abrechnungen finden nicht statt.

1.4.2 Kosten der sich anschließenden Behandlungen

Die Kosten sich ggf. anschließender Behandlungen, zum Beispiel nach Ansteckung mit einer sexuell übertragbaren Erkrankung, sollten ebenfalls von dem Kostenträger übernommen werden, der auch die forensisch-klinische Untersuchung bezahlt hat.

1.4.3 Kosten eines Schwangerschaftsabbruchs

In der Schweiz werden die Kosten für einen Schwangerschaftsabbruch von den Krankenkassen übernommen, da der Eingriff kassenpflichtig ist. Dies bedeutet, dass sämtliche medizinische Leistungen nach den üblichen Bestimmungen über die Krankenversicherung abgerechnet werden. Hierbei ist jedoch zu berücksichtigen, dass die Schwangere möglicherweise gewisse Kosten in Abhängigkeit von ihrer Versicherungsdeckung selbst tragen muss. Fand die Beratung zur Entscheidungsfindung in einer Familienplanungsstelle statt, so kann das Beratungsgespräch als kantonale Leistung abgerechnet werden. Das heißt, dass diese Beratung für die Schwangere kostenlos ist. Ging die Schwangerschaft nachgewiesenermaßen aus einem Sexualdelikt hervor, so kann auch hier die Unfallversicherung zur vollen Kostenübernahme beigezogen werden.

In Österreich gehört der Schwangerschaftsabbruch zu den "nicht erstattungsfähigen" Leistungen, die dafür ggf. verwendeten Medikamente werden von den Sozialversicherungsträgern nicht bezahlt. Ein durch einen sexuellen Missbrauch notwendig gewordener Schwangerschaftsabbruch kann den Krankenkassen der Sozialversicherungsträger auf jeden Fall nicht in Rechnung gestellt werden.

Schwangerschaftsabbrüche aus medizinischer oder forensischer Indikation werden in Deutschland generell von den Krankenkassen übernommen. Einen Schwangerschaftsabbruch aus anderen Gründen, der innerhalb der gesetzlichen Frist zum straflosen Abbruch erfolgt, muss die betroffene Frau selbst bezahlen, er kann aber per Kostengutsprache nachfinanziert und bei der Krankenkasse eingereicht werden.

1.5 Berner Modell: Beispiel der Betreuung von betroffenen Frauen

Es gibt verschiedene Arten, wie die Untersuchung betroffener Frauen organisiert werden kann. Mancherorts werden die Frauen nur durch Gynäkologen untersucht, in jeder Praxis und jedem Spital oder zentralisiert an einem Ort für eine bestimmte Region. Manchmal besteht eine "Arbeitsteilung" zwischen Rechtsmedizin und Gynäkologie, wobei jede Disziplin separat untersucht und sich die Frau damit zwei Untersuchungen unterziehen muss. Alternativ erfolgt die Untersuchung gemeinsam durch beide Disziplinen, was jedoch einer gewissen Organisation bedarf.

Das "Berner Modell" stellt eine mögliche Organisationsform dar, wie verschiedene Institutionen, die in die Bearbeitung solcher Fälle einbezogen sind, zusammenarbeiten können, um damit eine möglichst optimale Betreuung der betroffenen Frau zu erreichen. Dieses Modell wurde 1986 im Kanton Bern (Schweiz) unter dem Motto "Von Frauen für Frauen" etabliert, noch bevor das Opferhilfegesetz in Kraft trat. Seither hat es sich fortwährend durch das persönliche Engagement von Vertreterinnen der verschiedenen nachfolgend aufgeführten Institutionen im Rahmen regelmäßiger Treffen verbessert. Die Kenntnis der Funktionen, der Möglichkeiten und der Bedürfnisse der einzelnen Institutionen fördert die Zusammenarbeit und somit die Qualität der Betreuung betroffener Frauen.

Bei den heutzutage involvierten Institutionen handelt es sich um die Universitätsfrauenklinik des Inselspitals Bern, das Institut für Rechtsmedizin (IRM) der Universität Bern, das Institut für Infektiologie der Universität Bern, die Universitätskinderklinik des Inselspitals Bern, die Kantonspolizei Bern, die Staatsanwaltschaft des Kantons Bern sowie eine auf sexualisierte Gewalt spezialisierte Opferhilfestelle. Dieses Modell ermöglicht es betroffenen Frauen und weiblichen Jugendlichen ab einem Alter von 14 Jahren, sich nach einem entsprechenden Ereignis, auch ohne Strafanzeige bei der Polizei, fachkundig inklusive Spurensicherung untersuchen zu lassen.

Die Untersuchung wird immer in Zusammenarbeit von Gynäkologie und Rechtsmedizin durchgeführt. Seitens der Gynäkologie wird immer eine Ärztin für die Untersuchung eingesetzt, bei der Rechtsmedizin nach Möglichkeit

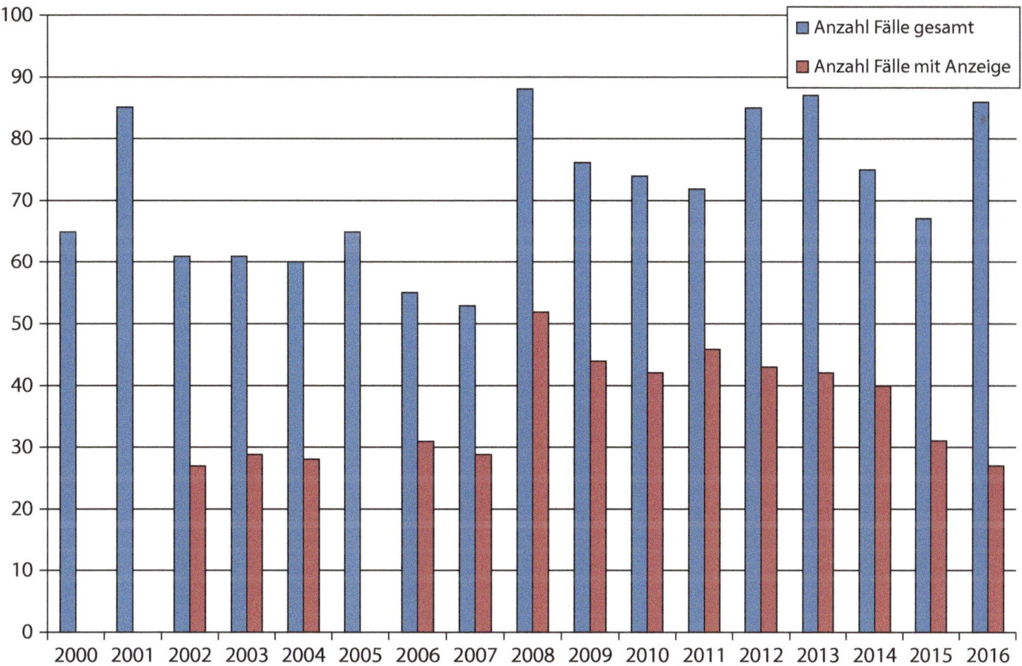

■ Abb. 1.1 Anzahl der in den Jahren 2000 bis 2016 durchgeführten forensisch-gynäkologischen Untersuchungen im Rahmen des Berner Modells (Kanton Bern, Schweiz). *Rot* dargestellt ist Anteil der Fälle, bei denen zum Zeitpunkt der Untersuchung bereits eine Strafanzeige erfolgt war (für die Jahre 2000, 2001 und 2005 konnten keine Zahlen gefunden werden). Für die dargestellten Jahre lag der Anteil der Fälle mit Anzeige im Durchschnitt bei etwa 50 %

ebenfalls eine Frau. Auch bei der Polizei wird ein solcher Fall, sofern eine Strafanzeige erfolgt, durch eine spezifisch ausgebildete Polizistin bearbeitet. Die Untersuchung erfolgt, in Abhängigkeit vom Zeitpunkt des Ereignisses (▶ Abschn. Zeitpunkt der Untersuchung), zu jeder Tages- und Nachtzeit. Untersuchungsort ist immer die Universitätsfrauenklinik in Bern; im ganzen Kanton werden derartige Untersuchungen nur dort durchgeführt. Dies sorgt für eine gewisse Routine sowohl in der Zusammenarbeit der Untersucher als auch in den Abläufen.

Die asservierten Spuren werden, auch bei Fällen ohne Strafanzeige, für einen gewissen Zeitraum im IRM Bern aufbewahrt; dies lässt der Frau Zeit, sich für oder gegen eine Anzeige zu entscheiden.

In den letzten Jahren fanden im Rahmen des Berner Modells ca. 60–90 Untersuchungen pro Jahr statt. 2016 wurden 27 Frauen mit und 59 ohne Strafanzeige untersucht. Nur selten wird jedoch im Nachhinein noch eine Strafanzeige durch die betroffene Frau erstattet. Eine Übersicht über die von 2000 bis 2016 durchgeführten Untersuchungen zeigt ■ Abb. 1.1.

Anatomie

C. A. Schön

© Springer-Verlag GmbH Deutschland, ein Teil von Springer Nature 2019
C. A. Schön, K. Wolf (Hrsg.), *Medizinische Akutversorgung nach sexualisierter Gewalt*,
https://doi.org/10.1007/978-3-662-56174-4_2

Die Kenntnis des normalen Anogenitalbereichs sowie physiologischer und pathologischer Veränderungen in dieser Körperregion ist eine unabdingbare Voraussetzung für eine aufschlussreiche Untersuchung, die korrekte Beschreibung der Lokalisation und die spätere Interpretation von Befunden nach erlebter sexualisierter Gewalt. Nur so können ereignisbezogene Befunde als solche erkannt werden. Nachfolgend wird kurz auf die relevanten anatomischen Strukturen eingegangen; für weitere Informationen wird auf entsprechende Fachliteratur verwiesen.

2.1   Anatomie der Brust und des weiblichen Genitales

2.1.1   Weibliche Brust

Die paarig angelegte weibliche Brust (Mamma, Pl. Mammae) ist eine milchproduzierende Drüse, die als sekundäres Geschlechtsmerkmal durch hormonelle Umstellungen mit Beginn der Pubertät anfängt, sich auszubilden (vgl. Tanner-Stadien, ▶ Abschn. 2.1.4). Es gibt unterschiedliche Formen und Größen der Brust; diese sind einerseits genetisch festgelegt, andererseits unterliegen sie Einflussfaktoren wie Alter, Hormonstatus (Menstruationszyklus, Schwangerschaft) und Ernährung oder sind durch plastische Operationen verändert.

Äußerlich betrachtet handelt es sich um zwei Vorwölbungen am Brustkorb vorne, die aus Drüsen-, Fett- und Bindegewebe bestehen. Jede einzelne Brust wird bei der Beschreibung von Befunden in vier Quadranten unterteilt: oberer äußerer Quadrant, oberer innerer Quadrant, unterer äußerer Quadrant und unterer innerer Quadrant. Etwa zentral ist die gegenüber dem übrigen Gewebe erhabene Brustwarze (Mamille) lokalisiert, die vom Warzenhof (Areola) kreisförmig umgeben wird. Die Haut ist in diesem Bereich stärker pigmentiert (hellbraun bis hellrot), wobei diese Pigmentierung während der Schwangerschaft zunimmt. Im Warzenhof befinden sich glatte Muskelzellen, die bei entsprechender Reizung zur Erektion der Brustwarze führen. Die längliche Furche zwischen beiden Brüsten wird als Busen (Sinus intermammarius) bezeichnet, wobei dieser Begriff umgangssprachlich häufig für die Benennung beider Brüste gebraucht wird. Die Anatomie der weiblichen Brust ist in ◙ Abb. 2.1 dargestellt.

Beim Mann wird die Ausbildung eines Brustdrüsenkörpers (ein- oder doppelseitig) als Gynäkomastie bezeichnet.

2.1.2   Äußeres und inneres Genitale

Das weibliche Genitale setzt sich aus äußeren und inneren Geschlechtsorganen zusammen. Die äußeren Geschlechtsorgane (auch als Vulva

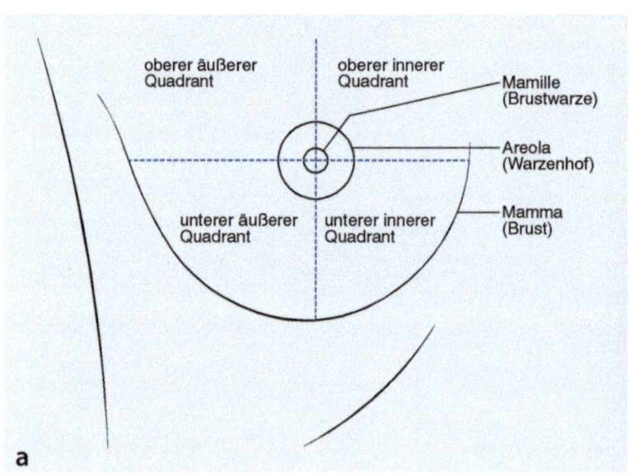

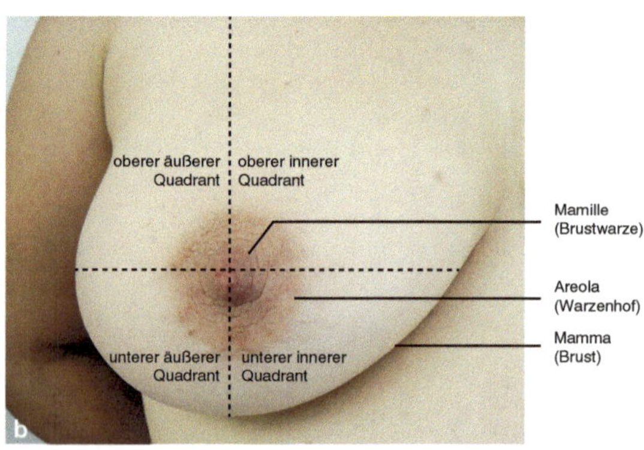

◙ **Abb. 2.1a,b**   Rechte weibliche Brust. **a** Schematische Darstellung, **b** Erscheinungsbild

bezeichnet) umfassen den Schamhügel (Mons pubis), die außen gelegenen großen und die innenseitig davon gelegenen kleinen Schamlippen (Labia majora und Labia minora), den am vorderen Ende der kleinen Labien gelegene Kitzler (Klitoris) und seine Schwellkörper, die Region des Scheideneingangs mit dem Jungfernhäutchen (Hymen) und die Harnröhrenöffnung (Ostium urethrae externum). Der Scheidenvorhof (Vestibulum vaginae) umfasst die Region zwischen den kleinen Labien vor dem Hymen. Die Öffnung des Hymens nennt man Introitus. Die vordere Kommissur bezeichnet die Stelle, an der die großen Labien vor der Klitoris zusammentreffen; der Punkt, an dem die großen Labien hinten zusammentreffen, wird hintere Kommissur genannt. Die „posterior fourchette" stellt eine feine Falte zwischen den beiden hinteren Enden der kleinen Labien dar, die sich erst nach der Pubertät herausbildet. Als Fossa navicularis wird die Region zwischen dem hinteren Anteil des Hymens und der hinteren Kommissur bzw. der „posterior fourchette" bezeichnet. Es ist zu beachten, dass es eine beträchtliche Variationsbreite bezüglich Größe, Pigmentierung und Form der Labien, Größe und Sichtbarkeit der Klitoris und bei der Lokalisation des Introitus und der Harnröhrenöffnung gibt.

Die von außen zugänglichen Anteile der inneren Geschlechtsorgane spielen bei Sexualdelikten ebenfalls eine Rolle, da auch sie verletzt werden und der Spurensicherung dienen können. Die Scheide (Vagina) ist ein ca. 10–12 cm langer Muskelschlauch, der am Hymen beginnt und mit dem Scheidengewölbe (Fornix vaginae) an der Portio vaginalis uteri endet. Bei der Portio handelt es sich um das in die Vagina reichende untere Ende des Gebärmutterhalses (Cervix uteri, Zervix); hier befindet sich der äußere Muttermund (Ostium uteri externum), der die außen gelegene Öffnung des Gebärmutterhalskanals (Canalis cervicis) darstellt. Ein Großteil der Gebärmutter (Uterus) – also Gebärmutterkörper (Corpus uteri) und Gebärmutterhals – sowie die sich daran anschließenden Eileiter (Tubae uterinae) und die Eierstöcke (Ovarien) hingegen sind bei Sexualdelikten in der Regel bezüglich Verletzungen

irrelevant und werden bei der forensisch-gynäkologischen Untersuchung routinemäßig nicht erfasst. Relevant für eine korrekte Beschreibung von Befunden ist insbesondere die Kenntnis der Anatomie des äußeren Genitales (■ Abb. 2.2).

2.1.3 Formvarianten des Hymens

Beim Hymen sind, neben Veränderungen im Rahmen hormoneller Einflüsse (▶ Abschn. 2.1.4), verschiedene Formvarianten bekannt (■ Abb. 2.3 und ■ Abb. 2.4), die vom Ausmaß des Durchbruchs am Müller-Hügel während der genitalen Entwicklung abhängen. Diese sollten bei sexuell unerfahrenen Jugendlichen und erwachsenen Frauen als solche erkannt werden, um falsche Interpretationen von Befunden zu vermeiden. Bei sexuell aktiven Jugendlichen und erwachsenen Frauen und insbesondere nach einer vaginalen Geburt sind in aller Regel nur noch Gewebereste des Hymens vorhanden, die sich als feiner Ring präsentieren können und dann als Carunculae hymenales bezeichnet werden.

2.1.4 Altersbezogene Veränderungen

Aufgrund hormoneller Einflüsse unterliegt das weibliche Genitale im Verlauf des Lebens vielen Veränderungen. Während der Schwangerschaft werden über die Plazenta mütterliche Östrogene auf den Fetus übertragen, deren Wirkung in der Neugeborenenperiode bis etwa zur dritten Lebenswoche (während der Stillperiode eventuell länger) anhält. Daran schließt sich bis etwa zum achten oder neunten Lebensjahr eine hormonale Ruhephase an (■ Abb. 2.5), die durch die Ausdifferenzierung endokriner Zentren (Wachstumshormon und Steroidhormone) beendet wird. Die nun beginnende genitale Reifung zeichnet sich durch das Auftreten der Menarche und die Entwicklung der sekundären Geschlechtsmerkmale aus. In dieser Phase nehmen Vaskularisation und Durchblutung wieder zu, wodurch das Hymen fleischig (sukkulent) und dehnbar wird (■ Abb. 2.6). Während

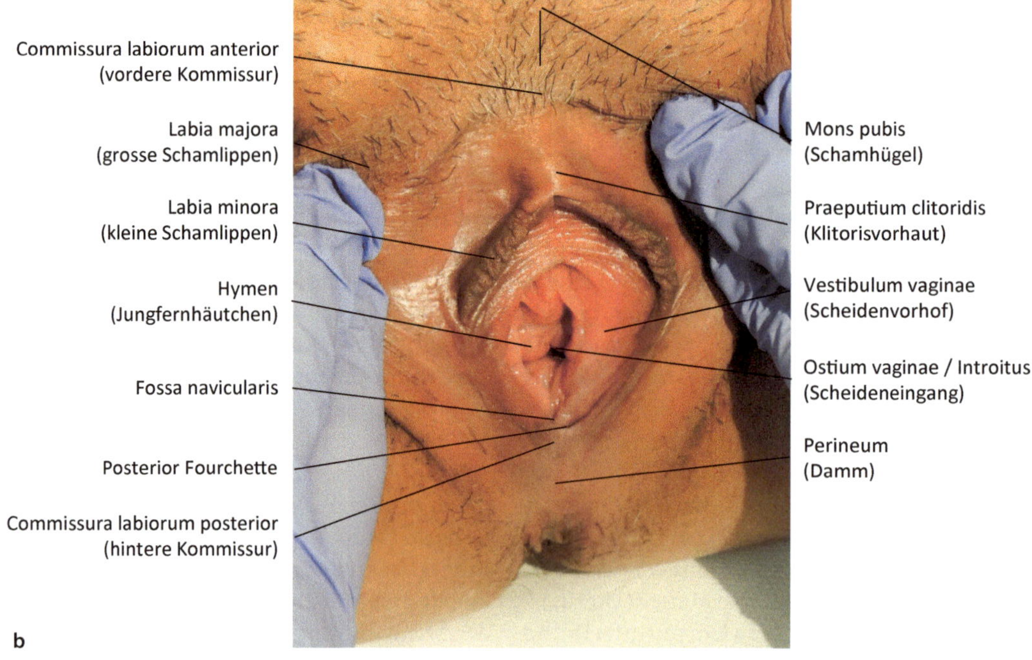

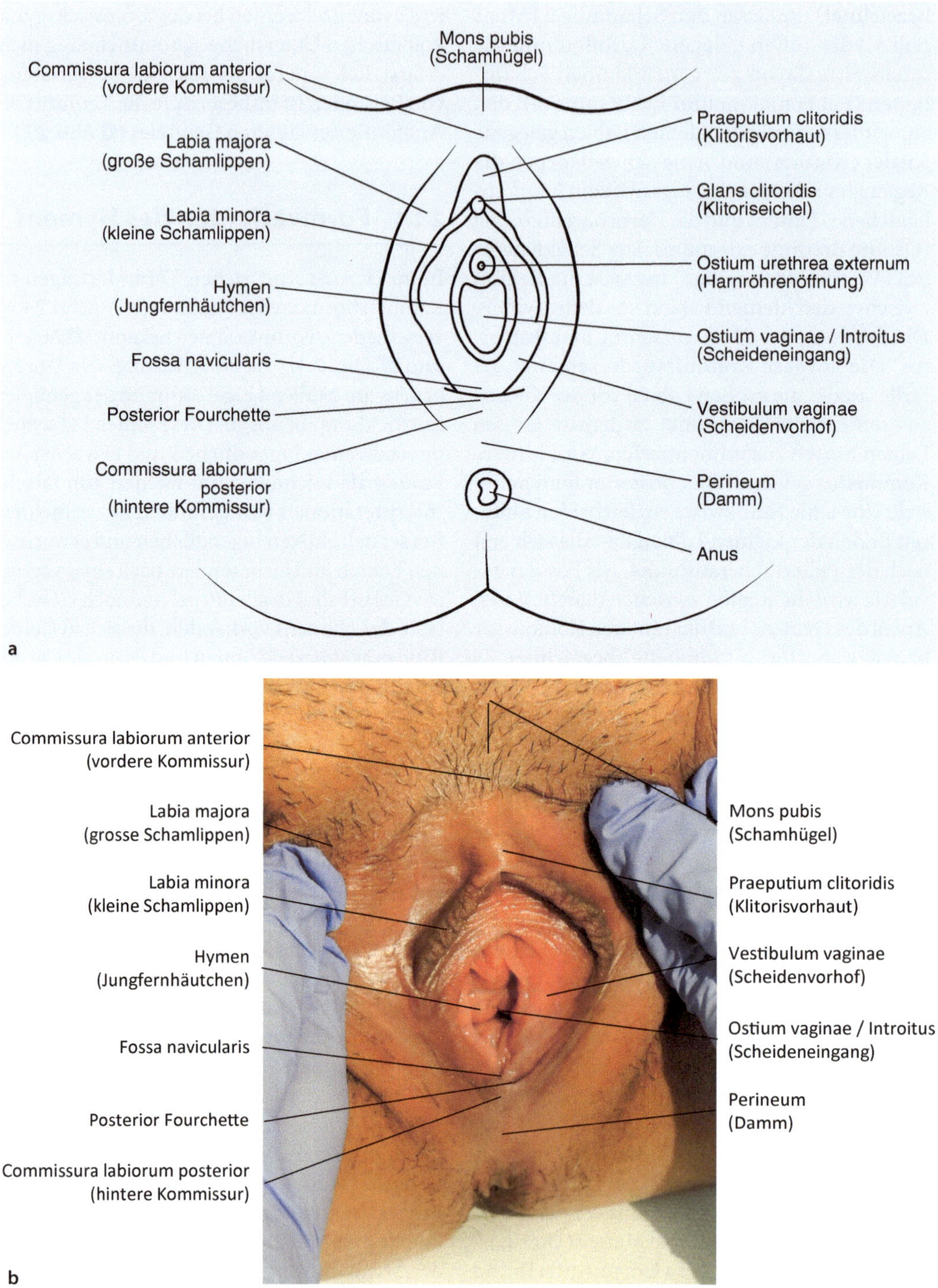

Abb. 2.2a,b Weibliches äußeres Genitale. **a** Schematische Darstellung, **b** Erscheinungsbild

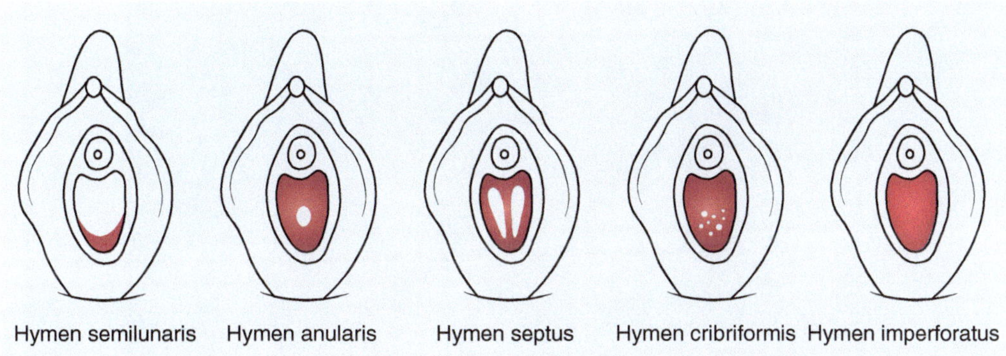

Abb. 2.3 Schematische Darstellung einiger Formvarianten des Hymens

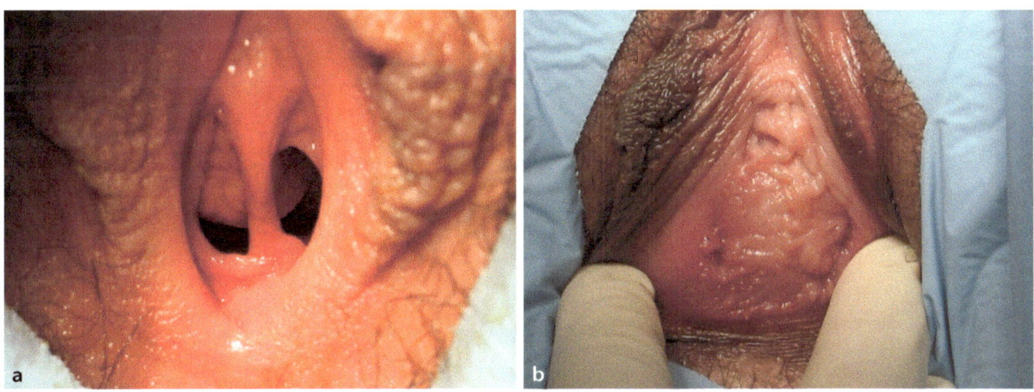

Abb. 2.4 **a** Septiertes Hymen, **b** imperforiertes Hymen

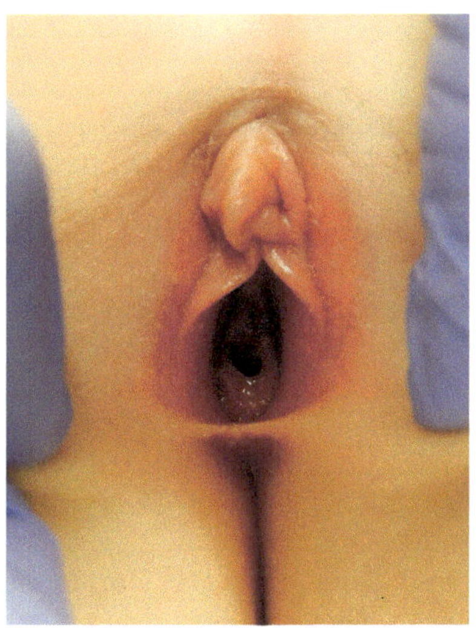

Abb. 2.5 Äußeres Genitale und Hymen während der Ruhephase (4-jähriges Mädchen)

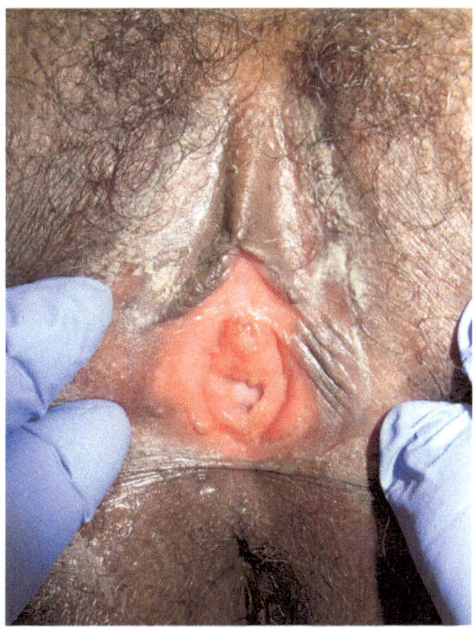

Abb. 2.6 Fleischiges, dehnbares Hymen einer 12-jährigen Jugendlichen in der genitalen Reifungsperiode

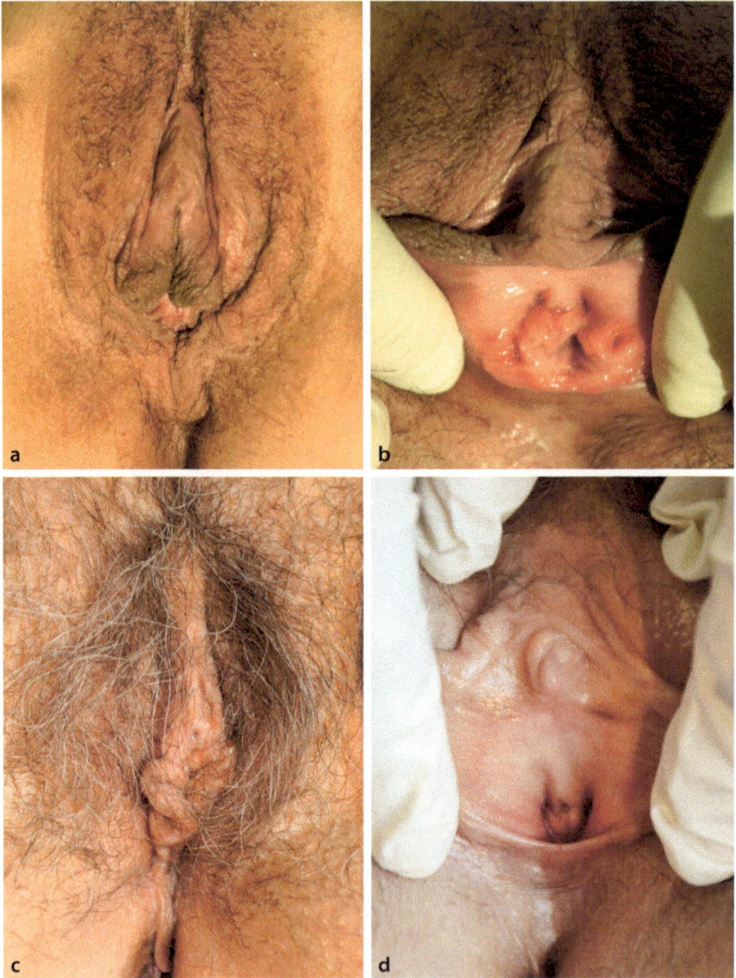

■ **Abb. 2.7a–d**   Darstellung des äußeren Genitales erwachsener Frauen unterschiedlichen Alters. **a, b** Vulva einer sexuell aktiven, 43-jährigen Frau asiatischer Herkunft, die nie geboren hat. **c, d** Vulva einer 61 Jahre alten Frau in der Postmenopause, die nie geboren hat

das Hymen in der Ruhephase leicht verletzlich und schmerzempfindlich ist, nimmt die Verletzlichkeit in der Reifungsperiode ab.

Im Rahmen der hormonellen Umstellungen mit Beginn des Klimakteriums (Absinken des Östrogenspiegels) treten auch Veränderungen der Vagina und der Vulva (■ Abb. 2.7) in Erscheinung, die einerseits Einfluss auf deren Vulnerabilität und die Heilung von Verletzungen haben, andererseits Erkrankungen begünstigen können. Sie erschweren unter Umständen die Interpretation von Befunden, die durch einen sexuellen Übergriff bedingt sein können (▶ Abschn. 8.2). Neben einem Ausdünnen der

Schambehaarung und einer Abnahme des subkutanen Fettgewebes der Vulva werden die Innenseiten der kleinen Labien trocken und blass. Zudem kommt es zu einer zunehmenden Verengung des Introitus vaginae, einer Verkürzung sowie einer verminderten Elastizität der Vagina und einer reduzierten Schleimproduktion, was die Entstehung von Verletzungen begünstigen kann.

Durch den veränderten Hormonhaushalt wie auch unter dem Einfluss von immunsupprimierenden Medikamenten oder Krankheiten (z. B. Diabetes mellitus) können vermehrt unspezifische bakterielle Entzündungen oder

Pilzinfektionen der Vagina auftreten. Als dystrophe Erkrankung spielt der Lichen sclerosus et atrophicus (▶ Abschn. 8.2.2) eine Rolle; die in den atrophen Abschnitten pergamentartig verdünnte Haut ist verstärkt verletzlich. Daneben können auch Nebenwirkungen von Medikamenten, die im höheren Alter aufgrund von Erkrankungen eingenommen werden müssen, in Bezug auf sexuelle Funktionen eine Rolle spielen.

Tanner-Stadien Die Tanner-Stadien (bezeichnet nach James M. Tanner) beschreiben die physische Entwicklung eines Menschen während der Pubertät unter Beurteilung der Ausprägung der sekundären Geschlechtsmerkmale. In Abhängigkeit von der individuellen Veranlagung (z. B. Körperbautyp bei Mädchen), dem Ernährungszustand und äußeren Einflüssen setzen diese Entwicklungsstufen zu verschiedenen Zeitpunkten ein und werden unterschiedlich schnell durchlaufen. In der Regel tritt die Brustentwicklung als erstes Zeichen der Pubertät vor dem Auftreten der Schambehaarung auf. Es wurde festgestellt, dass das kalendarische Alter, in welchem die verschiedenen Reifestadien vorliegen, jünger geworden ist. Ein erstes Auftreten sexueller Reifezeichen ist bereits ab dem 8. Lebensjahr möglich.

Die Beschreibung des vorliegenden Stadiums bei einer Jugendlichen kann insbesondere dann von Relevanz sein, wenn ein sexueller Übergriff durch eine erwachsene Person an einer Minderjährigen erfolgte und ein rechtlich relevanter Altersunterschied zum Täter vorliegt. Die Tanner-Stadien der weiblichen Brust und der Schambehaarung (gilt auch für männliche Kinder/Jugendliche) sind in den ◘ Tab. 2.1 und ◘ Tab. 2.2

◘ **Tab. 2.1** Tanner-Stadien der weiblichen Brust

Tanner-Stadium	Beschreibung
I	Vorpubertär. Keine fühlbare Brustdrüse. Der Warzenhof folgt den Hautkonturen der umgebenden Brust.
II	Die Brustknospe entwickelt sich. Brustdrüsengewebe beginnt, tastbar zu werden. Der Warzenhof ist leicht vergrößert.
III	Die Brust beginnt, sich zu wölben. Das Drüsengewebe ist größer als die Grenzen des Warzenhofes. Der Warzenhof vergrößert sich weiter, bleibt aber in der Ebene mit dem umgebenden Gewebe.
IV	Brustgröße und Erhebung nehmen zu. Die Brustwarze und der Warzenhof heben sich von der Brustkontur ab.
V	Die Brust erreicht ihre Endgröße. Der Warzenhof bildet wieder eine Ebene mit der Brustkontur, aus der nur die Brustwarze hervorsteht.

◘ **Tab. 2.2** Tanner-Stadien der Schambehaarung

Tanner-Stadium	Beschreibung
I	Vorpubertär. Keine echte Behaarung im Schambereich, nur feines Flaumhaar.
II	Wenige lange, flaumige Haare mit nur geringer Pigmentierung auf den großen Schamlippen. Die Haare können glatt oder leicht gekräuselt sein.
III	Das Haar wird kräftiger, gekräuselt und dunkler. Es breitet sich weiter aus.
IV	Haarqualität wie bei Erwachsenen. Ausbreitung über den Schamhügel, aber noch nicht über die Oberschenkel.
V	Erwachsen. Das Haar breitet sich über die Schenkel und bis zur Linea alba weiter aus.

sowie den 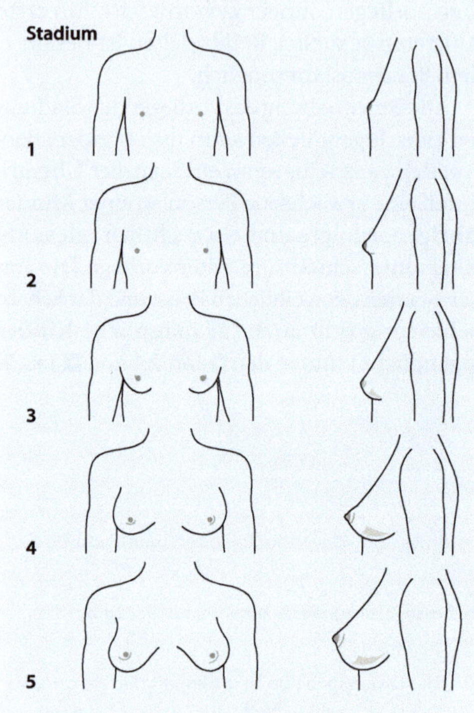 Abb. 2.8 und ▪ Abb. 2.9 dargestellt. Die Stadien der Brustdrüsenentwicklung (Thelarche) werden auch mit B1 bis B5 bezeichnet, die der Schambehaarung (Pubarche) mit P1 bis P5 oder sogar P6.

2.1.5 Anatomische Veränderungen bei weiblicher Genitalbeschneidung

Bei der weiblichen Genitalbeschneidung („female genital cutting", FGC) handelt es sich um verschiedene, meist in afrikanischen und asiatischen Ländern vollzogene Praktiken, bei denen Mädchen und Frauen die äußeren Geschlechtsorgane aus religiösen, kulturellen oder anderen, nicht therapeutischen Gründen teilweise oder total entfernt werden. Gleichbedeutend wird auch der Begriff „weibliche Genitalverstümmelung" („female genital mutilation", FGM) verwendet, jedoch sollte dieser insbesondere im Gespräch mit beschnittenen Frauen nicht benutzt werden, da er als wertend aufgefasst werden bzw. verletzend wirken kann.

Da immer mehr Migrantinnen und somit auch beschnittene Frauen zu den hiesigen Patientinnen gehören, ist es wichtig, die verschiedenen Formen der weiblichen Genitalbeschneidung zu kennen (▪ Tab. 2.3, ▪ Abb. 2.10 und ▪ Abb. 2.11). Einerseits kann bei Vorliegen einer Beschneidung die anatomische Orientierung erschwert sein. Andererseits ist je nach Ausmaß der Beschneidung, insbesondere bei der Infibulation, mit einem deutlich verkleinerten und vernarbten Scheideneingang, mit vielen gesundheitlichen Risiken und Komplikationen sowie mit einer erhöhten Verletzungsgefahr, besonders bei einem gegen den

▪ Abb. 2.8 Schematische Darstellung der Tanner-Stadien der weiblichen Brust. (Aus Kaufmann et al. 2012)

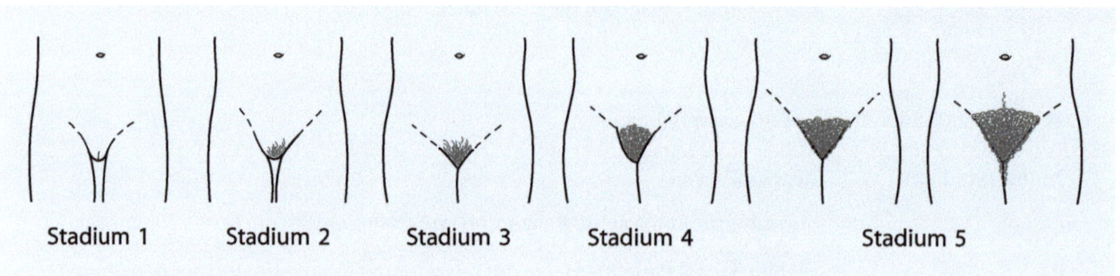

▪ Abb. 2.9 Schematische Darstellung der Tanner-Stadien der Schambehaarung. (Aus Kaufmann et al. 2012)

▣ **Tab. 2.3** Formen der weiblichen Genitalbeschneidung	
Form	**Anatomische Veränderung**
Typ I: Inzision/Sunna	Exzision der Vorhaut mit der ganzen oder einem Teil der Klitoris (▣ Abb. 2.10a)
Typ II: Exzision	Entfernung der Klitoris mit partieller oder totaler Amputation der kleinen Labien (▣ Abb. 2.10b und ▣ Abb. 2.11a)
Typ III: Infibulation	Entfernung der ganzen oder eines Teils der äußeren Genitalien und Zunähen des Orificium vaginae bis auf eine minimale Öffnung (▣ Abb. 2.10c,d und ▣ Abb. 2.11b)
Typ IV: andere Praktiken	Punktion, Piercing, Einschnitt und Einriss der Klitoris Ausziehung, Verlängerung der Klitoris und der kleinen Schamlippen Ausbrennen der Klitoris und/oder der angrenzenden Gewebe Einreißen des Umgebungsgewebes (Angurya-Schnitte) Einführung von ätzenden Substanzen oder Kräutern in die Vagina, um diese zu verengen

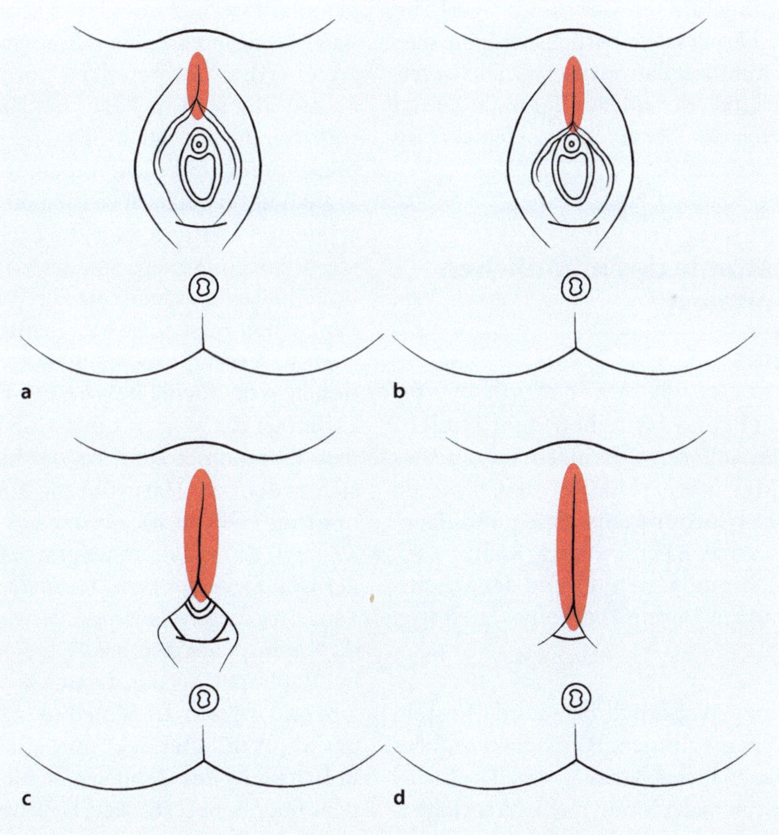

▣ **Abb. 2.10a–d** Schematische Darstellung der verschiedenen Formen der weiblichen Genitalbeschneidung. **a** Typ I, **b** Typ II, **c** Typ III, partielle Infibulation, **d** Typ III, totale Infibulation

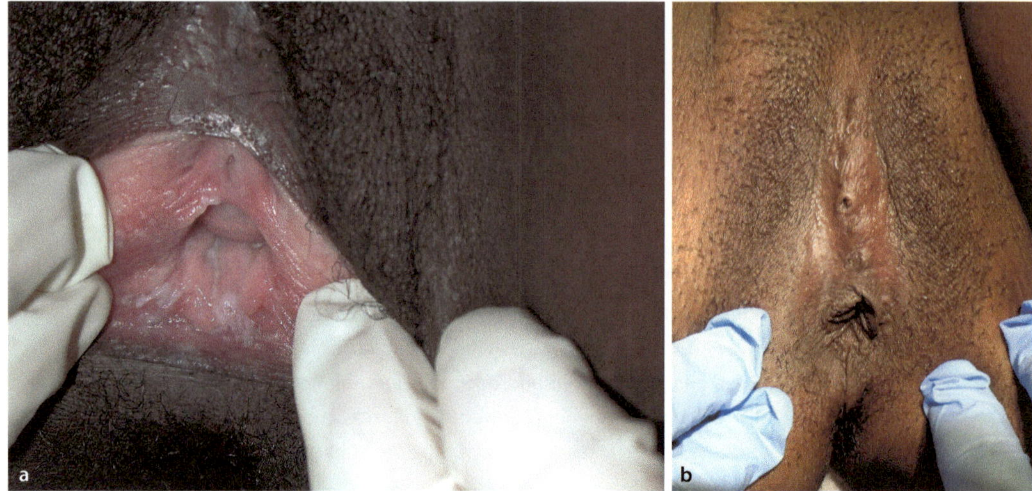

Abb. 2.11   **a** Variation von Typ II mit Entfernung von kleinen Labien, Klitoris und Hymen, **b** Frau mit Infibulation

Willen durchgeführten Geschlechtsverkehr, zu rechnen. Ferner ist zu berücksichtigen, dass bei Frauen mit Infibulation die vaginale Untersuchung, digital oder mit Spekulum, oder der PAP-Abstrich der Cervix uteri erschwert bis unmöglich sein kann.

2.2   Anatomie des männlichen Genitales

2.2.1   Penis

Das Glied (Penis) ist neben dem Hodensack Teil der äußeren Geschlechtsorgane des Mannes. Man unterscheidet den distalen Peniskörper (Corpus penis, Pars pendulans) von der proximalen Peniswurzel (Radix penis, Pars affixa), die am unteren Rand der Schambeinäste und am Damm (Perineum) befestigt ist.

Corpus penis   Äußerlich betrachtet besteht der Corpus penis aus dem Penisschaft und der distal gelegenen Eichel (Glans penis). Die Eichel besitzt am proximalen Ende einen vorspringenden Rand (Eichelrand, Corona glandis), was zur Ausbildung einer Furche (Eichelhals, Collum glandis) zwischen Eichel und Penisschaft führt. Am Eichelrand können sich sogenannte Hornzipfel (Hirsuties papillaris coronae glandis) zeigen, die sich in Form hautfarbener oder rötlicher, bis wenige Millimeter große Papeln präsentieren und nicht mit einer Geschlechtskrankheit verwechselt werden dürfen. Im nicht erigierten Zustand wird die Eichel bei unbeschnittenen Männern von der Vorhaut (Präputium) bedeckt, welche eine Fortführung der am Penisschaft verschiebbaren Penishaut im Sinne einer Reservefalte darstellt; während der Erektion liegt die Eichel frei. An der Unterseite der Eichel ist die Vorhaut mit einem Bändchen, dem Frenulum, fixiert. An der Eichel befindet sich zudem die Harnröhrenöffnung (Ostium urethrae externum), aus der sowohl der Harn als auch das Ejakulat ausgeleitet werden. An der Unterseite des Penis ist an der Haut eine in Längsrichtung verlaufende Verwachsungsnaht, die Raphe penis, sichtbar. Diese stellt einen Teil der Raphe perinei dar, die sich zwischen Frenulum und Anus in der Mittellinie ausbildet, dabei das Skrotum überzieht und ein Überrest der Entwicklung des Genitales ist. Sie kann prominent über dem restlichen Hautniveau gelegen, als Hautverfärbung sichtbar oder weitestgehend unauffällig sein.

Während ein nicht erigierter Penis von der Peniswurzel zur Penisspitze ca. 7–10 cm misst, nimmt seine Länge im erigierten Zustand auf durchschnittlich 13–18 cm zu. Der Durchmesser des erigierten Penis beträgt etwa 3–4 cm. Bei diesen Werten sind jedoch große interindividuelle Unterschiede festzustellen. ◘ Abb. 2.12 zeigt eine schematische Darstellung der äußeren Geschlechtsorgane des Mannes.

2.2.2 Skrotum

Das Skrotum (Hodensack) als weiterer Teil der äußeren männlichen Geschlechtsorgane schließt sich an die Peniswurzel an und hängt unterhalb vom Damm zwischen den Oberschenkeln. In diesem Sack aus dunkel pigmentierter, fettfreier Haut und Muskulatur befinden sich die jeweils paarig angelegten Hoden und Nebenhoden sowie Teile der Samenleiter. Der Hodensack wird mittig von der Raphe scroti als Teil der Raphe perinei überzogen.

Die altersbedingten Veränderungen während der Pubertätsentwicklung, insbesondere des Hodensacks und der Hoden, werden ebenfalls in Tanner-Stadien (► Abschn. 2.1.4, ◘ Tab. 2.4) eingeteilt. Die Entwicklungsstadien werden auch mit G1 bis G5 angegeben. In der Regel beginnt die Pubertätsentwicklung beim Jungen später als beim Mädchen.

2.2.3 Anatomische Veränderungen bei Zirkumzision

Eine Zirkumzision bezeichnet die männliche Beschneidung, bei der das Präputium teilweise oder vollständig entfernt wird. Dies geschieht mehrheitlich aus religiösen, kulturellen oder auch ästhetischen Gründen und nur selten aus medizinischer Indikation. Zu den medizinischen Indikationen zählen unter anderem chronisch-entzündliche Erkrankungen, Karzinome oder narbige/sekundäre Phimosen, insbesondere wenn primär konservative Therapien nicht anschlagen. Bei der Phimose im Kindesalter ist zu berücksichtigen, dass eine nicht retrahierbare Vorhaut physiologisch ist und eine spontane Vorhautlösung bis zur Pubertät abgewartet werden kann, sofern keine Symptome vorliegen.

Die nicht medizinisch indizierte Zirkumzision bei Neugeborenen/Kindern auf Wunsch der Eltern ist daher umstritten und teils rechtlich geregelt, da auch hier – ähnlich wie bei der weiblichen Genitalbeschneidung – die körperliche Unversehrtheit („genitale Integrität") nicht beibehalten wird. Gründe, die angeführt werden, eine Zirkumzision durchzuführen, bestehen zum Beispiel in einer herabgesetzten Keimbesiedelung der Glans penis durch trockene Verhältnisse, in einer besseren Hygiene durch fehlende oder verminderte Smegmabildung, in

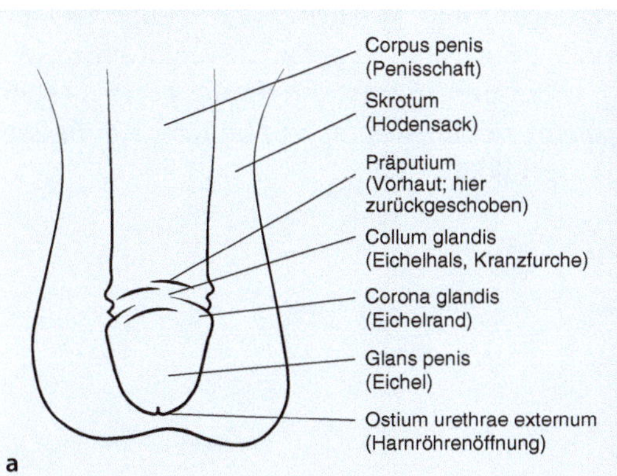

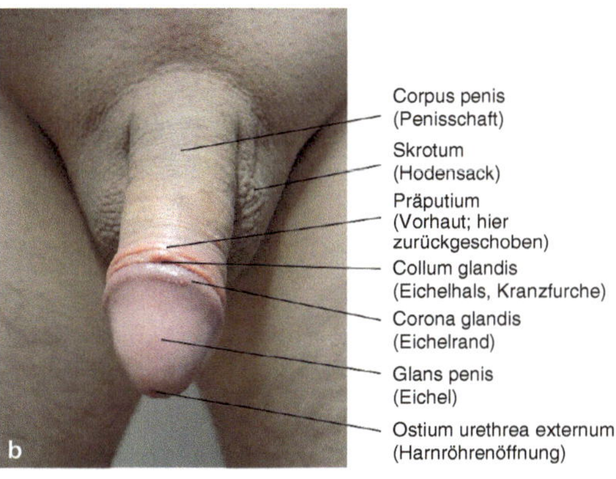

◘ **Abb. 2.12a,b** Äußere Geschlechtsorgane des Mannes. **a** Schematische Darstellung, **b** Erscheinungsbild

◻ Tab. 2.4 Tanner-Stadien des männlichen Genitales

Tanner-Stadium	Beschreibung
I	Vorpubertär, Hodenvolumen kleiner als 1,5 ml, Penis klein
II	Hodenvolumen 1,6–6 ml, Haut des Hodensacks verdünnt sich, unveränderte Penislänge
III	Hodenvolumen 6–12 ml, Hodensack vergrößert sich weiter, Fältelung der Haut des Hodensacks, Penislänge nimmt zu
IV	Hodenvolumen 12–20 ml, weitere Vergrößerung des Hodensacks, Haut des Hodensacks wird dunkler, Umfang und Länge des Penis zunehmend
V	Erwachsen, Hodenvolumen größer als 20 ml, Hodensack und Penis ausgewachsen

einer Verringerung von Harnwegsinfekten und einer reduzierten Anfälligkeit gegenüber verschiedenen Geschlechtskrankheiten. Eine Zirkumzision kann jedoch neben verschiedenen Komplikationen in direktem Zusammenhang mit dem Eingriff (Blutungen, Infektionen etc.) auch einen Einfluss auf die Sexualität (Erektion, Ejakulation) haben, da die Vorhaut als sensibler Part des Penis (teil-)entfernt wird und die Glans penis durch den Verlust der Vorhaut unempfindlicher werden kann. In Abhängigkeit davon, wie viel vom inneren und/oder äußeren Vorhautblatt entfernt wird, werden verschiedene Beschneidungsstile („low and loose, low and tight, high and loose, high and tight") unterschieden.

2.3   Anatomie des Anus

Die Afteröffnung bzw. der Anus stellt die distale Öffnung des Magen-Darm-Trakts nach außen dar und wird von der perianalen Haut umgeben. Der sich nach innen anschließende, ca. 3–4 cm lange Canalis analis (Analkanal) geht in die kranial gelegene Ampulla recti des Rektums (End- oder Mastdarm) über; die obere Begrenzung des Analkanals bildet die Linea anorectalis. Das muskuläre Sphinktersystem ermöglicht die Kontinenz (Verschluss) und die Defäkation (Öffnung). Es wird zwischen einem äußeren (M. sphincter ani externus) und einem inneren (M. sphincter ani internus) Sphinkter sowie dem M. levator ani unterschieden. Der äußere Sphinkter besteht aus drei Teilen (Pars profunda, Pars superficialis, Pars subcutanea) und wird auch willkürlich gesteuert. Der innere Sphinkter hingegen unterliegt nur einer unwillkürlichen Steuerung. Der Tonus des Analsphinkters ist individuell unterschiedlich ausgeprägt. Die Schleimhaut des Anus ist in unterschiedlichem Maß bräunlich pigmentiert und aufgrund der Sphinkterkontraktion zumeist radiär gefältelt. Mit der Pubertät kann eine Behaarung der perianalen Haut auftreten.

Bei der Frau ist die Raphe perinei (siehe oben) zwischen Anus und hinterer Kommissur ausgebildet.

Forensisch-klinische Untersuchung

C. A. Schön und K. Wolf

© Springer-Verlag GmbH Deutschland, ein Teil von Springer Nature 2019
C. A. Schön, K. Wolf (Hrsg.), *Medizinische Akutversorgung nach sexualisierter Gewalt*,
https://doi.org/10.1007/978-3-662-56174-4_3

3.1 Allgemeines

Bei der Untersuchung von Personen nach sexualisierter Gewalt handelt es sich um eine anspruchsvolle Aufgabe, bei der sowohl klinische als auch forensische Gesichtspunkte eine Rolle spielen. Dabei werden verschiedene Ziele verfolgt (◘ Tab. 3.1): Neben der Dokumentation und Interpretation von Verletzungen, der Sicherung von Spuren und Sicherstellung von Asservaten für chemisch-toxikologische Untersuchungen sollen Verletzungen therapiert, sexuell übertragbare Erkrankungen diagnostiziert und behandelt sowie – bei Frauen – eine unerwünschte Schwangerschaft verhindert werden. Trotz der forensischen Aspekte einer solchen Untersuchung sollte das körperliche und psychische Wohl der betroffenen Person dabei grundsätzlich immer im Vordergrund stehen. Als Untersucher befindet man sich somit in einem Spannungsfeld zwischen behandelnder Funktion (d. h. klar Partei für die betroffene Person ergreifen, Übernahme ihrer Interessen usw.) und forensischer Funktion (d. h. neutrale Haltung, Erheben und Prüfen von Fakten usw.), dessen man sich bewusst sein muss.

Eine strukturierte Untersuchung durch kompetente Untersucher in einem geeigneten Umfeld soll der betroffenen Person Sicherheit vermitteln und ihr das Gefühl geben, mit der Untersuchung den richtigen Schritt gegangen zu sein.

Nachfolgend wird auf die forensisch-klinische Untersuchung von Personen nach sexualisierter Gewalt eingegangen. Sie stellt aus medizinischer Sicht den zentralen Bestandteil der Betreuung dar. An dieser Stelle sei jedoch angemerkt, dass eine umfassende Betreuung einer betroffenen Person und ebenso die Ermittlungstätigkeiten im Fall einer Strafanzeige weit über die eigentliche forensisch-klinische Untersuchung hinausgehen. Dies bedingt, dass ein gut funktionierendes Netzwerk (◘ Abb. 3.1) zwischen sämtlichen beteiligten Institutionen angestrebt werden soll, damit eine Sekundärviktimisierung, zum Beispiel durch mehrere Untersuchungen oder mehrfache Befragungen zum Ereignis, vermieden werden kann. Die medizinische und auch weiterführende Betreuung von betroffenen Frauen ist bereits vielerorts organisiert – dies gilt jedoch nicht vergleichbar für betroffene Männer, was häufig dazu führt, dass diese teils mehrere Stationen durchlaufen müssen, um eine vollständige medizinische Abklärung nach einem solchen Ereignis zu erhalten.

> **Eine multidisziplinär koordinierte Organisation trägt zum Erfolg in der Betreuung betroffener Personen bei.**

Um forensisch qualitativ hochwertige Untersuchungsergebnisse und eine bestmögliche medizinisch-psychosoziale Betreuung betroffener Personen zu erreichen, ist es sinnvoll,

◘ Tab. 3.1 Funktionen der forensisch-klinischen Untersuchung

Klinische Funktionen	Forensische Funktionen
Feststellen von Leidensdruck, Allgemeinbefinden etc.	Anamnese bezüglich des Ereignisses
Diagnostik und Therapie von Verletzungen	Dokumentation von Verletzungen
Prophylaxe, Diagnostik und Therapie von sexuell übertragbaren Erkrankungen	Dokumentation, Sicherung und Aufbewahrung von Spurenmaterial
Diagnostik und Therapie von Intoxikationen oder Beeinflussung durch Substanzen	Asservierung und Aufbewahrung von Material für chemisch-toxikologische Untersuchungen
bei Frauen: Schwangerschaftsprophylaxe bzw. Beratung bezüglich eines Schwangerschaftsabbruchs	forensische Interpretation von Befunden
Krisenintervention, Organisation weiterführender Beratung und Betreuung	
medizinische Nachkontrollen	

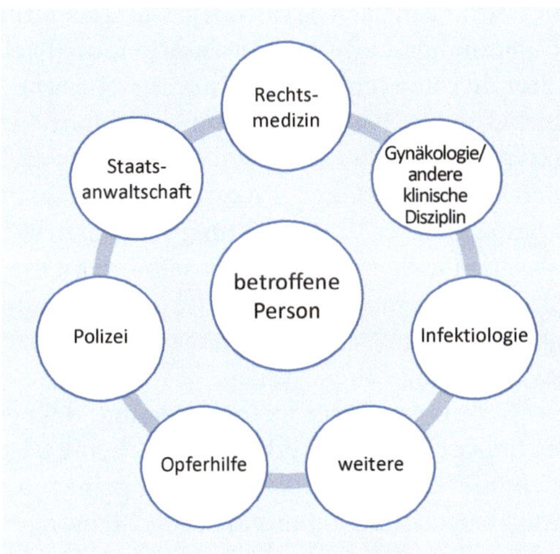

Abb. 3.1   Die in die Betreuung von Personen nach sexualisierter Gewalt involvierten Institutionen müssen gut miteinander vernetzt sein

forensisch-klinische Untersuchungen in Zusammenhang mit sexualisierter Gewalt grundsätzlich in Institutionen durchzuführen, die für diese Untersuchungen ausgerichtet sind und über speziell ausgebildetes Personal verfügen.

3.1.1 Untersuchungsformen: Konsiliarisch oder im Auftrag einer Ermittlungsbehörde

Eine forensisch-klinische Untersuchung nach einem sexuellen Übergriff kann einerseits im Auftrag einer Ermittlungsbehörde erfolgen, andererseits kann sich eine betroffene Person auch ohne Strafanzeige in medizinische Obhut begeben. Unabhängig davon sollte die forensisch-klinische Untersuchung gleichermaßen sorgfältig durchgeführt werden, insbesondere im Hinblick auf eine allfällige Spurensicherung. Sind die Spuren einmal gesichert, hat die Person bis zur gesetzlich vorgegebenen Verjährungsfrist der Straftat Zeit, sich für eine nachträgliche Strafanzeige zu entscheiden. So kann die betroffene Person den Zeitpunkt der Strafanzeige frei wählen, ohne dass ihr dieser Schritt aufgezwungen wird. Dies kann insbesondere bei stark traumatisierten Personen von Bedeutung

sein. Allerdings ist hierbei zu berücksichtigen, dass bei Untersuchungen ohne Strafanzeige die gesicherten Spuren in der Regel nur für einen gewissen Zeitraum aufbewahrt werden (▶ Abschn. 4.4), sodass eine nachträgliche Strafanzeige sinnvollerweise vor Ablauf dieser Frist erfolgen sollte.

Untersuchung im Auftrag einer Ermittlungsbehörde

Wurde durch die betroffene Person oder eventuell eine Drittperson Strafanzeige erstattet, so liegt es im Ermessen der zuständigen Ermittlungsbehörde, eine forensisch-klinische Untersuchung anzuordnen. Hierbei ist zu beachten, dass sich die betroffene Person in der Rolle des Opfers gegen eine Untersuchung aussprechen kann. Falls sie die Untersuchung verweigert, muss der Untersucher dies zumindest vorerst akzeptieren und entsprechend dokumentieren. Als Untersucher ist man verpflichtet, der Ermittlungsbehörde Auskunft über die Ergebnisse der Untersuchung zu geben; für Auskünfte gegenüber anderen Personen oder Instanzen muss das Einverständnis des Auftraggebers der forensisch-klinischen Untersuchung eingeholt werden. Generell können die Untersuchungsergebnisse für den Entscheid bezüglich weiterführender Untersuchungen, die polizeilichen Ermittlungen und somit auch für den weiteren Verlauf des Falls von Relevanz sein, weshalb eine zeitnahe Kommunikation zwischen den einzelnen involvierten Disziplinen grundsätzlich wichtig ist. Es ist daher ratsam, sich bereits zum Zeitpunkt der Rückmeldung an den Auftraggeber über die Auskunftsmöglichkeiten zu erkundigen.

Konsiliarische Untersuchung

Ist eine Arztpraxis oder ein Spital erste Anlaufstelle einer betroffenen Person – bevor sie eine Strafanzeige stellen will bzw. weil sie, zumindest vorerst, keine Strafanzeige erstatten möchte – so stellt diese Person selbst die „auftraggebende Instanz" dar. In diesem Fall dürfen Informationen über die Untersuchungsergebnisse aufgrund der ärztlichen Schweigepflicht (▶ Abschn. Schweigepflicht) nur mit Einverständnis der

Person weitergegeben werden. Dies gilt auch dann, wenn später Strafanzeige erstattet wird.

3.1.2 Untersucher

Es hängt von den regionalen Gegebenheiten oder auch vom Geschlecht der betroffenen Person ab, durch wen eine forensisch-klinische Untersuchung durchgeführt wird. Ein Untersucherteam, bestehend aus Vertretern der Rechtsmedizin und je nach Geschlecht der betroffenen Person einer geeigneten klinischen Disziplin, hat sich bewährt, damit gleichzeitig forensisch und klinisch untersucht werden kann und nur eine einzige Untersuchung erfolgen muss. Mancherorts werden der klinische und der forensische Teil der Untersuchung jedoch unabhängig voneinander in zwei getrennten Sitzungen an unterschiedlichen Orten und durch verschiedene Personen durchgeführt; ein solches Vorgehen ist ineffizient, belastet die betroffene Person unnötig und sollte daher unbedingt vermieden werden.

> **Die forensisch-klinische Untersuchung einer betroffenen Person in mehreren Sitzungen ist zu vermeiden! Falls dieses Vorgehen nicht zu umgehen ist, sollte die Belastung der Person soweit wie möglich minimiert werden.**

Eine forensisch-klinische Untersuchung sollte möglichst durch erfahrene Untersucher oder zumindest in deren Anwesenheit durchgeführt werden, da es sich je nach Ausmaß der Spurensicherung um eine komplexe Untersuchung handeln kann. Das Einhalten der Reihenfolge gewisser Untersuchungsschritte ist von großer Wichtigkeit (▶ Abschn. 3.3.2) und kann somit verfahrenstechnisch hochrelevant sein. Grundsätzlich gilt jedoch, dass so wenige Personen wie möglich der Untersuchung beiwohnen sollten – schließlich muss sich die betroffene Person entblößen, und es sollte nicht der Eindruck aufkommen, dass „Schaulustige" anwesend sind.

Bezogen auf die Untersucherkompetenz gilt es auch zu berücksichtigen, dass Fehlleistungen bei der forensisch-klinischen Untersuchung (z. B. mangelhafte Dokumentation, unzureichende oder fehlerhafte Spurensicherung), insbesondere bei Vorliegen einer Strafanzeige, rechtliche Folgen sowohl für das Opfer als auch den Täter bzw. einen Tatverdächtigen haben können. Dieser Verantwortung sollte man sich als Untersucher stets bewusst sein – fühlt man sich nicht kompetent, sollte die Untersuchung abgelehnt bzw. jemand anderes für die Untersuchung aufgeboten werden.

Bereits an dieser Stelle sei gesagt, dass es nicht primäre Aufgabe der Untersuchenden ist, sich über den Wahrheitsgehalt der gemachten Angaben oder die Schuldfrage eine Meinung zu bilden; dies ist Aufgabe der zuständigen Ermittlungsbehörde. In diesem Zusammenhang erfordert professionelles Handeln Neutralität und Objektivität auf Seiten des Untersuchers. Trotzdem dürfen aufkommende Zweifel, insbesondere in Bezug auf festgestellte Befunde und die Angaben zu deren Entstehung, nicht außer Acht gelassen werden. Besteht zum Beispiel der Verdacht auf das Vorliegen eines vorgetäuschten Delikts, muss dies der Ermittlungsbehörde mitgeteilt werden.

Geschlecht der Untersucher Grundsätzlich zählt bei einer forensisch-klinischen Untersuchung professionelles, empathisches Auftreten, sodass das Geschlecht des Untersuchers keine Relevanz haben sollte. Insbesondere bei der Untersuchung von betroffenen Frauen wird jedoch empfohlen, dass die forensisch-gynäkologische Untersuchung nach Möglichkeit durch weibliches Personal durchgeführt werden sollte. Erfahrungsgemäß ist es aber meist unproblematisch, wenn bei derartigen Untersuchungen Männer beteiligt sind. Eine Frau (z. B. Pflegefachfrau, Arzthelferin, Studentin, Begleitung der Frau) sollte jedoch in jedem Fall bei der Untersuchung mit im Raum sein.

> **Wird von der betroffenen Person ein Untersucher eines bestimmten Geschlechts gewünscht, so sollte diesem Wunsch nach Möglichkeit entsprochen werden.**

Untersuchung allein durch eine klinische Disziplin

Wird eine forensisch-klinische Untersuchung nicht in Zusammenarbeit mit der Rechtsmedizin durchgeführt, so muss durch den üblicherweise nicht forensisch geschulten klinischen Untersucher nicht nur der eigentliche medizinische Part der Untersuchung abgedeckt werden, sondern auch der Teil der Spurensicherung und der Dokumentation von Verletzungen. Dies gehört nicht zu den alltäglichen Aufgaben eines Klinikers und setzt Basiskenntnisse der forensischen Arbeit voraus. Es empfiehlt sich daher, die Untersuchung zusammen mit einer Pflegefachperson oder einer anderen Hilfsperson durchzuführen, um zum Beispiel abgenommene Spurenträger umgehend zu verpacken und damit eine Kontamination zu verhindern.

Während für betroffene Frauen die Zuständigkeit seitens der Gynäkologie klar geregelt ist, besteht für Männer nach sexualisierter Gewalt vielerorts keine derart eindeutige Kompetenzverteilung. Erste Anlaufstelle kann zum Beispiel ein Notfallchirurg sein; in Abhängigkeit vom Verletzungsbild sollten dann weitere klinische Disziplinen (Proktologie, Urologie) hinzugezogen werden.

Fallbeispiel

Ein Jugendlicher sagt aus, er sei mit Freunden am Samstagabend unterwegs gewesen und morgens in seinem Zimmer im Elternhaus wach geworden. Wie er dort hingekommen sei, sei ihm nicht klar. Da er rötliche „Blutflecken" auf seiner Jeans und einen Defekt in seiner Unterhose festgestellt habe, sei der Verdacht aufgekommen, dass er Opfer eines Sexualdelikts geworden sein könnte. Seine Mutter suchte daraufhin mit ihm am frühen Sonntagnachmittag eine Notfallambulanz auf. Nachdem er dort kurz befragt und untersucht worden war, beschloss der zuständige Arzt, den diensthabenden Rechtsmediziner für die Spurensicherung konsiliarisch hinzuzuziehen.

Bei Eintreffen in der Ambulanz fand der Rechtsmediziner nur noch Mutter und Sohn vor, der klinische Kollege hatte seinen Dienst bereits beendet, ohne Informationen zu hinterlassen. Somit musste die gesamte Anamnese erneut erhoben und der Jugendliche nochmals untersucht werden. Da kein klinischer Kollege mehr anwesend war (die Ambulanz war nun bereits geschlossen), musste der Jugendliche für weiterführende infektiologische Abklärungen an das Zentrumsspital überwiesen werden, was erneut mit langen Wartezeiten verbunden war. Ein späterer Kontakt zur Mutter ergab, dass sie erst kurz vor Mitternacht wieder zu Hause gewesen seien.

Solche Situationen können eine sekundäre Viktimisierung begünstigen.

Untersucherteam aus Rechtsmedizin und klinischer Disziplin

Die Durchführung einer forensisch-klinischen Untersuchung im Team aus Rechtsmedizin und einer im Hinblick auf das Geschlecht der betroffenen Person geeigneten klinischen Disziplin (siehe oben) ermöglicht, dass in einer einzigen Untersuchung jeder Spezialist seinen Teil der Untersuchung abdecken kann. Dies gewährleistet eine höhere Qualität der Untersuchung und verhindert damit eine etwaige, erneut belastende Zweit- oder Nachuntersuchung. Kennen sich die Untersucher nicht persönlich, so empfiehlt sich im Vorfeld eine Absprache bezüglich der Aufgabenteilung bei der umfangreichen Untersuchung. Der Beizug der Rechtsmedizin sollte, nach Möglichkeit unabhängig von einer bereits erfolgten Strafanzeige, auch konsiliarisch erfolgen können. Untersuchungsort kann beispielsweise auch eine forensisch-klinische Ambulanz sein, wie sie vielerorts bereits eingerichtet worden ist.

Involvierung der Polizei in die Untersuchung

In Abhängigkeit von den regionalen Gegebenheiten kann es sein, dass in Fällen einer bereits erfolgten Strafanzeige ein Mitarbeiter der Polizei („Spurensicherung", Kriminaltechnischer Dienst) bei der Untersuchung zugegen sein wird. Dessen Aufgaben können dann die Dokumentation von Verletzungen und die

Spurensicherung umfassen. Auch in dieser Konstellation ist eine vorherige Absprache zur Aufgabenteilung im Hinblick auf den Untersuchungsablauf empfehlenswert.

Forensic nurse

Pflegefachpersonen oder andere Personen aus dem Gesundheitswesen mit Berufserfahrung in der Notfallpflege können sich zur „forensic nurse" ausbilden lassen. Durch den Erwerb von theoretischen und praktischen Kenntnissen über die forensisch-klinische Untersuchung von Personen, die körperliche und/oder sexualisierte Gewalt erlebt haben, kann auch eine forensic nurse Verletzungen gerichtsverwertbar dokumentieren und Spuren sichern. Sie kann somit neben pflegerischen Tätigkeiten forensische Aufgaben in der Betreuung von Gewaltopfern übernehmen.

Zwar ist die forensic nurse bereits seit den 1980er-Jahren ein Thema, doch ist diese Form der forensischen Untersuchung und Betreuung von Gewaltopfern zum Beispiel in der Schweiz erst seit wenigen Jahren aufgegleist. Während bereits seit 1992 die International Association of Forensic Nurses (IAFN) in der Ausbildung von Pflegefachkräften zu „forensic nurses" tätig ist, wurde erstmals im Jahr 2015 der Studiengang CAS (Certificate of Advanced Studies) in Forensic Nursing an der Universität Zürich angeboten. Seitens der International Association of Forensic Nurses werden zwei spezielle Zertifikate im Zusammenhang mit Sexualdelikten angeboten: Der Sexual Assault Nurse Examiner – Adult/Adolescent (SANE-A) und der Sexual Assault Nurse Examiner – Pediatric (SANE-P).

3.1.3 Ausbildung

Bei forensisch-klinischen Untersuchungen wird neben entsprechender klinischer Erfahrung auch forensisches Fachwissen benötigt, und zwar unabhängig davon, durch wen (▶ Abschn. 3.1.2) eine solche Untersuchung durchgeführt wird: Es sind eine spezielle Ausbildung und praktische Erfahrung erforderlich, um diese komplexe Untersuchung kompetent durchführen zu können. Insbesondere in großen Spitälern mit häufig wechselndem Personal sollten für neue Mitarbeiter regelmäßig Fortbildungsveranstaltungen zu dieser Thematik durchgeführt werden. Nachfolgend sind exemplarisch die Themenbereiche solcher Fortbildungen aufgeführt:

- rechtliche Aspekte im Zusammenhang mit sexualisierter Gewalt
- Umgang mit betroffenen Personen vor, während und nach der Untersuchung sowie Besonderheiten bei bestimmten Patientenkollektiven
- Besonderheiten für Untersucher in diesem Setting
- Besonderheiten der forensischen Anamnese
- Bedeutung der forensisch-klinischen Untersuchung, deren Ablauf, besondere Untersuchungstechniken und das dazu benötigte Material
- mögliche Verletzungen, deren gerichtsfeste Dokumentation und Behandlung
- Durchführung einer korrekten Spurensicherung, Aufbewahrungsmodalitäten von Asservaten usw.
- Erkennen und Behandeln von sexuell übertragbaren Erkrankungen sowie deren Prophylaxe
- Bedeutung der Verabreichung, Konsumation und Beeinflussung durch gängige Drogen, Medikamente und Alkohol sowie die Asservierung geeigneter Untersuchungsmedien
- Schwangerschaftsprophylaxe und Optionen bei Schwangerschaft infolge des Ereignisses
- medizinische Nachkontrollen (Termine, Inhalt, Institution)
- Erstellen einer Befunddokumentation und anderer Dokumente
- regionales Netzwerk/Institutionen, die in die Betreuung von Opfern sexualisierter Gewalt involviert sind, und deren spezielle Aufgaben

- Informationen bezüglich neuer Untersuchungstechniken oder andere Änderungen in Zusammenhang mit dieser Thematik
- hausinterne Gegebenheiten: In welchen Räumlichkeiten wird untersucht, wo sind die Untersuchungsmaterialien zu finden, wer ist wann zu kontaktieren/hinzuzuziehen, mit welchen Institutionen wird zusammengearbeitet usw?

> **An großen Kliniken mit häufig wechselndem Personal werden regelmäßige Fortbildungsveranstaltungen zur forensisch-klinischen Untersuchung nach Sexualdelikten empfohlen.**

3.1.4 Soft Skills

Im Umgang mit Personen, die sexualisierte Gewalt erfahren haben, ist Einfühlungsvermögen gefragt. Nach einem traumatischen Erlebnis, bei dem körperliche Grenzen überschritten wurden und das beispielsweise mit Demütigung, Angst und vielleicht sogar schlimmsten Schmerzen einhergegangen ist, sucht die betroffene Person Hilfe. Diese soll ihr nicht nur fachlich geboten werden. Selbst wenn solche Konsultationen für den Untersucher (in der Regel in Bezug auf betroffene Frauen) eine Routinesituation darstellen – für die Person handelt es sich um einen absoluten Ausnahmezustand. Als Untersucher oder anderweitig betreuende Person sollte man sich daher der Tatsache bewusst sein, dass der Umgang mit der betroffenen Person Einfluss auf deren Genesung haben kann – sowohl positiv als auch negativ. Professionelle Kommunikation speziell in belastenden Situationen hat somit eine besondere Bedeutung.

Neben den fachspezifischen Kenntnissen und damit verbunden einem kompetenten und sicheren Auftreten sollte der Untersucher also auch über verschiedene Soft Skills verfügen, damit der Person durch die Untersuchung keinesfalls ein zusätzliches negatives Erlebnis im Sinne einer weiteren Traumatisierung widerfährt. Neben einem respektvollen Umgang sind Geduld und ein geeignetes Maß an Empathie gefragt. Die Betroffenen benötigen häufig Zeit, das Erlebte in Worte zu fassen oder generell darüber zu reden, haben Probleme, die sexuellen Handlungen zu beschreiben oder müssen weinen. Eine gute Zuhörerqualität und die Fähigkeit, eine Person dazu ermutigen zu können, wichtige Details zu kommunizieren, obwohl sie das Ereignis dadurch erneut durchleben muss, erweisen sich bei der Anamnese als äußerst förderlich.

Einfühlungsvermögen ist auch für die Untersuchung als solche von Vorteil: Manchmal können die Betroffenen es nicht ertragen, sich auszuziehen und sich somit nackt zu präsentieren oder berührt zu werden, was eine Dokumentation und Spurensicherung bisweilen unmöglich machen könnte. Ein verständnisvolles und empathisches Verhalten der betroffenen Person gegenüber sowie ruhige und sachliche Erklärungen, warum diese Untersuchungsschritte so wichtig sind, können hilfreich sein, die Untersuchung zielorientiert weiterführen zu können. Der Person das Gefühl zu geben, nun wieder die Kontrolle über die Situation zu haben, indem sie selbst entscheiden kann, inwieweit sie bei der Untersuchung mitarbeiten möchte, kann für den weiteren Verlauf und für das Vermeiden von eventuellen Langzeitschäden von Bedeutung sein.

Selbstbeherrschung sei ferner als gute Eigenschaft genannt: Ist das Wartezimmer voll, sollte man den eigenen Stress keinesfalls zeigen. Professionelle Gelassenheit, wie sie auch in Notfallsituationen gefordert wird, ist hier wichtig. Der betroffenen Person sollte während der Untersuchung die ungeteilte Aufmerksamkeit des Untersuchers zukommen; der Untersucher sollte nach Möglichkeit nur in dringenden Angelegenheiten während der Untersuchung gestört werden, was bedingt, dass dies nach außen (ärztliche Kollegen, Pflegefachpersonal etc.) entsprechend kommuniziert wird. Grundsätzlich ist professionelles Auftreten wichtig; saloppe Sprüche, die eigentlich die Situation auflockern könnten, sind in diesem Setting unangebracht. Auch sind urteilende oder kritische Kommentare zu unterlassen. Daneben darf nicht vergessen werden, dass nicht nur die mündliche Kommunikation von Bedeutung ist; auch die eigene Mimik und Gestik tragen dazu bei, dass sich die Person verstanden fühlt und spürt, ihr werde geglaubt. Bestehen Zweifel an den Äußerungen der zu untersuchenden Person, so sollten diese jedoch vom Untersucher kommuniziert werden.

3.1.5 Sich selbst nicht vergessen ...

Als medizinisch tätige Person, die mit der Bearbeitung solcher Fälle betraut ist und sich somit regelmäßig mit den Folgen interpersoneller Gewalt auseinandersetzen muss, sollte man sich bewusst sein, dass diese Erlebnisse auch Einfluss auf das eigene Wohlbefinden haben können. Um mit diesen Erfahrungen auf Dauer umgehen zu können, sind unter Umständen individuelle Bewältigungsstrategien vonnöten. Ein organisiertes Debriefing (Supervision) oder einfach fallbezogene Diskussionen mit Kollegen können helfen, mit diesen Situationen besser umzugehen.

3.2 Vorbereitung

3.2.1 Erster Kontakt: Empfehlungen am Telefon

Sofern sich eine betroffene Person vor einer gewünschten Untersuchung bei einer Arztpraxis, einem Spital oder der Polizei telefonisch meldet, sollten gewisse Eckdaten erfragt werden, um die Untersuchung korrekt planen zu können. Zudem sollten verschiedene Verhaltensanweisungen gegeben werden, damit möglicherweise vorhandene Spuren am Körper der Person, ihrer Kleidung oder auch am Tatort selbst, die unter Umständen Hinweise auf den Täter geben, geschützt werden. Die maßgeblichen Punkte sind in ▫ Tab. 3.2 aufgeführt.

Auch wenn diese Situationen eher selten im Alltag auftreten, sollte das Personal über die wesentlichen Aspekte im Zusammenhang mit Untersuchungen nach sexualisierter Gewalt Bescheid wissen. Kompetente Beratung bereits am Telefon gibt der betroffenen Person das Gefühl, sich an die richtige Stelle gewendet zu haben, und ermutigt sie, Hilfe in Anspruch

▫ **Tab. 3.2** Abklärungen und Hinweise am Telefon bei der ersten Kontaktaufnahme

Abzuklärende Inhalte	Grund
Zeitpunkt des Ereignisses?	Festlegung des Untersuchungszeitpunkts
Handlungen nach dem Ereignis?	Zwecks Spurensicherung folgende Hinweise: – Reinigungsmaßnahmen: Sich nicht weiter reinigen (abwischen, Händewaschen, duschen, baden, Zähne putzen, Mund spülen usw.) – Nahrungsaufnahme: Nicht essen oder trinken (nach Oralverkehr) – Kleider: Beim Ereignis getragene Kleider nicht wechseln oder waschen; gewechselte Kleider mitbringen (ansonsten Wechselkleidung) – Tatort: Nichts verändern (z. B. Bettlaken nicht waschen, Abfall und nach dem Ereignis benutzte Hygieneartikel (Taschentuch, Toilettenpapier, Binde, Tampon u. Ä.) nicht entsorgen, Toilette nicht spülen) – Urinieren: Nach Möglichkeit erst im Rahmen der Untersuchung; Urin sonst in sauberes Gefäß mit Deckel lösen
Psychischer Zustand?	Organisieren einer psychologischen Betreuung Festlegung des Untersuchungszeitpunkts
Sprache?	Gegebenenfalls Organisation eines Dolmetschers
Alter der betroffenen Person?	Wichtig für den Ort der Untersuchung (Gynäkologie, Pädiatrie, andere Abteilung)
Strafanzeige geplant?	Information an die Ermittlungsbehörde bei Wunsch der Person

zu nehmen. Neben den oben aufgeführten Punkten ist es auch wichtig, Auskunft über allgemeine Abläufe oder die regionalen Beratungsstellen geben zu können – manchmal brauchen die Betroffenen zuerst weitere Informationen, um sich für die nächsten Schritte entscheiden zu können. Im Hinblick auf spätere medizinische Schritte (Impfungen) ist es zudem ratsam, die betroffene Person darum zu bitten, nach Möglichkeit ihr Impfbuch zur Untersuchung mitzubringen.

Eine Checkliste für den ersten Kontakt am Telefon befindet sich im ▶ Abschn. 11.1.1.

3.2.2 Organisatorisches

Unabhängig von den nachfolgend aufgeführten Punkten bietet es sich an, in der Arztpraxis oder im Spital eine Weisung, Checkliste oder ein ähnliches Dokument zu erstellen, welches über die hausinternen Abläufe in einem solchen Fall informiert. Darin sollten alle wichtigen Informationen enthalten sein, die erforderlich sind, damit ein reibungsloser Ablauf ohne unnötige Zeitverzögerung gewährleistet werden kann.

> **Eine hausinterne Weisung über den Ablauf bei der Betreuung von Opfern von Sexualdelikten kann hilfreich sein.**

Zeitpunkt der Untersuchung

Der Zeitpunkt der forensisch-klinischen Untersuchung richtet sich, sofern die Untersuchung aufgrund einer Voranmeldung planbar ist, nach dem Zeitpunkt des Ereignisses. In der Praxis hat sich die Einhaltung der 72-Stunden-Grenze etabliert. Liegt das Ereignis innerhalb der letzten 72 h vor der Kontaktaufnahme durch die betroffene Person, so sollte die Person als Notfall betrachtet und die Untersuchung umgehend in die Wege geleitet werden, egal zu welcher Tages- oder Nachtzeit. Dies hat mehrere Gründe:

Spurensicherung

Eine Spurensicherung ist in den ersten Stunden nach einem Ereignis am erfolgreichsten, da Spurenmaterial auf dem bzw. im Körper und an der Kleidung der betroffenen Person durch biologische Abbauprozesse mit der Zeit verschwindet. Überdies führen Reinigungsmaßnahmen zur Reduktion bzw. zur vollständigen Zerstörung des Spurenmaterials. Unter Berücksichtigung der sich fortwährend verbessernden technischen Möglichkeiten im Bereich der DNA-Untersuchung ist eine Erweiterung des Zeitfensters jedoch durchaus denkbar (▶ Abschn. 4.4).

HIV-Postexpositionsprophylaxe Falls ein ungeschützter Geschlechtsverkehr stattfand und Unklarheit bezüglich des HIV-Status des Täters besteht bzw. dieser HIV-positiv ist, sollte innerhalb der ersten 48 h nach dem Ereignis mit einer Postexpositionsprophylaxe (HIV-PEP) begonnen werden. Je früher die Prophylaxe gestartet wird, desto höher ist im Falle eines positiven HIV-Status des Täters die Wahrscheinlichkeit, dass eine Übertragung des Virus abgewendet werden kann (▶ Abschn. HIV-Postexpositionsprophylaxe).

Postkoitale Empfängnisverhütung Eine Schwangerschaftsverhütung kann bei der Frau nach einem ungeschützten Geschlechtsverkehr mittels Einsatz entsprechender Präparate erfolgen. Auch hier spielen die Zeit zwischen Ereignis und Untersuchung und somit der Zeitpunkt der Schwangerschaftsverhütung eine große Rolle, um eine ungewollte Schwangerschaft mit hoher Wahrscheinlichkeit zu verhindern. Die heutzutage zur Verfügung stehenden Präparate ermöglichen eine Notfallverhütung sogar bis zu 5 Tage nach dem Ereignis (▶ Abschn. Schwangerschaft).

> — **Ereignis vor weniger als 72 h: Untersuchung umgehend!**
> — **Ereignis vor mehr als 72 h: Untersuchung in der Regel während der normalen Geschäftszeiten planbar**

Erfolgte das Ereignis vor mehr als 72 h, so ist die Untersuchung in der Regel planbar. Das heißt, dass sie weder nachts noch an Wochenenden durchgeführt werden muss. Falls sich das Ereignis nahe an der 72-Stunden-Grenze bewegt, sollte die Untersuchung jedoch relativ zeitnah geplant werden, da manche Verletzungen auch nach mehreren Tagen noch sichtbar sein können. Deutlich länger zurückliegende Ereignisse benötigen im Hinblick auf forensische und akut therapeutische Fragestellungen keinen umgehenden Untersuchungstermin. Dennoch sollte auch in diesen Fällen nach Möglichkeit ein baldiger Termin angesetzt werden.

Unabhängig von den aufgeführten Überlegungen zum Zeitpunkt der Untersuchung gibt es andere Gründe, die eine umgehende, notfallmäßige Untersuchung begründen. Dazu gehören folgende Situationen:

- Selbstgefährdung der betroffenen Person oder Fremdgefährdung durch die betroffene Person
- zeitlich verzögert aufgetretene medizinische Symptomatik, die mit dem Ereignis in Verbindung stehen könnte (akute Schmerzen, vaginale oder anal-rektale Blutungen)

Stellt sich heraus, dass die Sicherheit der betroffenen Person nicht gewährleistet ist (z. B. Bedrohung durch den vermeintlichen Täter), so sollte ihr Schutz geboten und umgehend die Polizei involviert werden. Einen Grund für eine notfallmäßige forensisch-gynäkologische Untersuchung stellt diese Situation nicht dar.

Zwar wird immer wieder betont, wie wichtig eine zum Ereignis zeitnahe Untersuchung ist, weil Verletzungen dann mit höherer Wahrscheinlichkeit nachzuweisen sind. Hierbei darf jedoch nicht außer Acht gelassen werden, dass insbesondere Hautunterblutungen eine gewisse Zeit benötigen können, um überhaupt sichtbar zu werden. Gibt eine Person bei einer zeitnahen Untersuchung Schmerzen an einer Körperstelle an, an der kein Befund sichtbar ist, ist ggf. eine Zweituntersuchung in Betracht zu ziehen. Da eine solche Untersuchung aber eine erneute Belastung der Person darstellt, ist ihr die Notwendigkeit bzw. der mögliche Nutzen zu erklären.

> **Bei Schmerzen des Weichteilmantels ohne sichtbare Befunde ist wegen des verzögerten Auftretens von Hautunterblutungen eine Zweituntersuchung, zum Beispiel am nächsten Tag, mit der Person zu diskutieren.**

Zeitaufwand

Für eine forensisch-klinische Untersuchung ist unter Umständen mit einem großen Zeitaufwand zu rechnen, der bei der weiteren Planung der Sprechstunde berücksichtigt werden muss. In Abhängigkeit von der Komplexität des Falles, vom Ausmaß der Verletzungen und der zu sichernden Spuren, von der Erfahrung und Gründlichkeit der Untersucher sowie von der Mitarbeit der betroffenen Person kann die Untersuchungsdauer im Bereich von 2–3 h (oder sogar mehr) liegen. Bei sehr jungen Betroffenen oder behinderten Personen, die zuvor noch nie genital (insbesondere gynäkologisch) untersucht wurden, ist ebenfalls von einem erhöhten Zeitaufwand auszugehen. Die Untersuchung sollte keinesfalls unter Zeitdruck stattfinden.

Falls eine Wartezeit für die betroffene Person nicht verhindert werden kann, sollte sie möglichst nicht alleine im Wartezimmer gelassen werden. Sofern sie nicht begleitet wird, sollte sie bis zur Untersuchung von jemandem betreut werden.

> **Eine Untersuchungsdauer von meist mehreren Stunden ist bei der Planung zu berücksichtigen!**

Räumlichkeiten

Allgemein sollte die Untersuchung möglichst in einem Krankenhaus stattfinden, um andere Disziplinen, die vielleicht in die Behandlung integriert werden müssen (z. B. Chirurgie, Proktologie, Psychiatrie), schnell aufbieten bzw. die betroffene Person ohne größere Umstände dorthin transportieren zu können. Ferner ist der Service eines Spitals in der Regel Tag und Nacht verfügbar.

Der Raum, in welchem eine forensisch-klinische Untersuchung durchgeführt wird, sollte für eine derartige Untersuchung mit dem notwendigen Equipment ausgestattet sein. Neben einem gynäkologischen Stuhl bzw. einer Untersuchungsliege mit geeigneter Lichtquelle zum Ausleuchten des Untersuchungsgebiets sollte der Raum hell sein, um gute

Untersuchungsbedingungen auch für die körperliche Untersuchung zu bieten. Ferner sollte der Raum angenehm temperiert sein, damit die Person in teilentkleidetem Zustand nicht friert. Ein hoher Hygienestandard ist selbstverständlich. Ein abgetrennter Raum mit WC und Dusche ist zu empfehlen, damit die Person für die Abgabe einer Urinprobe nicht den Raum verlassen und über den Flur zu einer Patiententoilette gehen muss und sich bei Bedarf im Anschluss an die Untersuchung säubern kann.

Der Raum sollte nicht einengend wirken und somit eine gewisse Größe aufweisen, um eine physische Distanz zum Untersucher zu ermöglichen. Wichtig ist, dass der Person ein „Fluchtweg" offen bleibt, was bedeutet, dass sie ihren Platz während der Anamnese und der späteren Untersuchung nicht im hintersten Teil des Raumes hat, sondern sich in der Nähe der Zimmertür befindet. Der Person sollte ein geschützter Bereich zur Verfügung stehen, zum Beispiel ein mit einem Vorhang abgetrennter Teil des Raumes, um sich für die Untersuchung entkleiden zu können, damit dies nicht vor den Augen des Untersuchers erfolgen muss.

Im Hinblick auf die Privatsphäre sollte es sich beim Untersuchungsraum um einen geschlossenen Raum handeln und nicht nur um eine Untersuchungskoje, sodass unbefugte Personen die Untersuchung weder optisch noch akustisch verfolgen können. Es sollte unbedingt vermieden werden, dass andere Patienten mitbekommen, dass es sich bei der betroffenen Person um das Opfer eines Sexualdelikts handelt. Ferner gilt es zu berücksichtigen, dass in der untersuchenden Institution ein gewisser Sicherheitsstandard herrscht, sodass der betroffenen Person ein Gefühl der Sicherheit vermittelt werden kann. Die Untersuchung tatverdächtiger Personen sollte zwingend an einem anderen Ort durchgeführt werden.

> ❯ **Die Privatsphäre der betroffenen Person ist unbedingt zu wahren!**

Sprache

Je nach Herkunft der betroffenen Person bzw. ihren Sprachkenntnissen ist es notwendig, einen Dolmetscher zur Untersuchung beizuziehen, um die relevanten Informationen für ein bestmögliches Untersuchungsergebnis zu erhalten. Im Wissen, dass heutzutage mehr und mehr ausländische Personen zum hiesigen Patientenkreis gehören, die die einheimische Sprache nicht oder nur eingeschränkt sprechen und verstehen können, ist es wichtig, Personen mit geeigneten Sprachkenntnissen für eine Übersetzung zeitlich flexibel hinzuziehen zu können. Bei gynäkologischen Untersuchungen ist es situationsbedingt zudem am besten, eine Dolmetscherin aufzubieten. Die Dolmetscher/-innen müssen darüber informiert werden, dass auch sie der Schweigepflicht unterliegen.

Unabhängig von der gesprochenen Sprache ist es wichtig, den eigenen Wortschatz jenem der betroffenen Person anzupassen. Insbesondere medizinische Fachbegriffe sind zu vermeiden.

Aufgebot der in die Untersuchung involvierten Personen

Je nachdem, wo sich die betroffene Person (oder ggf. eine Drittperson) initial meldet und wie die regionalen Gegebenheiten sind, ergibt sich die Instanz (Gynäkologie, Notfall, Rechtsmedizin, Polizei, andere Stelle), welche die anderen an der Untersuchung beteiligten Disziplinen aufbietet. Sind die Abläufe zeitlich und örtlich koordiniert und besteht eine gute Kommunikation zwischen den beteiligten Institutionen, können für die betroffene Person belastende Wartezeiten vermieden werden. Findet eine Untersuchung außerhalb der regulären Arbeitszeiten statt, so kommt eine gute Organisation ohne unnötige Wartezeiten auch den Diensthabenden entgegen. Hierbei ist zu berücksichtigen, dass abends, nachts und an Wochenenden manche Untersucher nicht vor Ort im Spital anwesend sind, sondern Bereitschaftsdienst leisten und somit Anfahrtszeiten mit einberechnet werden müssen.

> ❯ **Bei der Planung der Untersuchung unnötige Wartezeiten für alle Beteiligten möglichst verhindern!**

Möchte die betroffene Person die Untersuchung ohne Meldung bei der Polizei und damit

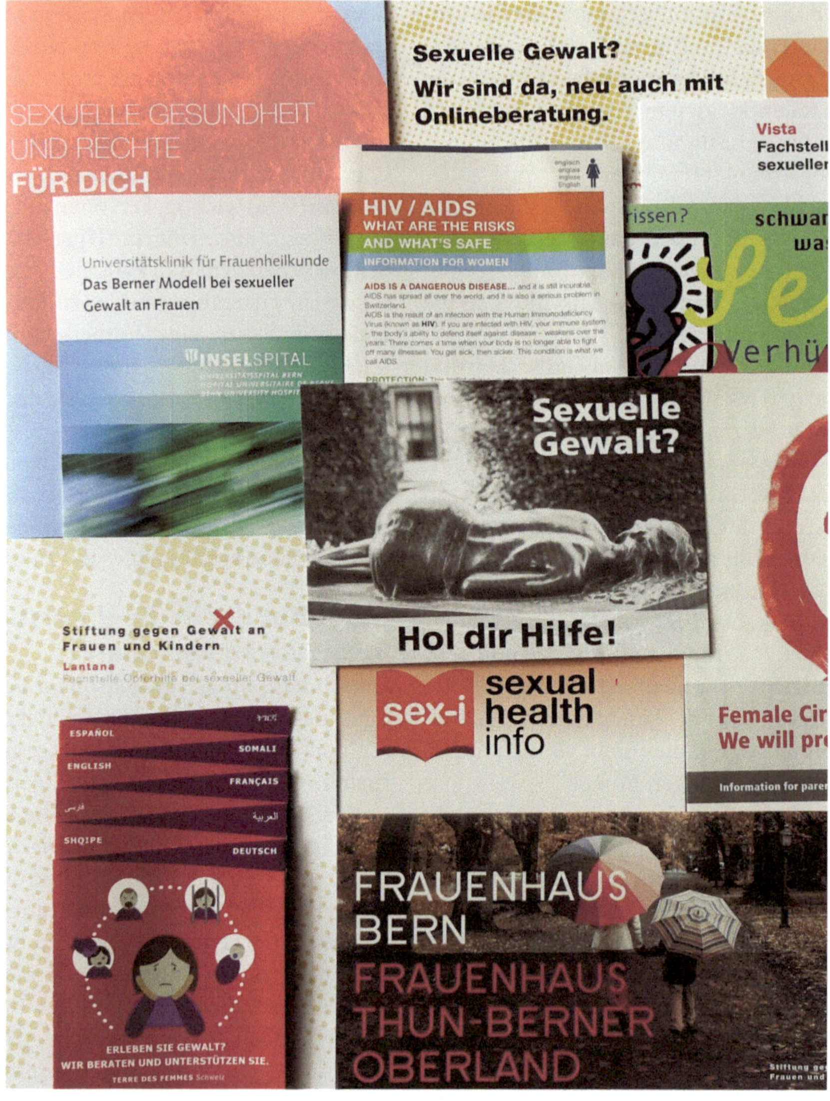

◘ Abb. 3.2 Beispiele von Informationsmaterialien, wie sie in der Universitätsfrauenklinik des Inselspitals Bern (Schweiz) aufliegen

verbundene Strafanzeige durchführen lassen, so ist zwingend darauf zu achten, dass die Polizei beim Aufgebot von bei der Untersuchung beteiligten Personen auch nicht zufällig von dem Ereignis erfährt und somit ggf. zu weiteren Ermittlungen verpflichtet wäre.

Informationen für Betroffene

Da betroffene Personen unter Umständen gehemmt sind, sich umgehend an eine Hilfestelle zu wenden, ist es sinnvoll, in den Praxisräumlichkeiten Informationsmaterial über sexualisierte Gewalt aufzulegen (◘ Abb. 3.2). Solche Informationsbroschüren sollten nach Möglichkeit mehrsprachig zur Verfügung stehen und leicht verständlich sein. Informationsmaterial zu folgenden Themen im Zusammenhang mit sexualisierter Gewalt ist für Betroffene nützlich:

- allgemeine Informationen über sexualisierte Gewalt
- Informationen zu K.O.-Mitteln

- Informationen rund um eine mögliche Strafanzeige
- Informationen zur forensisch-klinischen Untersuchung
- Informationen zur medizinischen Weiterbetreuung
- Informationen zur Opferhilfe
- regionale Kontaktadressen oder Internetseiten mit weiterführenden Informationen

Unabhängig von Informationen, die in einer Arztpraxis oder einem Krankenhaus zum Beispiel mithilfe von Flyern vermittelt werden, ist es sinnvoll, auch öffentlich über die regionalen Möglichkeiten für betroffene Personen zu informieren.

Besondere Personengruppen

■ Betroffene Personen unter 18 Jahren

Bei Jugendlichen wird sich in Abhängigkeit von ihrem Alter die Frage stellen, wo untersucht werden soll bzw. welche Disziplin zuständig ist. Um einen reibungslosen Ablauf gewährleisten zu können, müssen etwaig bestehende regionale Unterschiede unbedingt berücksichtigt werden. Diese Frage stellt sich dann, wenn bei einem großen Spital die Option besteht, ob die/der Jugendliche in der Kinderklinik, der Gynäkologie oder einer anderen Abteilung untersucht werden soll. Ab einem gewissen Alter bietet es sich an, Jugendliche nicht mehr mit den kinderspezifischen Untersuchungstechniken zu untersuchen, sondern den gleichen Ablauf wie bei Erwachsenen anzuwenden. Grundsätzlich ist dies nicht zwingend eine Frage des Alters, sondern des körperlichen Entwicklungsstandes der Jugendlichen. Bei einer telefonischen Anmeldung des Falls ist dies allerdings nicht vorherzusehen. Daher ist es im Hinblick auf die Praktikabilität einfacher, ein Alter festzulegen, ab dem Jugendliche nach einem solchen Vorfall nicht mehr in der Kinderklinik untersucht werden sollten (z. B. weibliche Jugendliche ab 14 Jahren werden in der Gynäkologie untersucht, jüngere Mädchen in der Kinderklinik).

Anwesende Eltern(teile) oder andere Betreuungspersonen können ebenfalls von dem Ereignis sehr mitgenommen sein oder ihrem Kind aufgrund eines bestimmten Verhaltens Vorwürfe machen, was wiederum Einfluss auf die Anamnese haben kann. In einem solchen Fall sollte überlegt werden, die Untersuchung nicht im Beisein dieser Personen durchzuführen, um möglichst wahrheitsgetreue Informationen zu erhalten.

■ Behinderte und betagte Personen

In Abhängigkeit von der Art und dem Ausmaß der Behinderung oder bestehenden Erkrankungen mit Einschränkungen der körperlichen und/oder intellektuellen Fähigkeiten wird ein besonderes Vorgehen bei der Untersuchung verlangt. Dies kann sich zum Beispiel auf die Art und den Umfang der Anamnese oder die technischen Möglichkeiten der Untersuchung auswirken. So kann es bei einer körperlichen Behinderung sein, dass die betroffene Person für die Untersuchung bestimmte Hilfestellungen benötigt, die es zu erfragen gilt. Bei geistig Behinderten ist ggf. die Anwesenheit einer Bezugsperson oder einer Fachperson notwendig, die die betroffene Person unterstützt und die Inhalte der Untersuchung angepasst vermittelt. Hierbei ist jedoch zu bedenken, dass der Täter oder die Täterin durchaus aus dem Kreis der betreuenden Personen stammen kann, sodass auch hier überdacht werden sollte, wer bei der Untersuchung anwesend ist. Die Frage der Urteilsfähigkeit spielt hier eine besondere Rolle, was eventuell den Einbezug vertretungsberechtigter Personen bedingt.

■ Betroffene Personen mit Demenz

Erkrankt eine Person an einer Demenz, so kann dies auch Auswirkungen auf ihr sexuelles Verhalten haben. Durch Verlust von Kontrollmechanismen kann es insbesondere bei einer frontotemporalen Demenz zu enthemmten und impulsiven Reaktionen kommen, die Einfluss auf das Zusammenleben in einer Partnerschaft, die Pflege in einem Heim oder das Auftreten der Person in der Öffentlichkeit haben können. Es kann beispielsweise passieren, dass die Betroffenen sich plötzlich entkleiden, in unpassenden Situationen masturbieren, sexuelle Angebote gegenüber anderen Personen als der Partnerin oder dem Partner aussprechen oder sexuell übergriffig werden. Das Ausleben ihrer sexuellen Bedürfnisse gewaltsam einzufordern kann ebenfalls vorkommen. Diese Verhaltensweisen sind als Ausdruck der Krankheit zu begreifen. Hier gilt es einerseits, Grenzen zu setzen und Lösungen zu finden (z. B. eine Sexualbegleitung/Sexualassistenz[1]), gleichzeitig aber zu akzeptieren, dass auch eine an Demenz erkrankte Person ein Recht auf Sexualität hat. Andererseits birgt die Erkrankung die Gefahr, dass es zu aktiven Missbrauchssituationen gegenüber der erkrankten Person kommen kann bzw. dass unterstützende Handlungen von betreuenden Personen als missbräuchlich fehlgedeutet werden. Eine Differenzierung kann hier schwierig sein.

- **Betroffene Personen mit anderem kulturellen, ethnischen oder religiösen Hintergrund**

Gelangt eine Person mit einem anderen kulturellen, ethnischen oder religiösen Hintergrund zur forensisch-klinischen Untersuchung, so kann dies zum Beispiel aufgrund einer bestimmten Haltung gegenüber Sexualität oder der Stellung der Frau in der Gesellschaft Einfluss auf ihr Verhalten während der Anamnese und der sich anschließenden Untersuchung haben. Darauf ist seitens des gesamten medizinischen Personals Rücksicht zu nehmen. Auch kann es vorkommen, dass aufgrund einer bestimmten Herkunft ein Untersucher anderer Herkunft oder des anderen Geschlechts von der betroffenen Person nicht akzeptiert wird.

---

1   Bei einer Sexualassistenz wird durch Sexualbegleiterinnen oder Sexualbegleiter, möglichst mit pädagogischen und auch pflegerischen Kompetenzen, auf die sexuellen Bedürfnisse einer körperlich und/oder geistig behinderten Person eingegangen. Dabei wird zwischen einer aktiven Sexualassistenz (z. B. erotische Massagen, Hilfe bei Masturbation oder Vollzug des Beischlafs, körperliche Nähe spüren lassen) und einer passiven Sexualassistenz (Sexualpädagogik, Beratung) unterschieden.

3.3   Durchführung

3.3.1   Material

Das für eine forensisch-klinische Untersuchung benötigte Material ist umfangreich und unterscheidet sich insbesondere hinsichtlich der Spurensicherung und Dokumentation von dem einer routinemäßigen Untersuchung (◘ Tab. 3.3). Als Untersucher sollte man wissen, um welche Materialien es sich handelt und wo diese zu finden sind, und man sollte den Umgang mit sämtlichen Materialien kennen. Ein Teil des Materials ist in standardisierten Untersuchungssets enthalten, ein Teil muss vom Untersucher oder einer Hilfsperson bereitgestellt werden.

3.3.2   Ablauf einer forensisch-klinischen Untersuchung

Die gute Vorbereitung einer forensisch-klinischen Untersuchung, noch bevor die betroffene Person anwesend ist, ermöglicht einen reibungslosen und möglichst speditiven Ablauf, wodurch später unangenehme Verzögerungen vermieden werden können (z. B. wenn eine Frau entblößt auf dem gynäkologischen Stuhl liegt). Hierzu gehört auch, dass die benötigten Materialien vorbereitet sind. Formulare, die bei diesen Untersuchungen benötigt werden, können in einer speziell für Sexualdelikte vorbereiteten Dokumentenmappe zusammengestellt werden (► Übersicht). Die Verpackungen für die DNA-Abstrichtupfer können schon im Vorfeld beschriftet/etikettiert und bereitgelegt, die verschiedenen Abstriche im Rahmen der gynäkologischen Untersuchung hergerichtet werden. Ferner sollte der „Piepser" nach Möglichkeit abgegeben werden; auch Störungen durch Telefonate unterbrechen den Untersuchungsablauf, was für die betroffene Person aufgrund des Wartens unangenehm ist.

□ Tab. 3.3 Übersicht über die bei einer forensisch-klinischen Untersuchung benötigten Materialien und deren Einsatz

Material	Funktion
Allgemein	
Checkliste telefonische Anmeldung (▶ Abschn. 11.1)	Instruktionen für die betroffene Person bei Kontaktaufnahme
Dokumentationsbogen (▶ Abschn. 11.1)	Notizen zum Ereignis, zu asservierten Spuren usw.
Formulare	Entbindung von der Schweigepflicht, Aufklärung, Anforderung von Laboruntersuchungen etc.
Schreibmaterial (u. a. dokumentensicherer Stift)	
Einmalhandschuhe (möglichst puderfrei)	Schutz vor Übertragung eigener DNA bei Spurensicherung, Hygiene/Infektionsschutz
Händedesinfektionsmittel	Hygiene/Infektionsschutz
Spurensicherung	
Papiersäcke in unterschiedlichen Größen	Asservierung von Kleidungsstücken, Tampon, Binde, Kondom, sonstigen Antragungen (Schmutz, Haare u. Ä.)
DNA-Abstrichtupfer mit Verpackungsmaterial und Ampullen mit NaCl oder DNA-freiem Wasser	Asservierung von Spuren am Körper (Sperma, Speichel, Blut, Hautzellen) und eines Wangenschleimhautabstrichs
Einmalkamm	Auskämmen von Kopf- und Schamhaar für Nachweis von Fremdmaterial (Fremdhaare oder anderes Material)
Papierunterlage	Auskleiden auf der Unterlage bei frischem Ereignis mit Anhaftungen auf Kleidungsstücken
Nagelschere	Abschneiden von Fingernägeln
Dokumentation	
Fotokamera	Fotodokumentation von Verletzungen und anderen Befunden an Körper, Kleidungsstücken etc.
Maßstab	Maßstabsgetreue Detailaufnahmen von Befunden
Körperschemata verschiedener Körperregionen	Schematische Darstellung/Übersicht von Befunden am Körper (Verletzungen, Narben, Anhaftungen u. Ä.)
Kolposkop (fakultativ)	Vergrößerte Darstellung von genitalen Befunden
Mikroskop	Untersuchung eines nativen Abstrichs auf Spermien
Anogenitale Untersuchung	
Spekulum (verschiedene Größen)	Untersuchung von Vagina und Zervix
Glaskugel oder Ballonkatheter	Darstellung des Hymens
Abstrichtupfer, Deckglas, Objektträger und NaCl	Nativer Nachweis von Spermien und Bakterien
Abstrich Bakteriologie	Infektiologische Abklärungen
Zervixabstrich	Spermiennachweis

▣ Tab. 3.3 (Fortsetzung)

Material	Funktion
Toluidinblau 2 % und Essigsäure 1 %	Nachweis sehr feiner, frischer Verletzungen
Schwangerschaftstest	Vortest als Hinweis auf das Vorliegen einer Schwangerschaft
Sonstiges	
Material für Blutentnahme	Verschiedene Blutröhrchen für klinische und chemisch-toxikologisches Untersuchungen, Nadeln/Butterfly, Desinfektionsmittel (ethanolfrei), Tupfer, Pflaster
Gefäße für Urinasservierung	Aufbewahrung von Urin für Schwangerschaftstest und chemisch-toxikologische Untersuchungen
Material für die Haarasservierung (▶ Abschn. Asservate für chemisch-toxikologische Untersuchungen)	Haare als Asservat für chemisch-toxikologische Untersuchungen nach einer Erinnerungslücke
Ersatzkleidung für die betroffene Person (v. a. Slip)	Falls Kleidungsstücke asserviert werden
Slipeinlagen/Tampons	Zum Schutz des getragenen Slips nach Toluidinblaufärbung, bei Menstruation oder blutenden Verletzungen
Tücher	Zur Auflage auf dem Untersuchungsstuhl
Informationsbroschüren	Information über Beratungsstellen u. Ä.

Möglicher Inhalt einer Dokumentenmappe bei Sexualdelikten
- Checkliste für die telefonische Anmeldung
- Aufklärung/Einwilligung zur forensisch-klinischen Untersuchung
- Schweigepflichtsentbindung
- Checkliste für die Beurteilung der Urteilsfähigkeit
- Dokumentationsbogen/ Körperschemata
- Formular für die Haarasservierung
- Checkliste für die HIV-PEP-Abgabe
- Aufklärung/Einwilligung für HIV-PEP und verschiedene Impfungen
- Formular für die Übergabe von Asservaten
- Aufklärung/Einwilligung über die Informationsweitergabe an Beratungsstellen
- Informationsblatt für die betroffene Person zum weiteren Vorgehen
- Informationsmaterialien (z. B. Beratungsstellen)
- Rezepte für notwendige Medikamente

Forensisch-klinische Untersuchungen kurz nach einem Ereignis können sehr zeitaufwendig sein und viele verschiedene Untersuchungsschritte beinhalten. Deren Reihenfolge muss teilweise zwingend eingehalten werden, damit eventuelle Spuren durch nachfolgende Schritte im Untersuchungsablauf nicht verloren gehen. Der Ablauf einer kompletten Untersuchung einer Frau ist in ▣ Abb. 3.35 dargestellt; auf die einzelnen Schritte wird nachfolgend eingegangen. Aufgrund der gleichen Prinzipien kann dieser Untersuchungsablauf für einen von sexualisierter Gewalt betroffenen Mann in weiten Teilen übernommen werden; auf die Unterschiede im

Ablauf der anogenitalen Untersuchung wird separat eingegangen (▶ Abschn. Anogenitale Untersuchung beim Mann und ◘ Abb. 3.36).

Begleitpersonen
Wünscht die betroffene Person eine Begleitperson während der Untersuchung, so ist diesem Wunsch wenn immer möglich zuzustimmen. Die Begleitperson darf jedoch insbesondere bei der Anamnese keinen Einfluss auf die betroffene Person ausüben. Darauf ist die Begleitperson zu Beginn der Konsultation hinzuweisen. Ist dies der Fall (Beantwortung von Fragen für die betroffene Person, Unterbrechen oder Kommentieren von Antworten der betroffenen Person), sollte dies durch den Untersucher unterbunden werden. Ebenso ist dem Wunsch nachzukommen, wenn eine bestimmte Person, zum Beispiel eine Betreuungsperson, nicht bei der Untersuchung anwesend sein soll. Sämtliche bei der Untersuchung anwesende Personen sind mit Namen zu dokumentieren.

Einführung und Anamnese

Bevor die eigentliche Untersuchung beginnt, sollten sich alle in die Untersuchung einbezogenen bzw. anwesenden Personen mit Namen und Funktion vorstellen. Für die betroffene Person ist es wichtig, zu erfahren, mit wem sie es zu tun hat, da dies für die Vertrauensbildung zum Untersucher wichtig ist. Es sollten nicht mehr Personen als unbedingt nötig anwesend sein. Falls sich auch Personen in Ausbildung

oder Ausbilder im Raum befinden, sollte dies der betroffenen Person erklärt werden. Dies wird in den meisten Fällen von der zu untersuchenden Person akzeptiert.

▪ Aufklärung
Die Aufklärung der betroffenen Person (▶ Abschn. Aufklärung und Einwilligung zur Untersuchung) ist ein grundlegender Bestandteil der Untersuchung. Sie beinhaltet unter anderem eine Erklärung zum Inhalt und Ablauf der Untersuchung (medizinischer und forensischer Teil; Information, dass es sich *nicht* um eine medizinische Routineuntersuchung handelt), Hinweis an die zu untersuchende Person auf die Möglichkeit, die Untersuchung bzw. Teile davon und/oder die Beantwortung von Fragen auch verweigern zu können, und Informationen darüber, was mit den gesicherten Spuren und den Bilddokumenten geschehen wird (◘ Tab. 3.4). Ferner muss die Person darüber informiert werden, ob die Untersucher der ärztlichen Schweigepflicht unterliegen – dies in Abhängigkeit vom Auftraggeber der Untersuchung (▶ Abschn. 3.1.1).

Die betroffene Person soll jederzeit die Möglichkeit erhalten, Fragen zu stellen. Die Angaben zur Aufklärung und die Einwilligung bzw. die Ablehnung der Untersuchung sollten datiert, von der Person unterschrieben und damit in den Fallunterlagen dokumentiert werden; ein Formularvorschlag findet sich im ▶ Abschn. 11.3. Ob neben der mündlichen Aufklärung weitere schriftliche Informationen zur forensisch-klinischen Untersuchung abgegeben werden, obliegt der untersuchenden Institution.

Eine Untersuchung der urteilsfähigen Person ohne erfolgte Aufklärung oder gegen

◘ **Tab. 3.4** Inhalte der Aufklärung bei einer forensisch-klinischen Untersuchung

Klinischer Teil	Forensischer Teil
Schweigepflicht/Weitergabe von Informationen	Schweigepflicht/Weitergabe von Informationen
Inhalte der medizinischen Untersuchung	Fotodokumentation und Verbleib der Bilder
Schwangerschaftstest	Spurensicherung und Verbleib der Asservate
Diagnostik und Prophylaxe sexuell übertragbarer Erkrankungen	Asservierung von Blut und Urin für chemisch-toxikologische Untersuchungen
	DNA-Auswertung

ihren Willen kann rechtliche Konsequenzen nach sich ziehen. Bei Urteilsunfähigkeit ist das Einverständnis einer vertretungsberechtigten Person einzuholen. Bestehen diese Möglichkeiten nicht und liegt eine Notfallsituation vor, so ist nach dem mutmaßlichen Willen der betroffenen Person zu handeln (▶ Abschn. Urteilsunfähige Personen).

> **Lehnt die betroffene Person die forensisch-klinische Untersuchung nach erfolgter Strafanzeige ab, so ist dies umgehend dem Auftraggeber mitzuteilen!**

Die eigentliche Anamnese besteht aus zwei Teilen. Zum einen müssen die relevanten Informationen zum sexuellen Übergriff erhoben werden, zum anderen erfolgt eine klinische Anamnese. Die Benutzung eines eigens für forensisch-klinische Untersuchungen erstellten Dokumentationsbogens erleichtert die Anamnese (▶ Abschn. 4.2 und ▶ Abschn. 11.1). Situativ, zum Beispiel bei sprachlichen Problemen oder geistiger Behinderung mit dadurch bedingt eingeschränkter Kommunikationsfähigkeit, kann es sinnvoll sein, die Äußerungen der betroffenen Person wortgetreu zu dokumentieren.

> **Wird die forensisch-klinische Untersuchung im Team aus verschiedenen Disziplinen durchgeführt, ist eine Absprache zwischen den Untersuchern zur Rollenverteilung vor Beginn der Untersuchung sinnvoll.**

■ **Anamnese zum Ereignis**

Grundsätzlich ist es ratsam, die Person das Erlebte in eigenen Worten darstellen zu lassen und sie dabei nicht unnötig zu unterbrechen. Bleiben relevante Details nach Abschluss ihrer Schilderungen unklar, so sollen diese seitens des Untersuchers erfragt werden. Dabei sollten offene Fragen gestellt werden, ohne der Person Antworten „in den Mund zu legen". Bei den für die Untersuchung wichtigen Fragen geht es

darum, alle nötigen Informationen zu erhalten, um alle möglicherweise vorhandenen Spuren sichern zu können. Abgesehen von der Spurensicherung sind die Angaben zum Tathergang bedeutsam, um später beurteilen zu können, ob diese mit den festgestellten Verletzungen und Spuren in Einklang zu bringen sind oder ob sich hierbei ggf. Widersprüche ergeben. Eine Auswahl wesentlicher Fragen sind ◘ Tab. 3.5 zu entnehmen.

Untersuchung ohne Strafanzeige   Liegen keine Informationen zum Ereignis seitens einer Ermittlungsbehörde vor, obliegt es den Untersuchern, die für die Untersuchung relevanten Informationen zu erfragen. Hierbei ist zu beachten, dass die Fragen im Rahmen der Anamnese nicht einer polizeilichen Befragung gleichkommen sollen.

Untersuchung nach erfolgter Strafanzeige
Sofern es sich um eine Untersuchung mit Strafanzeige handelt und bereits zuvor eine polizeiliche Befragung erfolgte, ist es von Vorteil, wenn das polizeiliche Befragungsprotokoll vor der Untersuchung bereits zur Verfügung steht. Ist dies der Fall, so können viele Informationen bereits dem Protokoll entnommen werden, wodurch eine erneute Befragung der Person mit nochmaligem Nacherleben des Geschehens vermieden werden kann. Wird die Person von einer Polizeibeamtin oder einem Polizeibeamten begleitet, so können Informationen zum Ereignis auch von dieser Person erhalten werden; dies sollte in Abwesenheit, aber im Wissen der betroffenen Person geschehen. Oftmals ist es trotzdem nötig, ergänzende Fragen zu stellen, um wichtige Informationen für die Spurensicherung zu erlangen oder Befunde einordnen zu können.

Häufig ist es für die Person sehr schwierig, das Erlebte in Worte zu fassen. In diesen Situationen kann man versuchen, der Person mit weiteren Fragen zu helfen, das Ereignis zu beschreiben. Es ist hierbei jedoch wichtig, dass keine Suggestivfragen gestellt werden. Möchte sich die Person nicht zu den gestellten Fragen

◘ Tab. 3.5 Wichtige Fragen bei der Anamnese zum Ereignis

Frage	Hintergrund
Wann fand das Ereignis statt? (Datum, Zeit)	Ausmaß der Spurensicherung. HIV-PEP und Pille danach noch sinnvoll? Sind Verletzungen noch zu erwarten?
Wo fand das Ereignis statt? (Ort, Oberfläche)	Sind Anhaftungen an der Kleidung oder dem Körper der Person zu erwarten? Tetanusimpfung notwendig?
Anzahl der Täter?	Wie viele DNA-Profile sind ggf. zu erwarten?
Welche sexuellen Handlungen hat der Täter vorgenommen? (Berührungen, Küssen, Saugen, Beißen, Geschlechtsverkehr oral/anal/vaginal, Einführen von Gegenständen usw.)	Wo ist mit welchen Spuren zu rechnen?
Wurde ein Kondom verwendet? Kam es zur Ejakulation durch den männlichen Täter oder den betroffenen Mann selbst? Falls ja, wo (innerhalb/außerhalb des Körpers)?	Ist mit Spermaspuren zu rechnen? Wenn ja, wo? Maßnahmen hinsichtlich sexuell übertragbarer Erkrankungen notwendig?
Wurde Gleitmittel angewendet?	Ist mit anderen Anhaftungen im Anogenitalbereich zu rechnen?
Kam es zu anderen Formen der Gewaltanwendung (z. B. Schläge, Strangulation, Festhalten, Fesseln, usw.)? Falls ja, wo am Körper? Sind vorbestehende Verletzungen bekannt?	Welche Verletzungen sind wo am Körper zu erwarten? Zuordnung von Verletzungen zum Ereignis oder Traumata unabhängig vom Ereignis
Wurde der Täter verletzt? Falls ja, wo?	Abgleich von Verletzungen, die bei der Untersuchung des Tatverdächtigen festgestellt werden
Hat die betroffene Person vor, während oder nach dem Ereignis bewusstseinsbeeinträchtigende Medikamente, Drogen oder Alkohol konsumiert?	Zustand der betroffenen Person anlässlich des Ereignisses; Wertung chemisch-toxikologischer Untersuchungsergebnisse; relevant für die rechtliche Qualifikation
Besteht für das Ereignis eine Erinnerungslücke oder bestand plötzlich ein Dämmerzustand?	Möglicher Hinweis auf die Applikation sogenannter K.O.-Mittel
Wurden seitens der betroffenen Person Reinigungsmaßnahmen vorgenommen? Wenn ja, welche, wann, wie häufig?	Ausmaß der Spurensicherung
Wurde die beim Ereignis getragene Bekleidung gewechselt? Falls ja, wo befindet sich diese? Wie ist sie zu beschaffen? Wurde die Kleidung bereits gewaschen?	Spurensicherung an der Bekleidung oder Asservierung der Bekleidung sinnvoll?

äußern, so ist dies zu akzeptieren und entsprechend zu dokumentieren; allerdings sollte man in einem solchen Fall später sehr zurückhaltend mit der Interpretation von Befunden sein.

Besonderheit beim betroffenen Mann   Bei der Anamnese sollte auch darauf eingegangen werden, ob der betroffene Mann während des Ereignisses eine Erektion und ggf. eine Ejakulation hatte. Hierbei ist zu berücksichtigen, dass Erektion und Ejakulation als Reflex des Rückenmarks nicht nur gewollt, sondern auch unter extremem Stress, Zwang oder Angst ohne sexuelle Erregung auftreten können. Bei der Beurteilung sollte also keinesfalls impliziert werden, dass das Ereignis damit auch einen einvernehmlichen Part enthalten haben könnte. Abgesehen von der eigentlichen Anamnese ist es bei betroffenen Männern wichtig, diesen zu erklären, dass sexuelle Übergriffe bei Männern nicht ungewöhnlich sind. Da der betroffene Mann durchaus eine vermehrte Stigmatisierung aufgrund des erlebten Übergriffes fürchten könnte, ist es hier von eminenter Wichtigkeit, auf die Schweigepflicht hinzuweisen.

▪ Klinische Anamnese

Neben der ereignisbezogenen Befragung werden sowohl Angaben zu den aktuellen (nach dem Ereignis neu aufgetretenen) und bereits bestehenden Beschwerden als auch generelle Informationen zur klinischen Anamnese erhoben. Bezogen auf die aktuellen Beschwerden ist nicht nur die Information erforderlich, ob anogenitale Symptome vorliegen (z. B. Ausfluss, Ausschlag oder Juckreiz im Bereich des Genitales, Schmerzen im Unterleib), sondern auch, ob Beschwerden in anderen Körperregionen bestehen, die zum Beispiel als Folgen angewandter Gewalt (Schmerzen, Bewegungseinschränkungen oder Gefühlsstörungen) oder der Wirkung von Alkohol, Drogen oder Medikamenten (Erinnerungslücke, Kopfschmerzen, Übelkeit, Schwindel oder Erbrechen) zu werten sein könnten. Wichtige Fragen sind in der nachfolgenden ▶ Übersicht aufgeführt.

Mögliche Fragen zur klinischen Anamnese

- Infolge des Ereignisses aufgetretene genitale, anale und anderweitige Beschwerden (Schmerzen, Blutungen, Ausfluss, Juckreiz, Auffälligkeiten beim Stuhlgang u. Ä.)?
- Bei Ausfluss aus Vagina oder Penis: Farbe? Geruch? Konsistenz?
- Bei Schmerzen: Lokalisation? Intensität? Qualität? Dauer? Auslösende Faktoren (Bewegung, Berührung, Wasserlassen, Defäkation u. Ä.)? Zeitlicher Zusammenhang mit der Periode?
- Bei vaginalen Blutungen: Stärke? Dauer? Zeitlicher Zusammenhang mit der Periode oder dem Ereignis?
- Periode: Menarche? Zyklusdauer? Blutungsdauer? Zwischenblutungen? Letzter Zyklus?
- Bei analen Blutungen: Stärke? Frischblut oder geronnene Koagel? Zeitlicher Zusammenhang mit Defäkation?
- Verhütung: Welche Methode? Regelmäßige Einnahme?
- Sexualverhalten: Erster Geschlechtsverkehr erfolgt? Wenn ja, in welchem Alter? Letzter freiwilliger Geschlechtsverkehr? Wie wurde dabei verhütet? Ist der Sexualpartner bekannt?
- Schwangerschaft: Aktuelle Schwangerschaft? Wie viele Schwangerschaften? Wie viele Geburten, wann und wie? Komplikationen während der Geburt? Schwangerschaftsabbrüche? Wenn ja, wann und wie? Fehlgeburten?
- Vorbestehende genitale und allgemeine Erkrankungen? Bekannte Geschlechtskrankheiten? Neu aufgetretener Ausschlag?
- Bei menopausalen/postmenopausalen Frauen: Brüchigkeit/Trockenheit der Schleimhäute? Hormonersatztherapie? Andere Befunde, die auf die Veränderungen im Hormonhaushalt zurückgeführt werden?

- Operationen genital und allgemein?
- Aktuelle Medikation? Impfungen?
- Suchtverhalten?
- Allergien?
- Familienanamnese
- Psychosoziale Anamnese inklusive anderer Gewaltformen oder frühere Gewalt

Angaben rund um das allgemeine Sexualverhalten haben im Zusammenhang mit einem erfolgten sexuellen Übergriff eine besondere Bedeutung. Die Kenntnis der angewendeten Verhütungsmethode (◘ Tab. 3.6 und ◘ Abb. 3.3) und der Zyklussituation lassen Rückschlüsse zu bezüglich der Wahrscheinlichkeit einer möglicherweise neu aufgetretenen Schwangerschaft oder einer Übertragung möglicher Geschlechtskrankheiten. Auf Grundlage der Informationen kann entschieden werden, ob beispielsweise eine Schwangerschaftsverhütung oder andere therapeutische Maßnahmen ergriffen werden müssen. Die Angaben zum letzten freiwilligen Geschlechtsverkehr sind wichtig, wenn es zur Auswertung von sichergestellten Spuren kommt: Erfolgte dieser Geschlechtsverkehr zeitnah und ungeschützt, so besteht die Möglichkeit, dass auch das DNA-Profil des Geschlechtspartners nachgewiesen wird.

Körperliche Untersuchung

Wird die forensisch-klinische Untersuchung durch ein Untersucherteam durchgeführt, bei dem die Rechtsmedizin involviert ist, so ist die

◘ **Tab. 3.6** Methoden zur Schwangerschaftsverhütung und deren Sicherheit

Methode	Anwender	Wirkungsmechanismus	Pearl-Index[a]
Kondom	Mann	Schutz vor Schwangerschaft und sexuell übertragbaren Erkrankungen durch Überzug einer dünnen Haut aus Gummi über den Penis	2–12
Kondom	Frau	Schutz vor Schwangerschaft und sexuell übertragbaren Erkrankungen durch Einführen einer synthetischen Haut, die die Scheidenwand und den Muttermund überzieht	5–25
Diaphragma, Portiokappe	Frau	Einführen einer Membran aus Gummi, die vor dem Geschlechtsverkehr auf die Zervix gesetzt wird; Nutzung zusammen mit einem Spermizid; Wiederverwendung während 2–3 Jahren möglich	Diaphragma 2–20 Portiokappe ca. 6
Vaginalring	Frau	Hormonhaltiger Ring (Östrogen und Gestagen), der in die Scheide eingeführt und dort über 3 Wochen belassen wird; Aufnahme der Hormone durch die Vaginalschleimhaut	0,65
Verhütungspflaster	Frau	Während 3 Wochen wird wöchentlich ein hormonhaltiges Pflaster (Östrogen, Gestagen) auf die Haut geklebt; die Hormone werden über die Haut aufgenommen	0,9
Kombinationspille	Frau	Tägliche Einnahme einer hormonhaltigen Pille (Östrogen, Gestagen) über 3 Wochen	0,1–0,8

◻ Tab. 3.6 (Fortsetzung)

Methode	Anwender	Wirkungsmechanismus	Pearl-Index[a]
Gestagenpille	Frau	Tägliche Einnahme einer hormonhaltigen Pille (Gestagen) ohne Unterbrechung	0,14
Hormonstäbchen	Frau	Einlage eines gestagenhaltigen Stäbchens unter die Haut an der Innenseite des Oberarms; Schutz für 3 Jahre	0,8
Dreimonatsspritze	Frau	Hormonhaltige Injektion (Gestagen) alle 3 Monate	0,3
Hormonspirale	Frau	Einführung einer gestagenhaltigen Spirale in die Gebärmutter	0,16
Kupferspirale	Frau	Einführung einer kupferhaltigen Spirale, die bis zu 10 Jahre in der Gebärmutter belassen werden kann	0,9–3
Symptothermale Methode	Frau	Beobachtung des Zyklus und der Zeichen der fruchtbaren und unfruchtbaren Tage (Messung der Körpertemperatur, Untersuchung des Schleims aus dem Gebärmutterhals, Konsistenz und Lage des Gebärmutterhalses)	0,3
Knaus-Ogino-Methode	Frau	„Kalendermethode"	9
Coitus interruptus	Mann	Entfernen des Penis aus der Vagina vor der Ejakulation	4–18
Spermizide allein	Mann, Frau	Nutzung von Cremes oder Gels, die Spermien unbeweglich machen	3–21
Scheidenspülung/ Vaginaldusche	Frau	Ausspülen der Scheide nach dem Geschlechtsverkehr	30
Sterilisation	Mann	Operative Unterbindung beider Samenleiter (Vasektomie)	0,1
Sterilisation	Frau	Operative Unterbindung beider Eileiter (Tubenligatur)	0,2–0,5
Hormonelle Notfallverhütung	Frau	Einmalige Einnahme einer hormonhaltigen Tablette innerhalb einer bestimmten Zeit nach dem ungeschützten Geschlechtsverkehr	1–7
Spirale danach	Frau	Einführen einer Kupferspirale innerhalb einer bestimmten Zeit nach dem ungeschützten Geschlechtsverkehr	0,2–0,6

[a] Der Pearl-Index entspricht der Anzahl der Schwangerschaften pro 100 Frauen, die ein Jahr lang die jeweilige Methode zur Verhütung angewendet haben. Benannt ist der Pearl-Index nach dem amerikanischen Biologen Raymond Pearl, der ihn 1932 entwickelt hat.

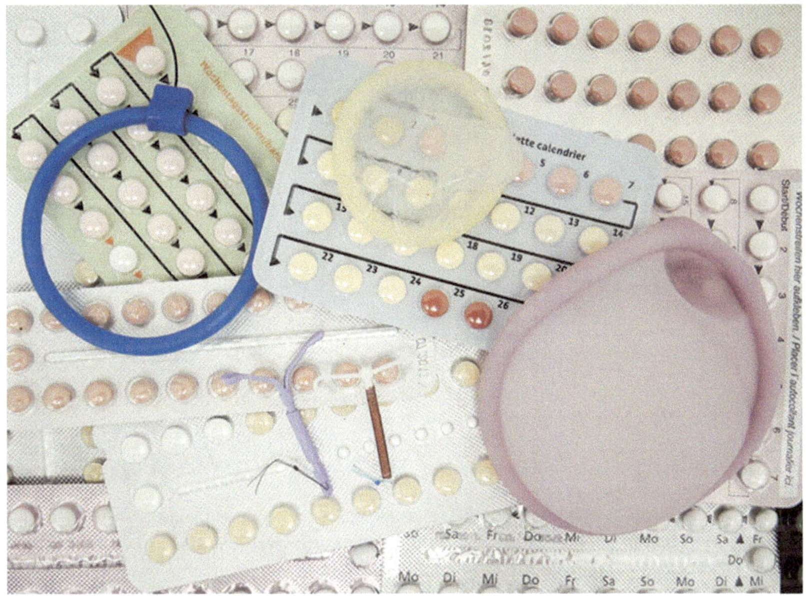

Abb. 3.3 Auswahl möglicher Verhütungsmethoden (Antibabypille, Vaginalring, Kondom, Diaphragma, Hormon- und Kupferspirale)

körperliche Untersuchung mehrheitlich im Interesse der forensischen Befunderhebung. Ist dies nicht der Fall und muss die Untersuchung alleine durch den klinischen Untersucher erfolgen, so ist dies in dieser Art und Weise eine ungewohnte Aufgabe. Kliniker achten in der Regel auf behandelbare Verletzungen und übersehen oft nicht versorgungsbedürftige Veränderungen. Gerade diesen kleinen, vielleicht kaum sichtbaren Befunden kann nach einem solchen Ereignis jedoch eine wesentliche Bedeutung zukommen (**Abb. 3.4**). Daher muss die ganze Körperoberfläche inklusive der Körperöffnungen sehr genau angeschaut und jede noch so kleine Verletzung dokumentiert werden. Ferner sind Anhaftungen auf der Haut, zum Beispiel von Körperflüssigkeiten oder anderem Material (**Abb. 3.5**), zu dokumentieren und zu asservieren.

■ **Kleidung**

Bevor die Haut der Person untersucht wird, ist es wichtig, die beim Ereignis getragene Kleidung zu inspizieren. Hier sind Antragungen von Flüssigkeiten, Haaren, Fasern, Schmutz oder anderen Materialien (**Abb. 3.6**) oder Materialdefekte zu dokumentieren. Befinden sich Spuren auf der Kleidung, die abfallen könnten (z. B. Haare, Faserspuren, Schmutzpartikel), so sollte sich die Person auf einer Papierunterlage entkleiden, damit diese Spuren aufgefangen und so gesichert werden können. Wird eine Papierunterlage eingesetzt, so wird diese nach dem Entkleiden nach innen zusammengefaltet, in einen Umschlag oder einen Papiersack gesteckt und so asserviert. Da nicht alle Spuren sichtbar sein müssen, ist es sinnvoll, die betroffenen Person gezielt danach zu fragen, ob an konkreten Kleidungsstücken ein Kontakt mit dem Täter erfolgt sein könnte. Wurde eine Strafanzeige erstattet, so ist die Person darüber zu informieren, dass sie die asservierten Kleidungsstücke in der Regel erst nach Abschluss der Arbeiten der Ermittlungsbehörde zurückerhalten wird.

> **Auch die Kleidung kann Spurenträger sein. Vorhandene Spuren müssen nicht sichtbar sein.**

Ist die betroffene Person nicht dazu in der Lage, ihre Kleidung eigenständig auszuziehen (Schmerzen, Bewusstlosigkeit o. Ä.), so sollte beim Entfernen von Kleidungsstücken – sofern dies durch

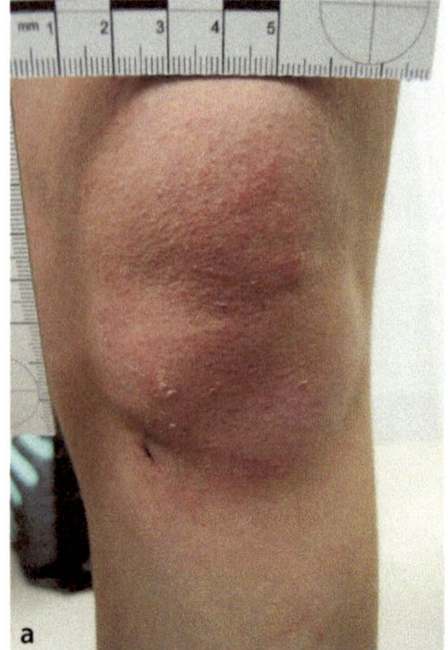
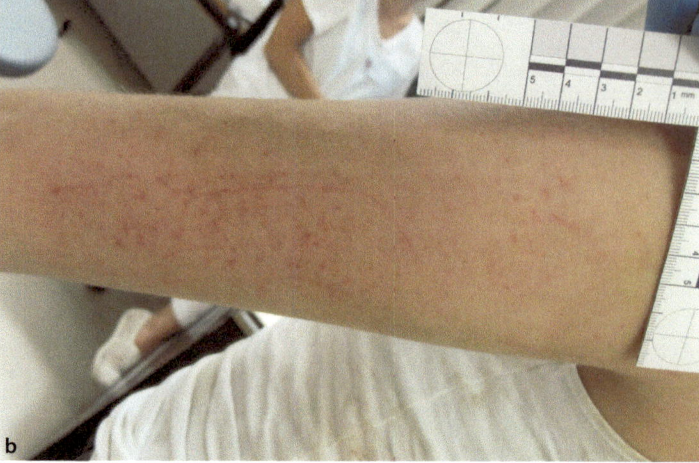

◘ Abb. 3.4 **a** Äußerst diskrete Hautrötungen und feine, oberflächliche Hautabschürfungen am Knie einer Frau, die angab, in einem Gebüsch Opfer eines Sexualdelikts geworden zu sein. **b** Diskrete, teils kratzerartige Hautrötungen außen am linken Oberarm bei derselben Frau

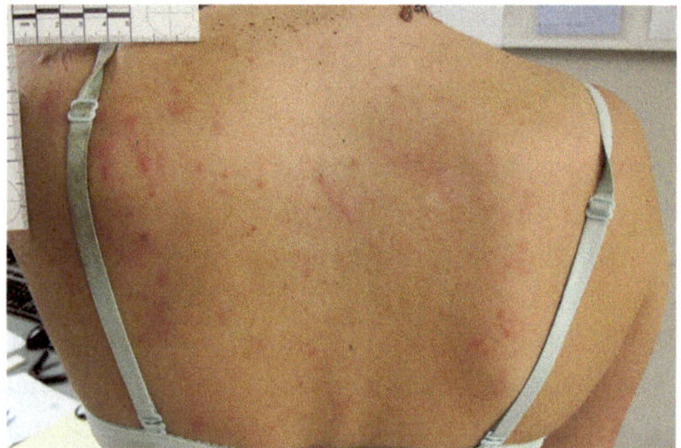

◘ Abb. 3.5 Neben den oben am Rücken sichtbaren diffusen, dezent ausgebildeten Hautrötungen fanden sich feine dunkle Schmutzantragungen in der Schulterregion (sichtbar im oberen Bildrand) und zwischen den Schulterblättern. Das Delikt soll in einem Park stattgefunden haben

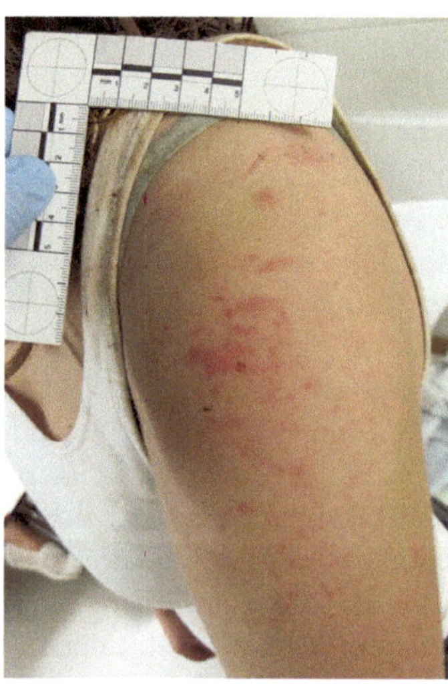

◘ Abb. 3.6 Neben kleinen Schmutzpartikeln auf der Schulter stellenweise verschmutzte Bekleidung (Träger von Unterhemd und BH) bei einer Frau, die nur teilbekleidet in einem Wald aufgefunden wurde

Aufschneiden der Kleidung erfolgen muss – darauf geachtet werden, dass nicht durch vorbestehende Defekte geschnitten wird. Damit würden ggf. fallrelevante Spuren unkenntlich gemacht werden.

Wurde die Kleidung bereits gewechselt, entfällt dieser Schritt. Eine Sicherstellung der Kleider liegt dann in den Händen der Polizei, sofern eine Strafanzeige bereits vor der Untersuchung erfolgte. Ist eine Strafanzeige seitens der betroffenen Person geplant, sollten ihr bei noch nicht gewaschener Kleidung Papiersäcke zum Verpacken sämtlicher Kleidungsstücke mitgegeben werden. Liegt das Ereignis noch nicht allzu lange zurück, empfiehlt sich die Asservierung der bereits gewechselten Unterwäsche, da im Körper befindliche Samenflüssigkeit (vaginal, anal) auch verzögert noch herauslaufen und sich so auch auf dem bereits gewechselten Slip befinden kann.

■ Untersuchungsablauf

Vor Beginn der körperlichen Untersuchung sollte der Untersuchungsablauf verständlich geschildert und das für die Untersuchung benötigte Material kurz gezeigt und erklärt werden. Der betroffenen Person ist hierbei ausreichend Zeit zu geben, um Fragen zu stellen. Die Person ist vor Beginn der Untersuchung darauf hinzuweisen, dass sie anzeigen soll, wenn sie eine Pause benötigt, und dass sie die Untersuchung jederzeit abbrechen kann. Wird die Untersuchung von der Person teils oder komplett verweigert, ist diese Entscheidung im Regelfall zu respektieren und zu dokumentieren. Allerdings sollten ihr die Konsequenzen der Verweigerung eines Untersuchungsschrittes oder der gesamten Untersuchung erklärt werden. Wird ein Teil oder die gesamte Untersuchung verweigert, so kann dies verschiedene Auswirkungen haben:

- therapeutische Konsequenzen bei Vorliegen bestimmter Verletzungen oder von Geschlechtskrankheiten
- Einfluss auf die Qualität der Spurensicherung
- bei erfolgter Strafanzeige Auftreten von Fragen seitens der Ermittlungsbehörde

In seltenen Fällen kann eine Untersuchung auch gegen den Willen der betroffenen Person seitens der Ermittlungsbehörde verlangt werden.

> **Verweigert die betroffene Person einen Teil oder die komplette forensisch-klinische Untersuchung auch nach der Erklärung der Bedeutung, so muss diese Entscheidung in der Regel respektiert werden! Gründe für diese Entscheidung werden dokumentiert.**

Erfahrungsgemäß ist es von Vorteil, wenn man sich ein Untersuchungsschema aneignet, mit dem der Körper immer in der gleichen Reihenfolge untersucht wird. Dies verringert die Wahrscheinlichkeit, dass die Inspektion bestimmter Körperstellen vergessen wird, falls die Untersuchung beispielsweise gestört und der Ablauf unterbrochen wird.

> **Es empfiehlt sich eine systematische Durchführung der körperlichen Untersuchung immer in der gleichen Reihenfolge vom Kopf zu den Füßen.**

Es kommt immer wieder vor, dass bei einer körperlichen Untersuchung nach einer Gewalttat die zu untersuchende Person äußert, dass sie unverletzt sei. Diese Äußerungen sind unter anderem dadurch erklärbar, dass die Person keinerlei Schmerzen verspürt oder kleinste Verletzungen wie Kratzer oder kleine Hautunterblutungen nicht als Verletzungen interpretiert. Das bedeutet jedoch nicht, dass die Person tatsächlich unverletzt sein muss. Daher sollte jede Person nach Möglichkeit immer von Kopf bis Fuß inspiziert werden (Ganzkörperuntersuchung). Ausnahmen können vorkommen, jedoch sollten diese begründet sein. Besondere Aufmerksamkeit ist bei dunkelhäutigen Personen gefragt, da bestimmte Verletzungen je nach Hautkolorit schwer zu erkennen sind.

> **Der Körper der betroffenen Person wird nach Möglichkeit immer komplett untersucht.**

Um ein komplettes Entblößen der Person zu vermeiden, bietet es sich an, den Körper in „Etagen" von oben nach unten zu untersuchen. Dies ermöglicht zudem den nahtlosen Übergang zur anschließenden anogenitalen Untersuchung. Die Person sollte die Möglichkeit haben, sich hinter einem Sichtschutz zu entkleiden.

> **Der Untersuchungsablauf sollte immer so geplant sein, dass die Person nie ganz nackt ist.**

Muss die Person berührt werden, um zum Beispiel eine Körperregion einsehen zu können (Kopfhaut, Hinterohrregion), so ist ihr dies zuvor mitzuteilen.

■ Allgemein

Zu Beginn der Untersuchung sind allgemeine Aspekte/Informationen wie das generelle Erscheinungsbild, der Gesundheitszustand, der Ernährungszustand und der psychische Zustand der Person zu dokumentieren. Größe und Gewicht sowie die Vitalparameter sind festzuhalten.

■ Kopf und Hals

Für die Untersuchung von Kopf und Hals (■ Abb. 3.7) muss sich die Person grundsätzlich noch nicht ausziehen. Trägt sie jedoch einen Schal, einen Rollkragenpullover oder ähnliche Kleidungsstücke, die die Sicht auf Hals und Nacken erschweren, so sollten diese Kleidungsstücke für die Inspektion abgelegt werden.

Das Kopfhaar ist auf Anhaftungen zu untersuchen, ggf. auszukämmen. Dies ist insbesondere dann ratsam, wenn sich ein Ereignis im Freien, zum Beispiel auf Waldboden oder ähnlichem Untergrund, ereignet haben soll. Liegen verklebte Kopfhaare vor, sollten diese nach Möglichkeit abgeschnitten werden. Sowohl das Abschneiden als auch das Auskämmen von Kopfhaaren sollte über einer Papierunterlage

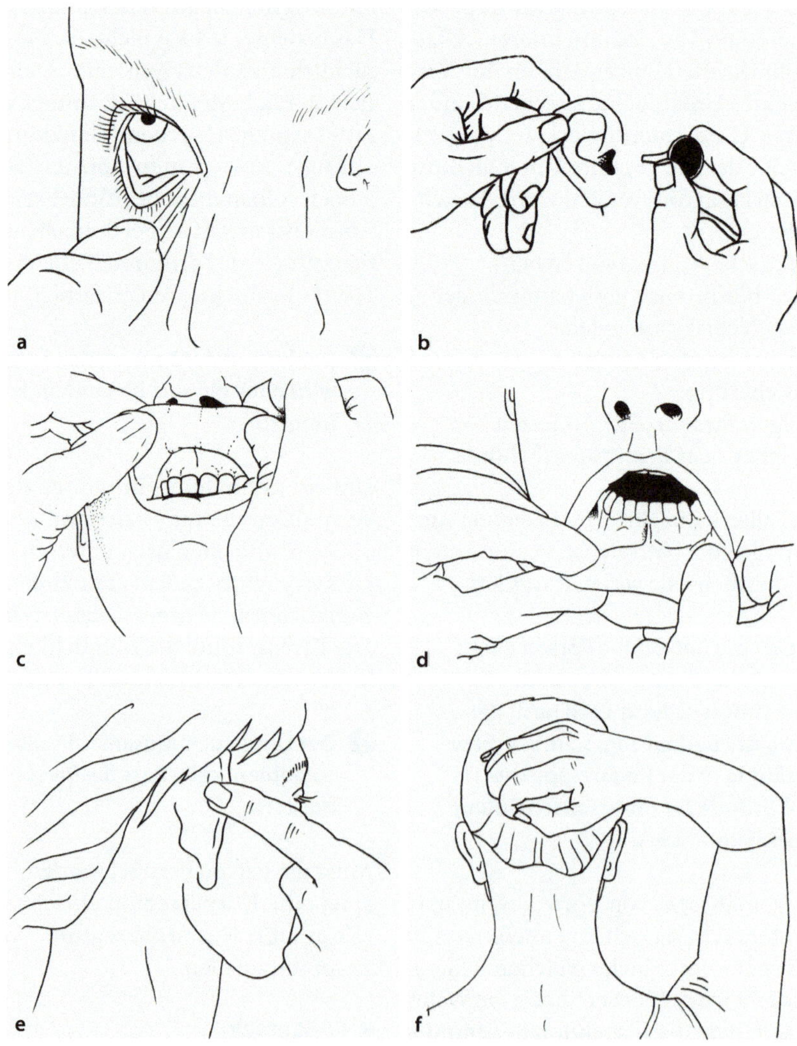

■ **Abb. 3.7a–f**   Bei der Ganzkörperuntersuchung müssen auch die folgenden Körperregionen beachtet werden: Augenbindehäute (**a**), Ohren und äußere Gehörgänge (evtl. mit Otoskop einsehen, **b**), Mundschleimhaut der Ober- und Unterlippe sowie Zähne und Zungenbändchen (**c, d**), Haut hinter den Ohren (**e**), die häufig von Haaren bedeckte Halsrückseite (**f**). (Aus Grassberger et al. 2012)

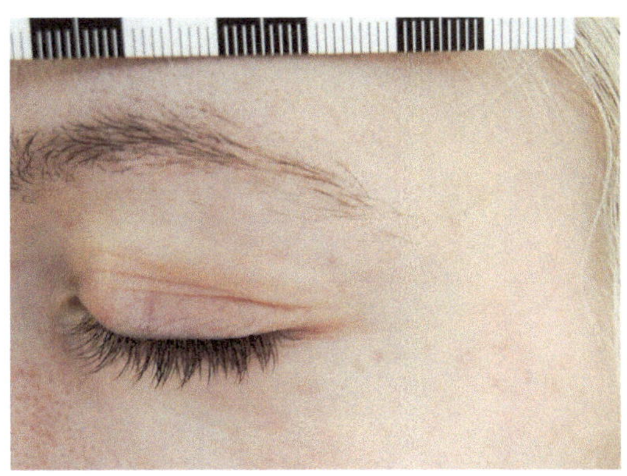

⊡ Abb. 3.8 Vereinzelte Petechien in der Gesichtshaut nach geltend gemachter Strangulation durch einen Unterarmwürgegriff

durchgeführt werden, damit die Haare und eventuell anhaftendes Material aufgefangen werden können. Die Papierunterlage ist nach innen zusammenzufalten und so in einem Umschlag oder einem Papiersack zu asservieren.

Die Kopfhaut ist, sofern möglich (bei dichtem, langem Haar erschwert), zu inspizieren und sonst in jedem Fall komplett abzutasten. Damit dies möglich ist, müssen Haarbänder u. Ä. entfernt werden. Hierbei ist auf Schwellungen, druckschmerzhafte Stellen und eventuelle Blutantragungen an den Handschuhen zu achten. Auch ist das Kopfhaar auf einen lokal begrenzten Haarausfall zu prüfen (z. B. ausgerissene Haarbüschel nach Zerren an den Haaren).

Bei der Untersuchung der Gesichtshaut ist neben augenscheinlichen Verletzungen insbesondere auf Punktblutungen (Petechien, ⊡ Abb. 3.8) zu achten, auch wenn keine Strangulation geltend gemacht wurde. Diese befinden sich in erster Linie in der Haut rund um die Augen, können aber auch an der gesamten Gesichtshaut lokalisiert sein. Das Gesichtsskelett ist abzutasten; dabei auftretende Schmerzen können auf tiefer liegende Weichteileinblutungen oder Frakturen hinweisen.

> ❯ **Um Punktblutungen von kleinen Blutgefässen zu unterscheiden, kann ein Glasspatel auf die entsprechende Hautstelle gedrückt werden. Blutgefässe entleeren sich hierbei auf Druck.**

Bei der Untersuchung der Augen ist besonderes Augenmerk auf das Vorliegen von Punktblutungen (Petechien) in den Lid- und Bindehäuten zu legen; unabhängig davon, ob eine Strangulation geltend gemacht wird oder nicht (▶ Abschn. 5.1.1). Um die Bindehäute beurteilen zu können, ist es wichtig zu ektropionieren (⊡ Abb. 3.9). Neben Blutungen an den Augäpfeln sind die Pupillen zu beurteilen; deren Weite kann möglicherweise einen Hinweis auf den Konsum bestimmter Drogen oder Medikamente sowie eine mögliche Schädigung des Gehirns oder Blutung im Schädelinneren bei einer Gewalteinwirkung gegen den Kopf geben.

Neben der Beurteilung von Nasenhaut und -skelett, Nasenöffnungen und Nasenscheidewand kann man die Person, sofern diese eine Strangulation angibt, in ein weißes Taschentuch schnäuzen lassen. Durch die Blutstauung im Kopfbereich während der Strangulation kann es sein, dass es dabei zum Austritt von blutigem Material kommt.

Die Lippen, die Lippenbändchen, der Mundvorhof, die Mundhöhle mit hartem und weichem Gaumen, Zunge und Zungenbändchen sowie die Zähne sind zu inspizieren. Um die Mundhöhle

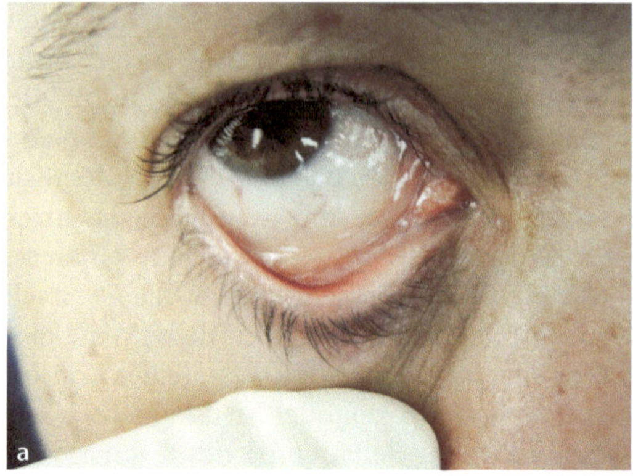

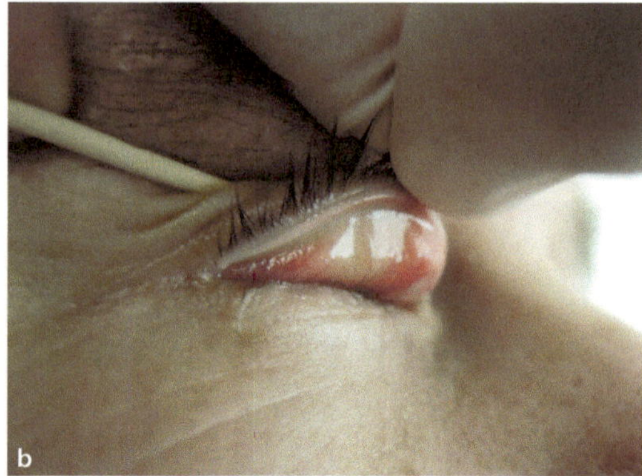

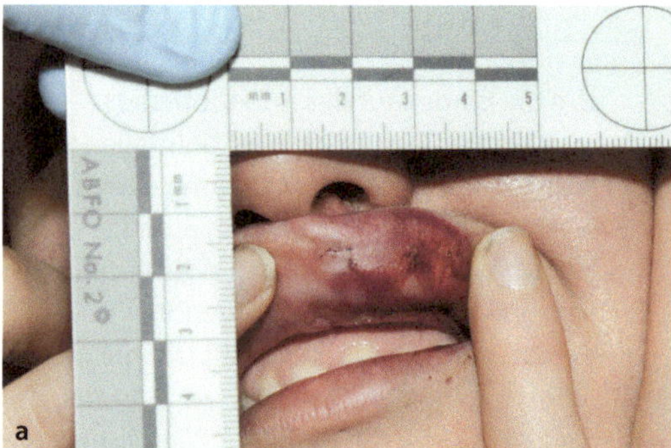

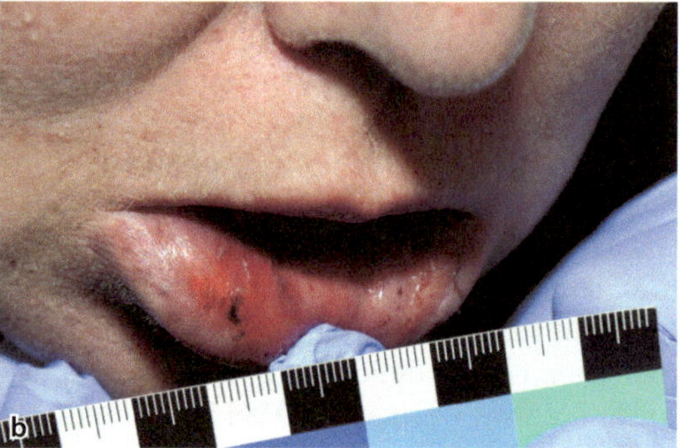

Abb. 3.9a,b   Ektropionieren der Augenlider zur Beurteilung der Bindehaut. **a** Ektropionieren des Unterlids durch Wegziehen vom Augapfel. **b** Einfaches Ektropionieren des Oberlids mithilfe eines Wattestäbchens

Abb. 3.10a,b   Verletzungen an der Oberlippe (**a**) und der Unterlippe (**b**) nach Schlag auf den Mund

und die Rachenregion gut einsehen zu können, ist die Anwendung eines Spatels empfehlenswert. Insbesondere die Mundschleimhaut kann ebenfalls Punktblutungen nach einer Strangulation aufweisen. Auch können zum Beispiel Widerlagerverletzungen an den Lippen durch ein Zudrücken des Mundes, um das Opfer am Schreien zu hindern (■ Abb. 3.10), oder nach Schlägen auf die Mundregion vorliegen.

Wurde ein Oralverkehr, möglicherweise sogar mit in die Mundhöhle erfolgtem Samenerguss, angegeben, so sind DNA-Abstriche perioral und aus der Mundhöhle zu asservieren (■ Abb. 3.11). Hierfür wird mit dem Abstrichtupfer in den Schleimhauttaschen entlang des Zahnfleisches an Ober- und Unterkiefer gerieben. Alternativ können 1–2 ml des durch die Zähne gepressten Speichels der Person in einem Gefäß aufgefangen werden.

Die Ohren und auch die Haut hinter den Ohren sind auf Verletzungen zu sichten. Da die Haut hinter den Ohren eher fein ist, kann es auch hier zum Auftreten von Punktblutungen kommen. Neben Verletzungen (■ Abb. 3.12) ist zum Beispiel auch darauf zu achten, ob Ohrschmuck nicht mehr richtig sitzt oder vielleicht sogar ausgerissen wurde und verloren ging. Für die Inspektion des Trommelfells ist ein Otoskop zu benutzen.

Die Haut an Hals und Nacken kann im Fall einer Strangulation diverse Verletzungen aufweisen, sodass auch hier sehr genaues Inspizieren wichtig ist. Daneben soll der Kehlkopf auf eventuelle Druckschmerzen abgetastet werden.

■ Rumpf und Arme

Für die Inspektion des Rumpfes muss sich die Person der Oberbekleidung entledigen; Frauen können den BH vorerst anbehalten. Die Haut des

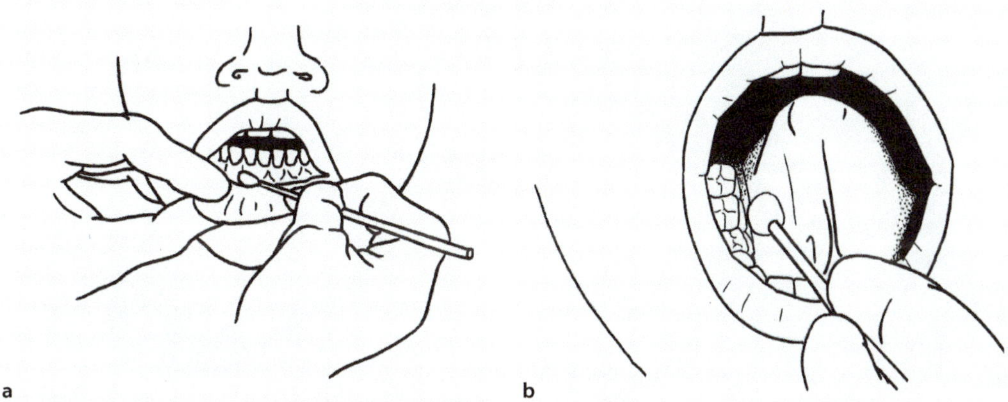

a b

Abb. 3.11 Schematische Darstellung einer Abnahme von DNA-Abstrichen aus dem Mund nach geltend gemachtem Oralverkehr. (Aus Grassberger et al. 2012)

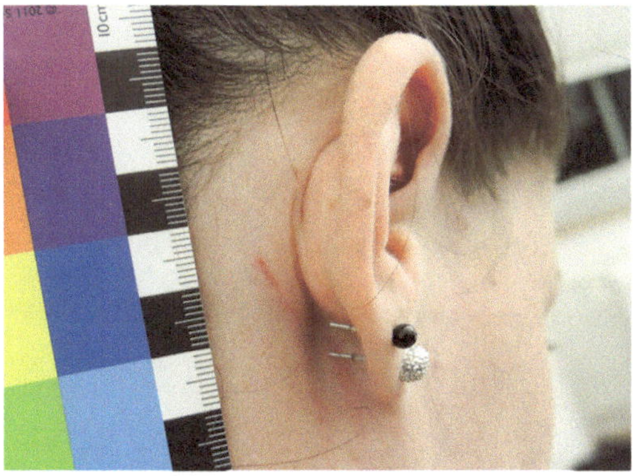

Abb. 3.12 Oberflächliche Hautabschürfungen an der Rückseite der Ohren nach stumpfer Gewalteinwirkung gegen das Ohr. Die Hautabschürfungen wurden mutmaßlich durch die Stäbchen der Ohrstecker hervorgerufen

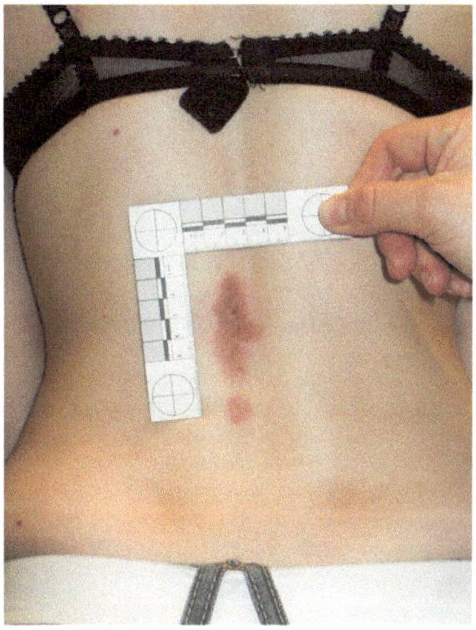

Abb. 3.13 Auflageverletzungen über der unteren Brustwirbelsäule in Form von Hautabschürfungen

Rumpfes wird auf Verletzungen und Anhaftungen untersucht, das Skelett abgetastet. Je nach den Angaben darüber, wo das Ereignis stattgefunden haben soll, ist am Rücken auf Widerlagerverletzungen, zum Beispiel im Bereich der Schulterblätter oder über der Wirbelsäule (Abb. 3.13) zu achten.

Die Haut der Arme ist ebenfalls genau zu inspizieren. Neben Verletzungen infolge Festhaltens an Ober- oder Unterarmen (Abb. 3.14) können zum Beispiel Verletzungen durch Fesselungen oder Abwehrhandlungen der Person vorliegen. Im Hinblick auf eine Einnahme von Drogen oder Medikamenten (gewollt oder ungewollt) ist zudem auf Einstichstellen zu achten. Neben der Inspektion der Handrücken und Handinnenflächen sollten auch die Fingernägel genau angeschaut werden; hier können Abbrüche vorliegen oder Fingernagelapplikationen abgelöst sein (Abb. 3.15). Das Vorliegen von „Hautfetzen" unter den Fingernägeln, die auf ein Kratzen des Täters zurückzuführen sein sollen, sind jedoch nicht zu erwarten. Sofern Spurenmaterial vom Täter an den Fingernägeln vorliegt, so ist dies in der Regel nicht sichtbar. Je

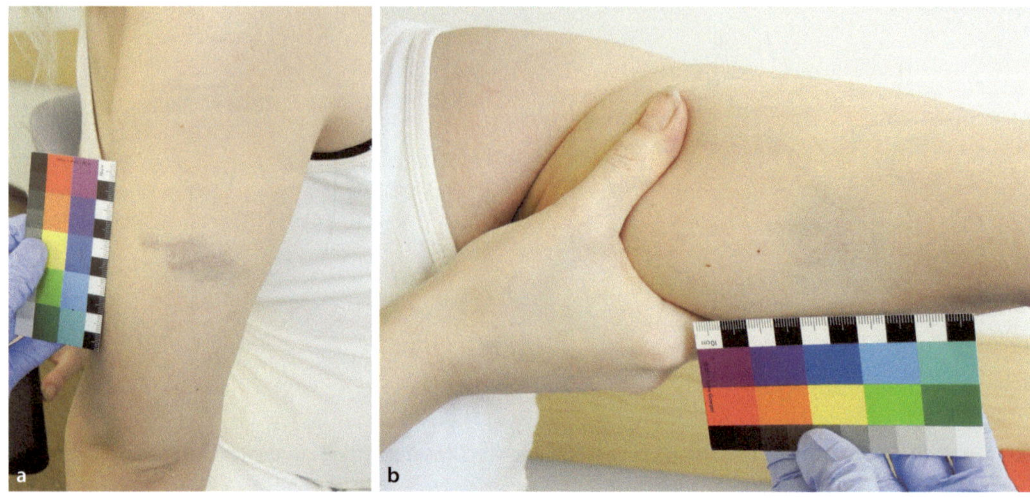

■ **Abb. 3.14a,b** Festhalteverletzungen an der Außen- (**a**) und Innenseite (**b**) des linken Oberarms in Form von Hautunterblutungen

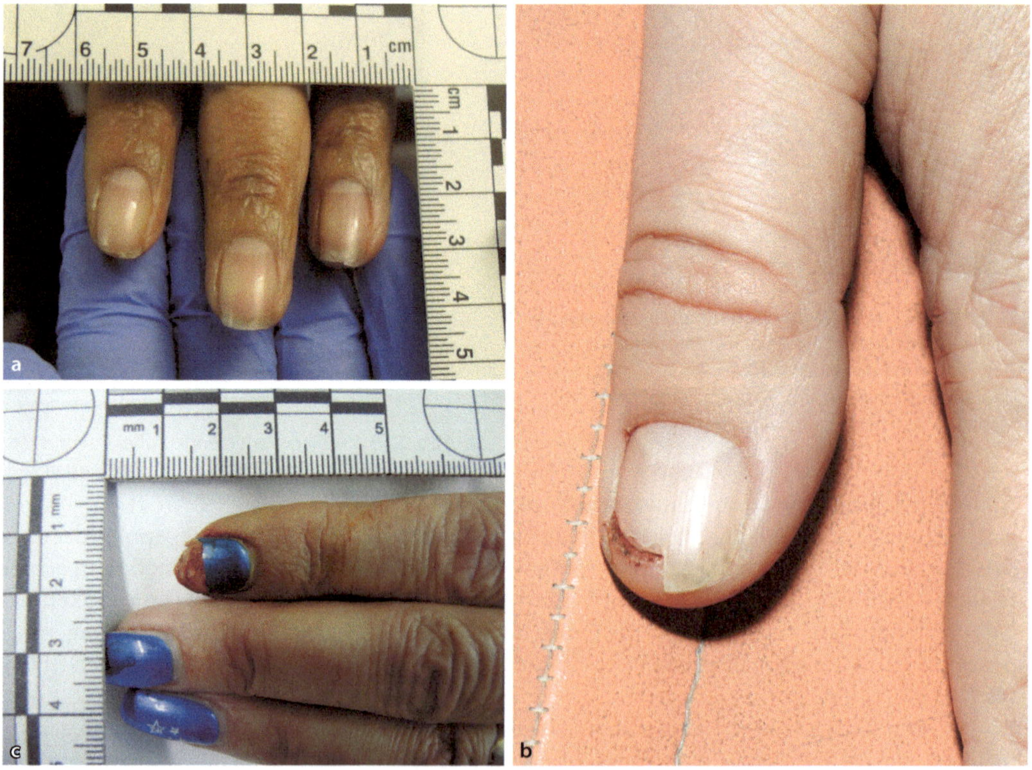

■ **Abb. 3.15 a–c** Untersuchung der Fingernägel. **a** Unregelmäßige Kontur der Fingernagelränder bei frischen Abbrüchen. **b** Je nach Ausmaß des Abbruchs können bei Beteiligung des Fingernagelbetts auch Blutantragungen sichtbar sein. **c** Abbruch einer Fingernagelapplikation und des darunter gelegenen Fingernagels bei einer körperlichen Auseinandersetzung nach Länge der Fingernägel kann ein Abschneiden der Fingernagelränder mit nachfolgender Asservierung erwogen werden.

> „Hautfetzen" unter den Fingernägeln nach Kratzen des Täters sind nicht zu erwarten.

Ist die Untersuchung des Rumpfes und der Arme abgeschlossen, schließt sich bei der Frau die Untersuchung der Brust an, wofür sie den BH ablegen muss. Bei einem Untersucherteam aus Gynäkologie und Rechtsmedizin sollte die Untersuchung der Brust seitens der Gynäkologie durchgeführt werden. Zuerst werden beide Brüste inspiziert, wobei auf Anhaftungen und Verletzungen geachtet wird (◘ Abb. 3.16). Nach der Asservierung von DNA-Abstrichen, die gezielt erfolgen, sofern verdächtige Anhaftungen oder Verletzungen, wie zum Beispiel Bissspuren, an der Brust zu erkennen sind oder ein Kontakt geltend gemacht wurde, erfolgt die Palpation. Hierzu werden beidseits alle vier Quadranten mit beiden Händen abgetastet.

■ **Beine und Gesäß**

Als letzter Teil der körperlichen Untersuchung schließt sich die Inspektion der Beine und des Gesäßes an. Verletzungen an den Beinen können zum Beispiel durch ein Auseinanderdrücken der Beine im Bereich der Knie oder in Abhängigkeit von der Unterlage, wo das Ereignis stattgefunden haben soll, entstanden sein. Ebenso ist eine Entstehung während der Flucht

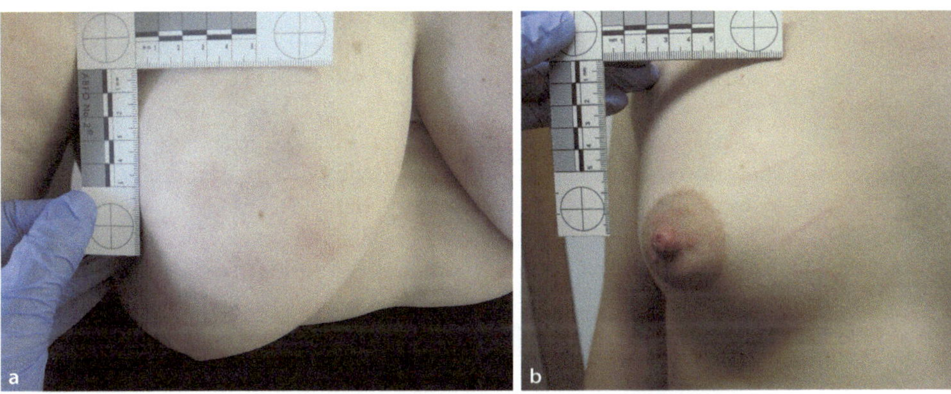

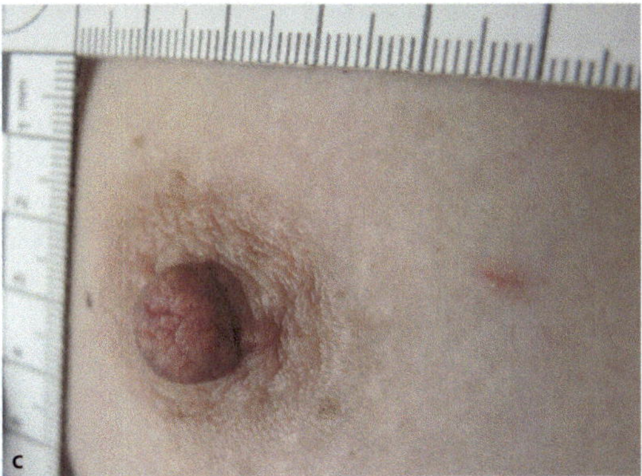

◘ **Abb. 3.16** **a** Diverse Hautunterblutungen an der Brust nach stumpfer Gewalteinwirkung, **b** mehrere dezente, kratzerartige Hautrötungen betont am inneren oberen Quadranten der rechten Brust, **c** diskrete Hautabschürfung am Übergang vom oberen zum unteren inneren Quadranten der rechten Brust

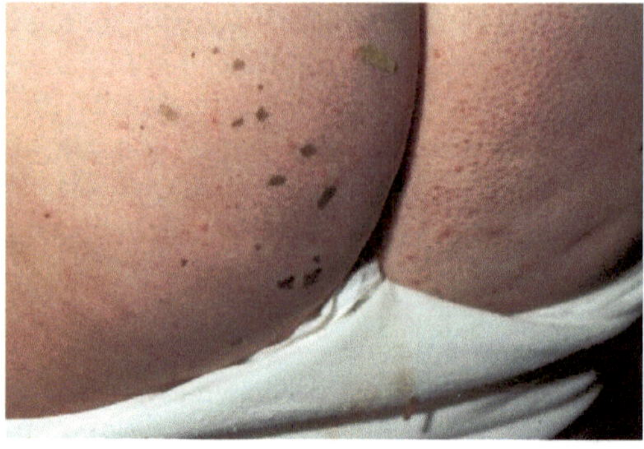

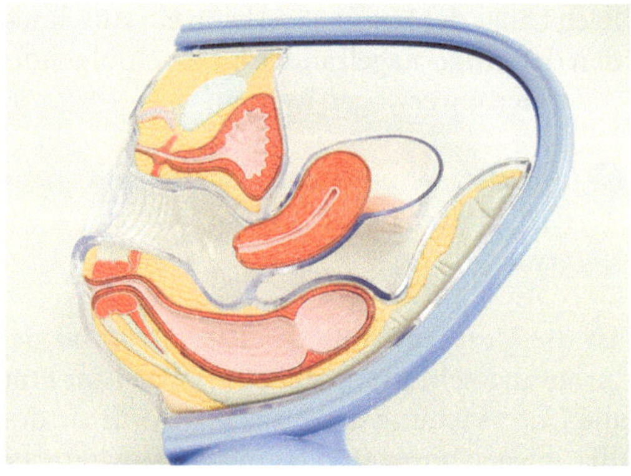

Abb. 3.17   Anhaftungen von Laubresten am Gesäß eines Opfers. (Aus Grassberger et al. 2012)

Abb. 3.18   Modell des weiblichen Genitaltrakts, an dem die anatomischen Verhältnisse gezeigt und die Untersuchungsschritte erklärt werden können

im entkleideten Zustand, beispielsweise durch ein Gebüsch, denkbar. Auch können bei der Frau an den Oberschenkelinnenseiten Verletzungen, zumeist Hautunterblutungen, verursacht durch Stoßbewegungen durch das Becken des Täters während einer vaginalen Penetration, auftreten.

Das Gesäß wird untersucht, bevor die Person genital untersucht wird. Neben Anhaftungen, zum Beispiel durch die Unterlage am Ereignisort (Abb. 3.17), oder Sperma, das in liegender Position aus der Scheide oder dem Anus in die Gesäßspalte geflossen ist, können auch hier Verletzungen vorliegen.

❯ **Sichtbare Spuren oder – aufgrund von Angaben zum Ereignis – vermutete Spuren werden während der einzelnen Untersuchungsschritte asserviert. Auch erfolgt eine Fotodokumentation, sobald eine Verletzung oder sichtbare Spur festgestellt wird.**

Gynäkologische Untersuchung der Frau

Ist die Untersuchung der Beine abgeschlossen, kann die Frau für die anschließende gynäkologische Untersuchung den Unterleib entkleiden. Da die Frau den Untersuchungshergang auf dem gynäkologischen Stuhl (Untersuchung in Steinschnittlage) nicht verfolgen kann, sind ihr die nachfolgenden Untersuchungsschritte fortlaufend zu erklären. Sie ist insbesondere auch

darauf hinzuweisen, dass einzelne Untersuchungsschritte ggf. schmerzhaft sein könnten. Dies gibt der Frau eine Entscheidungshilfe, ob sie den einzelnen Untersuchungsschritten zustimmen möchte oder nicht, und verleiht ihr ein gewisses Gefühl der Kontrolle. Werden Befunde jedweder Art festgestellt, werden diese immer (im Einverständnis der Frau) fotodokumentiert; eine Fotodokumentation von Normalbefunden kann unterlassen werden. Insbesondere bei unerfahrenen Untersuchern ist eine Fotodokumentation auch von negativen Befunden aber immer ratsam, um den Genitalbefund im Nachhinein diskutieren zu können.

Die Frau sollte besonders bei diesem Untersuchungsabschnitt nicht unnötig lange berührt werden. Bei Jugendlichen oder Frauen, die noch nie zuvor gynäkologisch untersucht wurden, oder wenn sich herausstellt, dass keine anatomischen Kenntnisse vorliegen, bietet es sich an, die einzelnen Untersuchungsschritte vor Beginn der gynäkologischen Untersuchung an einem Schema oder Modell zu erklären (Abb. 3.18).

❯ **Jeder Untersuchungsschritt sollte im Vorfeld erklärt werden. Insbesondere bei weiblichen Jugendlichen oder Frauen, die noch nie zuvor gynäkologisch untersucht wurden, muss behutsam vorgegangen und das weitere Vorgehen sehr detailliert dargelegt werden.**

▪ Mons pubis und Vulva

Man beginnt mit der bloßen Inspektion des Mons pubis und des äußeren Genitales, wobei auf Anhaftungen von Spurenmaterial (Blut, Sperma, Speichel, sonstiges Fremdmaterial) (◻ Abb. 3.19 und ◻ Abb. 3.20), Verletzungen und auch krankheitsbedingte Veränderungen wie Bläschen oder Ulzerationen zu achten ist.

Ist die Schambehaarung nicht komplett rasiert, so ist diese besonders zu betrachten und ggf. mit einem Einmalkamm auszukämmen (Anhaftungen, fremde Haare). Liegen verklebte Schamhaare vor, werden diese abgeschnitten. Werden Schamhaare abgeschnitten und/oder ausgekämmt, so kann dies über einem Papierbogen erfolgen, um die Haare aufzufangen. Der Bogen

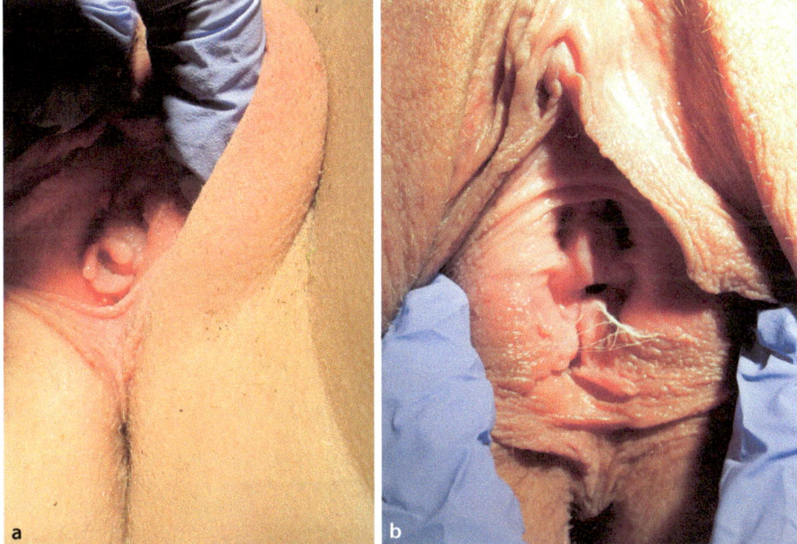

◻ **Abb. 3.19a,b** Anhaftungen von Fremdmaterial am äußeren Genitale. **a** Diskrete Schmutzantragungen und ein kleiner Teil eines Grashalmes an der Außenseite der linken großen Labie in der Falte am Übergang zum Oberschenkel, **b** weißliches, watteartiges Material am Scheideneingang

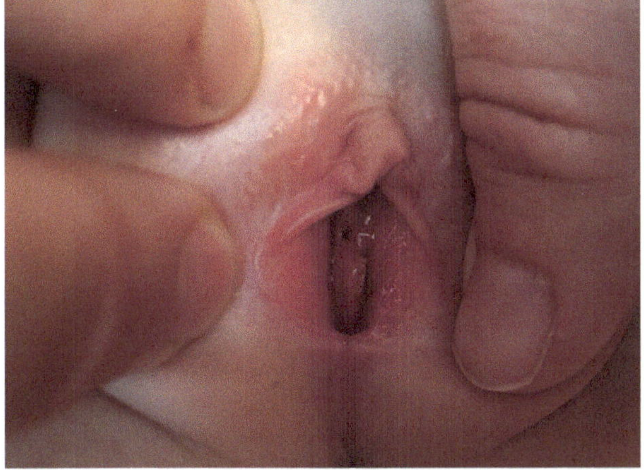

◻ **Abb. 3.20** Schwammartiges Material im Bereich des Hymens, das bereits bei der äußeren Inspektion sichtbar war. (Mit freundlicher Genehmigung von Dr. med. Irène Dingeldein, Murten, Schweiz)

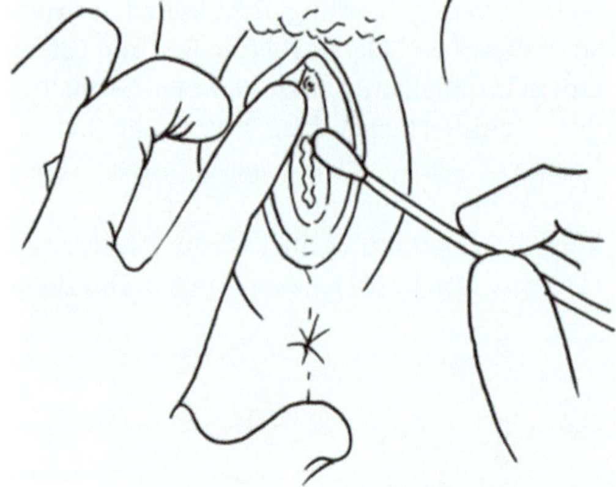

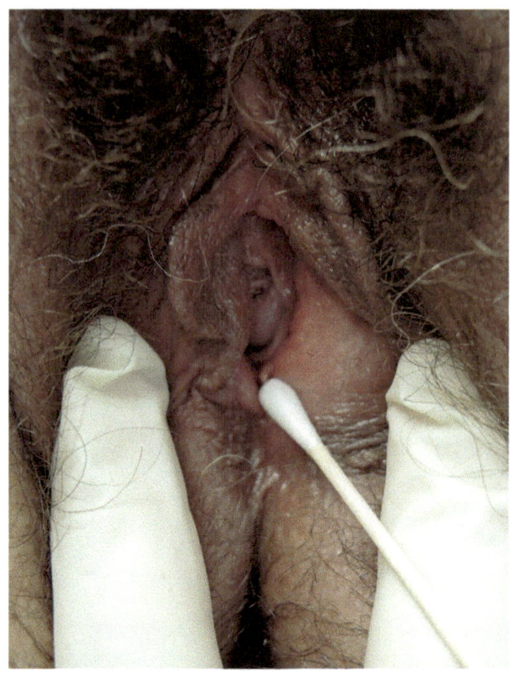

Abb. 3.21 Schematische Darstellung der Abnahme eines DNA-Abstrichs vom äußeren Genitale. (Aus Grassberger et al. 2012)

wird dann ebenfalls nach innen zusammengefaltet und in einen Umschlag oder einen Papiersack gesteckt und so asserviert. Eine separate Asservierung von Vergleichsschamhaaren kann in Betracht gezogen werden.

Bevor wesentliche Manipulationen am äußeren Genitale durchgeführt werden, erfolgt die Spurensicherung (■ Abb. 3.21 und ■ Abb. 3.22), damit möglichst kein Spurenmaterial verloren geht. Werden mit bloßem Auge keine Spuren an der Haut wahrgenommen, werden DNA-Abstriche des äußeren Genitales und des Scheideneingangs abgenommen. Liegen sichtbare Spuren vor, werden diese gezielt asserviert (DNA-Abstriche, anderes Spurenmaterial).

Für die genauere Inspektion werden die kleinen und großen Labien beidseits voneinander getrennt, bzw. die kleinen Labien vorsichtig auseinandergezogen, um einen guten Blick auf den Scheideneingang zu erlangen (■ Abb. 3.23). Die Separation soll behutsam erfolgen, um Verletzungen infolge der Untersuchung zu vermeiden (■ Abb. 3.24). Hierbei sind die hintere Kommissur, die „posterior fourchette" und die Fossa navicularis genau zu untersuchen, da sich insbesondere in diesem Bereich Verletzungen befinden können (► Abschn. 5.3.1). Die Inspektion mit bloßem Auge kann durch die Benutzung eines Kolposkops ergänzt werden (► Abschn. 4.3.2). Bei jungen Frauen wird der Entwicklungsstand des äußeren Genitales dokumentiert (► Abschn. 2.1.4).

Abb. 3.22 Abnahme eines DNA-Abstrichs während einer forensisch-gynäkologischen Untersuchung

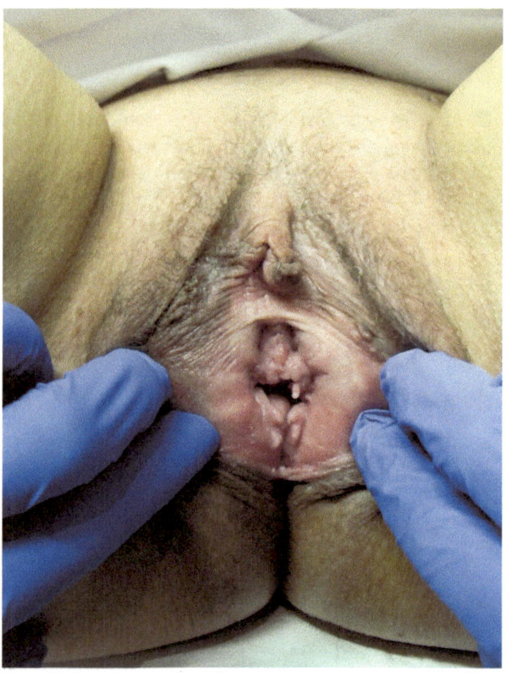

Abb. 3.23 Inspektion des äußeren Genitales bei Separation der kleinen Labien

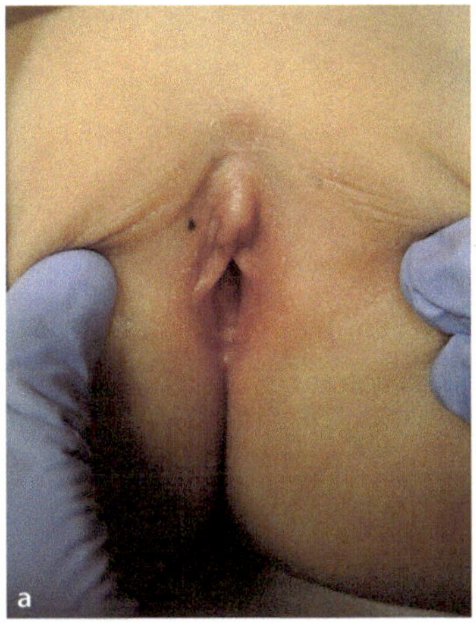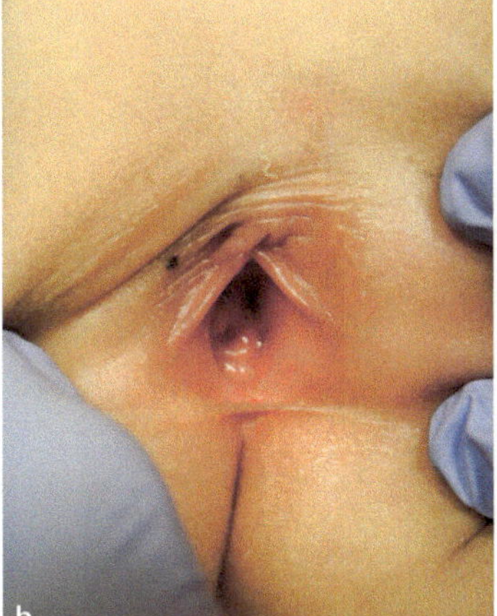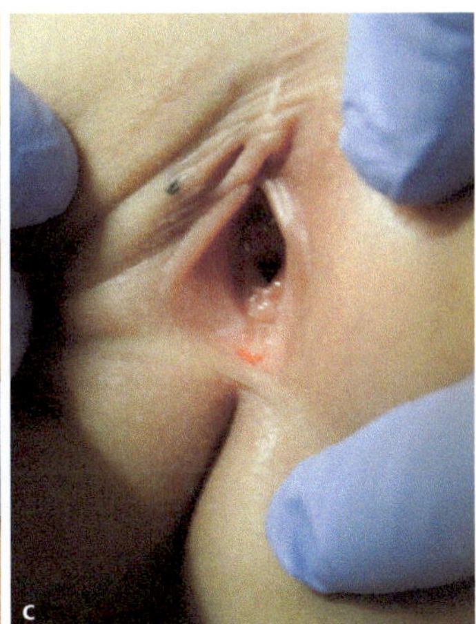

Abb. 3.24a–c Ausbildung einer kleinen Rissverletzung im Bereich der Raphe bei 6 Uhr SSL durch die Untersuchung. **a** Scheideneingang zu Beginn der Untersuchung unverletzt. **b, c** Auftreten einer Verletzung bei stärkerer Separation der Labien. Nebenbefundlich ist ein Spulwurm (Ascaris lumbricoides) im Bereich von Klitorisvorhaut/Schamhügel zu sehen. (Mit freundlicher Genehmigung von Dr. med. Irène Dingeldein, Murten, Schweiz)

> **Vorsichtiges Auseinanderziehen der kleinen Schamlippen, da bereits durch diese Manipulation Verletzungen verursacht werden können.**

Es empfiehlt sich bereits zu diesem Zeitpunkt – vor einer allfälligen Darstellung des Hymens und Einführen des Spekulums und damit verbunden der Möglichkeit, eine Spurenverschleppung von aussen nach innen zu produzieren – blind Abstriche der Vaginalschleimhaut abzunehmen. Hierbei sollte beim Einführen des DNA-Abstrichtupfers ein Kontakt mit dem äusseren Genitale dringend vermieden werden. Eine Messung des Durchmessers des Introitus bei jungen Frauen, die eine Jungfräulichkeit vor dem nun geltend gemachten Ereignis beschrieben haben, kann zu Dokumentationszwecken erfolgen. Zwar soll der durchschnittliche Durchmesser bei sexuell aktiven Jugendlichen/Frauen größer sein als bei Virginität, jedoch kann der Einzelwert als solcher für die Beantwortung der Frage einer stattgehabten Penetration nicht gewertet werden. Ferner ist zu berücksichtigen, dass dieser Wert durch die Traktion der Labien vergrößert und durch Anspannen des Beckenbodens durch die Frau verkleinert werden kann.

In Zusammenhang mit diesem Untersuchungsschritt sind, bei nun besserer Beurteilbarkeit, die Oberschenkelinnenseiten nochmals zu inspizieren.

■ **Dammregion und Anus**

Bei der Untersuchung der Dammregion, des perianalen Gewebes und des Anus wird ebenfalls nach Anhaftungen an Haut und Schleimhaut (**Abb. 3.25**), Verletzungen und krankheitsbedingten Veränderungen gesucht. Auch Narben werden dokumentiert (**Abb. 3.26**).

Der Anus wird nach Möglichkeit durch Spreizen der Gesäßbacken ebenfalls in Steinschnittlage in Augenschein genommen. Alternativ kann dieser in Linksseitenlage (Sims-Seitenlage) oder in Knie-Ellenbogen-Lage inspiziert werden. Werden die alternativen Techniken angewendet, erfolgt dieser Untersuchungsschritt im Anschluss an die gynäkologische Untersuchung auf einer Untersuchungsliege.

Sims-Seitenlage Hierbei liegt die Frau auf der linken Seite mit angewinkelten Hüft- und Kniegelenken. Das Gesäß kann leicht erhöht auf einer Unterlage gelagert werden. Die obere, rechte Gesäßhälfte muss angehoben werden, was die Frau selbst machen kann. Die Hüftregion und die Vulva sollten währenddessen abgedeckt werden, damit die Frau sich nicht noch mehr exponiert fühlt.

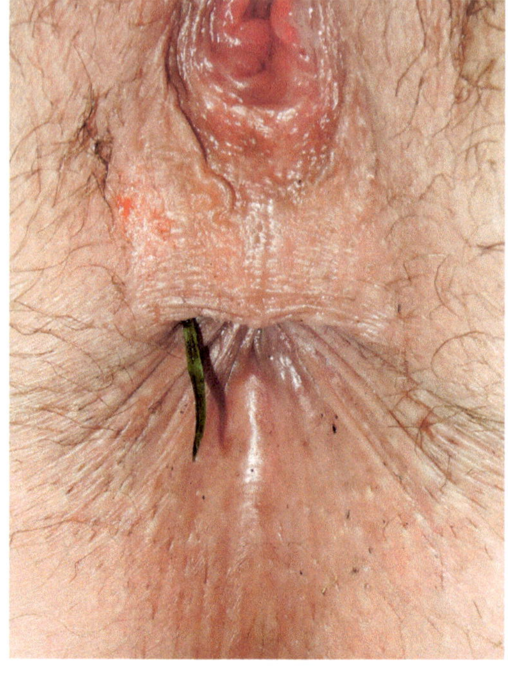

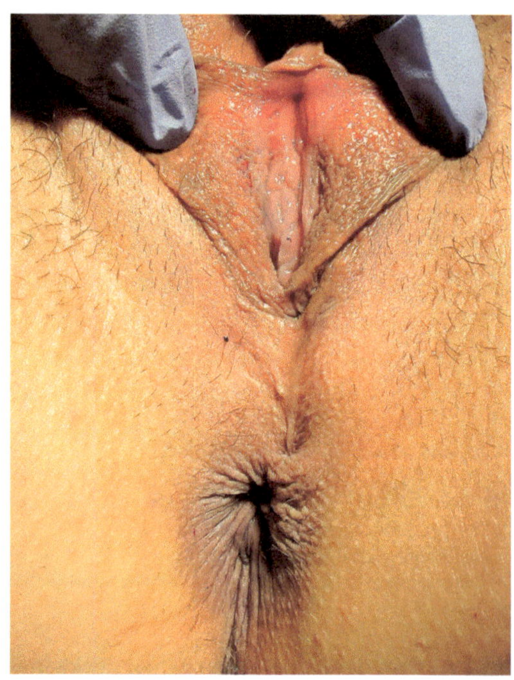

■ **Abb. 3.25** Grashalm und Anhaftung von feinen, schwärzlichen Partikeln an der Afteröffnung bei geltend gemachtem Sexualdelikt mit vaginaler Penetration im Freien

■ **Abb. 3.26** Narbe am Damm

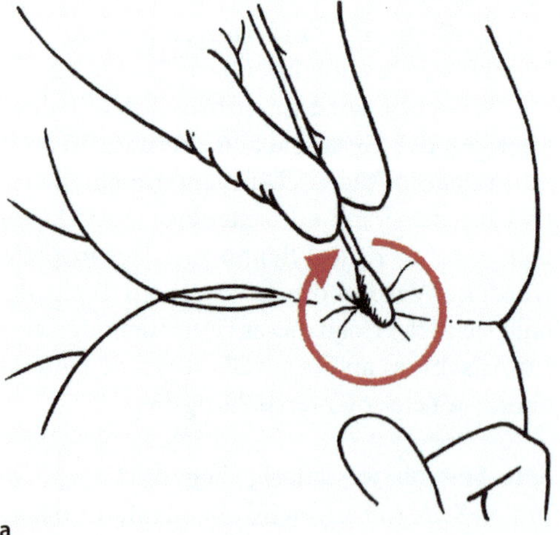

a

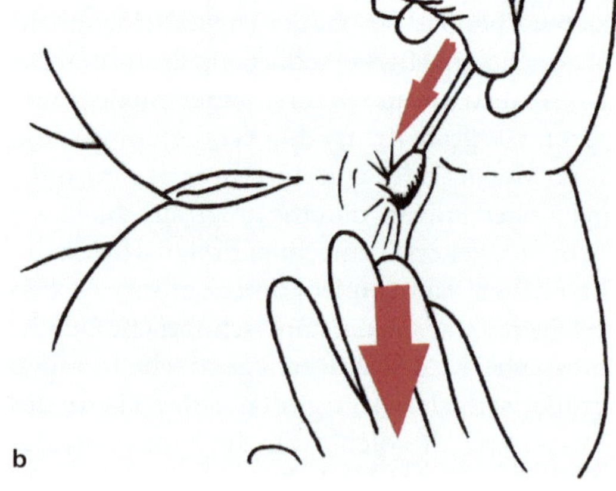

b

■ **Abb. 3.27a,b** Schematische Darstellung der Abnahme von DNA-Abstrichen vom Anus (**a**) und Analkanal bzw. Rektum (**b**). (Aus Grassberger et al. 2012)

Knie-Ellenbogen-Position Die Frau kniet auf der Untersuchungsliege und stützt sich mit nach vorn gebeugtem Oberkörper auf den Ellenbogen ab. Dies birgt den Vorteil, dass die Perianalregion übersichtlich dargestellt werden kann. Nachteilig ist allerdings, dass sich die Frau sehr exponieren muss.

DNA-Abstriche werden von der perianalen Region, vom Anus und bereits während dieses Untersuchungsschrittes aus dem Analkanal/ Rektum genommen (◻ Abb. 3.27). Bevor die Abstriche aus dem Analkanal/Rektum abgenommen werden, wird der Anus mit NaCl gereinigt, um eine Übertragung von Spurenmaterial vom Anus in den Analkanal bzw. das Rektum zu vermeiden. Das Einführen der DNA-Abstrichtupfer durch den Anus kann schmerzhaft sein und sollte daher mit der entsprechenden Vorsicht bei relaxiertem Sphinkter erfolgen; eine Sphinkterrelaxation kann durch vorsichtiges Spreizen des Anus erreicht werden. Die Abstrichtupfer sollten insbesondere bei trockenen Verhältnissen vor dem Einführen in den Analkanal bzw. das Rektum angefeuchtet werden.

> **Eine Sphinkterrelaxation durch Spreizen der Gesässbacken kann die Abnahme von DNA-Abstrichen durch den Anus erleichtern.**

■ **Toluidinblaufärbung**

Nach Abschluss der Spurensicherung erfolgt die Anfärbung des äußeren Genitales und des Anus mit Toluidinblau – eine Anfärbung vor der Spurensicherung würde aufgrund des gesamten Manövers und der spermiziden Wirkung des Toluidinblaus vorhandene Spuren zerstören! Diese Untersuchung wird durchgeführt, um besonders kleine, mit bloßem Augen ggf. nicht oder kaum sichtbare Verletzungen farblich darzustellen (◻ Abb. 3.28). Die Sensitivität der Erkennung von Verletzungen wird mittels dieser Technik also erhöht.

Toluidinblau ist ein blauer Farbstoff, der in der gynäkologischen Praxis normalerweise zur Anfärbung von Verhornungsstörungen (maligne Leukoplakie, Vulvakarzinom) eingesetzt wird. Liegen oberflächliche Verletzungen vor, die tiefere, kernhaltige (epidermale oder dermale) Schichten freilegen (bei unverletztem Gewebe ist die oberste Zellschicht nicht kernhaltig), kann hier eine positive Anfärbung der Zellkerne erfolgen. Anfärbbar sind somit nur frische Verletzungen; der Wundgrund wird nach ca. 48–72 h wieder von einer kernlosen Zellschicht überzogen.

> **Die Toluidinblaufärbung als ergänzende Untersuchungstechnik ist nur in den ersten Tagen nach dem Ereignis sinnvoll.**

Wichtig ist, die Frau bereits zuvor darauf hinzuweisen, dass das Absprühen des Farbstoffs mit Essigsäure insbesondere beim Vorliegen von Verletzungen brennen kann. Da häufig Farbreste zurückbleiben, ist es ratsam, hinterher einen Wechselslip des Spitals zu tragen. Bei einem positiven Untersuchungsergebnis kommen differenzialdiagnostisch entzündliche Veränderungen bzw. gut- oder bösartige Erkrankungen infrage.

Eine Toluidinblaufärbung erst nach der vaginalen Untersuchung mittels Spekulum oder digital sollte vermieden werden, da hierdurch zusätzliche Verletzungen provoziert worden sein könnten, die nicht direkt mit dem sexuellen Übergriff in Zusammenhang stehen. Infolgedessen würden falsch-positive Ergebnisse erzielt.

Technik Toluidinblau-Färbung

Zuerst wird 2 %iges Toluidinblau, am besten mit einem großen Stieltupfer, flächig auf die anzufärbenden Areale (v. a. hintere Kommissur, Fossa navicularis, Perineum) aufgetragen. Nach einer kurzen Einwirkzeit wird die angefärbte Region mit 1 %iger Essigsäure abgesprüht, um den Farbstoff wieder zu entfernen.

Um Fehlinterpretationen zu vermeiden, ist dafür Sorge zu tragen, dass sämtliche Farbreste (in Hautfalten usw.) (◻ Abb. 3.29) mit einem mit Essigsäure befeuchteten Stieltupfer vollständig entfernt werden. Ein positives Ergebnis liegt vor, wenn Haut- bzw. Schleimhautpartien eine deutliche royalblaue Anfärbung aufweisen. Sowohl vor als auch nach der Färbung muss eine Fotodokumentation erfolgen.

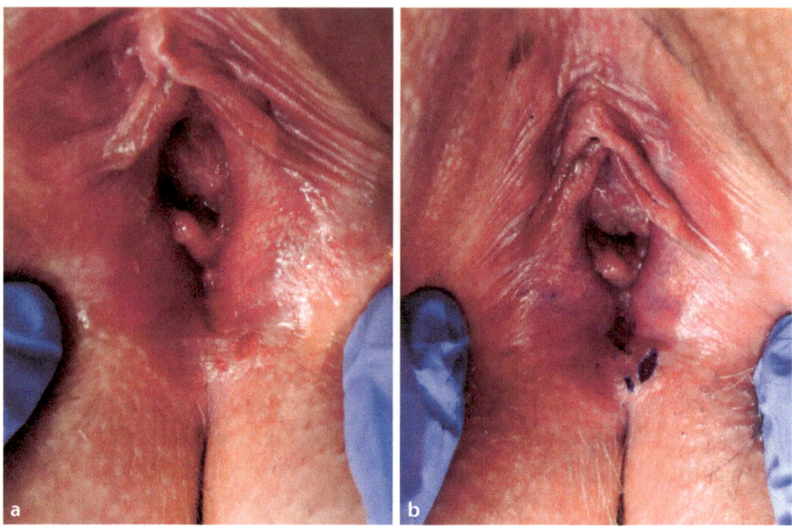

Abb. 3.28a,b Darstellung von Verletzungen am äußeren Genitale vor (**a**) und nach (**b**) Anfärbung mit Toluidinblau

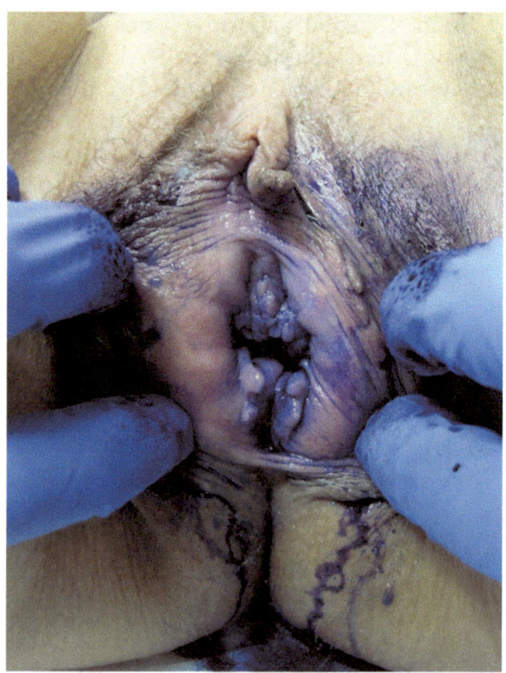

Abb. 3.29 Eine nur unvollständige Entfernung des aufgetragenen Toluidinblaus erschwert die Interpretation und kann sogar eine falsche Beurteilung zur Folge haben

Darstellung des Hymens

Bei Frauen, die angeben, vor dem Ereignis (mit vaginaler Penetration) noch keinen Geschlechtsverkehr gehabt zu haben, ist die Darstellung des Hymens besonders wichtig. Bereits bei der Separation der kleinen Labien ist ein erster Blick auf das Hymen möglich, da sich dieses aufgrund der Traktion entfaltet. Mittels eines vorsichtig eingeführten Ballonkatheters (Abb. 3.30), der anschließend mit Luft oder Flüssigkeit gefüllt wird, oder einer Glaskugel (Glasstab mit kugeligem Ende, Abb. 3.31) besteht die Möglichkeit, das Hymen in allen Ausrichtungen auf Kerben, frische Einrisse oder anderweitige Befunde genauer zu untersuchen. Hierbei muss das östrogenisierte und damit durch seine Fältelung schwer zu beurteilende Hymen entfaltet werden, damit alle Abschnitte untersucht und Fehlinterpretationen vermieden werden können. Dies geschieht, indem das Untersuchungsinstrument in die Vagina eingeführt und dann leicht zurückgezogen wird. Das Einführen des Instrumentes sollte schmerzlos sein, jedoch ist die Frau darauf vorzubereiten, dass ein Druckgefühl auftreten kann. Der

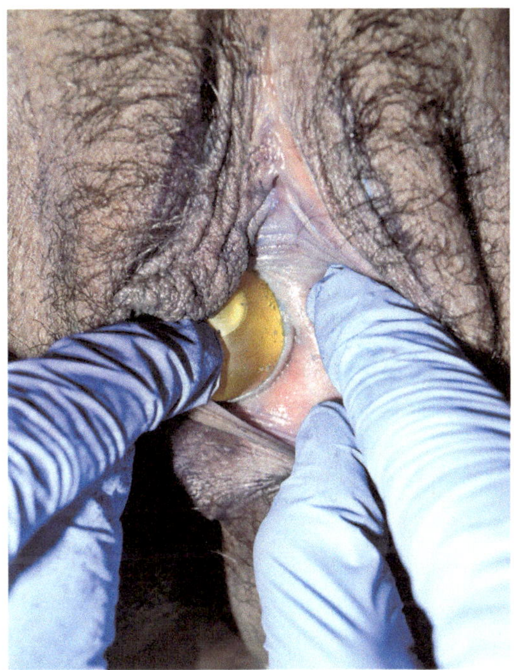

Durchmesser des Ballons oder der Glaskugel sollte dokumentiert werden. Auch hier wird die Durchführung dieser Prozedur erst nach erfolgter Spurensicherung empfohlen.

Technik Darstellung des Hymens

In Abhängigkeit von den Größenverhältnissen bzw. vom Zustand des Hymens wird eine Glaskugel oder ein Ballonkatheter entsprechender Größe benützt, um keine Verletzungen durch die Untersuchung selbst zu provozieren. Die Glaskugel oder der Ballonkatheter wird vorsichtig in die Vagina eingeführt und dann so weit zurückgezogen, bis das Hymen auf der kugeligen Oberfläche zu liegen kommt. Man versucht dann, die gesamte Zirkumferenz des Hymens darzustellen, indem die einzelnen Abschnitte des Hymens auf der Oberfläche von Glaskugel oder Ballonkatheter ausgebreitet werden.

■ **Abb. 3.30** Darstellung des Hymenalsaums durch Einführen eines Ballonkatheters

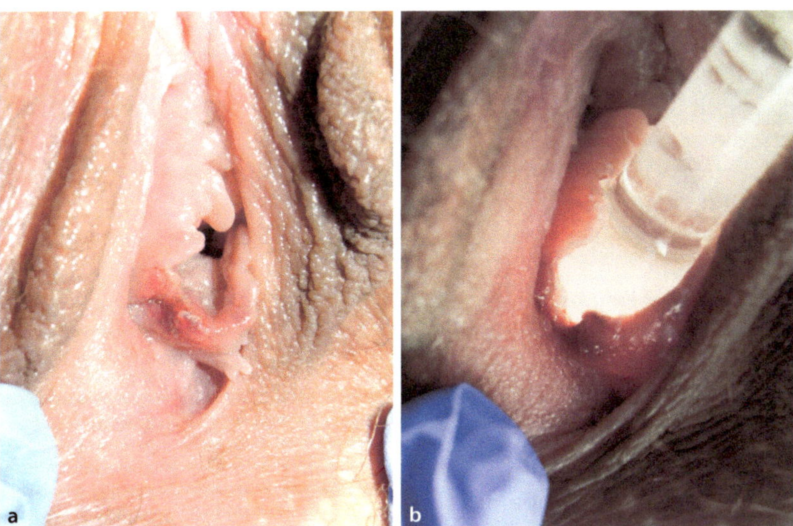

■ **Abb. 3.31a,b** Darstellung einer Verletzung am Hymen einer 15-jährigen Jugendlichen mittels Glaskugel nach erzwungenem vaginalen Geschlechtsverkehr. **a** Verletzung des Hymens bei ca. 7–8 Uhr SSL (Steinschnittlage) mit sichtbarer Einblutung des Gewebes, **b** bei Darstellung des Hymens mit der Glaskugel sichtbarer Einriss des Hymens in dieser Region

■ Untersuchung von Vagina und Zervix

Wurde eine vaginale Penetration geltend gemacht, ist eine Untersuchung von Vagina und Zervix indiziert. Fand keine vaginale Penetration statt, sollte eine solche Untersuchung trotzdem angeboten werden.

Für die forensisch-gynäkologische Untersuchung von Vagina und Zervix empfiehlt sich die Benutzung eines Schnabelspekulums, welches einhändig bedient werden kann – so bleibt die zweite Hand frei für die Entnahme der diversen Abstriche. Dies ist insbesondere dann von Vorteil, wenn die Untersuchung allein (ohne Hilfsperson) durchgeführt wird. Ein transparentes Plastikspekulum zur einmaligen Benutzung mit der Möglichkeit, eine Lichtquelle daran anzubringen, kann die vollständige Beurteilung der Scheidenwand erleichtern. Wird ein Metallspekulum benutzt, so besteht die Gefahr, dass vorliegende Befunde allenfalls überdeckt werden könnten und somit der Dokumentation entgehen. Die Größe des Spekulums ist den anatomischen Verhältnissen anzupassen (z. B. Jugendliche, Frauen mit genitaler Beschneidung). Wichtig ist, dass für das leichtere Einführen des Spekulums kein Gleitmittel, sondern nur Kochsalzlösung verwendet wird. Ein Metallspekulum ist vor dem Einführen ggf. mit warmem Wasser anzuwärmen. Nach Einführen des Spekulums werden zuerst die Vagina und die Portio inspiziert. Auch hier wird nach Anhaftungen/Fremdmaterial, Verletzungen und krankhaften Veränderungen gesucht.

> ❯ **Zur Erleichterung des Einführens des Spekulums nur NaCl-Lösung benutzen.**

Nach Möglichkeit sollte bei Vorliegen intravaginaler Befunde ein Kolposkop zur vergrößerten Darstellung derselben zum Einsatz kommen (▶ Abschn. 4.3.2).

Bevor anderweitige Abstriche abgenommen werden, hat auch hier die Spurensicherung Vorrang (◧ Abb. 3.32). DNA-Abstriche werden aus der Vagina (hinteres Scheidengewölbe), von der Portio und aus dem Zervikalkanal entnommen. DNA-Abstriche aus dem Zervikalkanal sind insbesondere bei einem länger zurückliegenden Ereignis sinnvoll, da Spermien hier

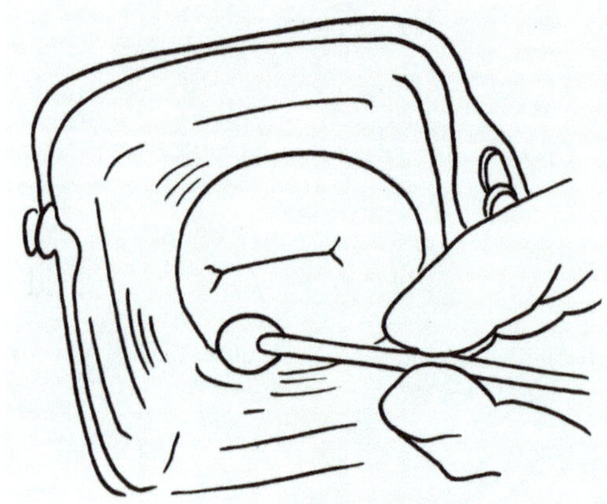

◧ **Abb. 3.32**   Schematische Darstellung der Abnahme eines DNA-Abstrichs aus dem hinteren Scheidengewölbe. (Aus Grassberger et al. 2012)

länger verbleiben als in der Vagina (bis ca. 96 h nach dem Ereignis). Verweigert die Frau eine Spekulumuntersuchung, so kann ein Vaginalabstrich auch „blind" abgenommen werden. Wird aufgrund zeitgleicher Menstruation ein Tampon getragen, so ist dieser zu asservieren (Gleiches gilt für Slipeinlagen/Binden).

Fallbeispiel

Eine Jugendliche erklärt, sie sei mit Freunden ausgegangen und habe reichlich Alkohol konsumiert. Im Anschluss sei man zu einem der Freunde nach Hause gegangen und habe dort weitergetrunken. Die Jugendliche sei am nächsten Tag im Krankenhaus aufgewacht, nachdem sie wegen einer Alkoholintoxikation hospitalisiert worden sei. Dort habe sie ein „komisches Gefühl" im Scheidenbereich verspürt; Geschlechtsverkehr habe sie zuvor noch nie gehabt. Auch sei ihr Tampon, den sie wegen ihrer Menstruation benutzt habe, nicht auffindbar gewesen. Einen solchen habe sie am Vorabend in die Scheide eingelegt. Bei der seitens des Krankenhauses veranlassten forensisch-gynäkologischen Untersuchung wurde neben einem Einriss des Hymens tief in der Scheide der vermisste Tampon aufgefunden.

Ist die Spurensicherung abgeschlossen, können die verschiedenen Abstriche für klinische Untersuchungen abgenommen werden.

■■ Abstrich auf Bakterien (Kultur)

Zwar können bereits durch einen Nativabstrich (siehe unten) verschiedene Krankheitserreger erkannt werden, jedoch sollte ein Abstrich zur genauen Keimidentifizierung mikrobiologisch untersucht werden. Der Abstrich wird in Abhängigkeit vom geltend gemachten Übergriff (vaginal, anal, oral) aus dem hinteren Scheidengewölbe, dem Rektum, der Urethra und/oder dem Pharynx entnommen. Ferner können Abstriche auch von auffälligen Hautveränderungen abgenommen werden.

■■ Chlamydienabstrich

Für den Nachweis dieser intrazellulär gelegenen Keime wird ein Abstrich aus dem Zervixkanal (und der Urethra oder rektal) entnommen. Alternativ kann Blut oder Urin abgenommen und mittels PCR auf Chlamydien untersucht werden. Dies wird zum Beispiel empfohlen, wenn eine vaginale oder rektale Untersuchung nicht möglich sein sollte.

■■ Zytologischer Abstrich

Dieser Abstrich erfolgt von der Portiooberfläche und aus dem Zervixkanal, sodass die Ekto- und die Endozervix erfasst werden. Der Abstrich wird dann der Untersuchung durch die Pathologie zugeführt. Neben der zytologischen Beurteilung des Gewebes bezüglich Dysplasien oder dem Vorliegen eines Zervixkarzinoms können auch hier Spermien nachgewiesen werden (◘ Abb. 3.33), was in diesem Zusammenhang wesentlich ist. Dies ist auf dem Anmeldeformular für die pathologische Untersuchung dringend zu vermerken (z. B. „Sexualdelikt am 01.01.2017, Frage nach Spermien").

■■ Nativabstrich

Neben den vorgenannten Abstrichen kann auch ein Ausstrich vom hinteren Scheidengewölbe auf einem Objektträger nativ noch während der Untersuchung lichtmikroskopisch auf das Vorhandensein von beweglichen Spermien untersucht werden. Diese können bis etwa 2 Tage nach dem Ereignis nachweisbar sein, jedoch bestehen hier große Unterschiede aufgrund der individuellen Spermienmotilität und äußerer Einflussfaktoren. Spermien bleiben in der Vagina bis

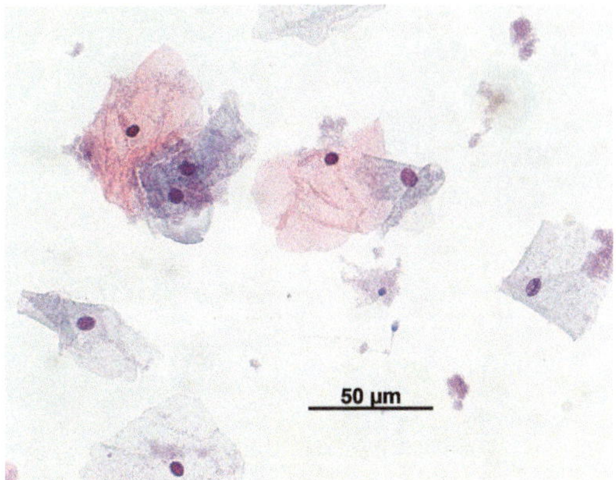

◘ **Abb. 3.33** Mikroskopische Untersuchung eines Pap-Abstrichs (ThinPrep) mit Nachweis ektozervikaler superfizieller und Intermediärzellen sowie eines Spermatozoons (Papanicolaou-Färbung, 40-fache Vergrößerung). (Mit freundlicher Genehmigung des Instituts für Pathologie, Universität Bern)

etwa 10–12 h nach erfolgter Ejakulation mobil. Ein Fehlen von Spermien in der lichtmikroskopischen Untersuchung schließt das Vorhandensein von Samenflüssigkeit jedoch nicht aus. Um diese trotzdem nachweisen zu können, muss das Asservat auf das Vorliegen der sauren Prostataphosphatase oder des prostataspezifischen Antigens (PSA) hin untersucht werden.

Die Abnahme eines nativen Abstriches zum lichtmikroskopischen Nachweis von Spermien sollte nie vor der DNA-Asservierung stattfinden, damit nicht unnötig ggf. vorhandenes DNA-Spurenmaterial verschwendet wird. Der Nachweis von Spermien bestätigt einen sexuellen Übergriff jedoch nicht, da hiermit keine Personenzuordnung erfolgen kann. Der Beweiswert nachgewiesener Spermien ist somit gering.

Neben dem Nachweis von Spermien können im Nativpräparat bereits Keime nachgewiesen werden, die bei sexuell übertragbaren Erkrankungen eine Rolle spielen:

- Pseudomyzelien als Hinweis auf eine Candidose
- intrazelluläre Diplokokken bei Gonorrhö
- „clue cells" (von Bakterien belagerte Epithelzellen) bei einer Gardnerelleninfektion
- ovale, sich bewegende und begeißelte Zellen bei einer Trichomonadeninfektion.

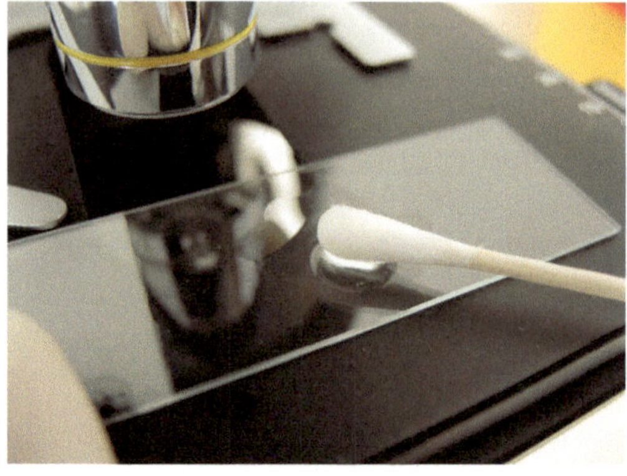

Durchführung

Auf einen Objektträger wird ein Tropfen NaCl-Lösung 0,9 % gegeben. Darin wird der aus der Vagina entnommene Abstrich ausgerollt. Nach Auflegen eines Deckglases wird der Objektträger bei 400-facher Vergrößerung mikroskopisch beurteilt. Der Objektträger sollte ebenfalls asserviert werden (■ Abb. 3.34).

> **Ein Fehlen von Spermien im nativen Abstrich bei einem kurze Zeit zuvor erfolgten Ereignis schließt einen sexuellen Übergriff auch bei geltend gemachter vaginaler Penetration nicht aus.**

■ Bimanuelle Palpation

Im Rahmen einer vaginalen Untersuchung werden zuletzt Vagina, Portio und die inneren Geschlechtsorgane digital/bimanuell untersucht, um die gynäkologische Untersuchung zu vervollständigen. Hierbei werden zwei Finger einer Hand in die Vagina eingeführt, während die andere Hand auf den Unterbauch gelegt wird.

■ Rektale Untersuchung

Eine digitale rektale Untersuchung sollte im Rahmen einer forensisch-gynäkologischen Untersuchung erwogen werden, wenn Grund zu der Annahme besteht, dass es zu einer analen Penetration kam. Ist dies nicht der Fall, sollte sie trotzdem angeboten werden. Die Untersuchung bietet sich zudem auch an, wenn eine vaginale Tastuntersuchung aufgrund von krankhaften Verengungen der Vagina, aufgrund der Weitenverhältnisse des Scheideneingangs bei Jugendlichen oder schmerzbedingt nicht durchgeführt werden kann. Andererseits ist eine solche Untersuchung dann nicht möglich, wenn es zu einem Analverkehr kam und die Frau diese Untersuchung schmerzbedingt nicht zulässt.

Für eine digitale rektale Untersuchung des Analkanals und der unteren Abschnitte des Rektums wird der untersuchende Finger perianal angelegt, bis sich der Sphinkter entspannt hat. Sobald der Sphinkter relaxiert ist, kann der Finger eingeführt werden. Wurde ein Analverkehr geltend gemacht, so ist hierbei insbesondere auf den Sphinktertonus zu achten; eine Verletzung des Sphinkters mit nachfolgender Inkontinenz ist nach einer gewaltsamen Penetration durchaus möglich. Hierfür lässt man die Frau pressen, während der Finger eingeführt ist, und überprüft somit den Sphinktertonus.

Wird ein Blutaustritt aus dem Anus festgestellt oder werden von der Frau Äußerungen hinsichtlich eines Blutaustritts aus dem Anus getätigt (Frischblut oder Blutauflagerungen auf dem Stuhl) oder andere Symptome geschildert, so besteht der Verdacht auf eine Verletzung des Rektums oder im Darm befindliche Fremdkörper. In einem solchen Fall sollte im Anschluss an die forensisch-gynäkologische Untersuchung ein Proktologe beigezogen oder umgehend ein Termin zu weiterführenden Abklärungen vereinbart werden. Insbesondere bei einer vermuteten Darmperforation ist eine notfallmäßige Krankenhauseinweisung hinsichtlich der möglichen Komplikationen angezeigt.

Besteht zusätzlich zur digitalen Untersuchung die Indikation zu einer Anoskopie/Rektoskopie, so sollte diese – ähnlich der vaginalen Spekulumuntersuchung – erst im Anschluss an die äußere Untersuchung des Anus erfolgen, da durch diese diagnostischen Maßnahmen kleinste Verletzungen der Analschleimhaut verursacht werden können. Auch hierbei ist es wichtig, dass eine Dokumentation von vorhandenen Verletzungen durchgeführt wird. Eine Entnahme von DNA-Abstrichen sollte aufgrund der Einnahme abführender Mittel im Vorfeld vor der Anoskopie/Rektoskopie erfolgen. Je nach Klinik und in Abhängigkeit von der bestehenden Verdachtsdiagnose sind weitere bildgebende Untersuchungen durchzuführen.

■ Sonographie

Eine Ultraschalluntersuchung bei einer forensisch-gynäkologischen Untersuchung muss nicht standardmäßig durchgeführt werden, sollte jedoch dann in Betracht gezogen werden, wenn ein Verdacht auf intraabdominale Verletzungen besteht. Die Untersuchung kann transabdominal oder transvaginal erfolgen; bei transvaginaler Sonographie ist die Spurensicherung vorgängig durchzuführen. In Abhängigkeit vom Befund muss dann über weitere diagnostische, ggf. sogar operative Maßnahmen entschieden werden.

Im Anschluss an die Untersuchung sollte sich die Person bei Bedarf reinigen und in Ruhe wieder anziehen können.

Es gibt durchaus Situationen, in denen der hier geschilderte Ablauf zum Beispiel aufgrund fallbezogener Besonderheiten nicht eingehalten werden sollte oder kann (z. B. bei geltend gemachter Gedächtnislücke oder bei einer schwer verletzten Person). Auch gilt es zu berücksichtigen, dass große individuelle Unterschiede im Umgang mit einem solchen Ereignis bestehen, was teilweise eine Adaptation des Untersuchungsablaufs an die Bedürfnisse der betroffenen Person bedingt. In diesem Zusammenhang sind beispielsweise auch kulturelle, ethnische oder religiöse Einstellungen und Werthaltungen zu respektieren. Ferner ist zu berücksichtigen, wenn die zu untersuchende Person bereits Erfahrungen mit Untersuchungen infolge eines sexuellen Übergriffs gemacht hat.

Einen Überblick über den Ablauf einer forensisch-gynäkologischen Untersuchung gibt ◘ Abb. 3.35.

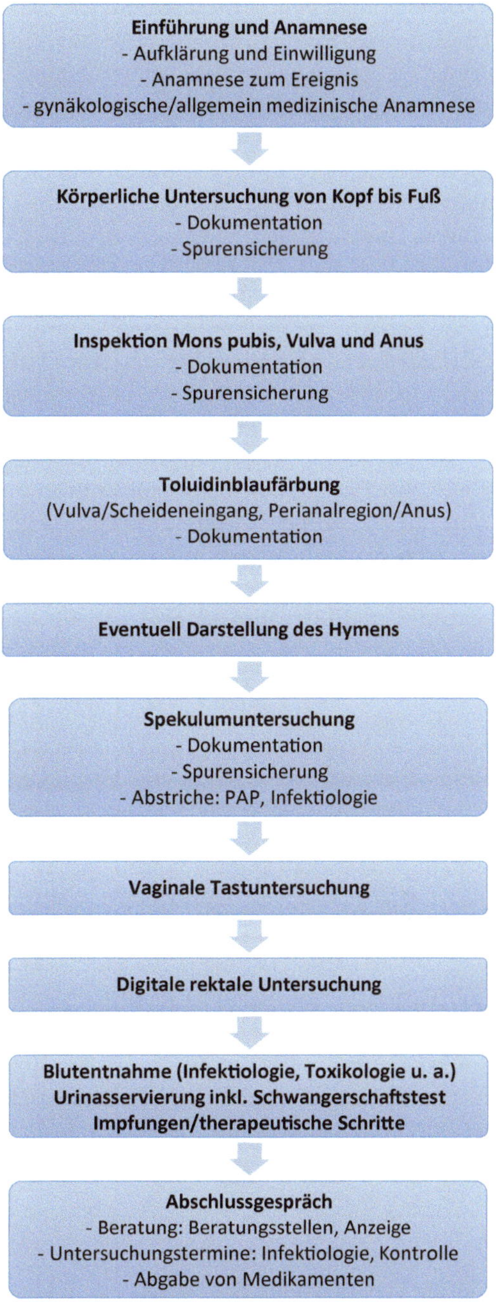

Anogenitale Untersuchung beim Mann

Im Anschluss an die Untersuchung der Beine soll der Mann für die anogenitale Untersuchung

◘ **Abb. 3.35** Ablauf einer forensisch-gynäkologischen Untersuchung

den Slip ausziehen. Der Untersuchungsablauf ist dem Mann fortwährend zu erklären; jede Berührung ist ihm zuvor mitzuteilen.

■ Mons pubis, Penis und Skrotum

Die Untersuchung von Penis und Skrotum erfolgt im Stehen. Unnötig lange Berührungen sollten auch in diesem Untersuchungsabschnitt unterlassen werden. Bei der Inspektion von Mons pubis, Penis und Skrotum ist einerseits auf Verletzungen (z. B. Hautrötungen, Schwellungen, Hautunterblutungen, Bissverletzungen, Narben) zu achten, andererseits auf Hautveränderungen, die mit einer Infektion im Sinne einer sexuell übertragbaren Erkrankung in Zusammenhang stehen könnten. Werden Anhaftungen an der Haut oder der Schambehaarung festgestellt, so sind diese vorsichtig zu asservieren.

Ist die Schambehaarung nicht komplett rasiert, wird sie mit einem Einmalkamm ausgekämmt (Anhaftungen, fremde Haare). Liegen verklebte Schamhaare vor, werden diese möglichst abgeschnitten. Werden Schamhaare abgeschnitten und/oder ausgekämmt, so sollte dies über einem Papierbogen erfolgen, um die Haare auffangen zu können. Der Bogen wird dann nach innen zusammengefaltet, in einen Umschlag oder einen Papiersack gelegt und so asserviert. Eine separate Asservierung von Vergleichsschamhaaren kann in Betracht gezogen werden.

Ferner ist vor weiteren Untersuchungsschritten eine DNA-Spurensicherung (Penisansatz, Penisschaft, Kranzfurche, Eichel, Hodensack bzw. sichtbare Spuren) vorzunehmen. Von sämtlichen Befunden wird eine Fotodokumentation angefertigt. Auch ist zu dokumentieren, ob der Jugendliche/Mann beschnitten ist oder nicht. Nach der Spurensicherung werden Penis und Skrotum nochmals genau inspiziert, wobei darauf geachtet werden muss, dass in Falten liegende Haut gespannt wird, um die gesamte Hautoberfläche beurteilen zu können.

■ Dammregion und Anus

Für die Untersuchung der Dammregion bietet es sich an, dass sich der Mann auf einer Untersuchungsliege auf den Rücken legt. Penis und Skrotum sollen – am besten durch den Mann selbst – angehoben werden, und er soll die Beine spreizen, damit der Untersucher freie Sicht auf die Dammregion hat. Es wird auf Verletzungen, Narben, krankhafte Veränderungen und Anhaftungen (z. B. spermaverdächtige Flüssigkeit) geachtet. DNA-Abstriche sind auch von dieser Region zu asservieren.

Der Anus wird beim Mann in Linksseitenlage inspiziert. Hierbei muss die obere, rechte Gesäßhälfte angehoben werden, was der Mann selbst machen kann. Neben äußerlich sichtbaren Verletzungen im Sinne von Hautrötungen, Schwellungen, Hautabschürfungen, Einrissen oder Fissuren kann es zu einem Blutaustritt aus dem Analkanal kommen, was auf innere Verletzungen hinweisen kann. Ein Austritt von Sperma aus dem Anus kann ebenfalls vorkommen. Eine DNA-Spurensicherung soll von der Perianalregion, dem Anus und aus dem Analkanal/Rektum erfolgen. Das Einführen der DNA-Abstrichtupfer durch den Anus kann schmerzhaft sein und sollte daher mit der entsprechenden Vorsicht bei relaxiertem Sphinkter erfolgen; eine Sphinkterrelaxation kann durch vorsichtiges Spreizen des Anus erreicht werden. Die Abstrichtupfer sollten insbesondere bei trockenen Verhältnissen angefeuchtet werden.

■ Toluidinblaufärbung

Neben einer Inspektion von Penis, Skrotum, Dammregion und Anus ist bei einem frischeren Ereignis nach erfolgter Spurensicherung eine Toluidinblaufärbung des Anus und ggf. auch des Penis in Betracht zu ziehen, um Mikroverletzungen dokumentieren zu können. Für die Durchführung der Toluidinblaufärbung wird auf ▶ Abschn. Gynäkologische Untersuchung der Frau verwiesen.

■ Rektale Untersuchung

Wird eine anale Penetration geltend gemacht, sollte nach Möglichkeit – sofern eine Untersuchung trotz bestehender Schmerzen zugelassen wird – eine entsprechende Diagnostik durchgeführt werden (▶ Abschn. Gynäkologische Untersuchung der Frau). Auch hier gilt, dass eine solche Untersuchung, auch wenn sie nicht indiziert ist, immer angeboten werden soll.

■ Infektiologische Untersuchungen

Nach Durchführung der Spurensicherung sind Abstriche für infektiologische Untersuchungen abzunehmen. In Abhängigkeit vom geltend gemachten Übergriff (analer, oraler, vaginaler

Einführung und Anamnese
- Aufklärung und Einwilligung
- Anamnese zum Ereignis
- allgemein medizinische Anamnese

Körperliche Untersuchung von Kopf bis Fuß
- Dokumentation
- Spurensicherung

Inspektion von Mons pubis, Penis/Skrotum, Anus
- Dokumentation
- Spurensicherung
- infektiologische Abstriche

Toluidinblaufärbung
(Penis, Perianalregion/Anus)
- Dokumentation

Digitale rektale Untersuchung

Blutentnahme (Infektiologie, Toxikologie u. a.)
Urinasservierung
Impfungen/therapeutische Schritte

Abschlussgespräch
- Beratung: Beratungsstellen, Anzeige
- Untersuchungstermine: Infektiologie, Kontrolle
- Abgabe von Medikamenten

◙ **Abb. 3.36** Ablauf einer zur forensisch-klinischen Untersuchung beim Mann

Geschlechtsverkehr) sind Abstriche aus der Urethra, dem Rektum und/oder dem Pharynx bzw. von verdächtigen Hautveränderungen zu entnehmen. Da diverse Keime im Sperma nachgewiesen werden, kann auch ein Ausmassieren der Prostata, zum Beispiel im Rahmen eines urologischen Konsils, sinnvoll sein.

■ **Weiterführende Untersuchungen**

Neben den oben aufgeführten Untersuchungsschritten können weitere diagnostische Maßnahmen notwendig sein, um innere Verletzungen zu diagnostizieren. Dazu gehören eine Ultraschalluntersuchung und ein Cavernosogramm des

Penis, ein retrogrades Urethrozystogramm sowie eine Anoskopie/Rektoskopie. Bei geringstem Verdacht auf eine Harnröhrenverletzung muss ein retrogrades Urethrozystogramm vor einer Katheterisierung erfolgen, um eine Verschleppung von Keimen, eine Verschlimmerung des Befunds bei inkomplettem Harnröhrenabriss sowie weitere Spätläsionen (z. B. Harninkontinenz, Impotenz) zu verhindern. Die Durchführung einer Anoskopie/Rektoskopie ist sinnvoll (▶ Abschn. Gynäkologische Untersuchung der Frau), um Verletzungen des Darms zu diagnostizieren. Insbesondere bei Verdacht auf eine Darmperforation oder noch im Körper befindliche Fremdkörper ist eine Bildgebung mittels Ultraschall, konventionellem Röntgen und/oder Computertomographie in die Wege zu leiten.

Einen Überblick über den Ablauf einer forensisch-klinischen Untersuchung beim Mann gibt ◙ Abb. 3.36.

3.4 Nach der Untersuchung

Nach der eigentlichen Untersuchung erfolgen in den meisten Fällen die Blutentnahme und das Auffangen einer Urinprobe für klinische und chemisch-toxikologische Untersuchungen. Anschließend werden in einem Abschlussgespräch die bisherigen Untersuchungsergebnisse und das weitere Prozedere besprochen.

❯ Eine Blutentnahme während einer forensisch-klinischen Untersuchung nach einem Sexualdelikt ist für verschiedene Untersuchungen relevant. Dazu gehören: Schwangerschaftstest, infektiologische Abklärungen, verschiedene Laborparameter bei HIV-PEP und chemisch-toxikologische Untersuchungen.

3.4.1 Chemisch-toxikologische Untersuchungen

Chemisch-toxikologische Untersuchungen haben zum Ziel, Aussagen zu einer möglichen Beeinflussung durch Alkohol, Drogen oder Medikamente zum Zeitpunkt des Ereignisses treffen zu können. Diese Untersuchungen werden nicht routinemäßig durchgeführt. Sie erfolgen, ebenso wie die Auswertung von DNA-Spuren (▶ Abschn. 4.4.1), in der Regel nur im Auftrag der Ermittlungsbehörde, was eine Strafanzeige und den entsprechenden Auftrag mit Kostenübernahme durch die für den Fall verantwortliche Person voraussetzt. Die Untersuchungen finden meistens in einem rechtsmedizinischen Institut statt (regionale Unterschiede können vorliegen).

Wird ein Auftrag erteilt, so werden meist zuerst qualitative Screening-Untersuchungen durchgeführt, an die sich quantitative Analysen anschließen können. Während qualitative Untersuchungen lediglich darauf hinweisen, dass sich bestimmte Substanzen im Körper befinden, geben erst die Ergebnisse der quantitativen Untersuchungen Aufschluss darüber, in welcher Menge die nachgewiesenen Substanzen im Blut vorliegen und welche Wirkung sie entfalten können. Hierbei ist stets zu berücksichtigen, dass sich die Untersuchungsergebnisse lediglich auf den Zeitpunkt der Blutentnahme beziehen und nicht auf den Ereigniszeitpunkt. Verschiedene Faktoren beeinflussen die Möglichkeit einer Rückrechnung auf die Substanzkonzentration zum Ereigniszeitpunkt:

- Menge der aufgenommenen Substanz
- substanzspezifische Abbaurate
- individuelle Faktoren wie Körpermaße und Metabolismus
- Zeit zwischen Aufnahme der Substanz und Asservierung von Blut

Negative Untersuchungsresultate belegen somit nicht zwingend, dass ein Ereignis nicht unter dem Einfluss von Drogen, Medikamenten oder Alkohol erfolgte.

Um chemisch-toxikologische Untersuchungen durchführen zu können, werden im Allgemeinen Blut und Urin benötigt. Wann die Asservierung im Untersuchungsablauf erfolgt, hängt von den Fallumständen ab. Alle mit dem Fall befassten Personen sollten über Kenntnis in

Bezug auf die Vorgehensweise bei einer forensisch-klinischen Untersuchung aufgrund eines (mutmaßlich) drogenassoziierten Sexualdelikts verfügen (▶ Abschn. 0). Liegt das Ereignis bereits längere Zeit zurück, sollte die Asservierung einer Haarprobe in Betracht gezogen werden (▶ Abschn. Asservate für chemisch-toxikologische Untersuchungen).

❯ **Die asservierten Proben müssen neben den Angaben zur Person immer mit dem Entnahmezeitpunkt (Datum, Uhrzeit) beschriftet werden, was später eventuelle Rückrechnungen ermöglicht.**

Wurde keine Strafanzeige erstattet, so kann auch seitens der Klinik eine toxikologische Untersuchung in die Wege geleitet werden. Dies liegt häufig im Interesse der betroffenen Person. In einer solchen Situation sollten zusätzlich jedoch weitere Blutproben entnommen und für den Fall asserviert werden, dass nachträglich noch eine Strafanzeige aufgegeben werden sollte.

Werden Asservate für chemisch-toxikologische Untersuchungen abgenommen, so muss die betroffene Person darüber informiert sein, dass bei den Auswertungen je nach Konsumverhalten auch freiwillig konsumierte Substanzen nachgewiesen werden können. Je nach Substanz und Fallumständen – die betroffene Person ist beispielsweise mit einem Fahrzeug zur Untersuchung gefahren – kann dies ggf. negative Konsequenzen für die Person selbst haben. Daneben ist die Person darauf hinzuweisen, dass Substanzen nur für einen gewissen Zeitraum im Körper nachweisbar sind und dass durch die Durchführung der chemisch-toxikologischen Untersuchung der Nachweis konkreter Substanzen nicht garantiert werden kann.

Asservate für chemisch-toxikologische Untersuchungen

▪ Urin

Außer für die Durchführung von chemisch-toxikologischen Untersuchungen wird Urin bei Frauen auch für einen Schwangerschaftstest

(▶ Abschn. Schwangerschaftstest) benötigt. Da eine zu untersuchende Person häufig vor der Untersuchung Wasser löst, ist es ratsam, sie bereits im Vorfeld der Untersuchung darum zu bitten, eine Urinprobe aufzufangen – ein nochmaliges Wasserlösen zu einem späteren Zeitpunkt ist häufig nicht mehr möglich. Aus Gründen des Spurenschutzes bzw. der Spurensicherung sollte, wenn immer möglich, jedoch erst nach der forensisch-gynäkologischen Untersuchung Wasser gelöst werden!

Da sich Urin über längere Zeit in der Harnblase ansammelt, sind aus diesem Medium für chemisch-toxikologische Untersuchungen nur qualitative Aussagen sinnvoll: Liegt eine Substanz im Körper vor oder nicht? Diese Screening-Untersuchungen ermöglichen zum Beispiel, den Wahrheitsgehalt der Angaben der Person zu überprüfen. Gibt diese an, keine Drogen zu konsumieren, der Test fällt aber positiv für solche Substanzen aus, so sind deren Angaben zu hinterfragen. Eine Asservierung von Urin bietet sich daher immer an, auch wenn damit keine konkreten Angaben über die Wirkung bestimmter Substanzen im Körper zum Ereigniszeitpunkt gemacht werden können. Wie lange eine Substanz bzw. deren Abbauprodukte nach einmaliger Aufnahme im Urin nachgewiesen werden können, hängt von der aufgenommenen Dosis und der individuellen Ausscheidung ab; je nach Substanz kann es mehrere Tage dauern

(◻ Abb. 3.37). Urinproben können in einem Plastikgefäß aufgefangen und müssen tiefgekühlt gelagert werden.

▪ Blut

Für die Blutentnahme sollten die Röhrchen für alle klinischen und chemisch-toxikologischen Untersuchungen vorbereitet werden, um eine mehrfache Blutentnahme zu vermeiden, da häufig eine gewisse Abneigung gegen Blutentnahmen besteht. Für chemisch-toxikologische Untersuchungen werden Röhrchen mit einem Zusatz von Heparin oder Kaliumfluorid benötigt, damit auf alle Substanzen untersucht werden kann. Bei der Blutentnahme ist es wichtig, dass zum Desinfizieren keine Tupfer mit Alkoholzusatz (Ethanol) verwendet werden, damit für eine Auswertung der Blutalkoholkonzentration nicht die Gefahr einer Kontamination besteht. Die Nachweisbarkeit von Substanzen und/oder deren Abbauprodukten im Blut hängt ebenfalls von der aufgenommenen Dosis sowie deren Eliminationshalbwertszeit ab; je nach Substanz kann ein Nachweis länger als 24 h nach der Aufnahme geführt werden. Die Untersuchung einer Blutprobe hat zum Ziel, über die gemessene Konzentration der Substanz im Blut Aussagen über den akuten Einfluss treffen zu können. Blutproben müssen tiefgekühlt gelagert werden. Auf das Verfallsdatum der Blutröhrchen ist zu achten.

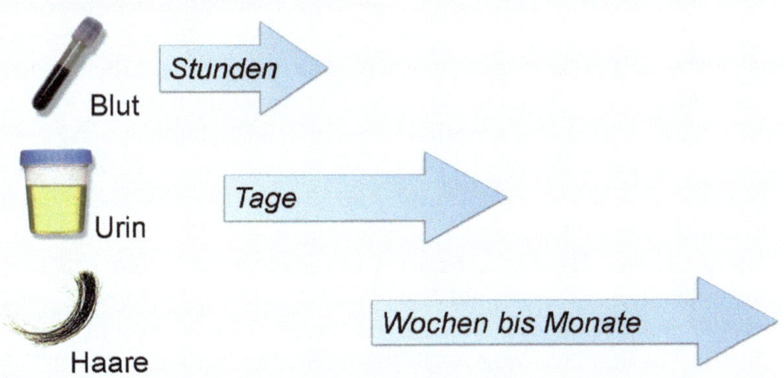

◻ **Abb. 3.37** Zeitfenster für den Substanznachweis in Abhängigkeit vom Untersuchungsmaterial (in Ausnahmefällen sind davon abweichende Zeitfenster möglich). (Aus Grassberger et al. 2012)

■ **Haare**

Ist das Zeitintervall zwischen Ereignis und Untersuchung zu groß, um bestimmte Substanzen in Blut oder Urin noch nachweisen zu können, so besteht die Möglichkeit, mittels Analyse einer Haarprobe gewisse Aussagen bezüglich konsumierter Substanzen zu treffen. Aufgenommene Substanzen werden nämlich auch in den Haaren eingelagert. Damit die Auswertung einer Haarprobe den relevanten Haarabschnitt erfasst, sollte das Ereignis ca. 4 Wochen zurückliegen; dann ist damit zu rechnen, dass im kopfhautnahen Haarsegment der ggf. aufgenommene Wirkstoff enthalten ist. Dies gilt unter der Berücksichtigung eines Kopfhaarwachstums von durchschnittlich ca. 1 cm pro Monat (interindividuelle Unterschiede: ca. 0,8–1,4 cm). Sofern keine oder zu kurze Kopfbehaarung vorhanden ist, kann für eine Analyse auch andere Körperbehaarung genutzt werden, jedoch sind hier langsamere Wachstumsgeschwindigkeiten der Haare (ca. 0,5 cm/Monat) zu berücksichtigen. Haarproben werden bei Raumtemperatur gelagert und können zusammen mit den DNA-Asservaten aufbewahrt werden.

■■ **Wie wird eine Haarprobe asserviert?**

Die zu asservierende Haarsträhne sollte mindestens etwa bleistiftdick sein und aus kosmetischen Gründen von einer Stelle am Kopf entnommen werden, die weniger sichtbar ist bzw. gut überdeckt werden kann (bevorzugt Hinterkopf). Sie wird mit einem Bindfaden zusammengeknotet und schließlich mit einer Schere direkt an der Kopfhaut abgeschnitten. Die abgeschnittene Haarsträhne wird dann in Papier oder Alufolie eingeschlagen und so verpackt. Wichtig ist, dass für die spätere chemisch-toxikologische Untersuchung nachvollziehbar bleibt, welches Ende das kopfnahe und welches das kopfferne ist, sodass eine entsprechende Bezeichnung auf dem Papier oder der Alufolie erfolgen muss. Sind die Haare zu kurz zum Zusammenbinden, erübrigt sich die Bezeichnung. Die Haarsträhne darf nicht mit Klebestreifen auf dem Verpackungsmaterial fixiert werden, damit die Untersuchungsergebnisse nicht durch Kleberückstände

verfälscht werden. Die asservierte Haarsträhne wird dann zusammen mit dem entsprechenden Formular verpackt.

Eine Haarasservierung und das dazu benötigte Material sind in ◘ Abb. 3.38 dargestellt. Ein Formularvorschlag ist in ▶ Abschn. 11.3 zu finden.

■ **Anderes Untersuchungsmaterial**

Besteht der Verdacht, dass eine Substanz oral aufgenommen wurde, und stehen Reste des konsumierten Getränks oder der Speise noch zur Verfügung, können diese der chemisch-toxikologischen Untersuchung zugeführt werden. Gibt die Person an, sich erbrochen zu haben, so kann auch der erbrochene Mageninhalt chemisch-toxikologisch untersucht werden. In der Praxis sind diese Medien jedoch nur selten verfügbar. Grundsätzlich besteht zudem die Möglichkeit, an Speichel, Schweiß oder Nägeln chemisch-toxikologische Untersuchungen durchzuführen.

3.4.2 Weitere klinische Abklärungen

Infektiologische Untersuchungen

Neben den oben bereits aufgeführten Abstrichen, die im Rahmen der gynäkologischen Untersuchung zur Bestimmung auf Gonokokken, Chlamydien, humane Papillomaviren (HPV) und Trichomonaden abgenommen werden, wird für weitere infektiologische Abklärungen hinsichtlich sexuell übertragbarer Erkrankungen eine Blutprobe benötigt. Um mehrfache Blutentnahmen zu vermeiden, ist es wichtig, sich bereits vor der Entnahme darüber im Klaren zu sein, für welche anderen Untersuchungen auch Blut benötigt wird. Serologische Untersuchungen im Blut erfolgen zum Nachweis von HIV, Hepatitis B und C sowie Syphilis und können zudem auch zum Chlamydiennachweis angewandt werden.

❯ Eine infektiologische Abklärung auf die „big 5" sollte immer erfolgen: HIV, Syphilis, Gonorrhö, Chlamydien, Hepatitis.

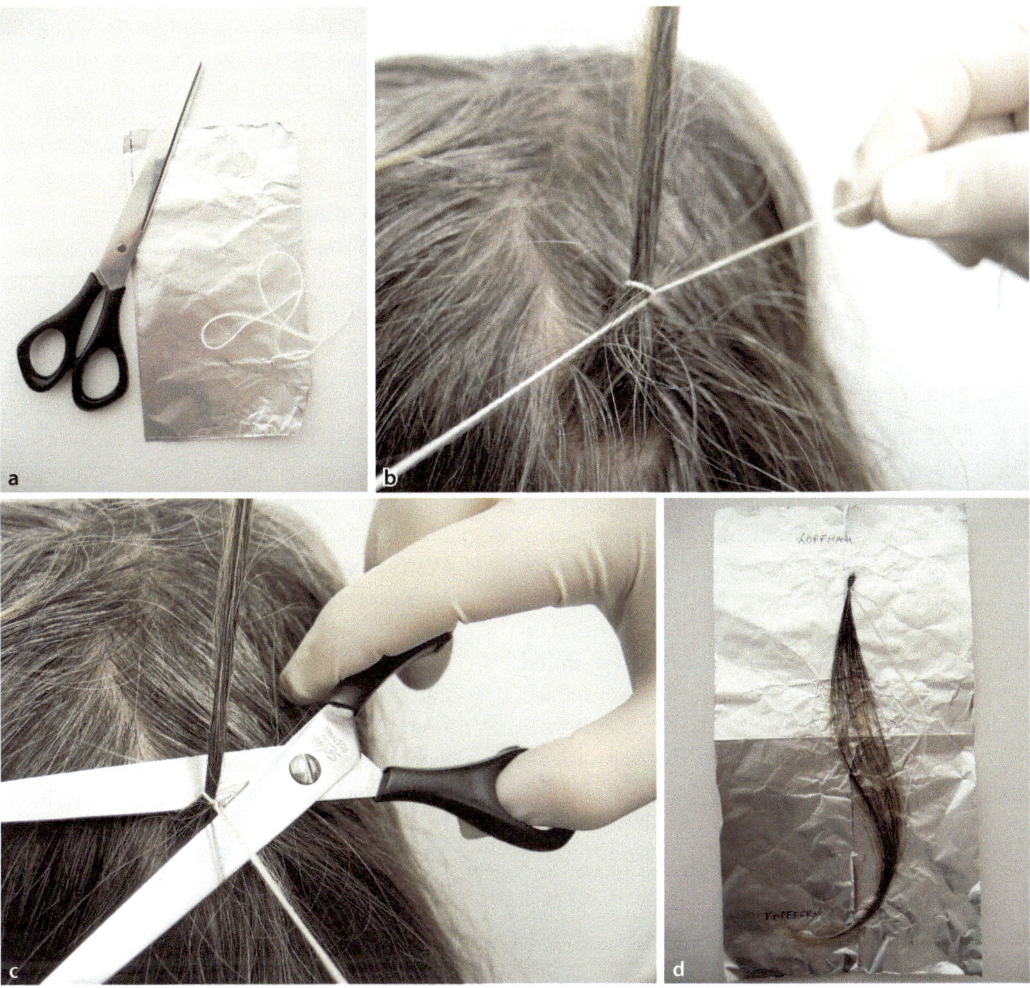

 Abb. 3.38a–d   Durchführung einer Haarasservierung. **a** Material (Schere, Bindfaden, Alufolie oder alternativ Papier) zur Asservierung einer Haarprobe, **b** Abbinden einer etwa bleistiftdicken Haarsträhne (in der Abbildung dünner!), **c** Abschneiden der abgebundenen Haarsträhne kopfhautnah, **d** Einpacken der abgeschnittenen Haarsträhne in Alufolie mit Beschriftung der Haarenden

Mittels der infektiologischen Untersuchungen zeitnah zum Ereignis soll unter Berücksichtigung der verschiedenen Inkubationszeiten der Infektionsstatus der betroffenen Person vor dem sexuellen Übergriff („Nullwert") bestimmt werden. Hierbei gilt es jedoch zu bedenken, dass eine im Verlauf neu diagnostizierte Infektion auch durch einen ungeschützten Geschlechtsverkehr kurze Zeit vor bzw. nach dem Ereignis erfolgt sein könnte. Erfolgt die forensisch-klinische Untersuchung kurz nach dem Ereignis und ist die betroffene Person zu diesem Zeitpunkt symptomlos, bedeutet dies nicht, dass eine Infektion durch den sexuellen Übergriff auszuschließen ist. Die Inkubationszeiten der infrage kommenden Erkrankungen liegen zwischen wenigen Tagen und wenigen Monaten (► Kap. 6).

> **Symptomfreiheit zum Zeitpunkt der Erstuntersuchung bedeutet nicht zwingend, dass eine Infektion mit einer sexuell übertragbaren Erkrankung durch das Ereignis auszuschließen ist.**

Erfolgte der sexuelle Übergriff ohne sogenannte Barrieremaßnahmen, so ist eine Ansteckung mit einer sexuell übertragbaren Erkrankung grundsätzlich möglich. Ob es dazu gekommen ist, weiß man jedoch erst, wenn die Dauer der Inkubation der verschiedenen STD („sexually transmitted disease") vorüber ist. Daher ist es wichtig, die betroffene Person darauf hinzuweisen, dass sie bis dahin nur geschützten Geschlechtsverkehr haben sollte, um nicht weitere Personen einem möglichen Risiko auszusetzen.

Schwangerschaftstest

Die Durchführung eines Schwangerschaftstests bei Frauen im gebärfähigen Alter zum Zeitpunkt der forensisch-gynäkologischen Untersuchung ist wichtig, um den aktuellen Schwangerschaftsstatus zu dokumentieren. In Abhängigkeit vom zeitlichen Abstand zwischen Ereignis und Untersuchung und den sexuellen Kontakten der Frau vor und ggf. nach dem Ereignis können eventuell Aussagen darüber getroffen werden, ob der sexuelle Übergriff selbst zu einer Schwangerschaft geführt haben könnte. Der Schwangerschaftstest mit Untersuchung des β-HCG sollte nicht nur im Urin, sondern vor allem im Blut durchgeführt werden, um falsche Resultate zu verhindern.

3.4.3 Prophylaxe: Schwangerschaft, HIV-PEP und Impfungen

Schwangerschaft

Auch wenn die Wahrscheinlichkeit, im Rahmen eines einmaligen sexuellen Übergriffs schwanger zu werden, als gering einzustufen ist, so kann die Angst vor einer Schwangerschaft als Folge eines solchen Ereignisses ein wesentlicher Grund sein, sich zur Untersuchung zu melden. Zur Abklärung einer bereits bestehenden oder infolge des Ereignisses neu aufgetretenen Schwangerschaft wird zum Zeitpunkt der forensisch-gynäkologischen Untersuchung und, bei initial negativem Test, bei der Kontrolluntersuchung ein Schwangerschaftstest in Urin und Blut durchgeführt.

Eine aus dem Ereignis resultierende Schwangerschaft kann eine zusätzliche Traumatisierung der betroffenen Frau bedeuten. Somit kann es wichtig sein, die Frau bereits zu diesem Zeitpunkt über Behandlungsmöglichkeiten zu informieren.

◼ Notfallmäßige Schwangerschaftsverhütung

Eine notfallmäßige Schwangerschaftsverhütung ist dann zu diskutieren, wenn es zu einem ungeschützten oder nicht ausreichend geschützten Geschlechtsverkehr kam und sich die betroffene Frau innerhalb der nützlichen Frist zur Untersuchung meldet. In diesem Zusammenhang gilt es, die folgenden Punkte während der Anamnese abzuklären (▶ Abschn. Einführung und Anamnese):

- Wann fand das Ereignis statt?
- Verhütet die Frau generell? Wenn ja, mit welcher Methode? Wurde diese Methode in letzter Zeit zuverlässig angewandt?
- Falls keine Verhütungsmethode seitens der Frau praktiziert wird, wurde ein Kondom verwendet? Blieb das Kondom während des Geschlechtsverkehrs intakt?
- Falls ein Samenerguss erfolgte, wo fand dieser statt? Gelangte Samenflüssigkeit in die Vagina hinein oder in die Nähe des Introitus?

Für die notfallmäßige Schwangerschaftsverhütung stehen verschiedene Möglichkeiten zur Verfügung. Wichtig ist bei allen Methoden, die Frau abgesehen von den sonstigen Nebenwirkungen darüber aufzuklären, dass es trotz rechtzeitiger Durchführung einer notfallmässigen Schwangerschaftsverhütung zu einer Schwangerschaft kommen kann.

Hormonelle Verhütung   Eine Schwangerschaft kann hormonell durch die Einnahme einer einzelnen Tablette verhütet werden. Hierfür werden Präparate mit den Wirkstoffen Levonorgestrel (Gruppe der Gestagene) oder Ulipristalacetat (Gruppe der selektiven Progesteronrezeptormodulatoren) eingesetzt. Diese wirken über eine Verzögerung bzw. einen Abbruch der Reifung der Eizelle. Die Tablette muss so schnell wie möglich nach dem Ereignis eingenommen werden, um eine ungewollte Schwangerschaft mit großer Wahrscheinlichkeit zu verhindern. Je früher die Verhütungsmaßnahme erfolgt, desto wirksamer ist das Präparat. Während Levonorgestrel bis spätestens 72 h nach dem Geschlechtsverkehr eingenommen werden muss, beträgt die zeitliche Frist bei Ulipristalacetat 120 h. Besteht unter Berücksichtigung des Zeitfensters die Möglichkeit zur Wahl zwischen beiden Medikamenten, so wird aufgrund der leicht höheren Wirksamkeit Ulipristalacetat bevorzugt abgegeben. Daneben bestehen jedoch auch andere individuelle Faktoren (z. B. Stillen, deutliches Übergewicht, vorbestehende Medikation), die einen Einfluss auf die Wahl des Medikamentes haben können. Eine bereits bestehende Schwangerschaft wird durch die Einnahme eines solchen Präparats nicht beeinträchtigt. Nicht zu vergessen ist, dass die Wirksamkeit von Ulipristalacetat und Levonorgestrel bei gleichzeitiger Einnahme einer HIV-PEP oder einer Leberenzyminduktion eingeschränkt ist. Muss die Frau innerhalb 2-3 Stunden nach Einnahme des Medikaments erbrechen, ist die Einnahme des Präparats zu wiederholen. Bleibt die nächste Periode aus, sollte ein Schwangerschaftstest durchgeführt werden, um eine mögliche Schwangerschaft festzustellen. Beide Präparate sind auch für Jugendliche unter 16 Jahren zugelassen.

Kupferspirale   Alternativ kann eine Kupferspirale eingesetzt werden. Eine Kupferspirale kann eingesetzt werden, solange noch keine implantierte Schwangerschaft vorliegt. Die Notfallverhütung durch Einlage einer Kupferspirale ist mit einer Risikoreduktion bis 99% am effektivsten. Die Lage der Spirale sollte nach 6 Wochen kontrolliert werden.

Meldet sich die Frau später als 5 Tage nach dem Ereignis, kann eine notfallmäßige Schwangerschaftsprophylaxe nicht mehr angewandt werden. In einem solchen Fall ist ein nochmaliger Schwangerschaftstest zu empfehlen, insbesondere dann, wenn die nächste Periode ausfällt.

> **Eine Schwangerschaftsverhütung ist je nach eingesetzter Methode bis zu 5 Tage nach dem ungeschützten Geschlechtsverkehr möglich.**

HIV-Postexpositionsprophylaxe

Fand ein ungeschützter Geschlechtsverkehr statt oder kam es auf andere Weise zum Kontakt mit Körperflüssigkeiten (z. B. Vorliegen einer penetrierenden Bissverletzung), so sollte eine HIV-Postexpositionsprophylaxe (HIV-PEP) individuell abgewogen werden. Hierbei spielen einerseits der Faktor Zeit eine Rolle, andererseits die Art des Geschlechtsverkehrs und der HIV-Status des Täters. Die bereits als sehr gering einzustufende Infektionswahrscheinlichkeit bei einem einmaligen Sexualkontakt kann durch die Gabe einer HIV-PEP weiter gesenkt werden. Eine HIV-PEP ist nur bis 48 h nach dem Ereignis sinnvoll. Ihre Wirksamkeit nimmt mit zunehmender Zeit ab; die Erfolgschancen sinken bereits nach 6–8 h nach dem Ereignis.

In ◘ Tab. 3.7 sind die Empfehlungen der Eidgenössischen Kommission für sexuelle Gesundheit (EKSG) aus dem Jahr 2014 für die Abgabe einer HIV-PEP in der Schweiz dargestellt. Bei unbekanntem HIV-Status des Täters wird eine HIV-PEP nach einer gewaltsamen, gegen den Willen der Frau erfolgten Penetration der Vagina (Schweiz: Vergewaltigung) empfohlen, ebenso nach einem ungeschützten Anal- oder Vaginalverkehr mit einer Person, die einer Gruppe mit einer hohen HIV-Prävalenz angehört (Wahrscheinlichkeit einer unbehandelten HIV-Infektion >10 %). Zu diesen Personengruppen zählen:

- Personen aus HIV-Hochprävalenzländern
- Sexarbeiterinnen aus Osteuropa
- Männer, die Sex mit Männern haben (MSM)
- aktiv intravenös Drogen konsumierende Personen

In allen anderen Situationen wird von einer HIV-PEP abgeraten. Falls Zweifel bestehen,

◘ Tab. 3.7 Empfehlungen für die HIV-PEP (gemäß EKSG-Empfehlungen 2014)

	HIV unbekannt	HIV-positiv Viren nachweisbar	HIV-positiv Viren nicht nachweisbar (<50 Kopien/ml) seit 6 Monaten und gute Befolgung der Therapie
Analverkehr	Empfohlen[a]	Empfohlen	Nicht empfohlen
Vaginalverkehr	Empfohlen[a]	Empfohlen	Nicht empfohlen
Fellatio mit Samenerguss in den Mund (Empfänger)	Erwägen	Erwägen	Nicht empfohlen

[a] In allen Fällen mit ≥10 % Wahrscheinlichkeit, dass die Infektionsquelle HIV-positiv ist.

sollte jedoch ein Starter-Set abgegeben und die weitere Betreuung der betroffenen Person einer Fachstelle überlassen werden.

Sofern die betroffene Person dieser Medikation zustimmt, kann die Abgabe der Medikamente in Form eines Starter-Sets bereits ohne vorliegende Laborergebnisse erfolgen; es ist ausreichend, wenn diese bis zur nächsten medizinischen Kontrolle zur Verfügung stehen. Folgende Ausgangswerte sollten im Blut bestimmt werden: Kleines Blutbild, Leber- und Nierenwerte. Allerdings muss bei einer betroffenen Frau der im Urin durchgeführte Schwangerschaftstest negativ sein und der Hepatitis-B-Status abgeklärt werden: Es darf keine aktive Hepatitis B vorliegen, bei Ungeimpften muss eine aktive Immunisierung erfolgen.

> **Wird eine HIV-PEP durchgeführt, so sind auch hier Blutwerte zu bestimmen, was bei der Blutentnahme mitberücksichtigt werden muss.**

Die Einnahme der HIV-PEP-Medikamente ist der Person genau zu erklären. Über die möglichen Nebenwirkungen (Übelkeit, Erbrechen, schwere Müdigkeit, Blutbildveränderungen, Leber- und Nierenfunktionsstörungen), die ggf. zur Arbeitsunfähigkeit führen können, ist sie unbedingt aufzuklären. Zudem ist sie darüber zu informieren, dass eine unregelmäßige Medikamenteneinnahme oder ein Abbruch der Therapie eine HIV-Infektion grundsätzlich möglich

machen könnte. Auch kann eine vierwöchige ununterbrochene HIV-PEP eine Infektion nicht vollständig ausschließen. Hätte sich die Person mit HIV infiziert, so wäre eine lebenslange antiretrovirale Therapie unerlässlich; eine Chance auf Heilung besteht derzeit nicht. Anlässlich der ersten Konsultation wird lediglich ein Starter-Set für 3 Tage mit einem Einnahmeschema abgegeben (◘ Abb. 3.39). Eine Kontrolle bei einem Infektiologen muss somit innerhalb von 3 Tagen, möglichst am nächsten Arbeitstag, erfolgen. Wird die Einnahme der HIV-PEP für 4 Wochen empfohlen, so sind klinische Nachkontrollen nach 2 und 4 Wochen durchzuführen. Laborkontrollen erfolgen hierbei in Abhängigkeit von den Beschwerden der betroffenen Person. Die in ◘ Tab. 3.8 aufgeführten Medikamentenkombinationen sind möglich (EKSG-Empfehlungen 2014).

Damit eine HIV-PEP vorzeitig abgebrochen werden kann, ist die Kenntnis über den HIV-Status des Tatverdächtigen wünschenswert. Ist dieser HIV-negativ, kann die PEP gestoppt werden. Ist der HIV-Status positiv, so kann die Therapie mit dem Resistenzprofil des Virus beim Täter abgestimmt werden. Die Kenntnis über den HIV-Status des Tatverdächtigen wird zumeist nur im Zusammenhang mit einer Strafanzeige erlangt. Dabei sollte die infektiologische Abklärung dieser Person durch die Ermittlungsbehörde in Auftrag gegeben und das Ergebnis der die betroffene Person betreuenden Ärzteschaft mitgeteilt werden. Erfolgte keine Strafanzeige und ist der Täter bekannt, kann versucht

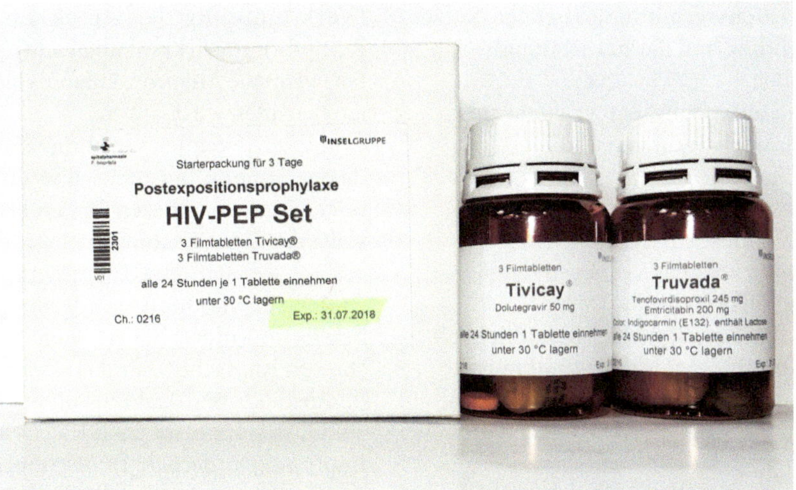

◘ Abb. 3.39 Starterpackung der HIV-Postexpositionsprophylaxe für 3 Tage, wie sie an der Universitätsfrauenklinik des Inselspitals Bern (Schweiz) abgeben wird. Darin enthalten sind neben jeweils 3 Tabletten der Medikamente Tivicay® und Truvada® die dazugehörigen Beipackzettel sowie ein Instruktionsblatt zur Einnahme der Medikamente und zum weiteren Prozedere

◘ Tab. 3.8 Für eine HIV-PEP mögliche Medikamenten-Kombinationen (gemäß EKSG-Empfehlungen 2014)

Tenofovir/Emtricitabin (Truvada®)	plus	Raltegravir (Isentress®) 400 mg 2-mal täglich
1-mal täglich		*Alternativ:*
		Dolutetravir (Tivicay®) 50 mg 1-mal täglich
		oder
		Darunavir (Prezista®) 800 mg + Ritonavir (Norvir®) 100 mg 1-mal täglich

werden, diesen ebenfalls einer infektiologischen Abklärung zu unterziehen. Jedoch hängt dies von dessen Willen zur Kooperation ab.

❯ **Die infektiologische Abklärung des Täters ist zumeist nur nach erfolgter Strafanzeige und bei bekanntem Täter möglich.**

Impfungen gegen Hepatitis und Tetanus

In Abhängigkeit vom Impfstatus der betroffenen Person, den Angaben zum Ereignis (Art des sexuellen Übergriffs, eingesetzte Barrieremaßnahmen, Örtlichkeit etc.) und den vorliegenden Verletzungen sind Impfungen gegen Hepatitis (▸ Kap. 6) und Tetanus in Erwägung zu ziehen, um die betroffene Person vor dem Auftreten dieser Erkrankungen zu schützen, sofern kein Impfschutz besteht oder dieser unbekannt ist. Da betroffene Personen ihren Impfstatus häufig nicht kennen, ist es sinnvoll, bei einer telefonischen Anmeldung eines Falls darum zu bitten, den Impfausweis mitzunehmen, sofern dies möglich ist. Ist die Dokumentation von Impfungen unvollständig oder nicht zu überprüfen, so ist im Interesse der betroffenen Person von fehlenden Impfungen auszugehen.

Werden Impfungen im Rahmen dieser Konsultation durchgeführt, so sind seitens des Arztes Impfleistungen zu erbringen. Diese umfassen gemäß der Ständigen Impfkommission (STIKO) am Robert-Koch-Institut (RKI) neben der Impfung folgende Tätigkeiten:

- Informationsvermittlung über den Nutzen der Impfung und die zu verhütende Krankheit
- Hinweis auf mögliche unerwünschte Arzneimittelwirkungen und Komplikationen
- Erhebung der Anamnese und der Impfanamnese einschließlich der Befragung über das Vorliegen möglicher Kontraindikationen
- Feststellung der aktuellen Befindlichkeit zum Ausschluss akuter Erkrankungen
- Abgabe von Empfehlungen über Verhaltensmaßnahmen im Anschluss an die Impfung
- Aufklärung über Beginn und Dauer der Schutzwirkung
- Abgabe von Hinweisen zu Auffrischimpfungen
- Dokumentation der Impfung im Impfausweis bzw. Ausstellen einer Impfbescheinigung

Aufklärungsmerkblätter können den Arzt hierbei unterstützen. Die Aufklärung der betroffenen Person muss in der Fallakte dokumentiert werden. Es kann sinnvoll sein, sich die Einwilligung bzw. Ablehnung der Impfung durch die betroffene Person schriftlich bestätigen zu lassen. Eine entsprechende Formularvorlage findet sich in ▶ Abschn. 11.3.

■ **Tetanus (Wundstarrkrampf)**

Wundstarrkrampf wird durch besonders im Erdreich oder auch im Kot von Tieren vorkommende, widerstandsfähige Endosporen des anaeroben, grampositiven Bakteriums Clostridium tetani hervorgerufen, die über Wunden in den Körper gelangen können. Tiefe Wunden, in denen sich das Bakterium unter anaeroben Bedingungen gut vermehren kann, sind besonders gefährlich. Die typischen neurologischen Symptome werden durch das Toxin Tetanospasmin hervorgerufen. Nach einer Inkubationszeit von meist 3 Tagen bis 3 Wochen kommt es nach initial grippeähnlichen Symptomen typischerweise zu Trismus (Kieferklemme), Risus sardonicus (Teufelsgrinsen) und Opisthotonus (Verkrampfung der Streckmuskulatur des Rumpfes). Die Erkrankung kann tödlich verlaufen, wenn die Atemmuskulatur von den Krämpfen betroffen wird.

Liegen potentiell verschmutzte Wunden vor, da das Ereignis beispielsweise auf Waldboden oder an einem anderen Ort im Freien erfolgte, sollte der Tetanusschutz der betroffenen Person erfragt werden. Die Tetanusimpfung gehört zu den sogenannten Standardimpfungen, die bereits im Kindesalter erfolgen. Für einen konstanten Impfschutz sind Auffrischimpfungen im Abstand von 10 Jahren vorzunehmen. Ist der Tetanusschutz ausreichend, so ist keine erneute Impfung erforderlich. Ist der Impfstatus jedoch unklar oder nicht ausreichend, da die Grundimmunisierung nicht oder nur unvollständig erfolgte bzw. die letzte Primärimpfung bzw. Auffrischimpfung länger als 10 Jahre zurückliegt, sollte die Tetanusimpfung aktiv oder aktiv und passiv aufgefrischt werden. In ◘ Tab. 3.9 ist ein mögliches Vorgehen bei einer postexpositionellen Impfung dargestellt, allerdings bestehen regional unterschiedliche Empfehlungen. Die Wundreinigung ist selbstverständlich. Auch für Tetanus sind die länderspezifischen Meldepflichten zu beachten.

3.4.4 Beratung

Der Umfang der Beratung durch den Untersucher im Anschluss an die forensisch-klinische Untersuchung im Rahmen der Erstkonsultation hängt davon ab, ob die betroffene Person zuvor bereits eine Beratungsstelle aufgesucht oder eine Strafanzeige bei der Polizei erstattet hat. Dies gilt es zuerst abzuklären. War die medizinische Untersuchung der erste Schritt, professionelle Hilfe in Anspruch zu nehmen, sind der betroffenen Person die weiteren Möglichkeiten einer Begleitung zu erklären. Neben der juristischen Begleitung in einem allfälligen Strafverfahren können eine psychologische Betreuung und eine Beratung durch eine in diesem Bereich spezialisierte Institution wichtig sein. Der Untersucher sollte die regionalen Beratungsstellen sowie deren Möglichkeiten kennen.

☐ Tab. 3.9 Tetanusimmunprophylaxe im Verletzungsfall (gemäß Empfehlungen der Ständigen Impfkommission [STIKO] am Robert-Koch-Institut 2017/2018)

Vorgeschichte der Tetanusimmunisierung (Anzahl der erhaltenen Tetanusimpfstoffdosen)	Saubere, geringfügige Wunden		Alle anderen Wunden[a]	
	DTaP/Tdap[b]	TIG[c]	DTaP/Tdap[b]	TIG[c]
Unbekannt oder keine	Ja	Nein	Ja	Ja
1	Ja	Nein	Ja	Ja
2	Ja	Nein	Ja	Nein[d]
3 oder mehr	Nein[f]	Nein	Nein[e]	Nein[f]

[a] Tiefe und/oder verschmutzte (mit Staub, Erde, Speichel, Stuhl kontaminierte) Wunden, Verletzungen mit Gewebezertrümmerung und reduzierter Sauerstoffversorgung oder Eindringen von Fremdkörpern (z. B. Quetsch-, Riss-, Biss-, Stich-, Schusswunden):

   – schwere Verbrennungen und Erfrierungen
   – Gewebenekrosen
   – septische Aborte

[b] Kinder unter 6 Jahren erhalten einen Kombinationsimpfstoff mit DTaP, ältere Kinder Tdap (d. h. Tetanus-Diphtherie-Impfstoff mit verringertem Diphtherietoxoidgehalt und verringerter azellulärer Pertussiskomponente). Erwachsene erhalten ebenfalls Tdap, wenn sie noch keine Tdap-Impfung im Erwachsenenalter ($\geq$18 Jahre) erhalten haben oder sofern eine aktuelle Indikation für eine Pertussisimpfung besteht.

[c] Tetanusimmunglobulin, im Allgemeinen werden 250 IE verabreicht; TIG wird simultan mit DTaP-/Tdap-Impfstoff an kontralateralen Körperstellen verabreicht. Die Dosis kann auf 500 IE erhöht werden bei infizierten Wunden (bei denen eine angemessene chirurgische Behandlung nicht innerhalb von 24 h gewährleistet ist), bei tiefen oder kontaminierten Wunden mit Gewebezertrümmerung und reduzierter Sauerstoffversorgung sowie Fremdkörpereindringung (z. B. Biss-, Stich- oder Schusswunden), bei schweren Verbrennungen und Erfrierungen, Gewebenekrosen und septischen Aborten.

[d] Ja, wenn die Verletzung länger als 24 h zurückliegt.

[e] Ja (eine Dosis), wenn seit der letzten Impfung mehr als 5 Jahre vergangen sind.

[f] Ja (eine Dosis), wenn seit der letzten Impfung $\geq$10 Jahre vergangen sind.

Beratungsstellen

Es gibt unterschiedliche Anlaufstellen, an die sich von sexualisierter Gewalt Betroffene im Anschluss an ein solches Ereignis wenden können. Neben Beratungsstellen für Opfer jeglicher Gewalt gibt es solche, die auf sexualisierte Gewalt spezialisiert sind. Die Beratung naher Angehöriger einer betroffenen Person wird ebenfalls angeboten. Diese Beratungsstellen können staatlich finanziert sein, wie zum Beispiel die in der Schweiz in Anlehnung an das Opferhilfegesetz wirkenden Opferhilfestellen.

Eine Kontaktaufnahme kann durch die betroffene Person selbst erfolgen. Daneben besteht die Möglichkeit, dass die Personalien der betroffenen Person mit deren Einverständnis nach erfolgter Strafanzeige durch die Polizei an die Beratungsstelle oder im Anschluss an die forensisch-klinische Untersuchung durch die Untersucher selbst weitergegeben werden. Die Beratungen können auf Wunsch auch anonym erfolgen. Eine möglichst zeitnahe Terminvereinbarung ist immer anzustreben. Ein Formularvorschlag zur Aufklärung und Einwilligung in eine professionelle Beratung ist in ► Abschn. 11.3.9 zu finden.

Folgende Aufgaben können von Beratungsstellen wahrgenommen werden:

– Organisation finanzieller Soforthilfe
– Vermittlung einer Notunterkunft
– Beratung bezüglich der Erstattung einer Strafanzeige

- Information über die Rechte der betroffenen Person im Strafverfahren
- Vermittlung von spezialisierten Anwälten
- Begleitung vor, während und nach dem polizeilichen und gerichtlichen Verfahren
- Vermittlung von besonders geschulten Therapeuten
- Übernahme von Kosten für längerfristige Hilfe Dritter (z. B. Anwaltskosten, Therapiekosten)

Neben professionellen Beratungsstellen können auch andere Angebote, wie zum Beispiel Selbsthilfegruppen, Betroffene bei der Verarbeitung des Erlebten unterstützen.

Beratung von Männern

Es ist bekannt, dass sexualisierte Gewalt an Männern vorkommt, aber im klinischen Alltag im Vergleich zu den reellen Zahlen mit großer Wahrscheinlichkeit deutlich unterrepräsentiert ist. Für männliche Opfer bestehen jedoch bislang keine oder nur wenige spezialisierte Beratungsstellen. Aufgrund der unterschiedlichen Strategien von männlichen Opfern bei der Suche nach Hilfe und der Bewältigung der erlebten (sexualisierten) Gewalt, ist es dringend notwendig, unter Einbezug bereits funktionierender Modelle für betroffene Frauen männerspezifische Hilfsangebote zu entwickeln und diese bekannt zu machen.

> **Sowohl bei der Erstkonsultation als auch bei der Beratung und weiteren Betreuung eines betroffenen Mannes ist es wichtig, dass sich professionelle Helfer kritisch mit ihrem eigenen „Männerbild" auseinandersetzen. Denn nur, wer auch einen Mann entgegen der traditionellen Geschlechterrolle als „Opfer" akzeptieren kann, ist in der Lage, ihn in dieser schwierigen Situation unterstützen zu können.**

Erstattung einer Strafanzeige

Ist vor der forensisch-klinischen Untersuchung keine Strafanzeige aufgegeben worden, so ist dieses Thema mit der Person zu diskutieren, insbesondere dann, wenn sie ambivalent ist, ob sie eine Anzeige erstatten soll oder nicht. Es ist naheliegend, dass mit diesem Schritt Angst verbunden sein kann: Angst vor den Behörden an sich, vor dem Ermittlungs- und Gerichtsverfahren, vor den Reaktionen des Umfelds der betroffenen Person, weil das Ereignis dadurch bekannt wird. Diese Angst sollte der Person durch eine umfassende Information und eine Beantwortung all ihrer Fragen genommen werden. Nachfolgend ist aufgeführt, welche Informationen weitergegeben werden sollten:

- Eine Anzeigeerstattung ist unabhängig davon möglich, ob die Täterschaft der betroffenen Person bekannt ist oder nicht.
- Wann eine Strafanzeige erstattet werden soll: Grundsätzlich ist zu empfehlen, eine Strafanzeige so schnell als möglich aufzugeben. Abgesehen von der Spurensicherung sind die Erinnerungen an den Tatablauf kurze Zeit nach dem Ereignis unverfälscht. Ferner sind die polizeilichen Ermittlungen (Ermitteln von Zeugen, deren Befragung usw.) zeitnah zum Ereignis einfacher und eher erfolgreich.
- Weshalb eine Strafanzeige sinnvoll ist: Bei einer Anzeigeerstattung erfolgen Ermittlungen zur Täterschaft, und bei bekannter Täterschaft wird ein Strafverfahren eingeleitet. In einem Strafverfahren besteht zudem die Möglichkeit, bestimmte Ansprüche (z. B. Schadenersatz) geltend zu machen. Mit einem Strafverfahren lassen sich ferner mögliche weitere Straftaten derselben Person verhindern.
- Wo eine Strafanzeige erstattet werden kann: Die Betroffenen können über den polizeilichen Notruf (CH: 112, D: 110, A: 112 oder 133) Kontakt mit der Polizei aufnehmen oder direkt bei einer Polizeidienststelle vorstellig werden. Man kann der betroffenen Person auch anbieten, die erste telefonische Kontaktaufnahme für sie zu übernehmen.
- Wer sich um die betroffene Person bei Erstatten einer Strafanzeige kümmert: Initial wird sich der diensthabende Beamte um die Strafanzeige kümmern. Das weitere

Vorgehen hängt von der Organisation der Polizei ab, d. h. ob es für die Bearbeitung von Sexualdelikten spezialisierte Beamte gibt.

- Was passiert, wenn die betroffene Person die Polizei kontaktiert hat: Da die forensisch-klinische Untersuchung bereits erfolgt ist, wird die betroffene Person durch einen Beamten befragt. Bei dieser Befragung muss sie über das Erlebte detailliert erzählen. Diese Einvernahme wird über das, was die betroffene Person für die medizinische Untersuchung darlegen musste, hinausgehen. Es hängt von der polizeilichen Organisation ab, ob die Befragung durch eine Person gleichen Geschlechts erfolgt oder nicht. Die Polizei ist zudem für die Spurensicherung am Tatort zuständig. Sofern dieser bekannt ist oder ermittelt werden kann, ist es möglich, dass die betroffene Person mit der Polizei an den Tatort zurückkehren muss, um eine genaue Untersuchung überhaupt zu ermöglichen. In der Regel werden mögliche Spurenträger wie Kleidung oder Bettwäsche zur spurenkundlichen Untersuchung sichergestellt. Diese Spurenträger verbleiben vorerst bei der Polizei. In der Schweiz hat die betroffene Person die Möglichkeit, sich bei sämtlichen Ermittlungshandlungen durch eine Person ihres Vertrauens begleiten zu lassen. Ebenfalls besteht die Möglichkeit, einen Rechtsbeistand beizuziehen.
- Was die betroffene Person im weiteren Strafverfahren zu erwarten hat: Wenn die Täterschaft ermittelt werden kann, wird gegen sie das Strafverfahren fortgesetzt. Die betroffene Person wird regelmäßig im Verlauf des Verfahrens nochmals eine Aussage über das Ereignis machen müssen; hierbei können Fragen zum Intimbereich verweigert werden. Die betroffene Person kann verlangen, dass im Gericht mindestens eine Person gleichen Geschlechts anwesend ist. Ferner kann vor der Gerichtsverhandlung beantragt werden, dass die Öffentlichkeit ausgeschlossen wird. Wird dies gewünscht, so

muss die betroffene Person während des gesamten Verfahrens der beschuldigten Person nicht gegenübertreten.

Sexualberatung

Situativ kann es sinnvoll sein, die betroffene Person an eine professionelle Beratungsstelle, die sich mit dem Thema Sexualität auseinandersetzt, zu verweisen. Solche Beratungsstellen bieten Informationen bzw. Beratungsgespräche zu unterschiedlichsten Themen im Zusammenhang mit Sexualität (z. B. allgemeine Aufklärung, sexuelle Selbstbestimmung, Verhütungsmethoden, Schwangerschaft und Schwangerschaftsabbruch, Sexualität im Alter usw.) an. Insbesondere bei jungen Betroffenen, die nicht umfassend aufgeklärt wurden, Personen, die sich wiederholt zu forensisch-klinischen Untersuchungen nach erlittener sexualisierter Gewalt vorstellen, Menschen mit Behinderung, deren Intimsphäre nicht respektiert wird, oder Personen mit anderem kulturellem Hintergrund kann eine sexualpädagogische Beratung/Begleitung sinnvoll sein. Eine bereits frühe und umfassende Sexualerziehung soll gegenüber sexualisierter Gewalt präventiv wirksam sein.

3.4.5　Medizinische Nachkontrollen

Nach einer forensisch-klinischen Untersuchung stehen noch diverse Untersuchungsergebnisse aus. Wird eine Infektion diagnostiziert, so ist eine weitergehende medizinische Betreuung erforderlich. Daher ist es wichtig, der betroffenen Person die Notwendigkeit von Kontrolluntersuchungen zu erklären. Aufgrund der Informationsfülle bietet es sich an, ein Informationsblatt mit Angaben zu bereits vereinbarten oder noch zu vereinbarenden Untersuchungsterminen (▶ Abschn. 11.3), den Kontaktdaten und Öffnungszeiten der entsprechenden Institutionen, zur Einnahme von Medikamenten, zur Bedeutung neu auftretender Symptome im Zusammenhang mit sexuell übertragbaren Erkrankungen etc. im Rahmen des Abschlussgesprächs auszuhändigen. Optional kann die betroffene Person auch zu weiteren Terminen eingeladen werden; hierfür ist mit der Person zu vereinbaren, wie die Kontaktaufnahme erfolgen soll (telefonisch, per E-Mail, per Brief). Nach Möglichkeit sollte die Person (innerhalb einer Disziplin) durch den gleichen Arzt weiterbetreut werden, da ein häufiger Wechsel eine Vertrauensbildung durch mangelnde Fallkenntnis beeinträchtigen kann.

Wohnt die betroffene Person in einer anderen Region, so ist mit ihr zu diskutieren, ob die Nachkontrollen am Wohnort durchgeführt werden sollen. In einem solchen Fall sind Informationen zum weiteren Ablauf besonders wichtig. In Absprache mit der Person kann es hilfreich sein, als Untersucher bezüglich des weiteren Prozederes Kontakt mit dem weiter betreuenden Arzt aufzunehmen.

Gynäkologische Nachkontrolle bei der Frau

Sofern keine besonderen genitalen Verletzungen vorliegen, die einer engmaschigen Kontrolle bedürfen, ist es ausreichend, die Frau erstmals ca. 2 Wochen nach der forensisch-gynäkologischen Untersuchung für die Besprechung der Laborergebnisse (Infektiologie, Schwangerschaftstest im Blut) sowie eine gynäkologische Kontrolle auf neu aufgetretene sexuell übertragbare Erkrankungen einzubestellen. Abhängig vom Untersuchungszeitpunkt und den Inkubationszeiten sind allfällige infektiöse Ansteckungen erst zu späteren Zeitpunkten nachweisbar. Daher können danach weitere Kontrolluntersuchungen notwendig sein (◘ Tab. 3.10).

Infektiologische Nachkontrolle

Sofern die Möglichkeit besteht, sollte die infektiologische Nachkontrolle, insbesondere nach Abgabe einer HIV-PEP, bei einem Facharzt für Infektiologie erfolgen. Alternativ kann diese Kontrolle aber auch in einer gut vernetzten hausärztlichen Arztpraxis oder in einer internistischen Abteilung eines Spitals stattfinden. Wichtig ist, dass der infektiologisch betreuende Arzt seitens des Untersuchers über die relevanten Fallumstände und Ergebnisse der forensisch-klinischen Untersuchung informiert wird. Die durchzuführenden Kontrollen auf sexuell übertragbare Erkrankungen sind in ◘ Tab. 3.10 aufgeführt.

Sonstige klinische Nachkontrollen

Liegen relevante Verletzungen im Genitalbereich (beim Mann), anal oder in anderen Körperregionen vor, die einer medizinischen Behandlung bedürfen, so sind weiterführende Untersuchungen oder Kontrolltermine von den dafür zuständigen Ärzten mit der Person zu besprechen. Ferner sind nicht therapeutische Kontrolluntersuchungen abzuwägen, wenn bei der initialen Untersuchung unklare Befunde reevaluiert oder der Heilungsverlauf festgestellter Verletzungen dokumentiert werden soll.

3.4.6 Psychologische Weiterbetreuung

Der Untersucher sollte immer bedenken, dass sexualisierte Gewalt neben körperlichen Folgen auch zu einer psychischen Traumatisierung

◘ Tab. 3.10 Zeitpunkte der durchzuführenden mikrobiologischen/serologischen Kontrolluntersuchungen auf die verschiedenen sexuell übertragbaren Erkrankungen (STD)

STD	1. Arbeitstag	2 Wochen	4 Wochen	8 Wochen	3 Monate	6 Monate
Chlamydien		x		x		
Gonorrhö		x		x		
Syphilis			x	x	x	
Hepatitis B/C				x	x	x
HIV	x (HIV-PEP)	x (HIV-PEP)	x	x	x	x

führen kann (▶ Abschn. 7.1). Das Ausmaß ist individuell unterschiedlich und hängt von Risiko- und Resilienzfaktoren ab. Die Traumatisierung kann akut auftreten, sich aber auch erst im weiteren zeitlichen Verlauf bei der betroffenen Person zeigen. Wichtig ist, die betroffene Person im Rahmen der Erstkonsultation darauf hinzuweisen und konkret zu Themen, wie zum Beispiel eine akute Suizidalität, zu befragen. Sie sollte darauf angesprochen werden, ob sie psychologische Hilfe in Anspruch nehmen möchte. Je nach psychischem Zustand oder dem Bedürfnis nach Hilfe sollte eine solche psychologische bzw. psychiatrische Erstbetreuung unverzüglich in die Wege geleitet werden. Gegebenenfalls ist eine langfristige Psychotherapie notwendig, um das Erlebte verarbeiten zu können. Ein Netzwerk mit spezialisierten Kollegen der Psychiatrie oder Psychologie ist hilfreich, um die betroffene Person anbinden zu können. Das Vorgehen ist auf die Wünsche der Person auszurichten.

3.4.7 Arbeitsunfähigkeit

Nach erlebter sexualisierter Gewalt gestaltet sich die Rückkehr in den normalen Alltag – in Abhängigkeit von der Art des Ereignisses und dem Umgang der betroffenen Person damit – oftmals schwierig. Selbst wenn keine die Person einschränkenden Verletzungen vorliegen, steht sie ggf. unter einer extremen psychischen Belastung. Daher ist in jedem Fall zu beurteilen, ob die betroffene Person arbeitsfähig ist. Gelangt man dabei zu dem Ergebnis, dass sie zur Arbeitsaufnahme nicht imstande ist, ist im Anschluss an die Untersuchung ein Arbeitsunfähigkeitszeugnis auszustellen.

3.4.8 Abschluss der Untersuchung

In Abhängigkeit von den Fallumständen ist zu evaluieren, wie das weitere Prozedere direkt im Anschluss an die forensisch-klinische Untersuchung gestaltet wird. Sofern keine anderen klinischen Untersuchungen oder therapeutischen Maßnahmen vorgesehen sind, gilt es beispielsweise abzuklären, welches der anschließende

Aufenthaltsort ist (z. B. eigene Wohnung, bei Freunden, Frauenhaus) und wie die Person dorthin gelangt.

3.5 Besondere Situationen

3.5.1 Schwangerschaftsabbruch

Wie bereits in ▶ Abschn. Schwangerschaftsabbruch dargestellt, unterliegt der Abbruch einer Schwangerschaft generell gesetzlichen Regelungen. Diese gilt es zu kennen, wenn man als Arzt in diesem Zusammenhang Beratungen (siehe unten) und Schwangerschaftsabbrüche durchführt.

Schwangerschaftskonfliktberatung

Das gesetzlich geforderte Beratungsgespräch vor einem Schwangerschaftsabbruch muss mit der Schwangeren persönlich stattfinden, kann aber unter Umständen anonym erfolgen. In diesem Gespräch, welches in ruhiger und in einer von Respekt und Akzeptanz geprägten Atmosphäre stattfinden soll, sind vorerst die Situation der Frau, ihre Haltung hinsichtlich der bestehenden Schwangerschaft und ihre Beweggründe für oder gegen einen Schwangerschaftsabbruch zu evaluieren. Es ist wichtig, der betroffenen Frau Raum zur Entscheidungsfindung zu lassen und ihr mit einer detaillierten Beratung alle Informationen zu vermitteln, die für ihre Entscheidung wichtig sind. Neben der Tragweite eines Schwangerschaftsabbruchs ist sie über die Möglichkeiten in Bezug auf eine Fortführung der Schwangerschaft zu informieren (finanzielle Unterstützung, psychosoziale Beratung/Begleitung, Adoption, Möglichkeiten der Kinderbetreuung usw.). Der Entscheidungsprozess soll durch die beratende Person unterstützt und begleitet werden. Am Schluss des Gesprächs muss der Frau schriftlich bestätigt werden, dass das Gespräch stattgefunden hat (z. B. durch Ausstellen eines Beratungsscheins mit Angabe des Datums der Beratung). Solche Beratungsgespräche unterliegen ebenfalls der Schweigepflicht. Ein Flowchart zum Ablauf und den entsprechenden Inhalten einer solchen Schwangerschaftskonfliktberatung ist in ◻ Abb. 3.40 dargestellt.

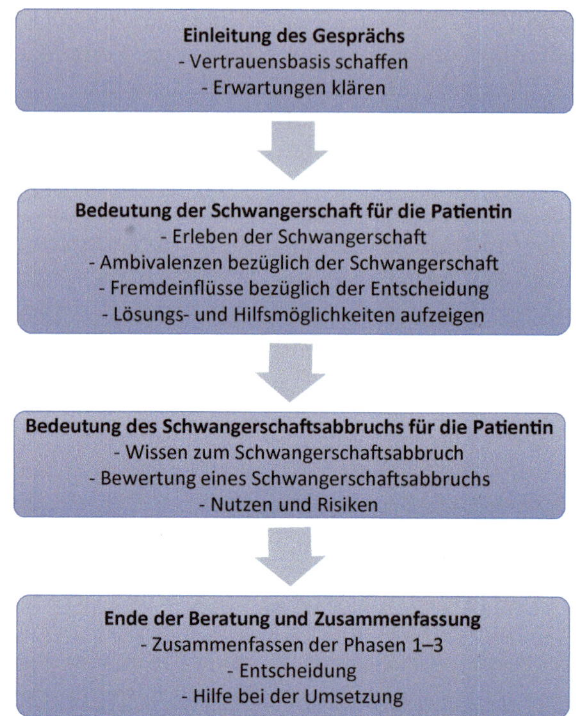

Abb. 3.40 Flowchart zur Schwangerschaftskonfliktberatung (in Anlehnung an das „Manual für das Beratungsgespräch vor einem Schwangerschaftsabbruch" der Schweizerischen Gesellschaft für Gynäkologie und Geburtshilfe)

Vorbereitung des Schwangerschaftsabbruchs

Entscheidet sich die Betroffene für einen Schwangerschaftsabbruch und sprechen keine rechtlichen Gründe dagegen (z. B. zeitliche Fristen zum straffreien Schwangerschaftsabbruch), so muss für diese medizinische Intervention, wie für andere medizinische Eingriffe auch, ein Aufklärungsgespräch erfolgen. Dieses informiert über die Möglichkeiten des medikamentösen und operativen Schwangerschaftsabbruchs inklusive des genauen Ablaufs, die Risiken, Nebenwirkungen und Komplikationen. Auch sind Kontraindikationen bezüglich der einzelnen Methoden anzusprechen. Das Gespräch soll mittels eines schriftlichen Aufklärungsprotokolls (▶ Abschn. 11.3) dokumentiert werden; dieses ist durch die urteilsfähige Frau zu unterschreiben. Die zu besprechenden Inhalte eines Aufklärungsgespräches sind in der folgenden Übersicht aufgeführt. Es ist empfehlenswert, der Frau in Abhängigkeit von der gewählten Methode ein Merkblatt auszuhändigen, in dem alle wichtigen Informationen (z. B. Informationen zur Methode, zeitlicher Verlauf, Verhaltenshinweise, Kontakt bei Fragen) in verständlicher Sprache aufgeführt sind.

Wichtige Inhalte eines Aufklärungsgesprächs vor Schwangerschaftsabbruch

– Information zu den rechtlichen Rahmenbedingungen
– Methoden des Schwangerschaftsabbruchs: medikamentös vs. operativ
– Ablauf, Risiken, Nebenwirkungen, Komplikationen und mögliche Kontraindikationen der einzelnen Methoden
– Blutgruppe der Frau (wegen Rhesus-Prophylaxe bei Rhesus-Negativität der Frau)

- bekannte Allergien
- Verhütung nach dem Schwangerschaftsabbruch/zukünftige Familienplanung
- Festlegung der Nachkontrolle
- Kostenübernahme des Schwangerschaftsabbruchs
- Information zu psychologischen Betreuungsmöglichkeiten

Dem Arzt, der den Schwangerschaftsabbruch durchführt, wird empfohlen, sich zuvor nochmals von der Dauer der Schwangerschaft zu überzeugen und dies mittels Ultraschallbild zu dokumentieren.

Wahl der Methode

Für einen Schwangerschaftsabbruch stehen unterschiedliche Methoden zur Verfügung, die nachfolgend dargestellt werden. Bei der Wahl der Methode ist zu berücksichtigen, dass der Zeitpunkt des Schwangerschaftsabbruchs einen Einfluss auf die anzuwendende Methode haben kann (z. B. länderspezifische Zulassungsregelung von Mifepriston, einrichtungsinterne Regelungen je nach Form des operativen Abbruchs). Daneben ist zu beachten, dass bei einem medikamentösen Schwangerschaftsabbruch mehrere Praxistermine notwendig sind, was für die Frau organisatorisch relevant sein kann. Ist die Frau Rhesus-negativ, so ist ihr nach dem Schwangerschaftsabbruch die Rhesus-Prophylaxe zu verabreichen.

- **Medikamentöser Schwangerschaftsabbruch**

Entscheidet sich die Frau für einen medikamentösen Schwangerschaftsabbruch, erfolgt die Einnahme eines Progesteronantagonisten, wie zum Beispiel Mifepriston (Mifegyne®) unter ärztlicher Aufsicht. Ein Progesteronantagonist verhindert über eine kompetitive Verdrängung des Progesterons vom Progesteronrezeptor die sekretorische Transformation des Endometriums zur Vorbereitung auf die Nidation einer befruchteten Eizelle und den Erhalt

einer Schwangerschaft im ersten Trimenon. Der medikamentöse Schwangerschaftsabbruch sollte nach internationaler Studienlage bis zum 63. Tag post menstruationem (Schädel-Steiß-Länge: 20 mm) nach Beginn der letzten Periode durchgeführt werden; bezüglich der zeitlichen Frist sind die länderspezifischen Zulassungsregelungen zu beachten.

Mifepriston darf bei Nachweis einer intrauterinen Chorionhöhle auch ohne Darstellung von embryonalen Strukturen abgegeben werden. In diesem Fall ist eine laborchemische Verlaufskontrolle am Tag der Misoprostolabgabe (Tag 3, siehe unten) und nach 14 Tagen empfehlenswert, um eine extrauterine Gravidität (EUG) auszuschließen.

Mifepriston darf in folgenden Fällen nicht abgegeben werden:

- Schwangerschaft nicht bestätigt
- Verdacht auf EUG
- internistische Grunderkrankungen, wie zum Beispiel schweres Asthma bronchiale oder Nebennierenrindeninsuffizienz

Die abortive Wirkung wird deutlich verbessert durch die sequenzielle Gabe eines Prostaglandinpräparats, wie zum Beispiel Misoprostol (Cytotec®). In der Schweiz ist Misoprostol allerdings nur für andere Indikationen zugelassen; aus juristischer Sicht ist es aber möglich, Misoprostol auch bei einer nicht registrierten Indikation anzuwenden („offlabel use"). Prostaglandine sind kontraindiziert, wenn eine kardiologische Vorbelastung im Sinne einer Angina pectoris besteht. Gut kompensierte angeborene Herzfehler sind keine Kontraindikation.

Durchführung   In der Praxis ist die kombinierte Abgabe von Mifepriston/Misoprostol klar und studienbasiert geregelt. Mifepriston wird am Tag 1 des Schemas abgeben; die Dosis beträgt 200–600 mg (1–3 Tabletten à 200 mg). Ein internationaler Vergleich zeigt aber, dass Dosen von 200–400 mg Mifepriston die Versagerquote nicht erhöhen. Nach einer Wartezeit von 36–48 h wird Misoprostol verabreicht; die Dosis beträgt 400 µg (2 Tabletten à 200 µg) als Einmaldosis, wahlweise per os, sublingual, bukkal oder vaginal. Nach 4 h kann bei Nichtausstoßung die Dosis von 400 μg wiederholt werden. Etwa 7–14 Tage später wird bei einer Nachuntersuchung geprüft, ob der Abbruch erfolgreich war.

Nebenwirkungen und Erfolgsrate   Nach Abgabe von Mifepriston kann es zum Auftreten einer ausgeprägten Blutung, starken Schmerzen, Fieber, starker Übelkeit und Mastodynie kommen. Die Erfolgsrate ist abhängig vom Verabreichungsmodus und der Dosis; sie liegt bei 92–98 %. 5 % der Schwangeren stoßen bereits vor der Gabe des Prostaglandins aus. Je nach Gestationsalter wird ein inkompletter Abort bei ca. 5 % beobachtet, verstärkte vaginale Blutungen bei ca. 3 % und eine weiterbestehende Schwangerschaft bei ca. 1,5 % der medikamentös durchgeführten Schwangerschaftsabbrüche.

Mifepristone und Stillen   Wenn die betroffene Frau stillt, ist kein Abpumpen der Milch notwendig. Die Frau kann während der Medikamenteneinnahme weiter stillen. Die Datenlage zeigt bisher keine Schädigungen durch eine der Substanzen in der Muttermilch. Mifegyne® wird in einer Dosis von 200 – 600 mg als unbedenklich eingestuft. Cytotec® wird sehr rasch abgebaut.

■ Operativer Schwangerschaftsabbruch

Soll eine Schwangerschaft operativ abgebrochen werden, so wird hierfür meist die Absaugmethode (Vakuumaspiration, Saugkürettage) angewandt. Dabei wird unter Voll-, Teil- oder lokaler Narkose die Zervix mittels Hegar-Stiften gedehnt und der Gebärmutterinhalt abgesaugt. Frauen, die noch nie schwanger waren, erhalten vor dem Eingriff ein Prostaglandinderivat, um die Zervix weicher und somit passierbarer zu machen. Alternativ kann eine Ausschabung (Kürettage) durchgeführt werden. Dieser Eingriff wird immer unter Ultraschallkontrolle durchgeführt, um Residuen zu vermeiden. Nach dem Eingriff können zumeist leichte Nachblutungen oder Unterleibsschmerzen, vergleichbar mit denen bei der

Menstruation, vorkommen. Selten treten nach dem Eingriff länger andauernde Blutungen, Infektionen, Entzündungen oder Thrombosen auf. Risiken bestehen in Verletzungen der Uteruswand, die mit Blutungen in die Bauchhöhle oder Verletzungen anderer Bauchorgane einhergehen können. Zur Behebung solcher Verletzungen kann eine Laparoskopie oder Laparotomie nötig werden. Bleibt ein Rest der Frucht im Uterus zurück, muss nochmals abgesaugt bzw. eine Kürettage durchgeführt werden. Eine Nachuntersuchung empfiehlt sich ca. 14 Tage nach dem Eingriff.

Schwangerschaftsabbruch bei Jugendlichen

Bei einer Jugendlichen, bei der ein Schwangerschaftsabbruch zur Diskussion steht, gilt es abzuklären, ob im Hinblick auf die konkrete Entscheidung (Schwangerschaftsabbruch Ja oder Nein) Urteilsfähigkeit gegeben ist (► Abschn. 1.3.4). Während des Beratungsgesprächs ist durch den Arzt zu prüfen, ob die Jugendliche aufgrund ihrer Entwicklung, der psychischen Reife und der vom Gesetz geforderten Vernunft und Selbstverantwortlichkeit dazu in der Lage ist, die Tragweite ihrer Entscheidung zu verstehen. Keinesfalls ist eine Jugendliche allein aufgrund ihres Alters als generell urteilsunfähig einzustufen. Die Frage, ob die gesetzlichen Vertreter zwingend miteinzubeziehen sind, hängt also von der Urteilsfähigkeit der Jugendlichen ab; ein Einbezug der Erziehungsberechtigten ist, sofern situativ möglich, aber immer wünschenswert.

Daneben sind möglicherweise besondere rechtliche und organisatorische Gesichtspunkte zu berücksichtigen:

- Neben dem ärztlichen Beratungsgespräch bezüglich der medizinischen Möglichkeiten muss sich in der Schweiz eine Jugendliche unter 16 Jahren zusätzlich einer Beratung durch eine auf Jugendliche spezialisierte Beratungsstelle unterziehen.
- In Österreich besteht keine Fristenregelung für einen straffreien Schwangerschaftsabbruch (entgegen der sonst gültigen

3 Monate) für Schwangere, die zur Zeit der Schwängerung das 18. Lebensjahr nicht erreicht haben.

- In Deutschland gilt die gleiche Frist wie bei Volljährigen; ein Beratungsgespräch muss aber zwingend an spezialisierter Stelle durchgeführt werden.

Verbleib des Schwangerschaftsmaterials

Der durch den Schwangerschaftsabbruch entfernte Embryo (kindliches Gewebe bis zur achten Schwangerschaftswoche nach der Empfängnis) bzw. Fötus (Bezeichnung nach Ausbildung der inneren Organe, ab der neunten Schwangerschaftswoche bis zur Geburt) muss unbedingt asserviert werden, da es sich hierbei nach einem geltend gemachten Sexualdelikt ebenfalls um Beweismaterial handelt. Mittels einer DNA-Analyse kann die Vaterschaft eines Tatverdächtigen ausgeschlossen oder bewiesen werden. Handelt es sich bei einem Tatverdächtigen um den biologischen Vater, so legt dies zumindest nahe, dass ein Geschlechtsverkehr zwischen beiden Personen erfolgt sein dürfte.

Die Aufbewahrung des Materials bis zu einer DNA-Untersuchung erfolgt tiefgekühlt. Für eine Auswertung wird ein Auftrag der Ermittlungsbehörde benötigt.

Fallbeispiel

Eine 16-jährige, in einem Heim lebende Jugendliche gab an, dass sie in den letzten 2 Monaten durch einen Mitbewohner mehrmals zum ungeschützten vaginalen Geschlechtsverkehr gezwungen worden sei, zuletzt etwa 2 Wochen vor der Untersuchung. Sie habe zuvor noch nie Geschlechtsverkehr mit einem anderen Jungen gehabt. Sie habe dies eigentlich gar nicht erzählen wollen, doch nachdem ihre Periode ausgeblieben sei, habe sie sich einer Betreuerin anvertraut und ihr die gesamte Geschichte erzählt. Die Betreuerin informierte in Absprache mit der Heimleitung die Polizei, worauf eine forensisch-gynäkologische Untersuchung in die Wege geleitet wurde. Hierbei wurde festgestellt, dass das Hymen eine randständige Kerbe bei 5 Uhr SSL

aufwies; frische Verletzungen lagen nicht vor. Auf eine DNA-Spurensicherung wurde aufgrund der seit dem letzten Ereignis vergangenen Zeit verzichtet. Allerdings zeigte sich, dass die Jugendliche in der vierten Woche schwanger war. Sie entschied sich für einen Schwangerschaftsabbruch. Vom Embryo wurde im Auftrag der Ermittlungsbehörde ein DNA-Profil erstellt, welches die Vaterschaft des von der Jugendlichen angegebenen Jungen bestätigte. Dieser hatte bis dahin geleugnet, je mit der Jugendlichen geschlafen zu haben, gab seine Taten später aber zu.

3.5.2 Bestehende Schwangerschaft

Liegt zum Zeitpunkt des Ereignisses bereits eine Schwangerschaft vor, so spielt neben der medizinischen Kontrolle der Schwangerschaft die psychologische Betreuung der Frau eine große Rolle. Eine solche Erfahrung könnte beispielsweise einen Einfluss auf die spätere Beziehung zum neugeborenen Kind haben. In Abhängigkeit von der Dauer der Schwangerschaft und dem Zustand der Frau ist über eine engmaschige Kontrolle oder sogar eine stationäre Aufnahme zu diskutieren.

Besteht der Verdacht, dass beim Ereignis grobe mechanische Gewalt angewandt wurde und daher abdominelle Verletzungen entstanden sein könnten, oder werden entsprechende Beschwerden geäußert, ist eine laborchemische Kontrolle des fetalen Hämoglobins (HbF) zu empfehlen. HbF tritt bei inneren Traumen, die den Fetus betreffen, über die Plazenta in das mütterliche Blut über und kann so im mütterlichen Blut getestet werden. Ferner ist eine eventuell nötige Medikation der Schwangerschaft anzupassen.

3.5.3 Geltend gemachte Erinnerungslücke

Mit der zunehmenden Verbreitung sogenannter „K.O.-Mittel" haben auch die Untersuchungen von Personen zugenommen, die eine

Erinnerungslücke geltend machen und vermuten, dass es unter Einfluss einer solchen Substanz zu einem sexuellen Übergriff gekommen sein könnte. Sofern sich die Person relativ zeitnah nach dem Ereignis meldet, ist es wichtig, bereits am Telefon bzw. bei der direkten Anmeldung im Spital oder in der Praxis danach zu fragen. Wird die Frage nach einer Erinnerungslücke von der Person bejaht, dann sollte die Untersuchung schnellstmöglich in die Wege geleitet werden. Die Person sollte darauf hingewiesen werden, bis zur Untersuchung nach Möglichkeit keinen Urin zu lösen.

Liegt der Verdacht vor, dass „K.O.-Mittel" im Spiel sein könnten, sollten seitens des Untersuchers folgende Fragen abgeklärt werden:

- Liegt eine Erinnerungslücke für einen bestimmten Zeitraum vor? Wenn ja, für welchen Zeitraum?
- Bestand ein plötzlicher Dämmerzustand? Sind vor- oder nachher andere, untypische Symptome aufgefallen? Wenn ja, welche?
- Wurde das Getränk unbeaufsichtigt stehen gelassen?
- Ist beim Getränk eine Veränderung des Geschmacks aufgefallen?
- Wurde erbrochen? Falls ja, kann das Erbrochene noch asserviert werden?

Zwar ist die Applikation von „K.O.-Mitteln" durch eine andere Person ein häufiger Versuch zur Erklärung einer Erinnerungslücke, aber man sollte sich dessen bewusst sein, dass eine Erinnerungslücke auch von der Person selbst hervorgerufen worden sein könnte. Der Konsum von Alkohol, ggf. im Übermaß oder in Kombination mit Drogen oder zentralnervös wirksamen Medikamenten, kann eine Erinnerungslücke auch ohne fremdes Zutun hervorrufen. Zudem sollten medizinische Ursachen für Erinnerungslücken erwogen werden (▶ Übersicht). Die Vermutung, dass es zu einem sexuellen Übergriff gekommen sein könnte, weil jemand eine Erinnerungslücke geltend macht, sollte nicht automatisch zu dem Schluss führen, dass alleinig „K.O.-Mittel" dafür verantwortlich sein können. Je nach klinischem Bild gilt es, medizinische Abklärungen in die Wege zu leiten.

Mögliche Differenzialdiagnosen einer geltend gemachten Erinnerungslücke
- Bewusste oder unbewusste Einnahme zentralnervös dämpfender Substanzen
- Schädel-Hirn-Trauma
- epileptischer Anfall
- Meningitis, Enzephalitis
- Migräne
- Synkope (vasovagal, kardial usw.)
- Hypo-, Hyperglykämie
- neuropsychologische Mechanismen wie Verdrängung nach einem traumatischen Erlebnis

„K.O.-Mittel"

Unter „K.O.-Mitteln" werden zentral wirksame Substanzen zusammengefasst (◻ Tab. 3.11), denen eine narkotisierende Wirkung gemeinsam ist und die daher bei sogenannten substanzassoziierten Straftaten zur Anwendung kommen. Wesentlich ist das Auftreten einer anterograden Amnesie, sodass die betroffenen Personen sich nicht mehr an das Geschehene erinnern können. Die Amnesie muss nicht mit einem völligen Bewusstseinsverlust einhergehen, sodass das Opfer durchaus zu sexuellen Handlungen in der Lage sein kann. Daneben können folgende Symptome auftreten: Verwirrtheit, Schwindel, Verlust der Muskelkontrolle, Übelkeit, Hypotonus und erniedrigte Herzfrequenz sowie eine Enthemmung. Auch ist bekannt, dass Substanzen wie Midazolam oder Diazepam lebhafte sexuelle Phantasien hervorrufen können, ohne dass ein sexueller Übergriff erfolgt ist.

Dieses Wirkungsmuster ist geeignet, Straftaten wie Sexualdelikte zu begehen. Problematisch ist aus forensischer Sicht, dass manche dieser Substanzen nur sehr kurze Halbwertzeiten aufweisen, was dazu führt, dass sie nur relativ kurze Zeit im Körper nachweisbar sind. Daneben besteht in diesen Fällen situationsbedingt oftmals eine längere Latenzzeit, bis sich die betroffene Person zur Polizei oder in medizinische Obhut begibt. Mögliche Gründe sind:

◘ Tab. 3.11 Auswahl von Substanzen, die als „K.O.-Mittel" zum Einsatz kommen können

Substanzklasse	Beispiele
Benzodiazepine	Flunitrazepam, Nitrazepam, Midazolam
Nicht benzodiazepinhaltige Hypnotika	Zopiclon, Zolpidem, Zaleplon
Anticholinergika	Scopolamin, Hyoscin, Atropin
Antihistaminika	Diphenhydramin, Doxylamin, Hydroxyzin
Muskelrelaxanzien	Baclofen, Tizanidin
Barbiturate	Thiopental, Phenobarbital
Diverse Psychopharmaka und andere Medikamente	Clonidin, Clozapin
Illegale Drogen	Amphetamine, Cannabisprodukte, Kokain, Opiate
Andere Substanzen	Gammahydroxybuttersäure (GHB), Ketamin, 1,4-Butandiol, Gammabutyrolakton (GBL)
Alkohol	

- Ausschlafen nach Konsum der zentral wirksamen Substanz
- Realisierung, dass man sich nicht mehr oder nur in Bruchstücken an das Geschehene erinnern kann; Versuch, die Erinnerungslücke zu füllen
- Feststellen, dass es ggf. zu einer sexuellen Handlung gekommen sein könnte (Aufwachen in nacktem oder nur teilbekleidetem Zustand oder mit einer fremden Person im Bett, Kleidung sitzt nicht mehr richtig, Schmerzen oder Anhaftungen wie Blut oder spermaverdächtiges Material im Genitalbereich o. Ä.)
- Kontaktaufnahme mit Freunden, mit denen man ausgegangen ist, um zu erfahren, was passiert ist
- Recherche, welche Möglichkeiten man nun hat (Internet, Beratungsstellen o. Ä.)
- Entscheidungsfindung, zur Polizei oder zu einem Arzt zu gehen

All dies kostet wertvolle Zeit, was am Ende dazu führen kann, dass eine Substanz zwar appliziert wurde und sich tatsächlich ein Sexualdelikt ereignet hat, aber der Substanznachweis nicht mehr erfolgen kann, da die Substanz bereits im Körper abgebaut wurde.

Äußert die betroffene Person nicht selbst den Verdacht, dass ihr „K.O.-Mittel" appliziert worden sein könnten, kann beispielhaft Folgendes darauf hinweisen:

- gestörtes Bewusstsein, lückenhafte Erinnerung, Desorientierung, verwirrter Zustand
- Lallen, Verlust der Koordination
- Symptome einer Intoxikation, die nicht zum angegebenen Konsum von Alkohol oder anderen Substanzen passen
- verkehrt angezogene oder verlorene Kleidung
- Verletzungen, die nicht erklärt werden können

▪ Date-rape-Drogen

Diese auch als „Vergewaltigungsdrogen" oder „Liebesdrogen" bezeichneten Substanzen rufen eine sexuelle Enthemmung hervor. Sie können bewusst konsumiert werden, kommen aber auch deliktisch zum Einsatz, um die Möglichkeit eines wahrscheinlich unerwünschten Sexualkontakts zu erhöhen.

▪ Beispiel GHB

Gammahydroxybuttersäure, abgekürzt GHB, ist nur eine mögliche Substanz, die als „K.O.-Mittel" zum Einsatz kommen kann. Allerdings wird sie häufig im Zusammenhang mit diesem Thema genannt, sodass kurz darauf eingegangen werden soll. GHB kommt als hygroskopischer Feststoff oder als primär farblose Flüssigkeit vor, ist geruchlos und zeichnet sich durch einen leicht salzigen bis seifigen Geschmack aus. Es wird bewusst als Partydroge (bekannt unter den Namen Liquid Ecstasy, Liquid E, Liquid X, Fantasy) oder als „K.O.-Mittel" eingesetzt und entfaltet seine Wirkung innerhalb von 15–30 min nach der Aufnahme. Die Wirkung ist abhängig von der applizierten Dosis (◘ Tab. 3.12).

Insbesondere in Kombination mit anderen atemdepressiv wirksamen Substanzen (z. B. Alkohol) oder allein bei hoher Dosierung können eine lebensbedrohliche Atemdepression und eine Herzrhythmusstörung auftreten. Auch besteht bei Übelkeit und Erbrechen in Zusammenhang mit einer relevanten Einschränkung des Bewusstseins die Gefahr des Erstickungstods.

GHB weist eine Halbwertszeit von nur etwa 30 min auf, was für den Nachweis einer Aufnahme dieser Substanz eine zeitnahe Asservierung von Blut und Urin erfordert. Während GHB im Blut nur innerhalb von ca. 6–8 h nach Aufnahme nachgewiesen werden kann, ist ein Nachweis im Urin ca. 12–18 h nach der Aufnahme möglich. Bei der Interpretation der Untersuchungsergebnisse ist zu berücksichtigen, dass GHB auch physiologisch im Körper vorkommt (endogene Konzentration <10 mg/l), sodass eine einmalige Gabe ggf. nur schwierig zu belegen ist.

Vorgehen bei Verdacht auf Applikation von „K.O.-Mitteln"

Aufgrund der teils kurzen Halbwertszeiten und dem damit verbundenen schnellen Abbau einzelner Substanzen im Körper ist es in diesen Fällen sehr wichtig, eine forensisch-klinische Untersuchung schnellstmöglich in die Wege zu leiten. Trifft die Person in der Praxis oder im Spital ein, sollten die Asservate Blut und Urin schon zu Beginn der Untersuchung genommen werden.

> Schnellstmögliche Asservierung von Blut und Urin bereits zu Beginn oder schon vor der forensisch-klinischen Untersuchung bei Verdacht auf Applikation von „K.O.-Mitteln". Jede mit dem Fall befasste Person sollte also daran denken!

Sofern mit der Tat in Verbindung stehende Getränke- und/oder Speisereste zur Verfügung stehen, können auch diese auf Rückstände solcher Substanzen untersucht werden. Auch Erbrochenes kann für eine toxikologische Untersuchung genutzt werden. Liegt das Ereignis zu lange zurück, sollte die Möglichkeit einer Haaranalyse in Betracht gezogen werden (► Abschn. Asservate für chemisch-toxikologische Untersuchungen). Der analytische Nachweis einer einmaligen Einnahme/Verabreichung ist jedoch nicht immer möglich.

Fallbeispiel

Eine junge Frau erklärt, sie habe auf einer Dating-Platform im Internet einen Mann kennengelernt. Nach mehrtägigem SMS-Chat sei ein erstes Treffen bei der Frau zu Hause an einem

---

◘ Tab. 3.12 Dosisabhängige Wirkung von GHB

Dosis [g]	Wirkung
~ 0,5–1,5	Anxiolyse, Entspannung, Euphorie, motorische Beeinträchtigung
~ 1,5–2,5	Stimmungs- und Antriebssteigerung, aphrodisierende Wirkung
~ 2,5–3,0	Übelkeit, Erbrechen, stark einschläfernd, Myoklonien, Bradykardie, Amnesie
~ 3,0–4,0	Bewusstlosigkeit
>4,0	Atemdepression, Koma

Freitagabend vereinbart worden. Während des Abendessens habe sie ein Glas Rotwein getrunken und kurze Zeit später gemerkt, dass es ihr nicht gut gehe. Sie sei am Samstag früh morgens in ihrem Bett aufgewacht und habe festgestellt, dass sie sich nicht erinnern könne, was am Abend zuvor im Anschluss an das Abendessen passiert sei. Ihr Besucher sei zu diesem Zeitpunkt nicht mehr anwesend gewesen.

Während des darauffolgenden Tages habe sie lange überlegt, was sie tun solle. Da sie Bauchschmerzen gehabt habe, habe sie vermutet, dass es zu einem sexuellen Übergriff gekommen sein könnte. Am Samstagabend habe sie deshalb beschlossen, doch zur Polizei zu gehen, worauf eine forensisch-gynäkologische Untersuchung in die Wege geleitet worden sei. Diese fand am Sonntagmorgen kurz nach Mitternacht statt. Die Asservate Blut und Urin wurden ca. 26 h nach dem vermuteten Ereignis abgenommen. Durch den zuständigen Staatsanwalt wurde eine chemisch-toxikologische Untersuchung in die Wege geleitet, welche folgende Ergebnisse zeigte:

- Alkoholkonzentration im Blut: negativ
- immunologisches Screening im Blut: positiv für Amphetamine/XTC (Ecstasy)
- quantitative Analysen im Blut: MDMA 95 µg/l, MDA 15 µg/l
- Analyse des Rotweins: MDMA 70 µg/l
- Haaranalyse ohne Hinweise auf einen regelmäßigen Konsum von Alkohol oder Drogen

Aufgrund der Untersuchungsergebnisse war die geltend gemachte Erinnerungslücke erklärbar.

Dokumentation und Spurensicherung

C. A. Schön

© Springer-Verlag GmbH Deutschland, ein Teil von Springer Nature 2019
C. A. Schön, K. Wolf (Hrsg.), *Medizinische Akutversorgung nach sexualisierter Gewalt*,
https://doi.org/10.1007/978-3-662-56174-4_4

In Abhängigkeit vom Zeitintervall zwischen dem Ereignis und der forensisch-klinischen Untersuchung stehen die Dokumentation von Verletzungen und weiterer relevanter Befunde sowie die Spurensicherung aus forensischer Sicht im Zentrum, da dies die Beweisgrundlage des Falls verbessern kann. Durch den Nachweis von Verletzungen, deren Beurteilung und die Auswertung von Spuren können die Aussagen der betroffenen Person untermauert, Falschaussagen aufgedeckt, Tatverdächtige entlastet bzw. der wahre Täter ggf. gefasst und somit weitere Übergriffe vermieden werden. Gleichzeitig handelt es sich hierbei um eine Art von Untersuchung, die sich von klinischen Untersuchungen wesentlich unterscheidet. Da diese Aufgaben nicht zum klinischen Alltag gehören, wird in diesem Kapital vertieft darauf eingegangen.

4.1 Spurensicherungssets („sexual assault care kits" oder „sexual assault evidence kits")

Für Untersuchungen nach sexualisierter Gewalt gibt es bereits vorgefertigte Spurensicherungssets (z. B. „sexual assault care kit", Firma Prionics; ◘ Abb. 4.1), in denen Materialien zur Dokumentation (Dokumentationsbogen, Maßstab), für die Spurensicherung, die Toluidinblaufärbung und die Blut- und Urinentnahme enthalten sind. Darüber hinaus können Empfehlungen, zum Beispiel für den ersten Kontakt am Telefon, vorhanden sein. Da forensisch-klinische Untersuchungen für unerfahrene Untersucher aufgrund ihrer Komplexität und der eventuellen rechtlichen Bedeutung mit Stress verbunden sein können, ist es ratsam, solche standardisierten Sets für diese Untersuchungen zu benutzen. Dadurch ist sichergestellt, dass ein Grossteil für die Spurensicherung benötigten Materialien zur Verfügung stehen und diese im Anschluss korrekt für Aufbewahrung und Transport verpackt werden können.

Nachteilig sind die relativ hohen Kosten für ein vorgefertigtes standardisiertes, kommerziell erhältliches Spurensicherungsset, da diese über die Einzelpreise der darin enthaltenen Materialien hinausgehen. Zudem wird oft nur ein Teil des Materials genutzt und der Rest oftmals entsorgt. Als Alternative kann überlegt werden, an die eigenen Bedürfnisse oder an verschiedene Situationen (zeitlicher Faktor: akute Situation innerhalb 72 h/länger zurückliegend, Kinder, Betagte, Männer, Frauen) angepasste Untersuchungskits selbst zusammenzustellen.

4.2 Dokumentationsbögen

Die Nutzung eines standardisierten Dokumentationsbogens hat den Vorteil, dass dieser aufgrund seines Aufbaus im Sinne einer detaillierten Anleitung durch die Untersuchung leitet und somit die Qualität der Untersuchung erhöht. Ein solcher Dokumentationsbogen ist in vorgefertigten Spurensicherungssets enthalten, sollte aber generell für forensisch-klinische Untersuchungen benutzt werden. Neben Angaben zur untersuchten Person und der Untersuchung als solcher (Untersucher, Ort, Zeitpunkt usw.) beinhaltet dieser zum Beispiel Fragen zum Ereignis und zur klinischen Anamnese sowie Angaben zu den festgestellten Verletzungen und zu den zu asservierenden Spuren. In der Regel sind auch Körperschemata enthalten, worin die festgestellten Verletzungen oder andere Befunde eingezeichnet werden können. Solche Dokumentationsbögen sollten in ausreichender Zahl vorhanden sein. Ein Vorschlag für eine Checkliste zur Untersuchung von Frau und Mann ist in ► Abschn. 11.1 aufgeführt.

4.3 Dokumentation von Befunden

Grundsätzlich sollten Verletzungen und andere relevante Befunde im Rahmen einer forensisch-klinischen Untersuchung qualitativ hochwertig in Bild und Schrift dokumentiert werden. Eine gute, gerichtsverwertbare Dokumentation kann einem Gutachter die forensische Beurteilung eines Falls ermöglichen, selbst ohne die betroffene Person gesehen zu haben. Auch wird damit

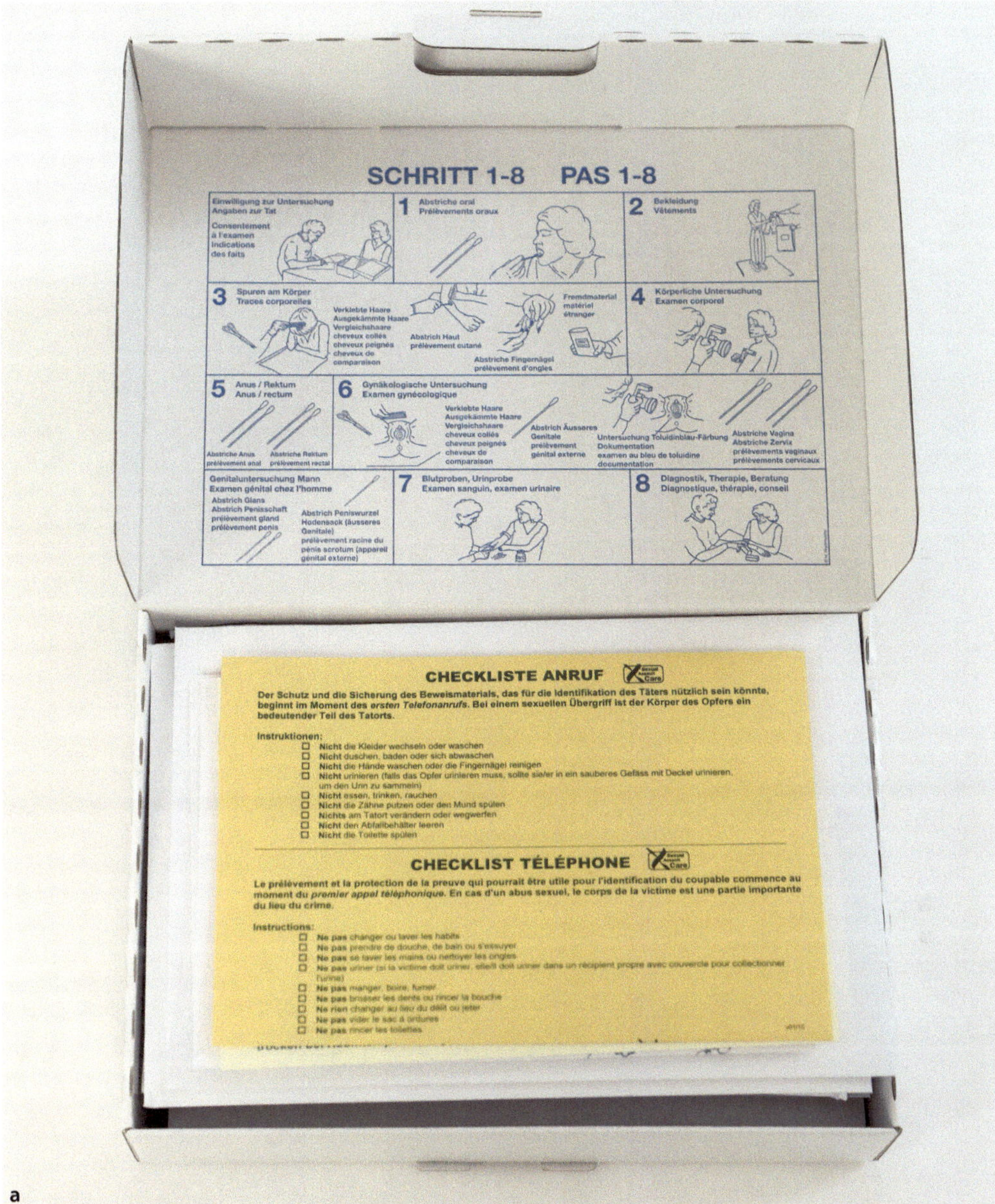

a

◨ Abb. 4.1a–c Beispiel eines standardisierten Spurensicherungssets (Set für die ärztliche Untersuchung und Sicherung von Beweismitteln nach Sexualdelikt, Firma Prionics). **a** Asservatebox mit Beschreibung des schrittweisen Vorgehens bei der forensisch-gynäkologischen Untersuchung auf der Innenseite des Deckels. **b** In der Box der Reihenfolge nach angeordnete Umschläge für jeden Untersuchungsschritt mit dem dazugehörigen Material als Inhalt; auf dem Umschlag jeweils eine Beschreibung des Vorgehens des einzelnen Schritts. **c** Inhalt des Spurensicherungssets im Detail: Asservatebox für die bei Zimmertemperatur zu lagernden Asservate, Abstrichtupfer, DNA-freie Flüssigkeit, Klebesiegel zur Versiegelung der Kartonfaltschachteln und der Asservatebox, Kartonfaltschachteln zum Verpacken der Abstrichtupfer, Papierunterlage, Toluidinblau und Essigsäure, Becher für Urinprobe, Blutentnahmeröhrchen und Nadel, Beutel für Asservate für chemisch-toxikologische Untersuchungen (Blut und Urin), Papiersäcke für verschiedene Asservate (z. B. Kleidungsstücke), Einmalkamm. (Hier nicht abgebildet: Dokumentationsbogen, Anleitung für telefonischen Erstkontakt.) (Mit freundlicher Genehmigung von Stephan Wiesner, Bern, Schweiz)

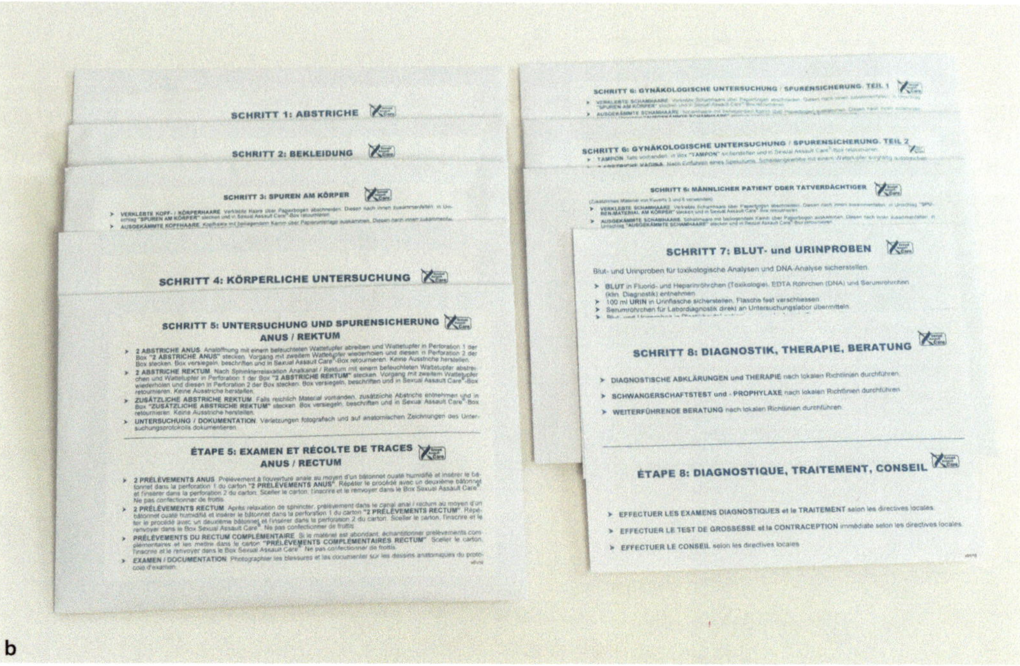

b

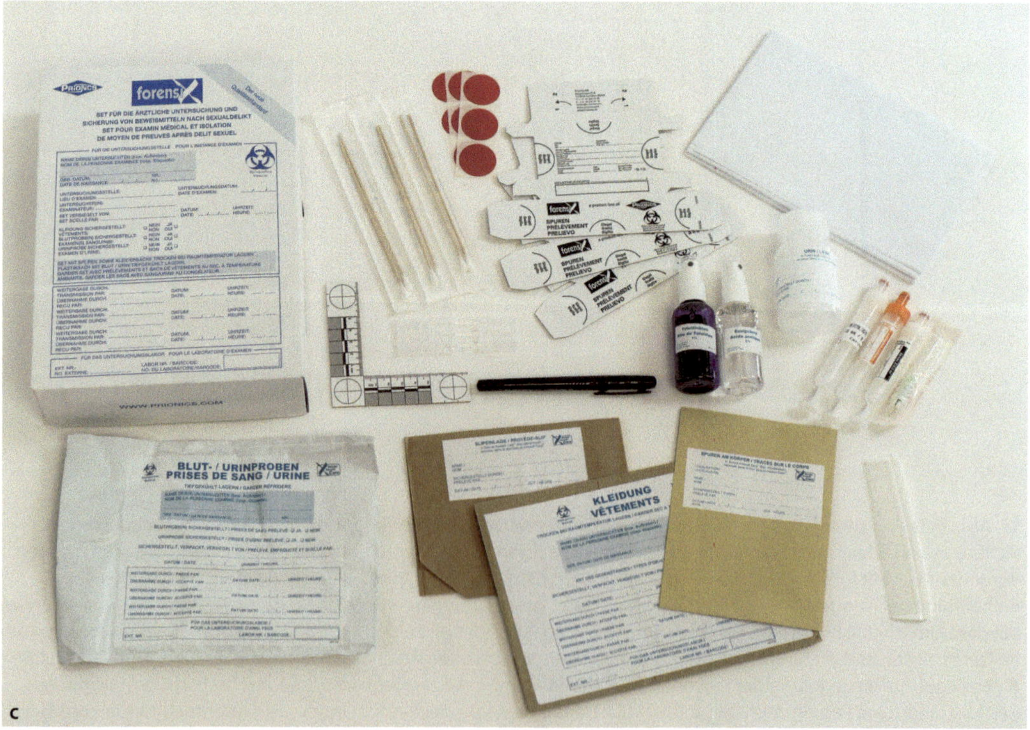

c

■ **Abb. 4.1** (Fortsetzung)

ermöglicht, weitere Meinungen einzuholen und eine ggf. notwendige Zweituntersuchung, die die zu untersuchende Person erneut belasten würde, zu verhindern. Gut dokumentierte Befunde können zudem in der Aus- und Weiterbildung eingesetzt werden, was auch zukünftigen Probanden zugutekommen würde.

4.3.1　Fotodokumentation

Eine korrekte und qualitativ hochwertige Fotodokumentation von Verletzungen und anderen wesentlichen Befunden sollte bei einer forensisch-klinischen Untersuchung standardmäßig durchgeführt werden, um die vorliegenden Befunde realitätsgetreu festzuhalten. Wird eine Fotodokumentation durch den Untersucher selbst (und im Fall einer Strafanzeige nicht beispielsweise durch die Polizei/Kriminaltechnik) erstellt, so sollte eine handliche und bedienerfreundliche Digitalkamera zum Einsatz kommen. Ein großes und schwenkbares Display ist vorteilhaft, um nötigenfalls auch aus einer ungünstigen Position heraus sehen zu können, was fotografiert wird. Jeder sollte wissen, wo die Kamera in der Arztpraxis oder auf der Station zu finden ist. Die Kamera sollte jederzeit einsatzbereit sein, was bedeutet, dass regelmäßig sichergestellt werden muss, dass eine Speicherkarte enthalten und der Akku geladen ist. Ein geladener Ersatzakku sollte ebenfalls zur Verfügung stehen. Um anhand der Bilddatei nachweisen zu können, an welchem Tag die Bilder angefertigt wurden, ist es wichtig, dass im Menü der Kamera die korrekten Zeitangaben gespeichert werden. Das für eine Fotodokumentation benötigte Material ist in der folgenden ▶ Übersicht aufgeführt.

> **Material für die Fotodokumentation**
> ▬ Digitale Kompaktkamera oder digitale Spiegelreflexkamera
> ▬ Speicherkarte
> ▬ Akku und Ersatzakku
> ▬ reflexionsfreier Maßstab, ggf. mit Farbskala
> ▬ Computer

Durchführung

Zu Beginn der Fotodokumentation empfiehlt es sich, eine Aufnahme der gesamten Person zu erstellen. Dies vermittelt einerseits einen Gesamteindruck, andererseits ist so nachvollziehbar, zu wem die anschließenden Bilder von Verletzungen gehören (Patientenidentifikation). Für diesen Zweck ist es zudem ratsam, ein Portrait des Gesichts von vorne und im Profil anzufertigen. Alternativ kann die Fotoserie zu einer Person mit der Fotografie der Patientenetikette begonnen werden, jedoch ist hierbei zu berücksichtigen, dass sich bei diesem Vorgehen auf die Identität der untersuchten Person verlassen wird. Eine Fotodokumentation sollte immer von allen Befunden (Verletzungen, krankhafte Befunde, Spuren) erfolgen; eine Fotodokumentation von sichtbaren Spuren vor deren Sicherung versteht sich von selbst.

> ❯ **Die Kamera sollte im Hinblick auf korrekt eingestellte Zeitangaben geprüft und die Fotoserie einer Untersuchung mindestens mit dem Bild des Patientenetiketts begonnen werden, um die Bilder später zuordnen zu können.**

Heutzutage besteht in Spitälern jedoch bereits die Möglichkeit, im Setting einer Kamera einen Patienten auszuwählen, so dass die erstellten Bilder direkt in der zugehörigen Patientenakte abgespeichert werden können. Wichtig ist hier, dass nicht der falsche Patient zu Beginn der Dokumentation angeklickt wird.

Bei einer korrekten Fotodokumentation von Verletzungen oder anderen wichtigen Befunden wird wie in ◻ Abb. 4.2 beschrieben vorgegangen.

Übersichtsbild　Jeder Befund wird in einem Übersichtsbild festgehalten, auf dem ersichtlich ist, in welcher Körperregion sich dieser befindet. Liegt zum Beispiel eine Verletzung am linken Unterarm vor, so wird der gesamte linke Unterarm inklusive Ellenbogen und Hand erfasst. Befinden sich viele Befunde in einer Körperregion, so reicht es oftmals aus, von dieser Region ein einziges Bild zu machen. Es ist darauf zu achten, dass keinesfalls Personen oder Gegenstände, die nicht ins Bild gehören, miterfasst werden.

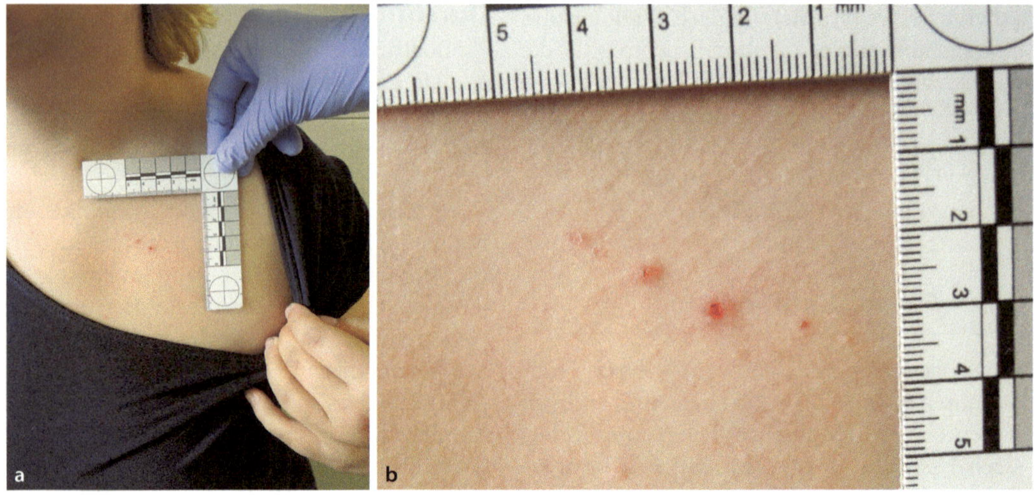

Abb. 4.2a,b Fotodokumentation von Verletzungen bei der forensisch-gynäkologischen Untersuchung. **a** Übersichtsaufnahme der Körperregion, wo sich die Verletzung befindet, **b** Detailaufnahme der Verletzung mit Maßstab

Detailbild Danach wird der Befund im Detail fotografiert. Dieses Bild erfolgt immer mit einem Maßstab (**Abb. 4.3**), damit die Größenverhältnisse nachvollziehbar sind. Der Maßstab sollte in einer horizontalen oder vertikalen Ausrichtung positioniert werden. Ferner ist eine Ausrichtung in der Ebene des zu dokumentierenden Befunds wichtig, damit eine exakte Messung möglich ist. Kann ein Befund aus einer einzelnen Perspektive nicht vollständig erfasst werden, so muss er aus verschiedenen Winkeln aufgenommen werden. Wichtig ist, dass Teile der Verletzung nicht zum Beispiel durch Kleidung, Schmuck, die getragene Brille oder den Maßstab selbst überdeckt werden (siehe oben). Auch ist auf den Schattenwurf des Maßstabs zu achten, damit der Befund nicht davon überdeckt wird. Um die Farbe von Befunden korrekt beurteilen zu können, existieren Maßstäbe mit einer Farbskala. Steht kein Maßstab zur Verfügung, kann als Alternative notfalls ein größenkonstanter Gegenstand, wie zum Beispiel eine Geldmünze oder ein Kugelschreiber, verwendet werden (**Abb. 4.4**).

Grundsätzlich ist Wert darauf zu legen, dass die Bilder eine hohe Qualität aufweisen. Neben den aufgeführten Kriterien ist darauf zu achten, dass die Bilder scharf und nicht über- oder unterbelichtet sind sowie eine gute Farbqualität zeigen. Eine Überprüfung der Qualität des einzelnen Bildes sollte direkt im Anschluss an die Dokumentation erfolgen, damit im Fall eines schlechten Fotos eine neue Aufnahme angefertigt werden kann.

Eine Fotodokumentation von anogenitalen Befunden kann von der betroffenen Person als unangenehm und beschämend empfunden werden. Daher sollte man bereits bei der Aufklärung über den Nutzen der Fotodokumentation sowie den Verbleib der Fotos informieren und sich die Einwilligung zu dieser Form der Dokumentation durch die Person geben lassen (▶ Abschn. 11.3). Lehnt die Person eine Fotodokumentation der körperlichen und/oder anogenitalen Befunde ab, so sollte man ihr deren Bedeutung nochmals erklären, ihre Entscheidung jedoch respektieren. Eine solche Entscheidung kann zum Beispiel aus Scham getroffen werden, aber auch kulturelle Hintergründe haben. Die angefertigten Fotos sollten archiviert und dem Bericht nicht routinemässig, zum Beispiel in Form einer Bildmappe, beigelegt werden. Eine Herausgabe an die Ermittlungsbehörde erfolgt dann erst deren Antrag hin.

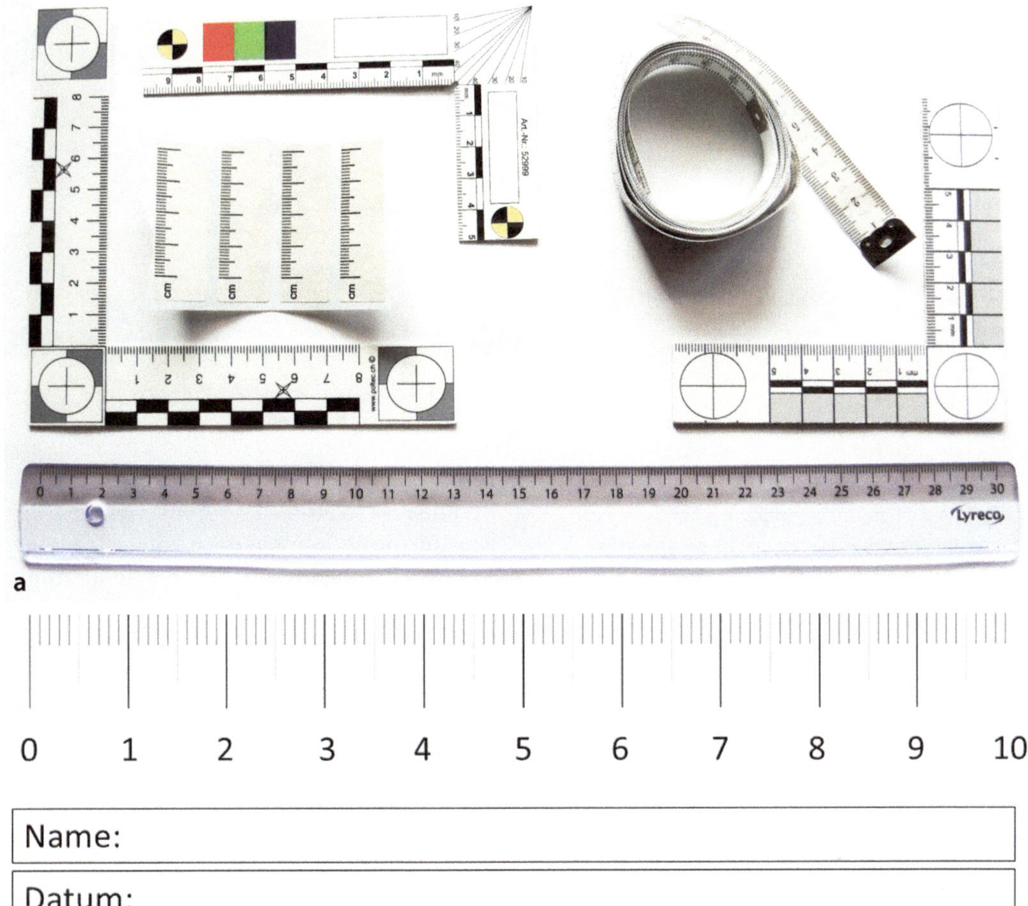

□ **Abb. 4.3** **a** Beispiele von Maßstäben, die zu Dokumentationszwecken zum Einsatz kommen können: Lineal, Winkelmaßstab aus Plastik, Klebeetiketten mit Maßstab, Winkelmaßstab aus Plastik mit Farbskala, flexibles Maßband, kleinerer Winkelmaßstab aus Pappe. **b** Skizze eines Plastikmaßstabs, der mit dem Namen der zu untersuchenden Person und dem Untersuchungsdatum versehen, nach der Untersuchung gereinigt und desinfiziert und somit wiederverwertet werden kann

Es obliegt den Institutionen, ob nur positive Befunde im Sinne von Spuren, Verletzungen usw. fotografisch dokumentiert oder ob regelmäßig auch Negativbefunde insbesondere der Genitalregion dokumentiert werden. Es empfiehlt sich, dies innerhalb einer Institution einheitlich und in Absprache mit der Ermittlungsbehörde zu handhaben. Fallbezogen kann eine Dokumentation von Negativbefunden sinnvoll sein, zum Beispiel dann, wenn eine Strangulation geltend gemacht wurde, aber keine Befunde am Hals oder Punktblutungen in den Bindehäuten (▶ Abschn. 5.1.1) vorliegen.

Wichtig ist zudem, dass gemachte Bilder einheitlich und unter den korrekten Personenangaben abgelegt werden (z. B. Ausdruck der Bilder und Ablage in der Patientenakte, Ablage in einer digitalen Patientenakte).

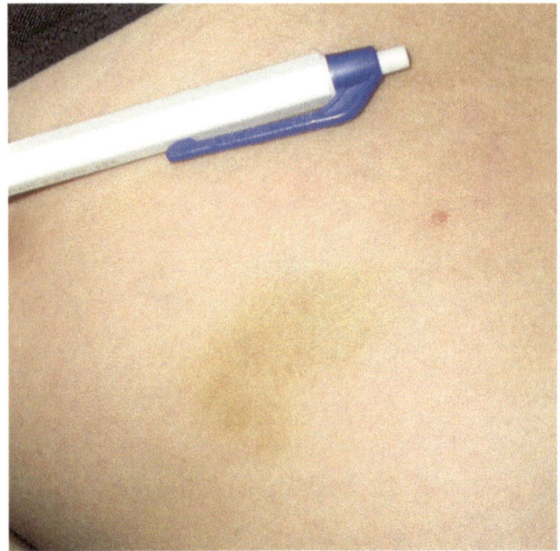

4.3.2   Kolposkopie

Bei der Kolposkopie handelt es sich um ein Untersuchungsverfahren, das in der Routine insbesondere für eine genaue Inspektion der Zervixoberfläche bei verdächtigen krankhaften Befunden eingesetzt wird (Abb. 4.5). Wird es bei der forensisch-gynäkologischen Untersuchung benutzt, ermöglicht es eine sehr genaue Darstellung von äußeren und inneren Verletzungen bzw. die Differenzierung zwischen Verletzungen und krankhaften Veränderungen auch bei sehr kleinen Befunden. Durch Nutzung eines Kolposkops für die Visualisierung von Verletzungen kann gegenüber der alleinigen Untersuchung mit bloßem Auge die Wahrscheinlichkeit erhöht werden, solche überhaupt zu erkennen. Neben der Tatsache, dass ein Kolposkop zur Verfügung stehen muss, will jedoch auch der Umgang mit diesem Instrument gelernt sein. Der Einsatz eines Kolposkops ist insbesondere bei kindergynäkologischen Untersuchungen bekannt.

Das Kolposkop enthält eine Lichtquelle und eine Vergrößerungsoptik, die es ermöglicht,

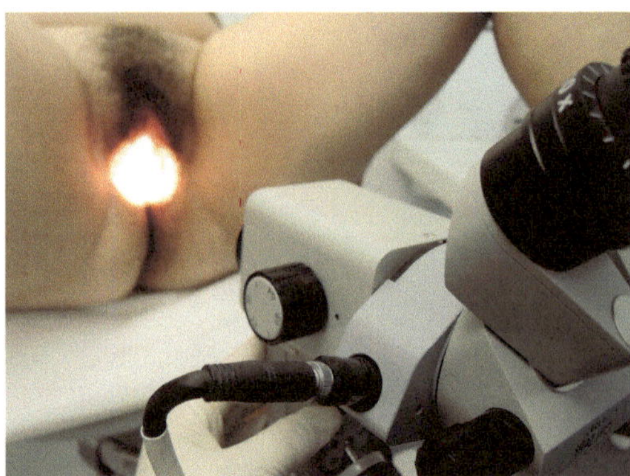

Befunde bis zu 30-fach vergrößert darzustellen, was für die Dokumentation von sehr kleinen Befunden vorteilhaft ist. Für eine qualitativ hochwertige Dokumentation können mit einem Kolposkop Fotos und auch Videofilme erstellt werden. Mittels einer Skalierung besteht zudem die Möglichkeit, die Größe von Befunden zu dokumentieren (Abb. 4.6).

4.3.3   Andere Dokumentationsformen

Körperschemata

In Ergänzung einer Fotodokumentation können Verletzungsbefunde auch in Körperschemata eingezeichnet werden. Diese Form der Dokumentation ist insbesondere dann heranzuziehen, wenn keine Fotodokumentation erfolgen kann (z. B. wenn die Person die Fotodokumentation verweigert), damit neben der schriftlichen Beschreibung der Befunde auch eine Form der bildlichen Darstellung vorliegt. Hierbei können bestimmten Verletzungsformen Farben zugeordnet werden (Tab. 4.1). Dadurch sieht man bereits auf den ersten Blick, in welchen Körperregionen welche Art von Verletzungen vorliegen. Die eingezeichneten Befunde sollten den echten Verletzungen in Ausmaß und Ausrichtung etwa entsprechen (Abb. 4.7). Während ein Ganzkörperschema die Möglichkeit bietet,

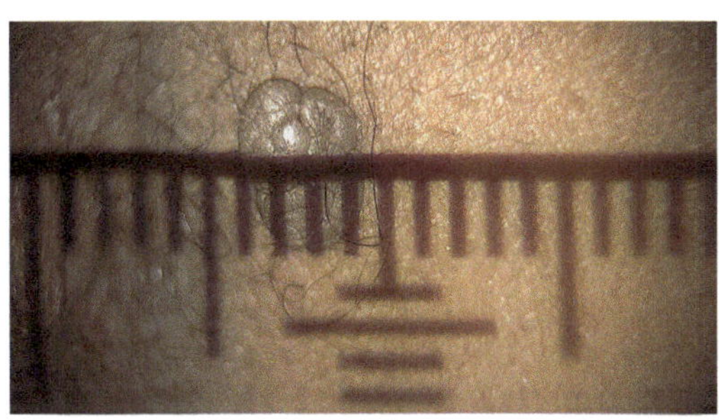

Abb. 4.6 Darstellung eines Befunds mittels Kolposkopie. Durch eine Skalierung kann die Größe des Befunds im Bild gemessen werden

einen Eindruck des gesamten Verletzungsbilds zu erlangen, sollten die Befunde auch in Schemata der einzelnen Körperregionen eingezeichnet werden. Vorlagen für verschiedene Körperschemata befinden sich in ▶ Abschn. 11.2.

Schriftliche Beschreibung von Befunden

Geht man nach forensischen Standards vor, so wird jeder Befund, der bei der körperlichen und anogenitalen Untersuchung festgestellt wird, auch mit Worten beschrieben. Hier ist wichtig, dass nicht pauschale Begriffe wie „RQW" oder „Prellmarke" benutzt werden, sondern die fachlich korrekten Bezeichnungen zum Einsatz kommen (▶ Abschn. 5.1). Ist man sich der Qualität der Verletzung nicht sicher, so darf dies, insbesondere von nicht forensisch geschulten

Untersuchern, durchaus angegeben werden – bei Vorliegen qualitativ guter Fotos sollte eine Beurteilung des Befunds später auch durch Personen möglich sein, die nicht bei der Untersuchung anwesend waren. Ziel sollte sein, sich anhand der schriftlichen Beschreibung den Befund vorstellen zu können, auch ohne ein Bild vorliegen zu haben. Dabei ist allerdings zu berücksichtigen, dass derselbe Befund von verschiedenen Untersuchern sehr unterschiedlich beschrieben werden kann, was wiederum die Bedeutung einer guten Fotodokumentation unterstreicht. Beschreibt man einen Befund (Verletzung, Narbe, Fremdmaterial o. Ä.), so sollten die folgenden Punkte in die Beschreibung einfließen.

Lokalisation Bei der Angabe der Lokalisation reicht es nicht aus, sich darauf zu beschränken, ob der Befund am rechten oder linken Bein zu finden ist. Nimmt man als Beispiel eine Verletzung am linken Oberschenkel, so sollte neben der Körperseite angegeben werden, wo am linken Oberschenkel der Befund vorliegt: Oberschenkeldrittel (oberes, mittleres, unteres) und Seite des Oberschenkels (außen, innen, vorne, hinten). Auch können Befunde zu bestimmten anatomischen Stellen wie Körperlinien, Knochenprominenzen oder anderen topographischen Lokalisationen in Bezug gesetzt werden (z. B. im Verlauf der vorderen

Tab. 4.1 Beispielhafte Farbkodierung von Verletzungen und anderen Befunden in Körperschemata

Farbe	Befund
Blau ausgefüllt	Hautunterblutung
Blau Kontur	Hauteinblutung
Rot ausgefüllt	Hautrötung
Rot Kontur	Hautdurchtrennung
Braun	Hautabschürfung
Lila	Ärztliche Maßnahme (z. B. Punktionsstelle, Operationswunde o. Ä.)
Gelb	Hautantragung (Blut, Sperma, Speichel o. Ä.)
Schwarz	Narbe

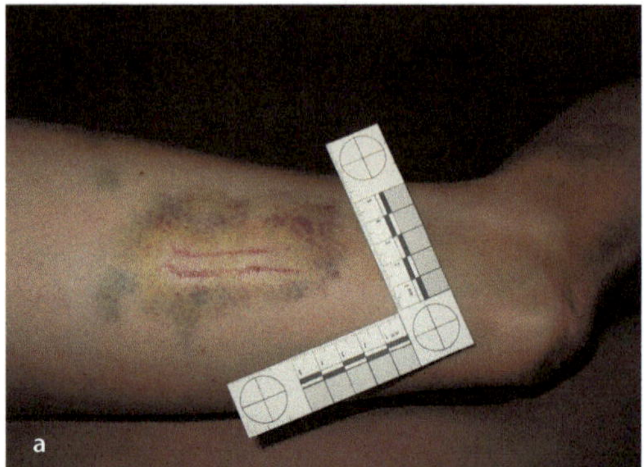

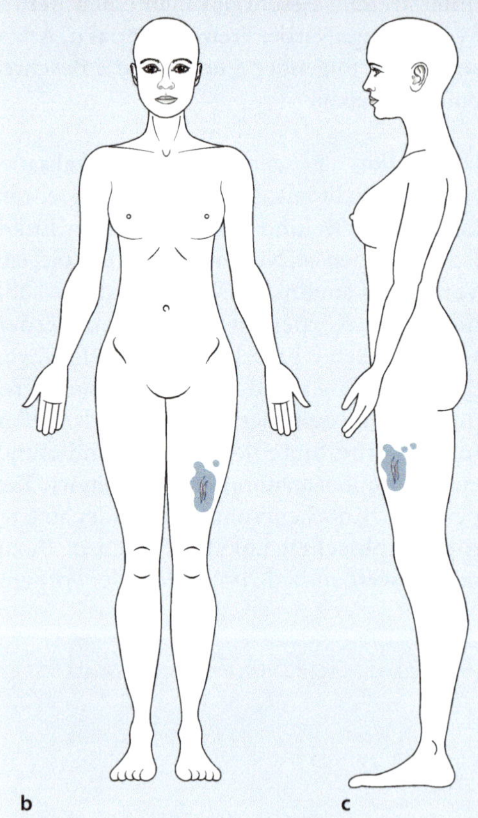

Achselhöhlenlinie). Verwechslungen, insbesondere von links und rechts, aber auch andere Fehler sollten im schriftlichen Befund unbedingt vermieden werden. Bei der Beschreibung genitaler und analer Befunde bei einer in Rückenlage positionierten Frau (Steinschnittlage) ist es sinnvoll, diese im Hinblick auf ihre Lokalisation auf das Ziffernblatt einer Uhr zu beziehen. Dabei befinden sich die höchstgelegenen Befunde in Richtung des Bauches bei 12 Uhr, die untersten Befunde in Richtung des Anus bei 6 Uhr (ein Schema des äußeren Genitale findet sich in ▶ Abschn. 11.2).

Art des Befunds   Man achtet insbesondere auf Verletzungen bzw. Narben, die im Rahmen einer Gewalteinwirkung entstanden sein können. Es gibt verschiedene Verletzungsqualitäten, die durch den Einsatz der korrekten Begriffe bei der Beschreibung differenziert werden (▶ Tab. 5.1). Hierbei sind bei Hautdurchtrennungen auch die Wundränder (glatt/unregelmäßig begrenzt, scharf/unscharf, geschürft Ja/Nein usw.), die Wundwinkel (spitz, stumpf, kantig usw.), die Wundtiefe (Gewebebrücken Ja/Nein, Fremdinhalt, sichtbares Gewebe wie Muskulatur oder Fettgewebe usw.), der Wundgrund (trocken/feucht usw.) und Zeichen der Wundheilung zu beschreiben.

Größe   Bei der Angabe der Größe (Länge und Breite oder maximales Ausmaß) von Befunden bezogen auf die Hautoberfläche sollte mit „Zirkaangaben" gearbeitet werden. Was man selbst als 4,8 cm beschreibt, kann von jemand anderem als 5 cm angesehen werden, und schon kann die Qualität einer Untersuchung infrage gestellt werden. Wird die Größe nur geschätzt, da kein Maßstab vorhanden ist oder keine andere Möglichkeit der Messung besteht, so ist dies unbedingt anzugeben („eine geschätzt 4×2 cm große Hautunterblutung"). Die Angaben zur Größe erfolgen in Zentimetern (cm) oder Millimetern (mm), wobei das jeweilige Maß einheitlich im Text angewandt werden sollte. Ferner ist bei Hautdurchtrennungen, wie zum Beispiel einer Stichverletzung, nach Möglichkeit die Wundtiefe anzugeben.

■ **Abb. 4.7a–c**   Beispiel der Dokumentation einer Verletzung in einem Körperschema. **a** Am linken Oberschenkel in der unteren Hälfte vorne außen eine Hautunterblutung mit zentral gelegenen Hauteinblutungen und verkrusteten Hautabschürfungen. **b, c** Etwa positions- und größengetreue Darstellung des Befunds am linken Oberschenkel in einem Ganzkörperschema: blau (Hautunterblutung), blaue Konturen (Hauteinblutungen) und braun (Hautabschürfung).

Ausrichtung Insbesondere längliche Befunde weisen eine Ausrichtung auf, die man in Bezug auf die Körperlängsachse (z. B. „in Beinlängsachse", „quer zur Körperlängsachse") ausdrücken oder anderweitig (z. B. „schräg von oben hinten nach unten vorne") beschreiben kann. Ferner sollte speziell darauf eingegangen werden, falls Befunde eine Beziehung zueinander aufweisen (z. B. parallel zueinander ausgerichtete oder sich überkreuzende Befunde).

Form Die Form eines Befunds (länglich, oval, rundlich o. Ä.) ist anzugeben. Spezielles Augenmerk ist darauf zu richten, wenn Verletzungen besondere Formen aufweisen, die auf das Einwirken eines konkreten Gegenstands hinweisen können (◻ Abb. 4.8). In einem solchen Fall ist eine genaue Messung und Dokumentation wichtig bzw. der Einsatz bestimmter Dokumentationsverfahren zu berücksichtigen, um später eine Zuordnung zu einem Tatwerkzeug zu ermöglichen.

Farbe Die Farbe einer Verletzung zu beschreiben gestaltet sich insbesondere bei Hautunterblutungen manchmal schwierig und läuft somit auf individuelle Unterschiede in der Beschreibung hinaus. Dies untermauert, wie wichtig eine farbechte Fotodokumentation ist. Mithilfe der Farbe sind bei Hautunterblutungen eingeschränkt Aussagen zum Alter der Verletzung möglich.

Umgebende Haut Auch die Haut rund um die Verletzung ist zu beschreiben, wenn sich hier beispielsweise Anhaftungen von Blut befinden.

> **Es ist von Vorteil, sich ein systematisches Vorgehen bei der Beschreibung von Verletzungen anzueignen. Dabei sollten folgende Elemente beschrieben werden: Lokalisation, Art der Verletzung, Größe, Farbe, Ausrichtung, Form und umgebende Haut.**

Neben objektiv sichtbaren Befunden im Sinne von Verletzungen oder Spuren am Körper darf nicht vergessen werden, auch subjektive Beschwerden der betroffenen Person zu dokumentieren. Dazu gehören beispielsweise Angaben zu Schmerzen oder neu aufgetretenen Bewegungseinschränkungen, Sensibilitäts- oder Sehstörungen.

Telemedizin

Insbesondere in Regionen bzw. Institutionen, in denen forensisch-klinische Untersuchungen nach Sexualdelikten nur sehr selten durchgeführt werden und dementsprechend geringere Erfahrungswerte in Bezug auf die Durchführung solcher Untersuchungen, die Diagnose und Beurteilung von Befunden bestehen, kann der Einsatz telemedizinischer Techniken in Betracht gezogen werden. Mittels einer Real-time-Videokonsultation könnte eine forensisch-klinische Untersuchung von einem kompetenten Untersucher, der sich nicht vor Ort befindet, begleitet und der wenig erfahrene Untersucher auf diese Weise unterstützt werden. Ferner würde die Untersuchung mit dieser Technik komplett dokumentiert. Hierbei ist jedoch zu berücksichtigen, dass ein solches Verfahren mit zusätzlichen Kosten verbunden ist und das Einverständnis der betroffenen Person ggf. nur mit Mühen einzuholen ist.

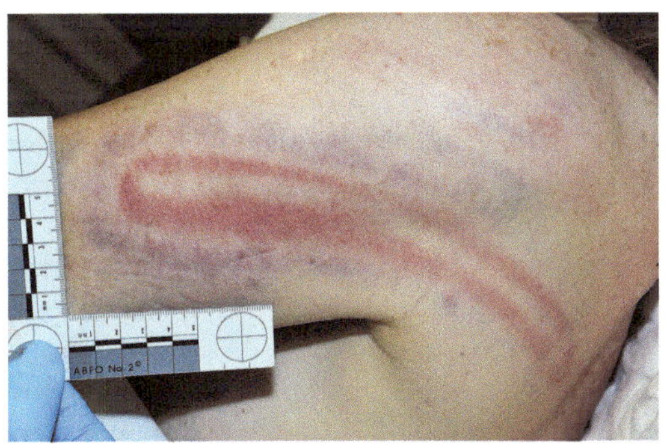

◻ **Abb. 4.8** Geformte Verletzungen am linken Oberarm, übergreifend auf die Schulterpartie, sowie diskreter ausgebildet oberhalb davon an der Schulteraußenseite mit Ausbildung einer Doppelkontur (Striemen) bestehend aus Hauteinblutungen nach Schlag mit einem länglichen Gegenstand. Die geformte Verletzung ist von einer ungeformten Hautunterblutung umgeben. Die Frau gab an, sie sei mehrmals mit einem Stock geschlagen worden

4.4   Spurensicherung

Neben der Dokumentation von Verletzungen ist die Sicherung von Spuren – seien es biologische Spuren vom Täter oder andere Spuren, wie zum Beispiel Faserspuren von der Kleidung des Täters oder Schmutzantragungen vom Ereignisort – eine wesentliche Aufgabe der forensisch-klinischen Untersuchung. Diese wird durchgeführt mit dem Ziel, das von der betroffenen Person geschilderte Ereignis möglichst objektiv belegen bzw. aufgrund von forensischen Beweisstücken einen Kontakt zu Personen, Gegenständen und Orten nachweisen zu können. Auch kann versucht werden, bei fehlenden Angaben zum Ereignis dieses aufgrund von bestimmten Spuren zu rekonstruieren. Hierbei ist sauberes und vorsichtiges Arbeiten sowie eine korrekte Aufbewahrung des gesicherten Materials sehr wichtig, um eine Kontamination oder den Verlust von Spuren zu vermeiden. Mögliche Fehlerquellen bei der Spurensicherung sind in der folgenden ▶ Übersicht dargestellt.

Mögliche Fehlerquellen bei der Spurensicherung
- Keine Asservierung einer vorhandenen Spur (z. B. durch Nicht-Erfragen einer Kontaktstelle, durch Übersehen einer vorhandenen Spur)
- falsche Abnahmetechnik (z. B. trockene Spur wird mit trockenem DNA-Abstrichtupfer aufgenommen)
- Verschwendung von Material durch vor dem DNA-Abstrich entnommene klinische Abstriche
- Verwendung von Abstrichtupfern für infektiologische Untersuchungen (anstatt DNA-Abstrichtupfern), die bakterielles Wachstum fördern und damit DNA zerstören
- Kontamination durch mangelnden Schutz (DNA-Abstrich wird lange offen liegen gelassen, Abnahme und Verpacken der DNA-Abstrichtupfer ohne Tragen von Handschuhen und Mundschutz)
- keine/falsche Beschriftung des Spurenträgers (z. B. Name der Person, Lokalisation des Spurenmaterials)
- falsche Lagerung des asservierten Materials (z. B. mangelnde Trocknung von feuchtem Material, Nutzung von Plastiktüten anstatt Papiersäcken)

> **Alle bei der Untersuchung noch vorhandenen, jedoch nicht gesicherten, falsch gesicherten oder falsch aufbewahrten Spuren sind unter Umständen verloren und können somit nicht ausgewertet werden.**

Um eine erfolgreiche Spurensicherung durchführen zu können, spielt der Faktor Zeit eine große Rolle. Durch Reinigungsmaßnahmen können Spuren an der Kleidung oder der Körperoberfläche des Opfers (und auch des Täters) zerstört werden. Biologische Prozesse tragen ebenfalls zum Abbau von Spuren im Köperinneren bei. Daneben kann aber auch ein vom Täter angewandter Spurenschutz (z. B. Handschuhe, Kondom) eine Übertragung von Spuren verhindern oder zumindest reduzieren. In Anbetracht dessen muss bei jedem Fall individuell überlegt werden, ob eine Spurensicherung sinnvoll bzw. welches Ausmaß in der konkreten Situation angemessen ist. Der Umfang der Spurensicherung richtet sich also nach den Gegebenheiten des Falls, was voraussetzt, dass die ereignisbezogene Anamnese gründlich erhoben wird.

Stellt sich eine betroffene Person umgehend nach einem Ereignis vor, ohne dass geduscht oder die Kleidung gewechselt wurde, so ist eine komplette Spurensicherung durchzuführen. Kommt die Person erst Tage später, nach mehrfachem Duschen und mit Kleidern, die beim Ereignis nicht getragen wurden, so reduziert sich das Ausmaß der Spurensicherung enorm; unter Umständen kann sogar komplett darauf verzichtet werden. Besteht im Einzelfall Unsicherheit auf Seiten des Untersuchers in Bezug auf das angemessene Ausmaß der Spurensicherung, so wird eine ausgiebige bis komplette Spurensicherung empfohlen.

> **Bei Unsicherheiten bezüglich des Ausmaßes der durchzuführenden Spurensicherung gilt das Motto: „Lieber zu viel als zu wenig!"**

Ausnahmen bilden Situationen, in denen eine betroffene Person nach einem sexuellen Übergriff schwer verletzt in ein Spital eingeliefert wird. In diesen Fällen haben ggf. lebensrettende Maßnahmen uneingeschränkt Vorrang! Die Spurensicherung ist in einem solchen Fall zweitrangig, sollte nach Möglichkeit jedoch trotzdem nicht vernachlässigt werden bzw. möglichst parallel zur medizinischen Versorgung erfolgen. Hierfür ist eine Absprache mit den klinischen, in die Notfallbehandlung eingebundenen Kollegen von großer Bedeutung.

Fallbeispiel

Eine junge Frau gab an, sich mitten in der Nacht bei ihrem Nachbarn ausgeweint zu haben, da sie Streit mit ihrem Freund gehabt habe. Für die Zeit während dieses Aufenthalts könne sie sich nur daran erinnern, dass sie teilbekleidet auf einem Sofa gelegen und dass ihr Nachbar mit seinem Penis ihre Scheide berührt habe. Nach dem Ereignis sei sie wieder nach Hause gegangen und habe sich aus Angst vor einer Ansteckung mit Geschlechtskrankheiten im Genitalbereich ausgiebig mit einem Desinfektionsmittel gereinigt und einen mit dem Desinfektionsmittel getränkten Tampon in ihre Scheide eingeführt, der sich bei der Untersuchung noch immer in der Scheide befand. Das Ausmass der Spurensicherung im Bereich des Genitales wurden infolgedessen deutlich reduziert. Die Strafanzeige bei der Polizei habe sie nur erstattet, damit ihr Nachbar infektiologisch abgeklärt werde.

■ **Material zur Spurensicherung**

Folgende Materialien werden für eine vollständige Spurensicherung benötigt und sind mehrheitlich in den vorgefertigten standardisierten Spurensicherungssets enthalten:

- Papierunterlage, falls die Kleidung nach einem Ereignis noch nicht gewechselt wurde und ggf. von der Kleidung abfallende Spuren erwartet werden
- Papiersäcke, zum Beispiel für Kleidungsstücke, Tampons, Binden, sonstige Fremdmaterialien usw.
- DNA-freie Abstrichtupfer zur Asservierung von DNA-Spuren
- Material zur Abnahme und Asservierung von DNA-Abstrichen (siehe unten)
- Aufbewahrungsbehältnisse für DNA-Abstrichtupfer, zum Beispiel Kartonfaltschachteln
- Einmalkamm zum Auskämmen von Kopf- und Schambehaarung
- evtl. Nagelschere zum Abschneiden von Fingernägeln
- evtl. Objektträger mit Verpackung für Ausstriche

4.4.1 DNA

Bei DNA-Spuren handelt es sich um biologisches Material, welches kernhaltige Zellen und somit DNA („desoxyribonucleid acid"), den Speicher der Erbinformation, enthält. Wird bei der Tat Material, wie zum Beispiel Blut, Sperma, Speichel, Hautzellen oder auch Haare, vom Täter auf das Opfer übertragen, so besteht die Möglichkeit, den Kontakt zwischen Täter und Opfer zu belegen. Dies setzt jedoch voraus, dass das Spurenmaterial bei der Spurensicherung in einer ausreichenden Menge erfasst wird.

Bei der forensischen DNA-Analyse werden nicht codierende Abschnitte der DNA-Moleküle untersucht, die keine Erbfaktoren enthalten und keine bislang bekannten biologischen Funktionen innehaben. Aufgrund der Vielgestaltigkeit dieser Abschnitte besitzt jeder Mensch – mit Ausnahme von eineiigen Zwillingen – einen individuellen DNA-Aufbau. Durch molekularbiologische Techniken kann aus der DNA eine Buchstaben-Zahlen-Kombination, das DNA-Profil (◘ Abb. 4.9), generiert werden. Dieses DNA-Profil wird dann mit anderen Spuren bzw. dem DNA-Profil aus einem Wangenschleimhautabstrich (WSA) der tatverdächtigen Person verglichen und auf Übereinstimmung überprüft.

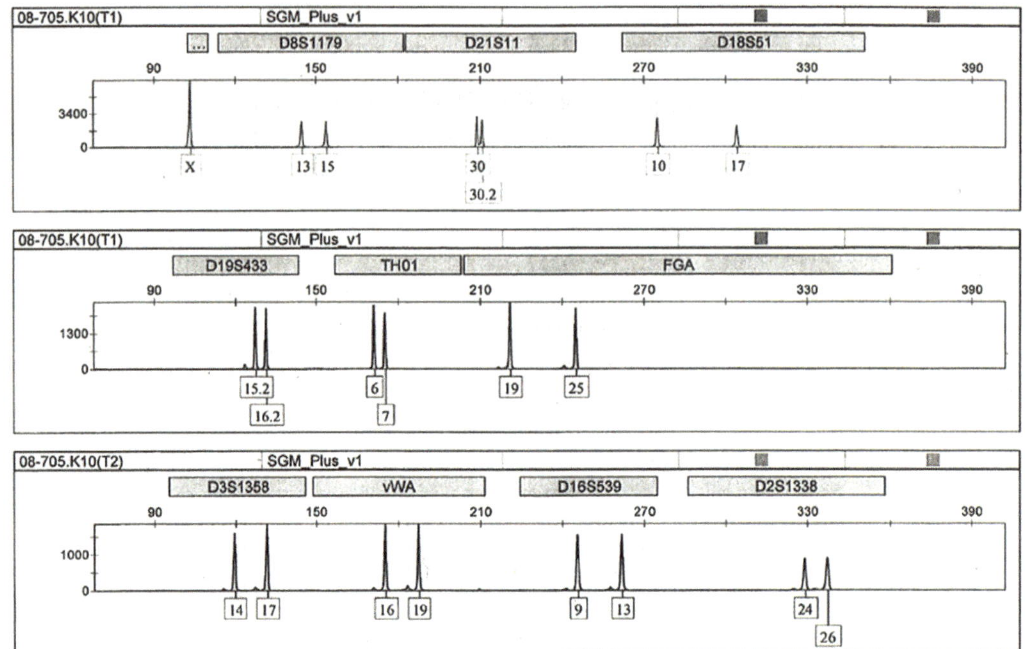

Abb. 4.9 Darstellung eines Teils des DNA-Profils (Elektropherogramm) einer Frau, wie es in der Forensik zum Beispiel für den Abgleich von Spuren benutzt wird

Viele dieser Spuren sind bei der Untersuchung nicht sichtbar, weshalb ein genaues Erfragen des Kontakts zwischen Opfer und Täter von herausragender Bedeutung ist: Wo wurde die Person geküsst? Wo hat der Täter sie angefasst? Wo fand die Ejakulation statt? So unangenehm diese Fragen sind, so wichtig sind sie für eine erfolgreiche Spurensicherung.

Vorbereitung und Material

Für die Asservierung von DNA-Spuren existieren vorgefertigte Asservierungssets. Speziell für die Spurensicherung angefertigte DNA-freie Wattestäbchen werden in Kartonfaltschachteln oder andere Probenbehältnisse verpackt, um sie vor Kontamination zu schützen. In dieser Form können die Spuren über lange Zeit gelagert werden und stehen so auch bei einer späteren Untersuchung zur Verfügung. Wichtig ist, dass die gesicherten Spuren trocknen können, da das biologische Spurenmaterial ansonsten zerstört werden kann. Das Material, das zur Sicherung von DNA-Spuren benötigt wird, ist in der nachfolgenden Übersicht aufgeführt.

Material für die DNA-Asservierung mittels Abstrichen
— Für DNA-Asservierung geeignete, DNA-freie Wattestäbchen (Set)
— DNA-freie Kochsalzlösung oder steriles Wasser (Set)
— für DNA-Asservierung geeignetes Verpackungsmaterial (Set)
— Material zur Versiegelung der Verpackungen (Set)
— Mundschutz
— Handschuhe

Schutz vor Kontamination   Führt man eine Asservierung von DNA-Spuren durch, so muss sauber gearbeitet werden, um eine Kontamination mit anderem DNA-Material, welches keinen Bezug zur Tat hat, unbedingt zu vermeiden. Damit insbesondere nicht die eigene DNA auf das Untersuchungsmaterial gelangt, müssen alle Personen, die in die Asservierung und Verpackung des Materials involviert sind,

Handschuhe und Mundschutz tragen. Die Handschuhe sollten gewechselt werden, sofern eine Kontamination des Spurenmaterials nach Kontakt mit anderen Strukturen möglich ist und um eine Verschleppung von Spuren zu vermeiden. Steht kein Mundschutz zur Verfügung, so sollte möglichst nicht gesprochen werden, bis die Abstriche verpackt sind.

Vorbereitung Es bietet sich an, die Abnahme von DNA-Abstrichen, sofern möglich, zu zweit durchzuführen: Ein Untersucher nimmt den Abstrich ab, und eine andere Person verpackt diesen anschließend, sodass die Untersuchung ohne Verzögerungen weitergeführt werden kann und die Kontaminationsgefahr minimiert wird. Das Material für die DNA-Asservierung sollte schon vor der Untersuchung bereit gestellt werden, indem die Probenbehältnisse vorbereitet (z. B. Kartonfaltschachteln falten), beschriftet/etikettiert und der Reihenfolge nach zurechtgelegt werden. Bei der Abnahme ist darauf zu achten, dass ein DNA-Abstrich von einer bestimmten Körperstelle auch in das entsprechend beschriftete Probenbehältnis verpackt wird! Alternativ sollte das Probenbehältnis umgehend nach der Verpackung des Abstrichs zumindest mit dem Asservierungsort versehen werden.

> **Die Vorbereitung des Materials und eine DNA-Asservierung zu Zweit, insbesondere bei einem frischen Ereignis mit erfahrungsgemäß vielen DNA-Abstrichen, erspart der betroffenen Person unangenehme Verzögerungen, vor allem während der genitalen Untersuchung.**

Asservierungsorte Eine DNA-Spurensicherung erfolgt dort, wo Sekretspuren sichtbar oder wo anhand der Angaben der betroffenen Person Spuren des Täters zu erwarten sind (Körperstellen, an denen z. B. geküsst, geleckt, gebissen, gesaugt wurde) (◨ Abb. 4.10). Ein flächiges, ungezieltes Abreiben der Haut soll vermieden

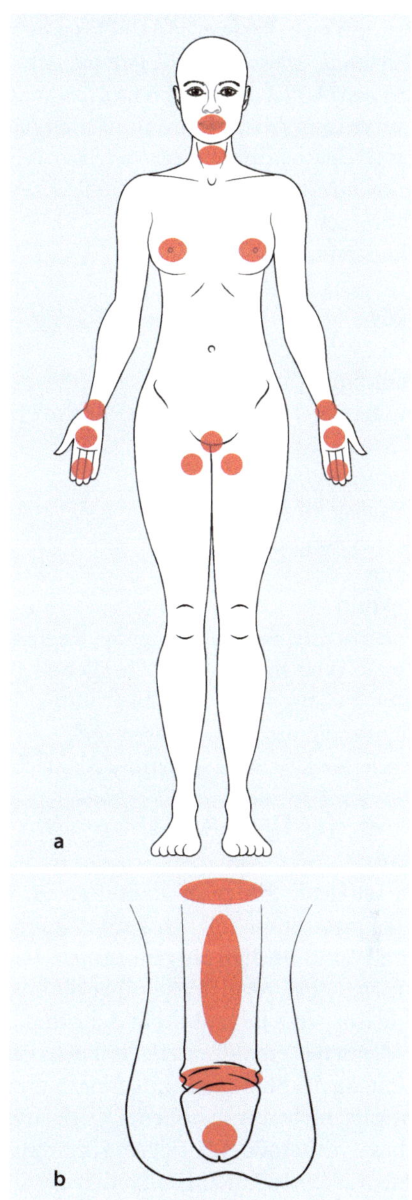

◨ **Abb. 4.10a,b** Übersicht über die routinemäßig abzunehmenden DNA-Abstriche. **a** Abzunehmende DNA-Abstriche bei der Frau. In Abhängigkeit von den Angaben zum Ereignis oder sichtbaren Spuren sind weitere DNA-Abstriche zu asservieren. **b** Beim Mann abzunehmende genitale Abstriche (zusätzlich ist der Hodensack flächig abzureiben)

werden, um nicht vorwiegend DNA der betroffenen Person zu erfassen. Ist die Person nicht dazu in der Lage, Angaben zum Ereignis zu machen, oder verweigert sie Angaben zum Tathergang, so sollten DNA-Abstriche bei einem frischen Ereignis zumindest von folgenden Stellen separat abgenommen werden:

- Umgebung des Mundes
- Wangenschleimhaut
- Hals
- Handgelenke
- Handinnenflächen
- Fingernägel (ein Abstrichtupfer pro Hand)
- Oberschenkelinnenseiten
- Dammregion
- Gesäßspalte
- Perianalregion
- Anus
- Rektum
- *Frau:* Brüste, Scheideneingang, Vagina, Zervix (jeweils getrennte Abstriche!)
- *Mann:* Glans penis, Corona/Collum glandis, Penisschaft, Peniswurzel, Hodensack (jeweils getrennte Abstriche!)

Technik der DNA-Abnahme vom Körper

Noch feuchtes Spurenmaterial (z. B. Blut, Sperma oder Speichel) wird mit einem trockenen Wattestäbchen aufgenommen. Hierbei reibt man den Watteteil locker über die entsprechende Körperstelle und dreht dabei das Stäbchen, damit das Fremdmaterial mit dem gesamten Umfang des Stäbchens aufgenommen wird. Wichtig ist, nicht mit zu hohem Druck zu arbeiten, damit insbesondere bei wenig Spurenmaterial nicht hauptsächlich Hautzellen der untersuchten Person abgenommen werden und diese das fremde Spurenmaterial überlagern.

Trockene Spuren hingegen (angetrocknetes Blut o. Ä.) und Spuren von Körperstellen, an denen aufgrund der Angaben der Person eine DNA-Spurensicherung vorgenommen wird, obwohl mit bloßem Auge nichts sichtbar ist, werden mit einem mit DNA-freier Kochsalzlösung oder DNA-freiem Wasser angefeuchteten Wattestäbchen abgenommen. Die Flüssigkeit wird bei den Sets in der Regel mitgeliefert.

Im Übrigen wird die DNA-Spurensicherung wie oben beschrieben durchgeführt.

> **Bei der Abnahme von DNA-Abstrichen nur mit wenig Druck über die Haut reiben, damit bei Vorliegen von fremder DNA vorwiegend diese asserviert wird.**

Finden sich bei der Untersuchung verklebte Kopf-, Körper- oder Schamhaare, was auf Anhaftungen von Sperma zurückzuführen sein könnte, so wird die betroffene Haarsträhne vorzugsweise abgeschnitten und in einem Papiersäckchen verpackt. Verweigert die Person dieses Vorgehen, kann alternativ auch ein DNA-Abstrich von der verklebten Region abgenommen werden.

Die Abnahme der DNA-Abstriche erfolgt im Untersuchungsablauf dann, wenn man während der körperlichen bzw. gynäkologischen Untersuchung an den jeweiligen Körperregionen angelangt ist; sie wird also in den Ablauf der Untersuchung integriert. Die einzelnen DNA-Abstriche werden jeweils pro Körperregion separat verpackt.

Wurde ein Oralverkehr geltend gemacht, so sollte kein Wangenschleimhautabstrich zur Erstellung des DNA-Profils der betroffenen Person abgenommen werden, da dieser mit in der Mundhöhle befindlicher Fremd-DNA verunreinigt sein kann. In einem solchen Fall ist das DNA-Profil der betroffenen Person aus einer Blutprobe (EDTA) zu gewinnen. Ansonsten werden für einen oralen Abstrich folgende Partien im Mund mit den Abstrichtupfern abgestreift: unter der Zunge, Zahnfleisch von Ober- und Unterkiefer, Wangentaschen, Gaumen.

> **Erfolgte ein Samenerguss oral, so wird das DNA-Profil der betroffenen Person aus einer Blutprobe (EDTA) erstellt.**

Technik der Spurensicherung auf Kleidung

Hat die betroffene Person die Kleidung nach dem Ereignis noch nicht gewechselt, so sollte diese nach Möglichkeit in toto asserviert werden.

Hierbei werden alle Kleidungsstücke einzeln in Papiersäcke verpackt, damit eine Übertragung von Spuren von einem Kleidungsstück auf ein anderes (im Rahmen der Spurensicherung) verhindert wird. Eine Asservierung erfolgt unabhängig davon, ob an der Kleidung verdächtige Antragungen (z. B. flüssige Anhaftungen oder angetrocknete Flecken, die Körperflüssigkeiten entsprechen könnten) oder sonstige Spuren zu sehen sind oder nicht. In einer solchen Situation ist dafür zu sorgen, dass der Person Ersatzkleidung zur Verfügung steht.

Wurde die Kleidung nach einem kurze Zeit zurückliegenden Ereignis bereits vollständig gewechselt, es erfolgte jedoch ein ungeschützter vaginaler oder analer Verkehr mit Ejakulation im Körperinneren, so sollte der bereits gewechselte Slip (oder auch eine getragene Slipeinlage) asserviert werden, da Samenflüssigkeit auch mit zeitlicher Verzögerung aus Vagina oder Anus auslaufen kann.

Beschriftung und Verpackung der Spurenträger

Bezeichnung   Auf dem Probenbehältnis müssen neben den Angaben zur betroffenen Person der Asservierungszeitpunkt (Datum, Uhrzeit), die Bezeichnung des Materials (Asservierungsort, Kleidungsstück usw.) und der Name der untersuchenden Person vermerkt sein. Die Angabe des Asservierungsortes, wie zum Beispiel „rechte Halsseite" oder „linkes Handgelenk", ist relevant, da der Abstrich zu einem späteren Zeitpunkt sonst nicht mehr zugeordnet werden kann. Der Name der

Person, die den Abstrich abgenommen hat, ist von Bedeutung, falls später ein Mischprofil, bestehend aus DNA-Anteilen verschiedener Personen festgestellt wird. So kann der Anteil, der nicht dem DNA-Profil der betroffenen oder der tatverdächtigen Person angehört, möglichst zugeordnet werden. In einer solchen Situation kann es sein, dass man von der Polizei oder von einer anderen an der Untersuchung des Falls mitwirkenden Stelle kontaktiert und um einen Wangenschleimhautabstrich gebeten wird. Zur Beschriftung der Probenbehältnisse sollte ein dokumentenechter Stift verwendet werden. Bereits vorgefertigte Klebeetiketten (bei neutralen Probenbehältnissen; ◘ Abb. 4.11) erleichtern die Arbeit, bergen gleichzeitig aber auch die Gefahr, dass ein falsches Etikett auf ein Probenbehältnis geklebt werden könnte!

Verpackung und Versieglung   Eine korrekte Verpackung der asservierten Spuren erfordert auch eine Versiegelung des Probenbehältnisses mit einem oder mehreren Klebesiegel direkt im Anschluss an die Spurenabnahme (◘ Abb. 4.12). So wird die „chain of evidence" gewährleistet. Nach der Versiegelung darf das Probenbehältnis bis zur molekularbiologischen Untersuchung keinesfalls mehr geöffnet werden. Allgemein gilt, dass DNA-Spurenträger (Kleidung, DNA-Abstriche) trocken bei Raumtemperatur und möglichst im Dunkeln (Papiertüte, Kuvert, Kartonbox o. Ä.) gelagert werden. Werden Sets für forensisch-klinische Untersuchungen benutzt, so steht ein entsprechendes Behältnis, wie zum Beispiel eine Pappbox, zur Verfügung, in die nach

<table>
<tr><td>

Asservierungsort: **äußeres Genitale**

Name/Vorname: _______________________

Geburtsdatum: _______________________

Entnahmedatum/-zeit: _______________________

gesichert durch/Visum: _______________________

</td><td>

Asservierungsort: **Vagina**

Name/Vorname: _______________________

Geburtsdatum: _______________________

Entnahmedatum/-zeit: _______________________

gesichert durch/Visum: _______________________

</td></tr>
</table>

◘ **Abb. 4.11**   Beispiel für vorgefertigte Klebeetiketten zur Beschriftung von Probenbehältnissen. Hinsichtlich des Asservierungsortes können Etiketten für „Standardabstriche" bereits vorbereitet ausgedruckt werden; für weitere Asservierungsorte sollten jedoch auch neutrale Etiketten zur Verfügung stehen. Falls die Möglichkeit besteht, ist es zeitsparend, bereits mit den Probandendaten beschriftete Etiketten auszudrucken

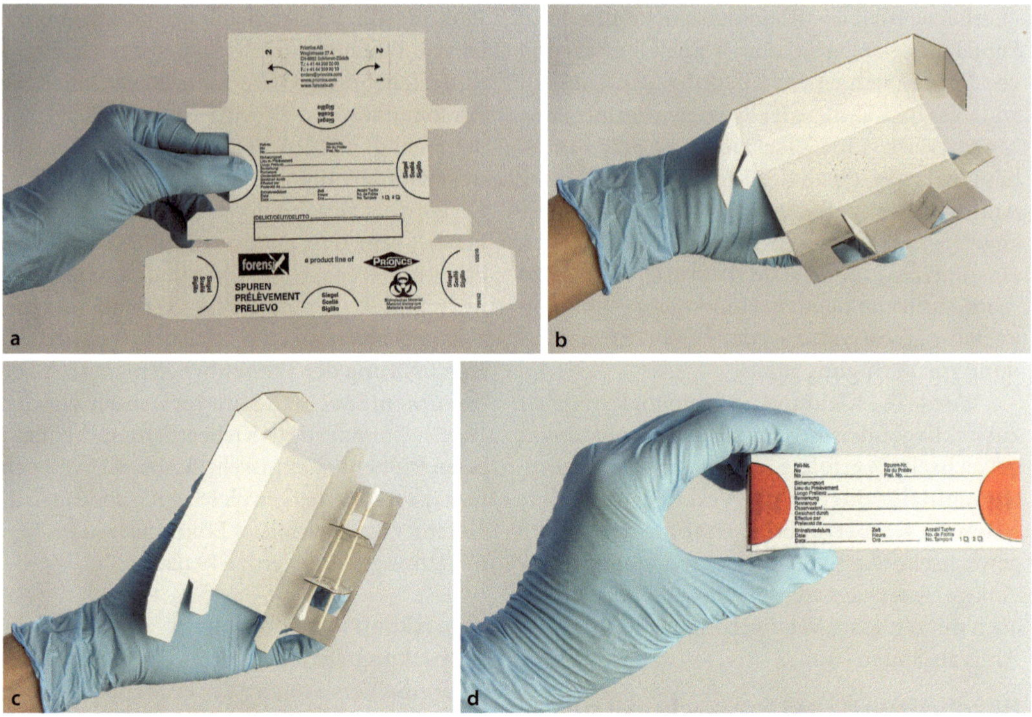

■ Abb. 4.12a–d   Exemplarisches Verpacken von DNA-Abstrichtupfern in Kartonfaltschachtel (Firma Prionics) zur kontaminationsfreien Aufbewahrung. Die Beschriftung der Kartonfaltschachtel, insbesondere mit der Abnahmestelle, sollte bereits vor der Abnahme des DNA-Abstrichs bzw. direkt im Anschluss daran erfolgen, damit DNA-Abstriche nicht verwechselt werden. **a** Unbenutzte Kartonfaltschachtel, **b** an den Soll-Knickstellen gefaltete und somit zum Verpacken der DNA-Abstrichtupfer vorbereitete Kartonfaltschachtel, **c** in die Kartonfaltschachtel eingeschobene DNA-Abstrichtupfer (jeweils 2 pro Abstrichregion) nach Abstrichabnahme, **d** zusammengefaltete und mit Klebesiegeln versiegelte Kartonfaltschachtel, die anschließend noch beschriftet werden muss. (Mit freundlicher Genehmigung von Stephan Wiesner, Bern, Schweiz)

Möglichkeit alle Asservate verpackt werden. Wichtig ist, dass sämtliche Asservate einzeln und anschließend die Verpackung zur Aufbewahrung versiegelt und nach der Versiegelung nicht mehr geöffnet wird. Material für die Versiegelung liegt den Untersuchungssets üblicherweise ebenfalls bei.

4.4.2 Sonstige Spuren

Bei einem Sexualdelikt können zusätzlich zu körpereigenem Material vom Täter auch andere Spuren übertragen werden, die ggf. einen Rückschluss auf den Täter oder den Tatort zulassen. Hierbei kann es sich um Faserspuren, zum Beispiel von der Kleidung des Täters, einem Bettlaken, einer Couch oder einem Teppich, handeln. Pflanzenmaterial oder Partikel vom Tatort wie Erdkrümel oder kleine kleine Steinchen können sich an der Kleidung oder an der Körperoberfläche des Opfers befinden (■ Abb. 4.13). Möglichkeiten gibt es viele. Dieses Spurenmaterial kann makroskopisch, aber ggf. auch nur mikroskopisch sichtbar sein. Wichtig ist, dass daran gedacht wird, diese Spuren nicht zu verlieren.

Sind Anhaftungen an der Kleidung oder der Haut der betroffenen Person zu sehen, so kann man diese nach erfolgter Fotodokumentation mit der behandschuhten Hand oder einer Pinzette abnehmen und in eine Papiertüte geben.

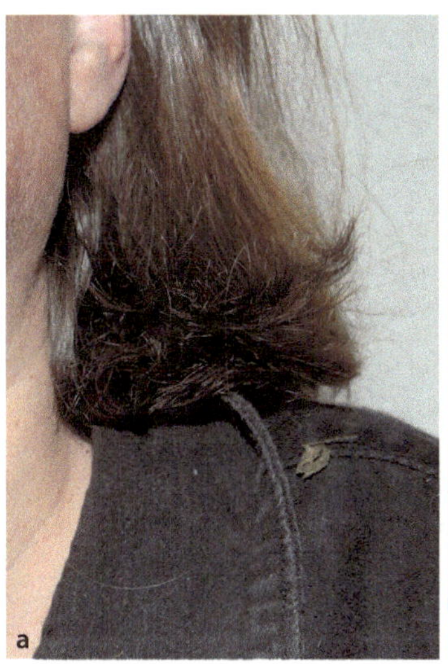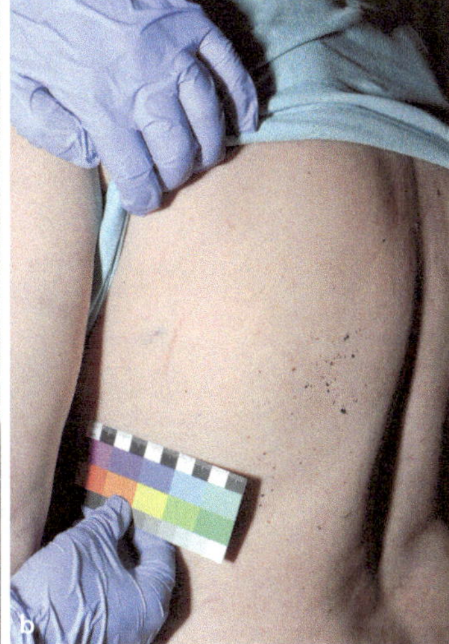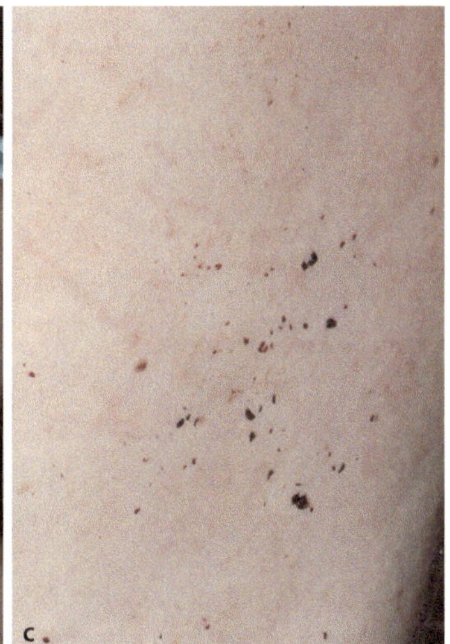

Abb. 4.13a–c   Laubreste auf der Kleidung (**a**) bzw. am Rücken unterhalb der Kleidung eines Opfers (**b, c**)

Diese wird mit den Angaben zur Person und zum Untersucher sowie mit der Art der Spur (z. B. „Pflanzenrest") und dem Asservierungsort (z. B. „linker Ärmel Jacke") beschriftet. Auch hier ist dafür Sorge zu tragen, dass die sichtbaren Spuren bzw. die Spurenträger getrennt voneinander aufbewahrt werden. Die Lagerung erfolgt trocken bei Raumtemperatur.

> Sämtliche asservierte Spuren werden in Papp- oder Papierbehältnissen trocken aufbewahrt – geschlossene Plastikbehältnisse lassen Feuchtigkeit nicht entweichen, was zur Zerstörung von Spurenmaterial führen kann.

Fallbeispiel

Eine Jugendliche sagte aus, sie sei in den frühen Morgenstunden von ihrem Freund am Waldrand nahe einer Reiterhalle, wo eine Party stattgefunden habe, aufgefunden worden. Sie sei zu diesem Zeitpunkt nur noch teilbekleidet gewesen; Hose und Unterhose habe sie nicht mehr getragen. Sie selbst könne sich nicht daran erinnern, was passiert sei; die Erinnerungslücke betrage einen Zeitraum von etwa einer Stunde. Sie habe im Vorfeld Alkohol konsumiert, Medikamente oder Drogen habe sie nicht wissentlich zu sich genommen.

Ihr Freund brachte sie direkt zur Untersuchung, sodass sie sich ungeduscht und mit den bei dem Vorfall getragenen Kleidern präsentierte. Neben diversen frischen Verletzungen (Hautrötungen und Hautabschürfungen) am Rücken, am Arm und an den Beinen, die durch Einwirken von Waldboden und Gebüsch erklärbar waren, ließen sich am Körper und auch im Genitalbereich Anhaftungen von Schmutz und Pflanzenmaterial nachweisen.

4.5   Aufbewahrung und Auswertung des Spurenmaterials

4.5.1   Aufbewahrung

Je nach Fall liegt am Ende der forensisch-klinischen Untersuchung eine große Anzahl von asservierten Proben vor. Ort und Dauer der Aufbewahrung des Materials hängen von der jeweiligen Situation (Auftraggeber, Untersucher) und den regionalen Gegebenheiten ab. Unter Berücksichtigung der Aufbewahrungsmodalitäten (Tab. 4.2) sollten sämtliche Asservate möglichst zusammen und sicher aufbewahrt werden. Jede in die Aufbewahrung des Spurenmaterials involvierte Person muss sich darüber

Tab. 4.2 Aufbewahrungsmodalitäten verschiedener Asservate

Art der Aufbewahrung	Asservat
trocken bei Raumtemperatur	DNA-Abstriche
	Kleidung
	anderes Spurenmaterial
	Haarproben
tiefgekühlt	Blut
	Urin

im Klaren sein, dass eine falsche Aufbewahrung den Verlust von ggf. relevantem Spurenmaterial zur Folge haben kann. In der Fallakte muss dokumentiert sein, welche Asservate bei der forensisch-klinischen Untersuchung abgenommen wurden und wo sich diese befinden. Gibt man die Asservate weiter, zum Beispiel für eine anschließende Auswertung, so soll dies nur gegen Unterschrift des Empfängers erfolgen („chain of custody"). Ein entsprechender Formularvorschlag für die Übergabe von Asservaten findet sich in ▶ Abschn. 11.3, dieses Formular wird in der Fallakte abgelegt.

„Chain of custody" (Gewahrsamskette) Ab dem Zeitpunkt der Sicherstellung eines Beweisstücks soll fortlaufend dokumentiert werden, welche Person wann und wo mit diesem Material in Kontakt gekommen ist. Wird das Spurenmaterial an eine nächste Person übergeben, muss dies mittels eines Übergabeprotokolls festgehalten werden. Dies soll die Echtheit des Spurenmaterials plausibel machen und verhindern, dass jemand unbefugt Zugriff zum Material erhält und es ggf. manipulieren könnte.

Aufbewahrungsdauer Hat die untersuchte Person (noch) keine Strafanzeige erstattet, so kann es für die Institution, welche die forensisch-klinische Untersuchung durchführt, problematisch sein, das asservierte Spurenmaterial über längere Zeit zu lagern. Für diese Fälle muss überlegt werden, wo dieses Material gelagert wird und wer die daraus entstehenden Kosten übernimmt. Ferner muss die festgelegte Dauer der Aufbewahrung der betroffenen Person unbedingt mitgeteilt werden. Ziel sollte es sein, das asservierte Spurenmaterial bis zur gesetzlich geregelten Verjährungsfrist eines solchen Delikts aufbewahren zu können. Eine Übergabe an die untersuchte Person selbst oder an „parteiische" Personen ist zu vermeiden.

> **Wurde bislang keine Strafanzeige erstattet, ist die betroffene Person darüber zu informieren, wie lange das asservierte Material aufbewahrt wird und bis wann somit eine Strafanzeige sinnvollerweise gestellt werden müsste.**

4.5.2 Auswertung

Die Auswertung der Proben für klinische Untersuchungen (Labor, Infektiologie) erfolgt unter Berücksichtigung klinisch relevanter Gesichtspunkte, unabhängig vom Auftraggeber der Untersuchung. Anders verhält es sich jedoch mit der Auswertung der Asservate für chemisch-toxikologische bzw. spurenkundliche Untersuchungen. Hier gilt, dass diese in der Regel nur im Auftrag der Ermittlungsbehörde ausgewertet werden. Dies setzt eine Strafanzeige voraus und zudem einen entsprechenden Auftrag mit Kostengutsprache, je nach den regionalen Gegebenheiten, an ein rechtsmedizinisches Institut.

> **Eine Auswertung von Spurenmaterial oder Asservaten für chemisch-toxikologische Untersuchungen erfolgt in der Regel nur im Auftrag der Ermittlungsbehörde.**

Verletzungen in Zusammenhang mit sexualisierter Gewalt

C. A. Schön

© Springer-Verlag GmbH Deutschland, ein Teil von Springer Nature 2019
C. A. Schön, K. Wolf (Hrsg.), *Medizinische Akutversorgung nach sexualisierter Gewalt*,
https://doi.org/10.1007/978-3-662-56174-4_5

Ob bei der forensisch-klinischen Untersuchung Verletzungen am Körper – oder speziell in der Anogenitalregion – anzutreffen sind bzw. als solche dokumentiert werden, hängt von verschiedenen Faktoren ab:

- Definition des Begriffs „Verletzung"
- Form des sexuellen Übergriffs (bloßes Berühren bis gewaltsame Penetration, Ort der Penetration, Stellung beim Geschlechtsverkehr, Art des eingeführten Gegenstands, forcierte Masturbation beim Mann)
- Stärke der durch den Täter angewandten mechanischen Gewalt
- Stärke der Gegenwehr durch die betroffene Person
- Größenverhältnis der Geschlechtsteile der beteiligten Personen
- Benutzung von Gleitmitteln
- Vulnerabilität des weiblichen Genitales (Alter, Infektionen, Feuchtigkeit, Hormonstatus usw.)
- Einschränkung des Schmerzempfindens oder Stärke der Relaxation, zum Beispiel unter Einwirkung von Substanzen mit zentralnervöser Wirkung
- zeitliche Latenz zwischen Ereignis und Untersuchungszeitpunkt
- sexuelle Erfahrung der betroffenen Person
- Beziehung zum Täter
- Anzahl der Täter
- Erfahrung des Untersuchers
- angewandte Untersuchungsmethoden

Bei einer forensisch-klinischen Untersuchung nach einem geltend gemachten Sexualdelikt sind erfahrungsgemäß nur geringe oder sogar keine Verletzungen festzustellen. Extragenitale, meist unspezifische Verletzungen sind häufiger anzutreffen als solche im Bereich des Genitale, was die große Bedeutung der Ganzkörperuntersuchung verdeutlicht.

Die nachfolgend dargestellten Befunde, die man bei der körperlichen und anogenitalen Untersuchung nach einem sexuellen Übergriff vorfinden kann, stellen lediglich eine Auswahl von möglichen Veränderungen dar. Dem Ausmaß und der Variabilität von Befunden sind kaum Grenzen gesetzt, sodass eine umfassende Darstellung nicht möglich ist. Angaben zur Häufigkeit bestimmter Verletzungen bzw. Verletzungslokalisationen werden bewusst nicht aufgeführt, da dies keinen praktischen Nutzen hat und für die Beurteilung des Einzelfalls keine Relevanz besitzt.

5.1 Verletzungsmorphologie allgemein

Als Verletzungen werden Veränderungen des Gewebes bezeichnet, die aus einer Gewalteinwirkung auf den Körper resultieren. In Abhängigkeit von der Art der Gewalt (stumpf, scharf, Schuss usw.) entstehen unterschiedliche Verletzungen, die als solche erkannt werden sollen. Hat man jedoch nicht tagtäglich mit der Beschreibung und Interpretation von Verletzungen zu tun, so kann es schwerfallen, die verschiedenen Verletzungsarten richtig zu benennen. Eine korrekte Beschreibung von Befunden ist jedoch von großer Bedeutung, da dies rechtlich relevant sein kann. In ◘ Tab. 5.1 sind einige der Verletzungsarten, die bei Sexualdelikten vorwiegend anzutreffen sind, aufgeführt und beschrieben.

Fallbeispiel

Eine Frau erschien an einem Samstagabend in der Notfallstation eines Spitals und gab an, von ihrem Ehemann während eines Streits mit einem Messer bedroht worden zu sein. Sie wies eine stark blutende Verletzung an der linken Hand auf. Zur Dokumentation dieser „Schnittverletzung" wurde der Rechtsmediziner konsiliarisch seitens des Spitals hinzugezogen. Bei der forensisch-klinischen Untersuchung vor der medizinischen Versorgung präsentierte sich an der linken Hand an der Falte zwischen Daumen und Zeigefinger eine ca. 2 cm lange Hautdurchtrennung mit unregelmäßig begrenzten, geschürften Wundrändern und in der Wundtiefe sichtbaren Gewebebrücken. Hierbei handelte es sich um eine Quetschwunde; eine Schnittverletzung war nirgends am Körper zu finden. Auf Nachfrage, wie diese Verletzung konkret entstanden sei, gab die Frau im Verlauf zu, dass sie sich beim Hinsetzen auf einen Klappstuhl die Hand zwischen Sitzfläche und Lehne eingeklemmt habe. Seitens der Kliniker waren jedoch keine Zweifel an der Aussage über eine Schnittverletzung geäußert worden.

Tab. 5.1 Beispiele von bei Sexualdelikten vorkommenden Verletzungsformen des Hautmantels	
Verletzungsart	**Beschreibung**
Hautunterblutung/ Hämatom (■ Abb. 5.1, ■ Abb. 5.2)	Blutaustritt in das Unterhautfettgewebe infolge Gefäßverletzung. An der Hautoberfläche unscharf begrenzt. Farbe in Abhängigkeit vom Alter blau-violett oder rot-braun (frische Verletzung), grün oder gelb gefärbt (Verfärbung während der Heilung, ■ Abb. 5.2). Hautoberfläche intakt. Erkennbarkeit je nach Hautfarbe erschwert. Ausdehnung des Befunds entspricht nicht zwingend der Gestalt des einwirkenden Gegenstands. Ort des Befunds entspricht nicht zwingend der Lokalisation am Körper, wo es zur Gewalteinwirkung kam (Hämatomsenkung). Auftreten nicht zwingend unmittelbar nach der Gewalteinwirkung. Meist Folge stumpfer Gewalt.
Hauteinblutung (■ Abb. 5.3)	Einblutung in die oberste Schicht der Lederhaut. An der Hautoberfläche relativ scharf begrenzt, nicht wegdrückbar, flächig ausgebildet, rot bis dunkelrot oder dunkelviolett. Abbau über gelb-braune Farbtöne. Kann die Form des einwirkenden Gegenstands abbilden. Meist Folge stumpfer Gewalt, andere Ursachen möglich.
Punktblutungen/ Petechien (■ Abb. 5.16)	Punktförmige, bis maximal wenige Millimeter große, nicht wegdrückbare Hauteinblutungen infolge eines intradermalen Blutaustritts aus sehr kleinen Gefäßen. Zum Beispiel Folge strangulierender Gewalt.
Hautrötung/ Hyperämie (■ Abb. 5.4)	Wegdrückbare, unscharf begrenzte Rötung der Haut. Flächig ausgebildet, eher hellrot.
Hautabschürfung/ Exkoriation (■ Abb. 5.5)	Abtragung oberflächlicher Hautschichten durch meist tangentiale Gewalteinwirkung (gleichzeitig Druck und Bewegung) mit oder ohne Blutung. Wundgrund in Abhängigkeit vom Alter der Verletzung feucht oder trocken. Anhängende Oberhautschüppchen können die Schürfrichtung anzeigen (Hautabrieb in gleicher Richtung wie die einwirkende Gewalt). Wundränder häufig wegdrückbar oder nicht wegdrückbar gerötet.
Quetschwunde (■ Abb. 5.6)	Unregelmäßig begrenzte Hautdurchtrennung. Wundränder geschürft und/ oder unterblutet. Gewebebrücken in der Wundtiefe. Hautunterblutung in der Wundumgebung möglich. Folge stumpfer Gewalt. Bei Quetsch-Riss-Wunden bestehen über den Schürfsaum hinausgehende Rissanteile.
Schwellung/Ödem	Volumenzunahme der Haut und des Weichteilmantels durch Blut- oder sonstige Flüssigkeitsansammlung im Gewebe.
Riss/Lazeration	Oberflächliche oder tiefe Durchtrennung der Haut oder Schleimhaut mit oder ohne begleitende Blutung, ohne Gewebeverlust, Gewebebrücken im Wundbett. Fehlende Schürfung des Wundrands. Folge einer Überdehnung.
Stichwunde (■ Abb. 5.7)	Glattrandige Hautdurchtrennung. Keine Gewebebrücken in der Wundtiefe. Tiefer als die Länge der Verletzung an der Hautoberfläche. Folge scharfer Gewalteinwirkung.
Schnittwunde (■ Abb. 5.8)	Glattrandige Hautdurchtrennung. Keine Gewebebrücken in der Wundtiefe. An der Hautoberfläche länger als tief. Wundwinkel beidseits spitz, teils oberflächlich auslaufend. Folge scharfer Gewalteinwirkung.

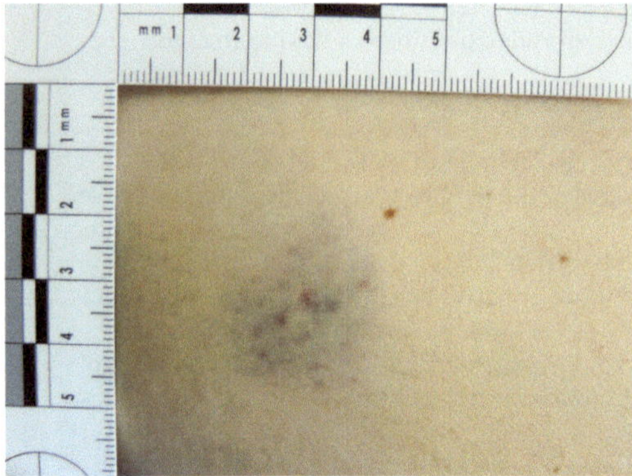

Abb. 5.1 Beispiel einer Hautunterblutung

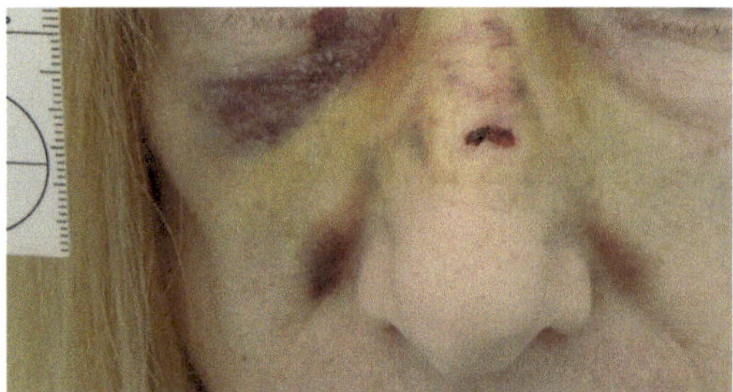

Abb. 5.2 Hautunterblutung mit unterschiedlichen Farbanteilen im Rahmen der Abheilung. Die Frau gab einmal an, über den Fuß ihres Partners gestolpert und mit dem Gesicht auf die Kante der Ablagefläche eines Schranks aufgeschlagen zu sein. Eine andere Version lautete, dass ihr Partner ihren Kopf mit dem Gesicht voran gegen den Schrank gestoßen habe. Die Verletzung sei am Vortag der Untersuchung entstanden

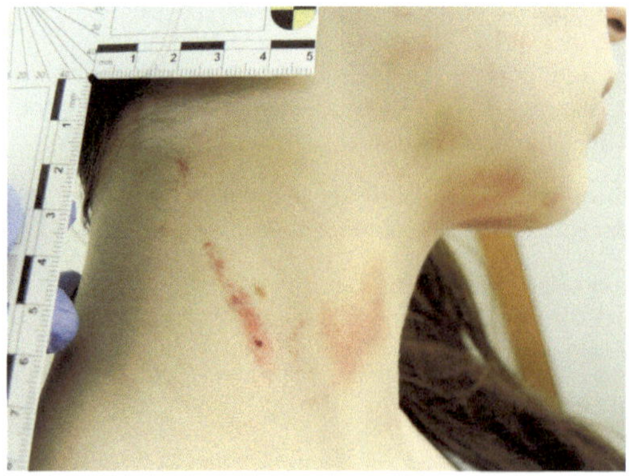

Abb. 5.3 Hauteinblutung (neben anderen Verletzungen) an der rechten Halsseite nach Würgen

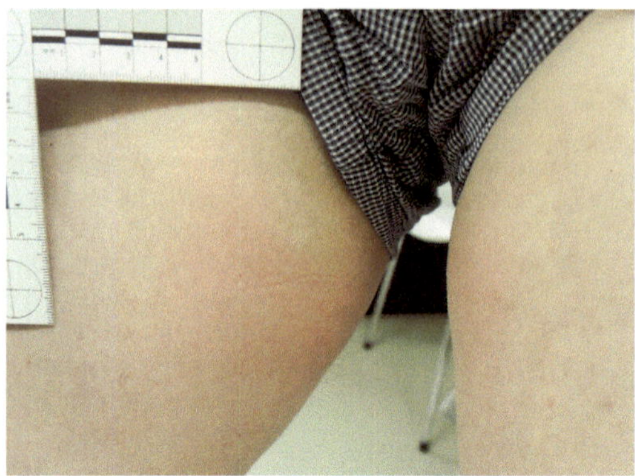

Abb. 5.4 Dezent ausgebildete, wegdrückbare Hautrötung (Hyperämie) an der Innenseite des rechten Oberschenkels

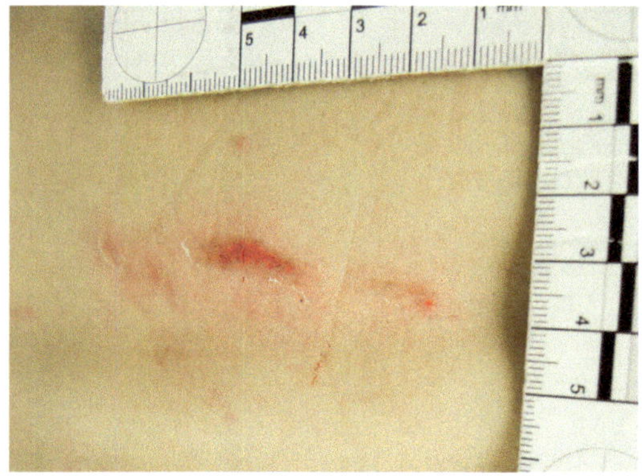

Abb. 5.5 Hautabschürfung mit anhängenden Oberhautschüppchen am unteren und links im Bild gelegenen Wundrand und umgebender Hautrötung

RQW – „rudimentäre Qualität der Wundbeurteilung"   In klinischen Berichten fällt bei der Bezeichnung von Verletzungen immer wieder die Abkürzung RQW auf, die oftmals als Sammelbegriff für oberflächliche und auch tiefer greifende Hautdefekte benutzt wird – unabhängig von der eigentlich vorliegenden Wundqualität. Ist man sich nicht sicher, um welche Verletzungsform es sich handelt (z. B. Quetschwunde, Stichwunde oder Schussverletzung), wird aus forensischer Sicht empfohlen, neutrale Begriffe wie „Hautdefekt" oder „Hautdurchtrennung" zu nutzen, die nicht auf eine bestimmte Form der Gewalteinwirkung (z. B. stumpf oder scharf) hinweisen.

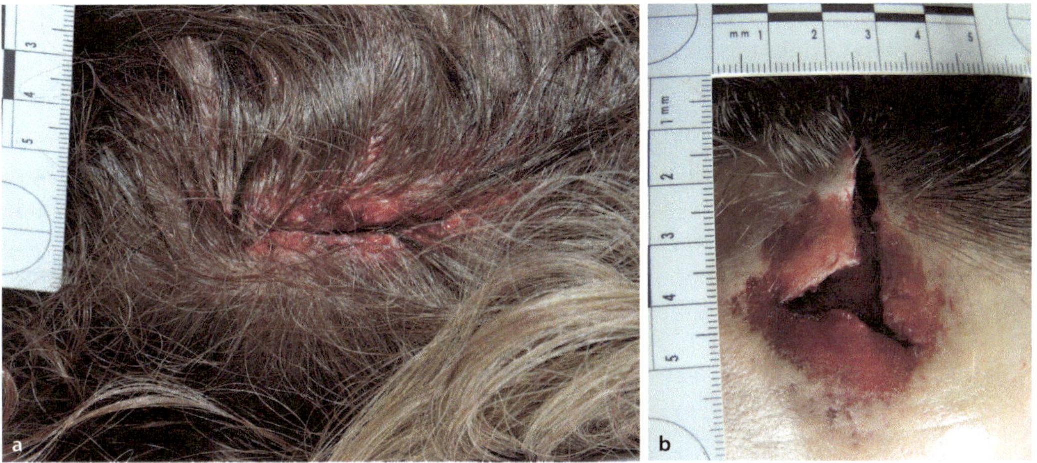

◪ **Abb. 5.6a,b** **a** Quetschwunde in der behaarten Kopfhaut mit dadurch erschwerter Beurteilbarkeit, **b** Quetsch-Riss-Wunde an der Stirn. Im oberen Anteil der Wunde geht ein Schenkel der Hautdurchtrennung deutlich über den die Hautdurchtrennung umgebenden Schürfsaum hinaus

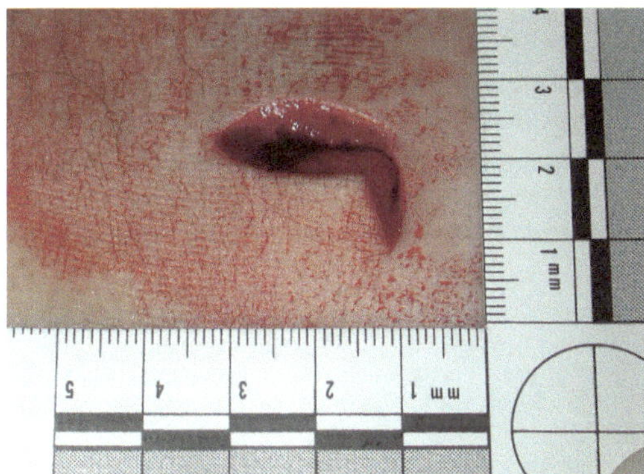

◪ **Abb. 5.7** Stichverletzung mit schwalbenschwanzförmigem Aspekt, was für eine Bewegung des Opfers und/oder des Täters bei der Stichausführung spricht. Der im Bild links gelegene Wundwinkel ist zipfelig gestaltet und ist ein Hinweis auf den hier einwirkenden Messerrücken

5.1.1 Sonderfall Strangulation

Eine Form der körperlichen Gewaltanwendung durch den Täter bei einem Sexualdelikt kann die Strangulation (lat. „stringere gulam": die Kehle zuschnüren) sein. Bei einer Strangulation kommt es im Wesentlichen über eine Kompression der Halsgefäße zu einer Minderdurchblutung mit daraus resultierendem Sauerstoffmangel des Gehirns, was zur

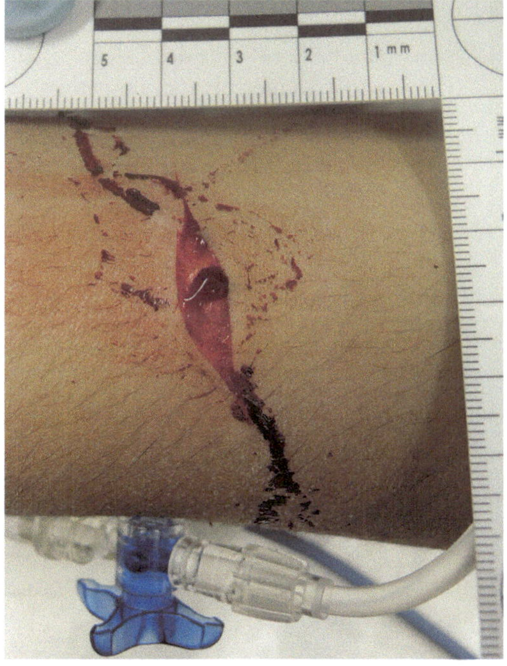

◪ **Abb. 5.8** Schnittverletzung mit oberflächlichem, kratzerartigem Ausläufer am oberen Wundwinkel

Bewusstlosigkeit und somit Wehrlosigkeit, schlimmstenfalls auch zum Tod des Opfers führen kann. Ferner kann durch Druck auf die Atemwege eine mechanische Atembehinderung oder über Reflexmechanismen (Druck auf die Pressorezeptoren) eine Störung der Herzfunktion hervorgerufen werden. Eine Strangulation kann, muss aber nicht sichtbare Verletzungen am Hals zurücklassen. Das Ausmaß von Verletzungen hängt zum Beispiel vom Kräfteverhältnis zwischen Täter und Opfer, von der Beschaffenheit des Strangulationswerkzeugs, dem Vorhandensein von Kleidungsteilen, Haaren oder Schmuck zwischen Haut und einwirkendem Gegenstand oder auch der Wehrfähigkeit des Opfers ab (siehe oben). Liegen Verletzungen vor, so können diese durch den Täter oder das Strangwerkzeug entstanden sein, aber auch durch das Opfer selbst beim Versuch, die Hände des Täters bzw. das Strangwerkzeug vom Hals zu lösen.

Es gibt verschiedene Formen der Strangulation, die bei einem Sexualdelikt eine Rolle spielen können:

- Würgen: Kompression des Halses mittels einer oder beider Hände des Täters (◻ Abb. 5.9), Sonderform: Unterarmwürgegriff (◻ Abb. 5.10)
- Drosseln: Kompression des Halses mittels eines Werkzeugs (z. B. Schal, Leine), das nicht durch das eigene Körpergewicht zugezogen wird (◻ Abb. 5.11)

Das „Erhängen", bei dem über das eigene Körpergewicht die Halskompression durch ein Strangwerkzeug erreicht wird, spielt im Zusammenhang mit Sexualdelikten eine untergeordnete Rolle.

Da ein Sauerstoffmangel des Gehirns zu Euphorie und erotischen Halluzinationen führen kann, kommen Strangulationshandlungen als Sexualpraktik auch im einvernehmlichen Geschlechtsverkehr oder als autoerotische Handlung vor, sodass entsprechende Befunde nicht zwingend Rückschlüsse auf ein Gewaltdelikt zulassen.

> **Die Kenntnis über durch Sauerstoffmangel bedingte Euphorie und erotische Halluzinationen führt dazu, dass Strangulationstechniken auch während sexueller Handlungen im gegenseitigen Einverständnis eingesetzt werden.**

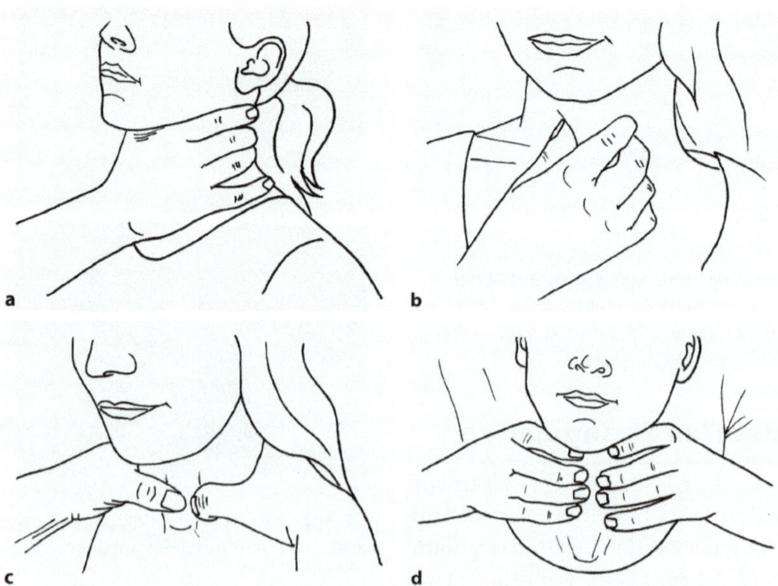

◻ **Abb. 5.9a–d**   Würgen: Die verschiedenen Formen des Würgens führen zu unterschiedlich ausgeprägten Würgemalen. Einhändiges Würgen kann halbzirkulär (**a**) und zangenartig (**b**) ausgeführt werden. Beim beidhändigen Würgen liegen die Daumen an der Vorderseite des Halses (Würgen von vorne, **c**) oder im Nacken (Würgen von hinten, **d**). (Aus Grassberger et al. 2012)

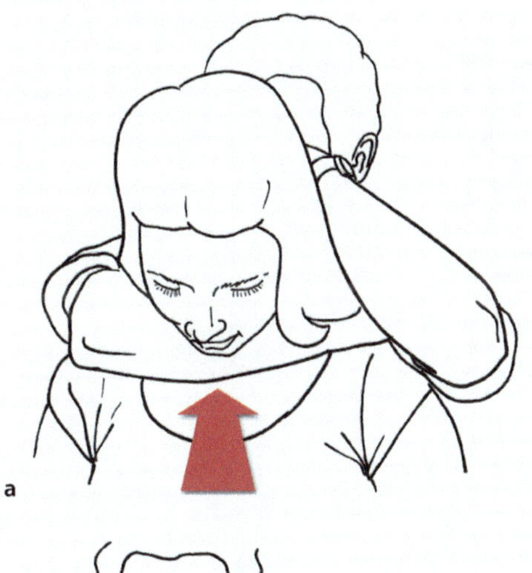

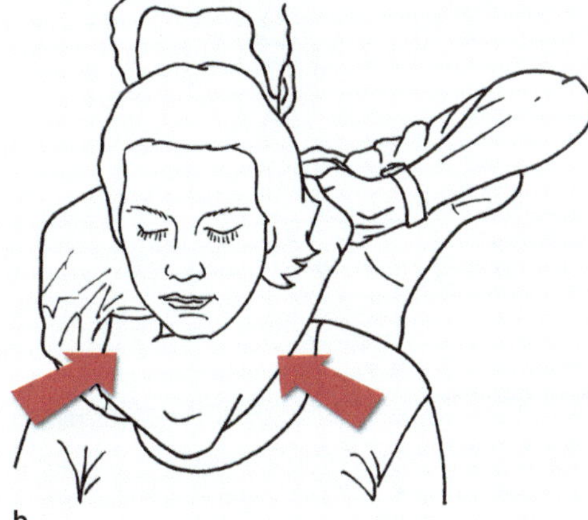

Abb. 5.10a,b Unterarmwürgegriff: Je nach Krafteinwirkung auf den Hals wird vor allem die Atmung durch Druck auf die Luftröhre und den Kehlkopf von vorne behindert (**a**) oder die Blutzufuhr zum Gehirn durch seitliches Abdrücken der Halsschlagadern („carotid sleeper") behindert (**b**). (Aus Grassberger et al. 2012)

Untersuchung von Opfern einer Strangulation

Wird seitens der betroffenen Person eine Strangulation geltend gemacht, so sollte Folgendes erfragt werden:

- Schwindel, Schwarzwerden oder Flimmern vor den Augen?
- Bewusstseinstrübung oder Bewusstlosigkeit? Amnesie bezüglich des Ereignisses?
- Unwillkürlicher Urin- oder Stuhlabgang?
- Heiserkeit oder Schluckbeschwerden nach der Strangulation?
- Schmerzen im Hals oder am Nacken? Wenn ja, wo?
- Subjektiv empfundene Atemnot?

Werden einzelne oder die gesamten ersten drei Fragen bejaht, so kann dies einen Hinweis auf eine Sauerstoffmangelversorgung des Gehirns als Folge der Strangulation liefern. Bei der Wertung dieser Angaben ist jedoch Vorsicht geboten: Zum einen handelt es sich lediglich um subjektive Schilderungen, die durch die Untersuchung nicht belegt werden können, zum anderen können die Angaben auch auf andere Ursachen zurückgeführt werden und müssen somit nicht zwingend mit der geltend gemachten Strangulation in Zusammenhang stehen.

Bei der körperlichen Untersuchung ist nach verschiedenen Befunden zu suchen, die infolge einer Strangulation auftreten können (**◘** Abb. 5.12). Durch ein Stauungssyndrom (venöse Blutstauung oberhalb der Strangebene) kann es zum Auftreten von Petechien (siehe unten) kommen. Auch kann die Gesichtshaut aufgedunsen und die Haut und Schleimhäute des Kopfes können bläulich verfärbt (Zyanose) sein. Um einen weiteren Hinweis auf eine Stauung im Kopf zu erlangen, kann man die Person in ein weißes Taschentuch schnäuzen lassen. Daneben kann ein Blutaustritt auch aus dem Mund oder den äußeren Gehörgängen auftreten. Die Hals- und Nackenhaut sind ebenfalls auf Verletzungen zu untersuchen.

■ **Würgemale**

Würgemale können als ungeformte Verletzungen im Sinne von geformten oder ungeformten Hautunter- oder -einblutungen und Hautabschürfungen, insbesondere an der Halsvorderseite und den Halsaußenseiten, vorhanden sein (**◘** Abb. 5.13). Bei Anwendung eines Unterarmwürgegriffs („Schwitzkasten") sind durch den breitflächigen Kontakt des Arms des Angreifers Verletzungen in aller Regel eher nicht zu erwarten; es sei denn, an der Oberbekleidung (Ärmel) des Täters befinden sich harte Gegenstände, wie etwa Knöpfe, oder es wird Armschmuck getragen.

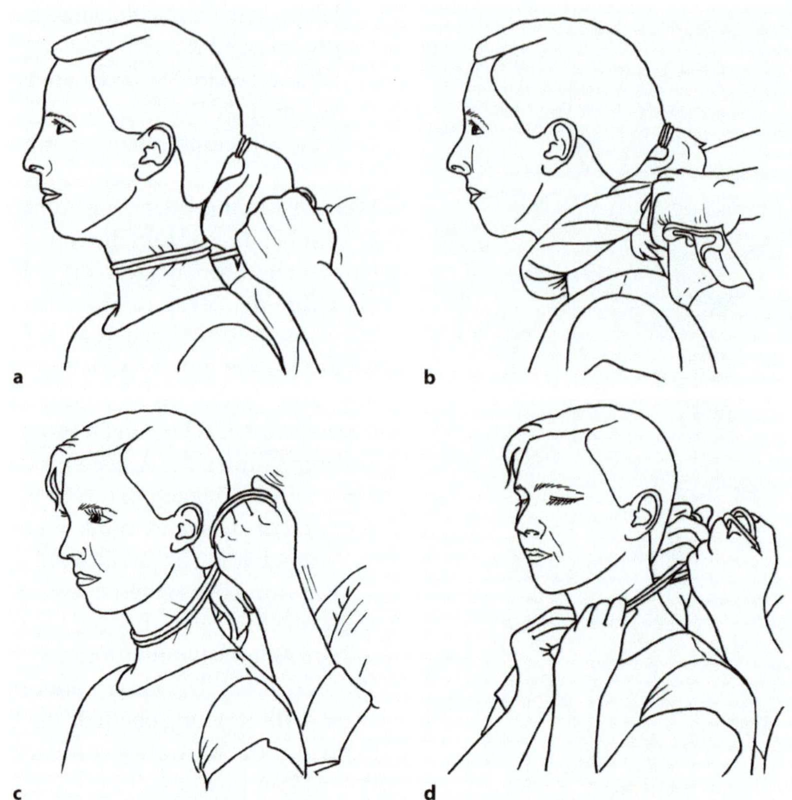

Abb. 5.11a–d   Drosseln. **a** Typische horizontale Strangmarke beim Drosseln. **b** Wird ein weiches Strangwerkzeug genutzt, ist die Strangmarke ggf. nur leicht ausgeprägt oder fehlt. **c** Entstehungsmechanismus einer aufsteigenden, nur unvollständigen Strangmarke. **d** Verletzungen der Halshaut können auch bei Abwehrhandlungen durch das Opfer selbst entstanden sein. Auch zusätzliches Würgen ist möglich. (Aus Grassberger et al. 2012)

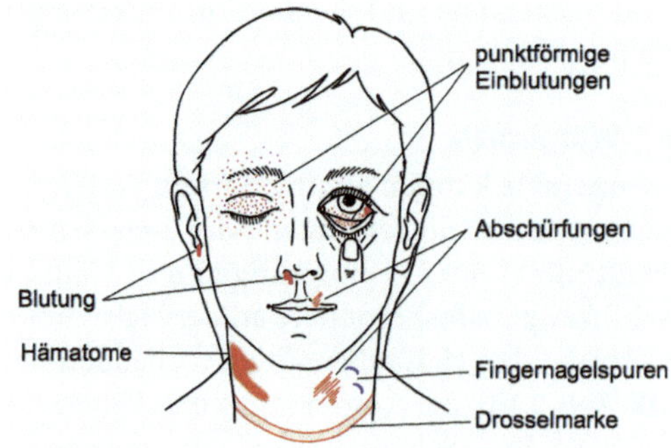

Abb. 5.12   Befunde, die nach erfolgter Strangulation im Kopf-Hals-Bereich angetroffen werden können. (Aus Grassberger et al. 2012)

■ Drosselmarken

Eine Drosselmarke präsentiert sich als bandförmiger Befund, der ggf. zirkulär um den Hals herumführt und in Abhängigkeit vom Drosselwerkzeug geformte Anteile aufweisen kann (■ Abb. 5.14). Bei Einsatz eines breiten und weichen Drosselwerkzeugs (z. B. Schal) kann eine Drosselmarke jedoch auch fehlen. Ob die Drosselmarke horizontal verläuft oder nach hinten oben ansteigt, hängt von der Position zwischen Opfer und Täter ab. Neben der Drosselmarke können auch hier Abwehrverletzungen durch das Opfer selbst, insbesondere an der Halsvorderseite, zu finden sein.

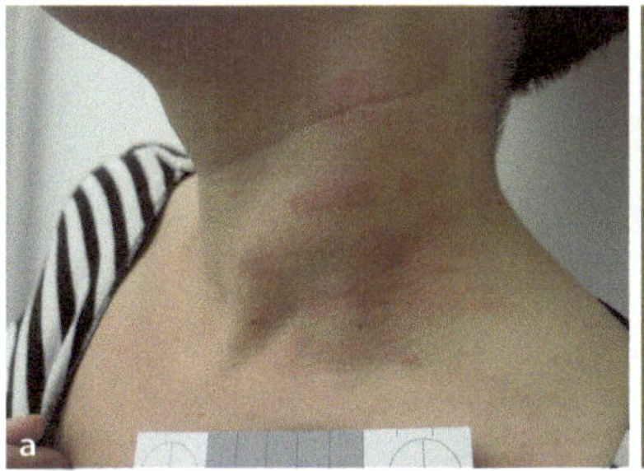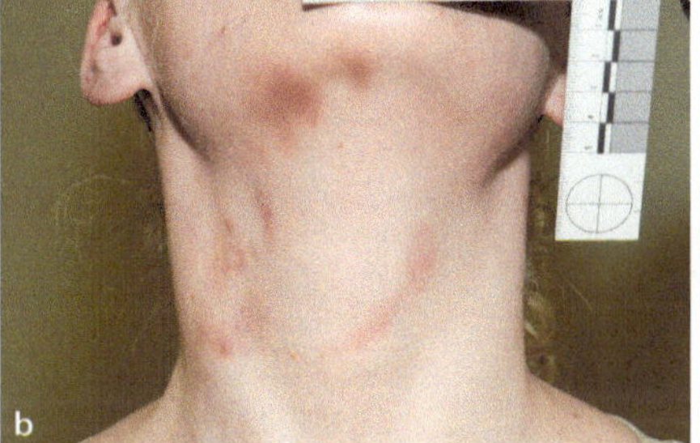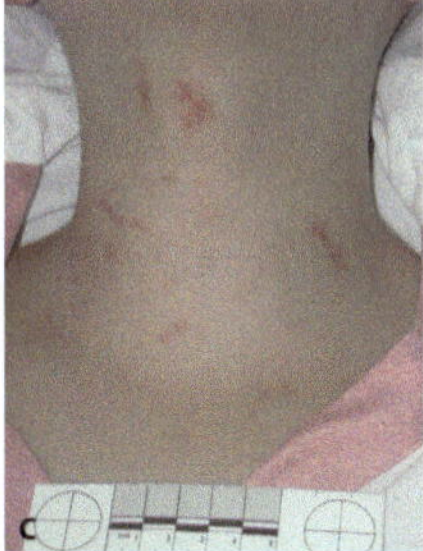

Abb. 5.13a–c   Beispiele von Würgemalen

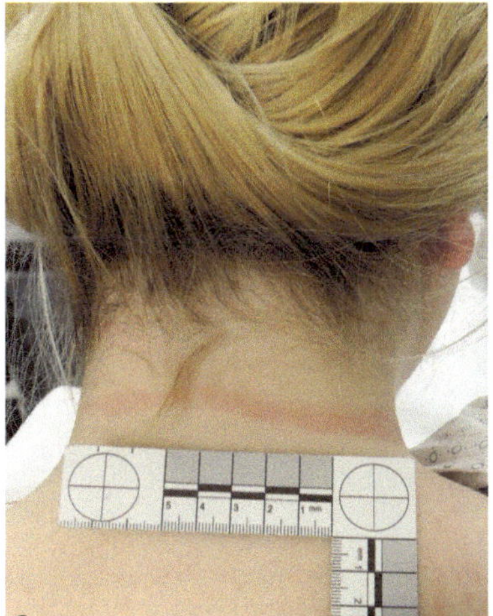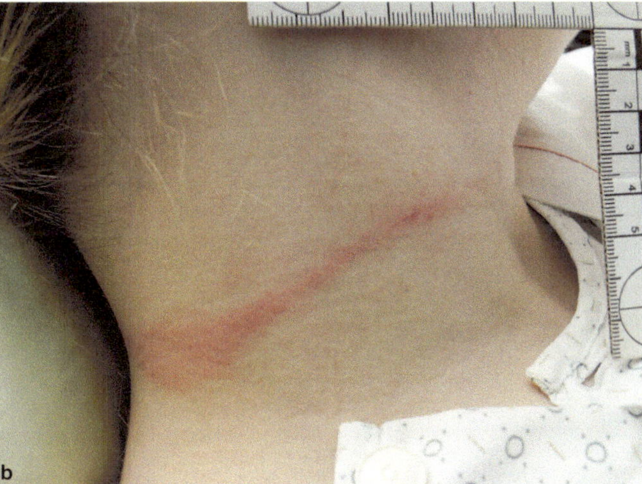

Abb. 5.14a,b   Drosselmarke am Nacken (**a**) und an der rechten Halsseite (**b**). Der Partner habe den T-Shirt-Kragen gepackt und zugedreht, wodurch ein Drosseln der Frau erreicht wurde. Zusätzlich sei sie gewürgt worden. Während der strangulierenden Gewalt gegen den Hals sei ihr schwarz vor den Augen geworden, und sie habe Atemnot verspürt. Petechien konnten bei der rechtsmedizinischen Untersuchung nicht beobachtet werden

Verletzungen durch das Opfer

Bei dem Versuch, die strangulierende Kraft vom Hals mit den eigenen Händen abzuwehren, kann es durch das Opfer selbst zu charakteristischen Kratzverletzungen an der Halshaut kommen, die sich durch bandförmige, wenige Millimeter breite Hautabschürfungen mit gerötetem Randsaum, bandförmige Hautrötungen oder sogar Hauteinblutungen auszeichnen. Auch können „Fingernagelspuren" im Sinne von halbmondförmigen Oberhautdefekten vorliegen (**Abb. 5.15**).

Petechien und Hyposphagma

Petechien (Punktblutungen) im Sinne von Stauungsblutungen bei erfolgter Strangulation entstehen primär bei vorliegender Blutstauung (arterio-venöse Druckdifferenz bei venöser Abflussbehinderung), was zu einer Zerreissung von Kapillaren führt. Sie treten in Form punktförmiger Blutungen in Erscheinung. Im Rahmen einer Strangulation sind diese typischerweise in den Augenlidhäuten und Augenbindehäuten (**Abb. 5.16**), der Lippen- und Mundschleimhaut, der Gesichtshaut und der Hinterohrregion zu finden. Auch auf den Trommelfellen oder in weniger gut einsehbaren Regionen wie der Schleimhaut der Epiglottis oder des Kehlkopfeingangs können strangulationsbedingte Petechien vorkommen. Ein Auftreten von Petechien ist in der Regel erst nach einer gewissen Dauer der Kompression der zervikalen Blutgefässe zu

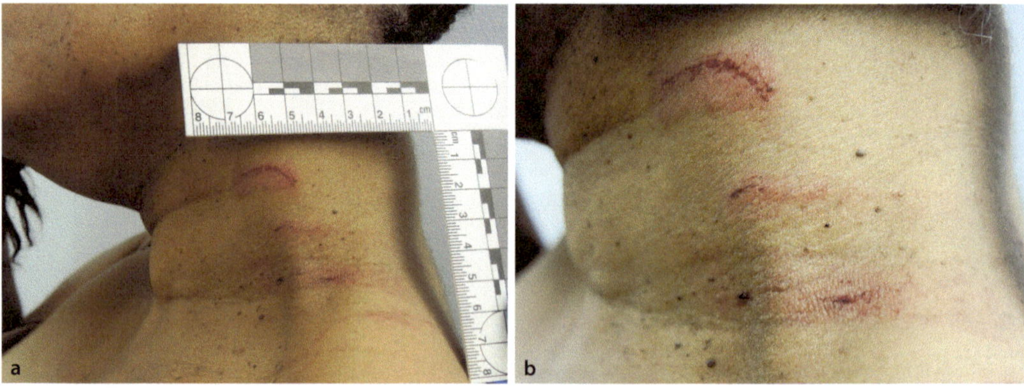

Abb. 5.15a,b Typische Morphologie von Fingernagelkratzspuren an der linken Halsseite. Die Frau sei von mehreren Männern bedrängt und unter anderem auch gewürgt worden. Petechien ließen sich anlässlich der Untersuchung nicht nachweisen; auch gab die Frau keine Symptomatik als Folge des Griffs an den Hals an. **a** Übersicht der linken Halsseite, **b** Grössere Darstellung der Befunde

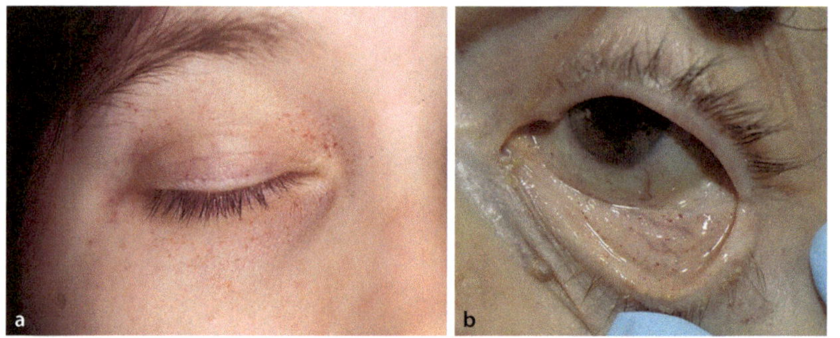

Abb. 5.16a,b Petechien im Bereich der Augenlider (**a**) sowie in der Bindehaut des Augenunterlids (**b**)

erwarten. Es handelt sich hier um einen nur für kurze Zeit (Stunden bis wenige Tage) bestehenden Befund, was nahelegt, dass körperliche Untersuchungen nach einer geltend gemachten Strangulation zeitnah erfolgen und die Petechien fotodokumentiert werden sollten.

Unter Umständen kann die Blutstauung im Kopfbereich so stark sein, dass neben Petechien flächige Unterblutungen der Augenbindehäute (Hyposphagma, subkonjunktivale Blutung) auftreten können (**Abb. 5.17**). Diese sind auf den Raum zwischen Lederhaut und Bindehaut beschränkt. Eine Resorption erfolgt innerhalb von etwa 10–14 Tagen, sodass dieser Befund über längere Zeit dokumentiert werden kann.

Der Nachweis von Petechien oder auch eines Hyposphagmas als Befunden einer oberen Einflussstauung ist relevant für die Begutachtung und eine allfällige spätere Rechtsprechung. Da aufgrund ihres Vorliegens eine Durchblutungsstörung des Gehirns anzunehmen ist, können diese als Indikator für das Vorliegen einer unmittelbaren Lebensgefahr gewertet werden.

Beim Rückschluss vom Ausmaß der Petechien oder auch anderer Lokalbefunde auf die Intensität der Strangulation ist Vorsicht geboten, da dies zum Beispiel individuellen Faktoren seitens des Opfers und des Täters, der Dauer der Strangulation und des angewandten Mittels unterliegt. Ein Fehlen von Petechien oder Befunden an der Hals- und Nackenhaut schliesst eine stattgefundene Strangulation keinesfalls aus.

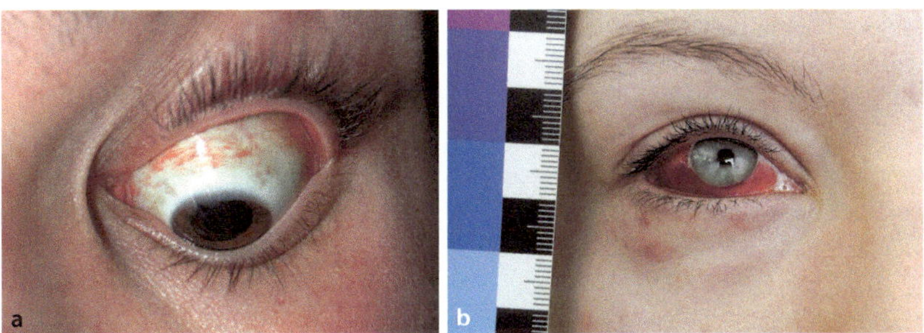

■ **Abb. 5.17a,b**   Unterschiedlich stark ausgeprägte Unterblutungen der Bindehaut auf dem Augapfel (Hyposphagma) nach Anwendung eines Unterarmwürgegriffs. Diese Befunde können bereits auf den ersten Blick sichtbar sein

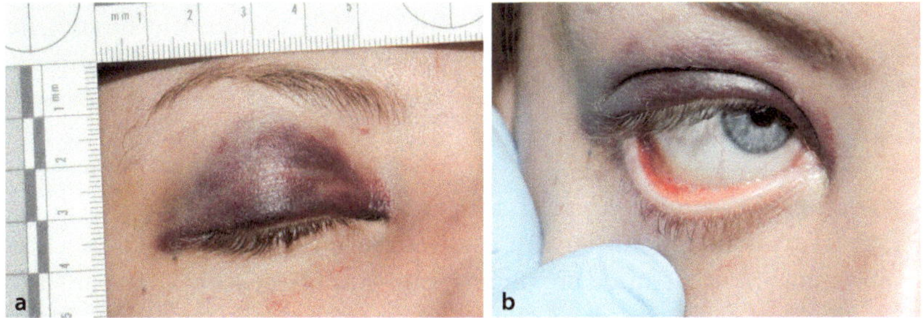

■ **Abb. 5.18a,b**   Einwirkung stumpfer Gewalt auf die Region des rechten Auges. **a** Monokelhämatom, **b** punktförmige Einblutungen in die Bindehaut des rechten Augenunterlids

> ❗ **Bei Vorliegen von zusätzlichen Verletzungen infolge stumpfer Gewalteinwirkung im Augenbereich sind Punktblutungen nicht zwingend einer auch geltend gemachten Strangulation zuzuordnen (■ Abb. 5.18).**

Differentialdiagnostisch können Stauungsblutungen und auch das Hyposphagma beispielsweise bei Erbrechen, Hustenanfällen, während des Geburtsvorgangs, aufgrund von starkem Pressen beim Stuhlgang oder beim Heben schwerer Lasten auftreten. Treten diese Befunde isoliert auf (ohne weitere Verletzungen im Gesicht oder am Hals), so sind alternative Ursachen unbedingt zu erfragen.

Ein Konsil durch einen Hals-Nasen-Ohren-Arzt sollte veranlasst werden, wenn die Person z. B. über anhaltende Schluckbeschwerden und Nackenschmerzen berichtet. Medizinisch relevante Verletzungen des Kehlkopfskeletts sind jedoch selten. Daneben können bildgebende Verfahren (bevorzugt Magnetresonanztomographie [MRT]) eingesetzt werden, um innere Verletzungen wie zum Beispiel äußerlich nicht sichtbare Blutungen in den Halsweichteilen, Befunde im Bereich des Kehlkopfs und des Zungenbeins (Einblutungen, Schwellungen, Brüche), Kapselblutungen der Schilddrüse oder Veränderungen im Bereich der Halsgefäße (Einblutungen, Einrisse oder Dissektion der Gefäßwand) zu belegen.

Fallbeispiel

Ein Streit eines Paares sei in eine körperliche Auseinandersetzung ausgeartet. Dabei sei die Frau von ihrem Partner zweimal von hinten in den „Schwitzkasten" genommen worden, wobei durch den Ober- und Unterarm Druck auf den in der Ellenbeuge gelegenen Hals ausgeübt worden sei. Sie habe beim zweiten Angriff für eine unbestimmte Zeit das Bewusstsein verloren. Nach dem Ereignis habe sie einen Druck im Kopf und ein Kribbeln bzw. Taubheitsgefühl in beiden Händen verspürt sowie Nasenbluten gehabt. Urin- oder Stuhlabgang während des Ereignisses wurden verneint. Die Frau sei in ein Spital eingewiesen worden, nachdem die Polizei durch die Nachbarn alarmiert worden sei. Dort seien die HNO-Untersuchung inklusive einer Laryngoskopie sowie die bildgebenden Untersuchungen von Kopf (CT-Schädel) und Hals (MRT) unauffällig gewesen. Bei der rechtsmedizinischen Untersuchung ca. 15 h nach dem Ereignis präsentierten sich Petechien in der Umgebung der Augen sowie beidseitige Hyposphagmata. Am Hals selbst bestand lediglich eine kleine Hautrötung.

5.2   Extragenitale Befunde

Kommt es zu einem sexuellen Übergriff, so sind in Abhängigkeit vom Ablauf des Ereignisses nicht nur anogenitale Befunde möglich, sondern es können – und dies weit häufiger – extragenitale Verletzungen im Sinne sogenannter Begleitverletzungen auftreten. Gewalt durch den Täter, um sein Opfer zu bändigen, Wehrversuche durch das Opfer oder Einwirkungen durch die Umgebung (Ereignis auf hartem Untergrund oder in einem Gebüsch) können Verletzungen zurücklassen. Eine Übersicht der Lokalisation möglicher extragenitaler Befunde zeigt ◘ Abb. 5.19. Diesen Befunden kommt eine

wesentliche strafrechtliche Bedeutung zu, insbesondere dann, wenn sich Täter und Opfer nahestehen bzw. der Täter behauptet, das Ereignis sei im Einvernehmen erfolgt, wodurch zum Beispiel vorhandenen DNA-Spuren als Beweismittel ihre Bedeutung genommen werden würde. Dies zeigt, wie wichtig die Dokumentation auch unscheinbarer, aus klinisch-therapeutischer Sicht unwesentlicher Verletzungen ist. Für die strafrechtliche Würdigung kann solchen Verletzungen eine hohe Bedeutung zukommen, weil sie Sachbeweise für oder wider die vorgeworfene Tat und deren Umstände sein können.

Erfahrungsgemäß sind bei der körperlichen Untersuchung nach einem geltend gemachten Sexualdelikt mehrheitlich Verletzungen infolge stumpfer Gewalt (hauptsächlich Hautunterblutungen, Hauteinblutungen und Hautabschürfungen) und ggf. einer Strangulation zu erwarten. Anderweitige Verletzungen, zum Beispiel durch scharfe Gewalt mit einem Messer, sind eher selten; solche Befunde treten in diesem Zusammenhang häufiger durch Selbstbeibringung (► Abschn. 8.1.1) in Erscheinung. Extragenitale Verletzungen erfordern mehrheitlich keine medizinische Versorgung. Sie können fehlen, und zwar dann, wenn das Opfer zum Beispiel durch Drohung eingeschüchtert wurde oder wehrlos war. Ein Fehlen solcher Befunde schließt ein gegen den Willen der betroffenen Person erfolgtes Ereignis also nicht aus.

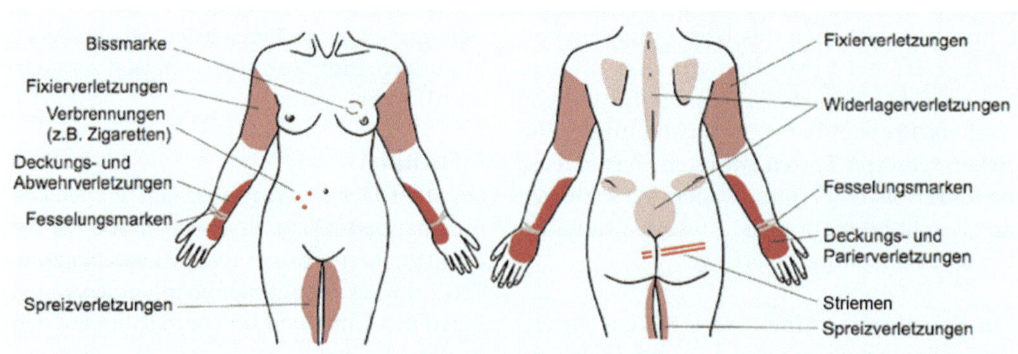

◘ **Abb. 5.19**   Schematische Darstellung der Lokalisationen am Körper, an denen extragenitale Verletzungen bei einem Sexualdelikt gefunden werden können. (Aus Grassberger et al. 2012)

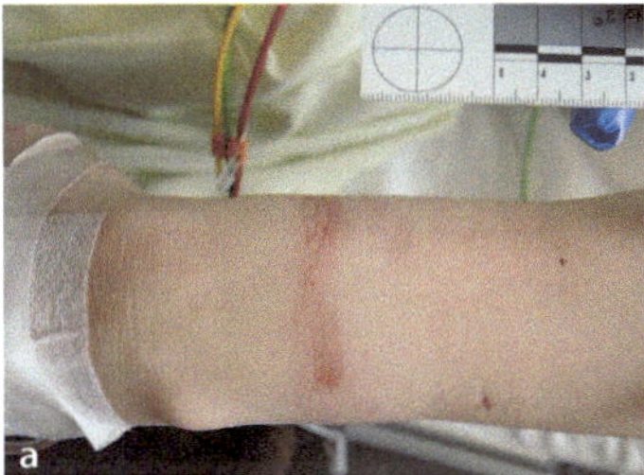 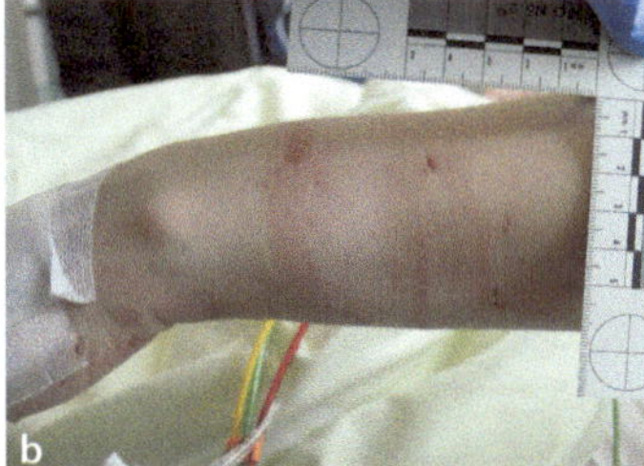 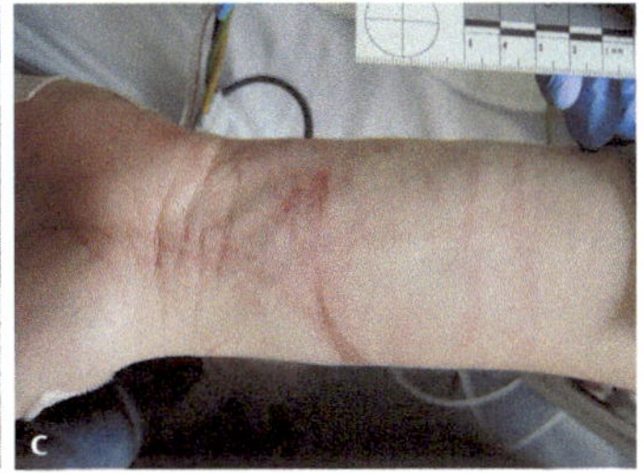

Abb. 5.20 a-c   Fesselungsspuren in Form von teils annähernd zirkulären Hautrötungen und Hautabschürfungen am linken Unterarm eines Mannes, der angab, von seiner Freundin mit Paketband an den Händen zusammengebunden worden zu sein. **a** Befund streckseitig, **b** Befund kleinfingerseitig, **c** Befund beugeseitig

5.2.1 Mögliche Verletzungen

Verletzungen infolge einer Fesselung

Auch hier handelt es sich um Verletzungen infolge stumpfer Gewalt, die auf das Zusammenschnüren der Hand- oder Fußgelenke oder ein Fixieren derselben an einem Gegenstand zurückzuführen sind. Bei einem festen Anbringen des Fesselungswerkzeugs kann dieses selbst zu Verletzungen führen; Verletzungen können aber auch erst dadurch entstehen, dass das Opfer versucht, sich aus der Fesselung zu befreien. In Abhängigkeit vom verwendeten Werkzeug (Handschellen, Seil, Kabelbinder usw.) kann die Morphologie der Verletzungen gewisse Unterschiede aufweisen. Gemeinsam ist ihnen jedoch häufig, dass bandförmige, im Verlauf unterbrochene oder sogar zirkuläre Verletzungen, wie zum Beispiel Hautrötungen oder Hautabschürfungen, vorzufinden sind ◘ Abb. 5.20.

Auch hier ist zu berücksichtigen, dass in Abhängigkeit von den Vorlieben der Sexualpartner Fesseln auch einvernehmlich angebracht werden können. In solchen Fällen sollten Verletzungen jedoch, wenn überhaupt, nur in geringer Stärke festzustellen sein (◘ Abb. 5.21).

Handelt es sich um eine Fesselung im Rahmen eines Delikts, so ist ggf. auch auf Anhaftungen an der Haut zu achten, beispielsweise wenn Klebeband zur Fesselung verwendet worden sein soll.

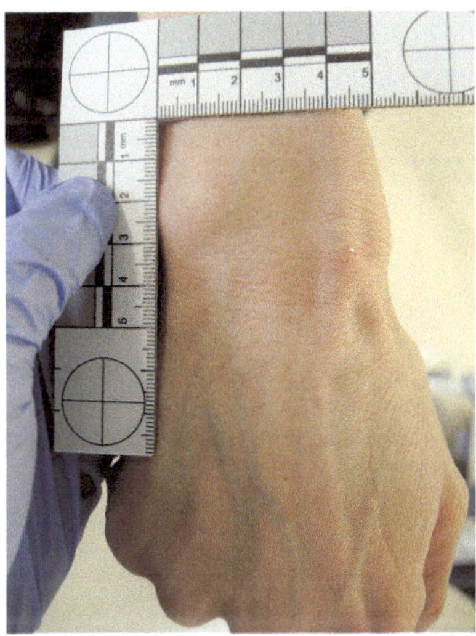

Abb. 5.21   Dezent ausgebildete Hautrötungen am Handgelenk einer Frau, die einer Fesselung im Rahmen eines initial einvernehmlichen Geschlechtsverkehrs zustimmte

Verletzungen durch Festhalten der Arme und Beine (Fixierverletzungen)

Insbesondere bei einem sich wehrenden Opfer kann der Täter versuchen, das Opfer durch Festhalten der Arme und Beine an der Gegenwehr zu hindern. Dadurch können sich sogenannte Griffspuren abzeichnen, die sich hier häufig in Form von Hautunterblutungen präsentieren. Diese Hautunterblutungen können flächig ausgebildet sein, in Einzelfällen können sich aber

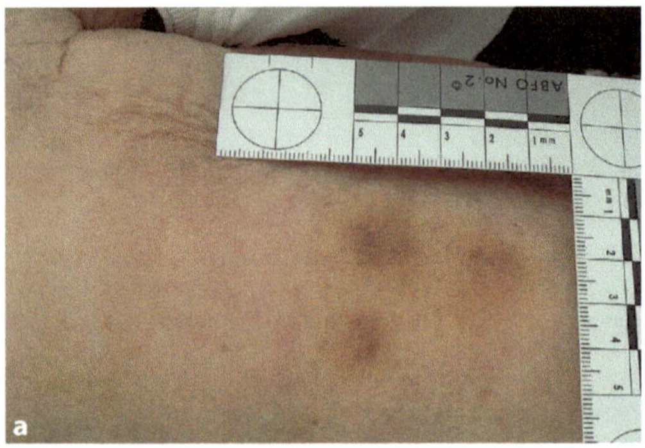

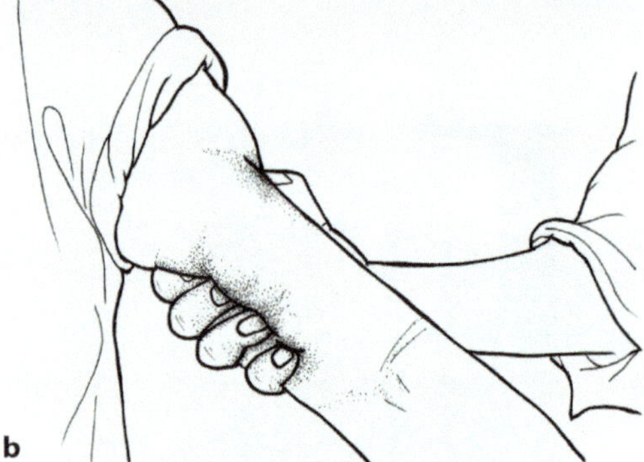

◘ Abb. 5.22a,b Gruppierte ältere, jeweils ca. 1,5 cm im Durchmesser haltende Hämatome am Oberarm (**a**), vereinbar mit einer sog. Griffverletzung nach gewaltsamem Festhalten durch Druck der Fingerspitzen (**b**). (Aus Grassberger et al. 2012)

auch die einzelnen Finger der festhaltenden Hand (ovale oder rundliche Hautunterblutungen) abzeichnen (◘ Abb. 5.22 und ◘ Abb. 5.23). Ebensolche Verletzungen können auch an den Hand- und/oder Fußgelenken zu finden sein, wenn eine Fixierung an diesen Körperstellen erfolgte. Eine Kombination mit linienförmigen oder bogigen Hautabschürfungen im Sinne von Abdrücken der Fingernägel ist möglich.

Abwehrverletzungen

Versucht der Täter, das Opfer mit Schlägen oder Tritten einzuschüchtern oder gefügig zu machen, so kann das Opfer versuchen, diese Gewalteinwirkungen abzuwehren, sofern es dazu in der Lage ist. Allgemein wird zwischen aktiven und passiven Abwehrverletzungen unterschieden, wobei diese nicht immer deutlich

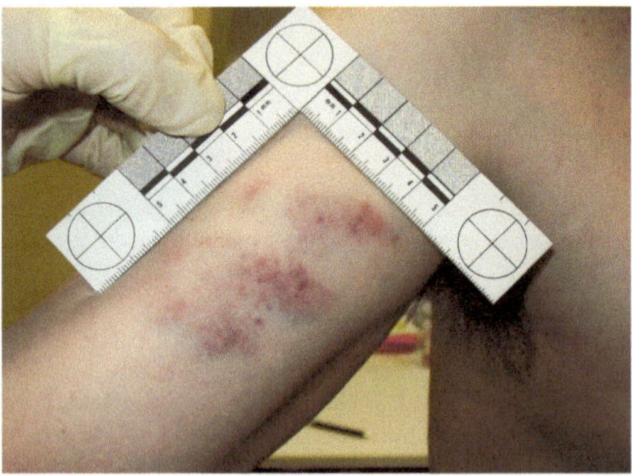

◘ Abb. 5.23 Griffspur in Form von Hautunterblutungen an der Innenseite des rechten Oberarms mit Abzeichnung der einzelnen Finger

voneinander zu differenzieren sind (◘ Abb. 5.24 und ◘ Abb. 5.25).

Aktive Abwehrverletzungen Sie werden durch eine aktive Gegenwehr des Opfers hervorgerufen, indem das Opfer versucht, die drohende Gewalt abzuwehren. Hierbei können etwa durch das Greifen in ein Messer Verletzungen an den Fingern und Handinnenflächen entstehen (◘ Abb. 5.26). Durch aktives Abwehren eines Schlags entstehen sogenannte „Parierverletzungen" über der Elle am Unterarm.

Passive Abwehrverletzungen Sie treten dann auf, wenn sich das Opfer lediglich schützt, indem es durch Hochheben der Arme versucht, zum Beispiel einwirkende Schläge gegen den Kopf abzuhalten. In diesem Fall spricht man von „Deckungsverletzungen", die betont an den Handrücken und den Unterarmen streckseitig anzutreffen sind.

Insbesondere bei Einwirken stumpfer Gewalt kann es, je nach Intensität oder wenn ein Schlaginstrument, wie zum Beispiel ein Stock, angewandt wird, sogar zu Knochenbrüchen kommen. In solchen Fällen ist meistens die Elle betroffen. Bei entsprechender Anamnese und Klinik sollte daher eine Röntgenuntersuchung zum Ausschluss einer Fraktur in Betracht gezogen werden.

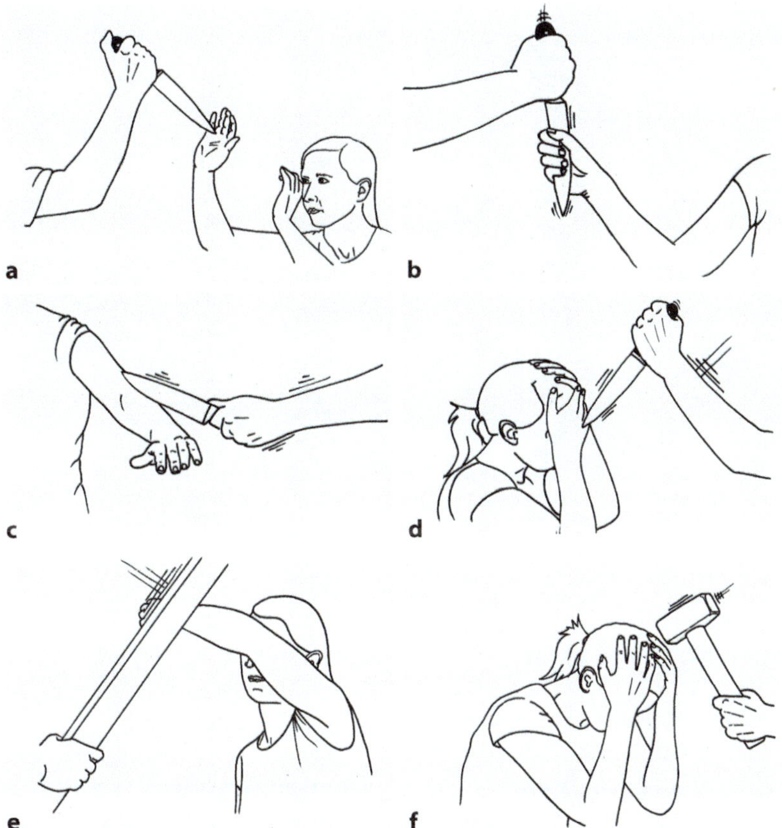

Abb. 5.24a–f Unterschiedliche Entstehungsmechanismen von Abwehrverletzungen. Abwehrgreifverletzungen (**a**, **b**), Parierverletzung (**c**) und Deckungsverletzung (**d**) entstehen bei scharfer Gewalteinwirkung, Parierverletzung (**e**) und Deckungsverletzung (**f**) bei stumpfer Gewalteinwirkung (Aus Grassberger et al. 2012)

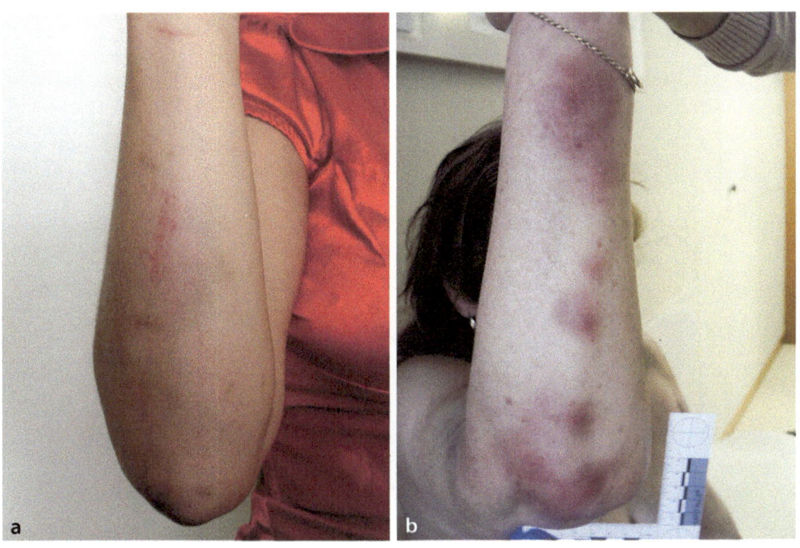

Abb. 5.25a,b Als Abwehrverletzungen zu wertende Befunde in Form von Hautunterblutungen, betont über der Elle am Unterarm

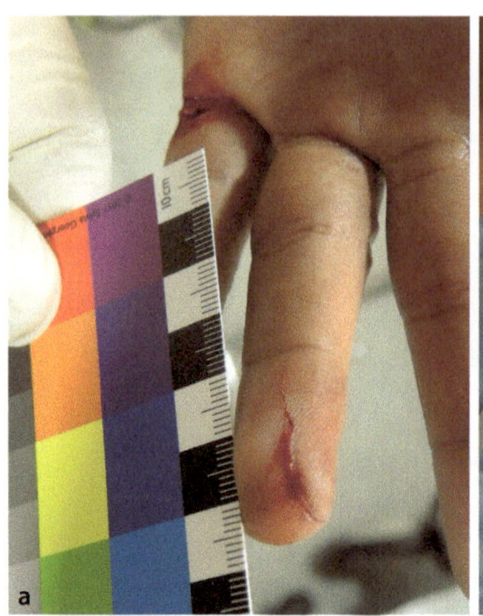
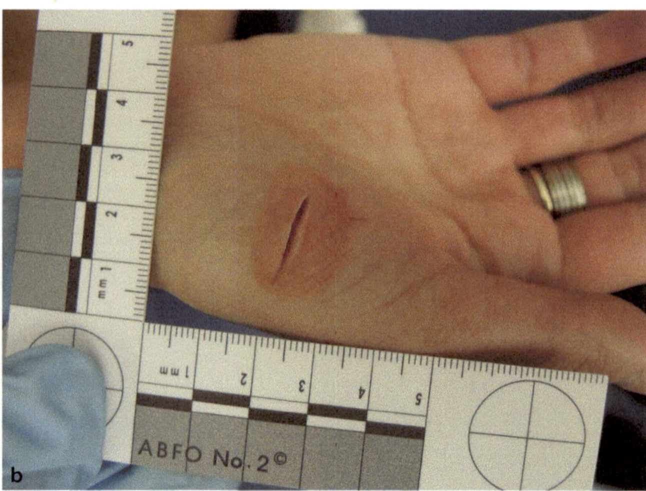

Abb. 5.26a,b Schnittverletzungen. **a** Verletzungen am linken Klein- und Mittefinger nach Angriff mit einem scharfen Gegenstand, **b** Verletzung am rechten Daumenballen, die im Hinblick auf das geltend gemachte Ereignis eines Messerangriffs als mögliche Abwehrverletzung gewertet wurde

Verletzungen an den Beinen

Auseinanderdrücken der Beine („Spreizverletzungen") Um eine vaginale Penetration zu verhindern, wird die Frau möglicherweise mit aller Kraft versuchen, die Beine zusammenzupressen. Um zu seinem Ziel zu gelangen, wird der Täter aber die Beine der Frau auseinanderdrücken. Dies kann zu Verletzungen an den Innenseiten der Knie (**Abb. 5.27**) oder der Oberschenkel führen, die sich zumeist in Form von Hautunterblutungen präsentieren.

Vaginaler Geschlechtsverkehr Bei Durchführung des vaginalen Geschlechtsverkehrs von vorne können infolge heftiger Stoßbewegungen Hautunterblutungen an den Innenseiten der Oberschenkel entstehen (**Abb. 5.28**).

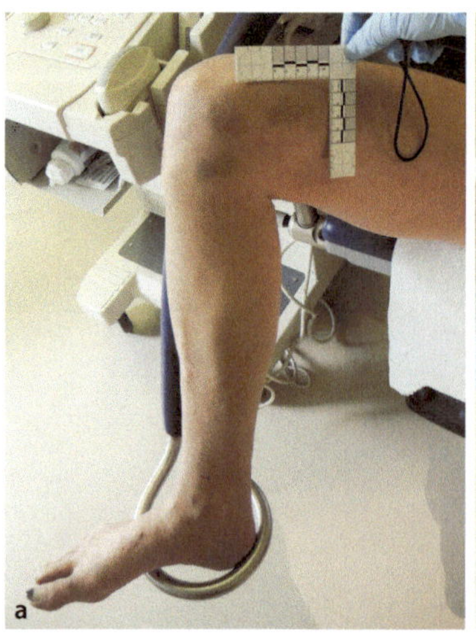
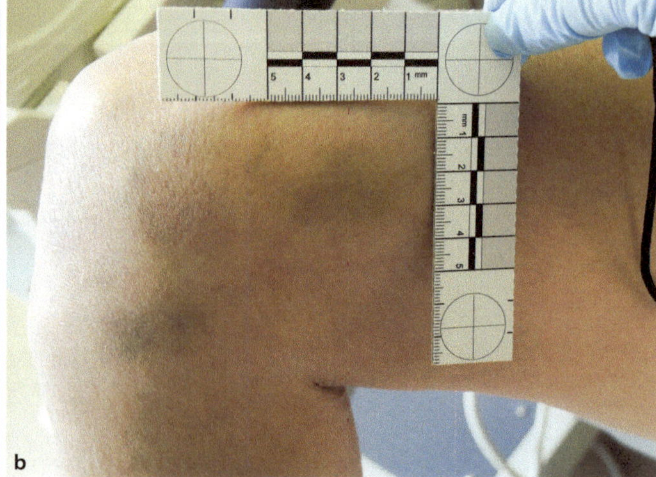

Abb. 5.27a,b Hautunterblutungen an der Innenseite des Knies nach gewaltsamem Auseinanderdrücken der Beine. **a** Übersicht, **b** Detailaufnahme

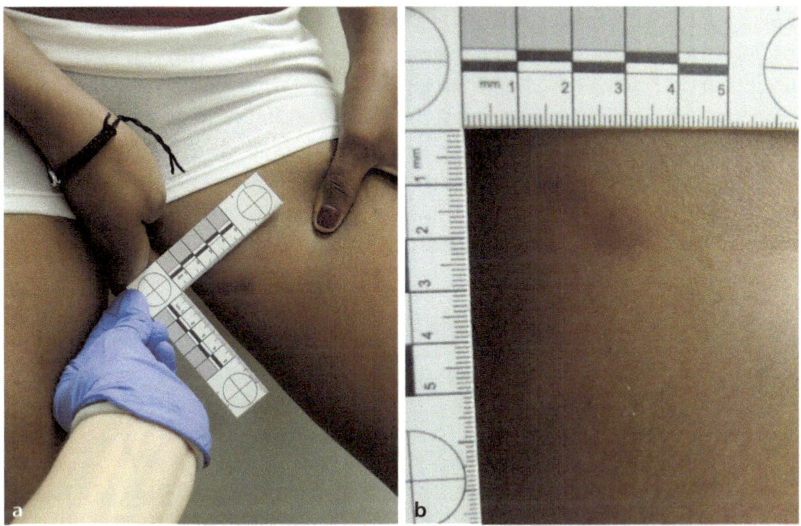

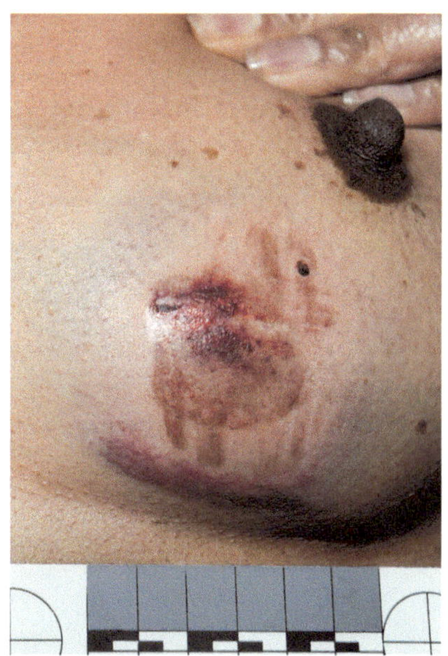

Abb. 5.28a,b Hautunterblutung an der Innenseite des linken Oberschenkels nach erzwungener vaginaler Penetration. **a** Übersicht, **b** Detailaufnahme

Bei diesen Verletzungen ist zu berücksichtigen, dass sie auch bei einem willentlich erfolgten Geschlechtsverkehr auftreten können.

Fixierung/Fesselung Wie weiter oben bereits angemerkt, kann ein Opfer auch an den Beinen fixiert werden, um es in der Bewegung und somit Wehrfähigkeit einzuschränken.

Bissverletzungen

Bissverletzungen sind auch bei Sexualdelikten anzutreffen. Unter Berücksichtigung des Aktes sind solche oftmals am Oberköper des Opfers zu finden (**Abb. 5.29**), können aber zum Beispiel auch an den Oberschenkelinnenseiten vorliegen. Die Variabilität der Morphologie von Bissverletzungen ist groß (siehe unten). Je ausgeprägter die Verletzung ist bzw. je deutlicher sich das Gebiss des Täters abzeichnet, umso größer ist die Wahrscheinlichkeit, mit den heute zur Verfügung stehenden forensischen Methoden den Nachweis erbringen zu können, dass eine bestimmte Person gebissen hat. Insbesondere hier ist die Dokumentation mit Massstab wichtig.

Morphologie von Bissverletzungen Die Morphologie von Bissverletzungen ist sehr variabel. In Abhängigkeit von der Heftigkeit des

Abb. 5.29 Bissverletzung an der linken Brust. Neben zentral gelegenen Hautabschürfungen ist außen eine annähernd ringförmige Hautunterblutung mit begleitender Hauteinblutung im unteren Anteil zu sehen

Zubeißens kann man unspezifische oder andeutungsweise geformte bzw. geordnete Hautrötungen oder Hautunterblutungen antreffen. Es kann jedoch auch sein, dass sich das Gebiss des

Täters in Form von geometrisch ausgebildeten Hautabschürfungen oder tiefergreifenden Quetschwunden abzeichnet. Typisch und somit gut erkennbar sind halbkreisförmige, oftmals unvollständige Abdrücke der beiden Zahnreihen, die dann als sogenannter Bissring zu erkennen sind (Abb. 5.30).

Möglichkeiten der Identifikation der Person, die gebissen hat:

- **DNA:** Erfolgte nach dem Ereignis keine Reinigung des Körpers, so sollte sich DNA-haltiger Speichel des „Beißers" im Bereich der Bissverletzung an der Haut der Person finden lassen. Mit einem DNA-Abstrich kann das DNA-Profil des Täters erstellt und ein Abgleich mit der DNA-Datenbank vorgenommen werden. Ist die Person dort erfasst, kann der Tatbeweis erbracht werden.
- **3D-Oberflächenscanning:** Mittels dieser Bildgebungsmethode kann eine geformte Verletzung (wie z. B. eine Bissverletzung mit geformten Anteilen) dreidimensional erfasst und dokumentiert werden. Das von der Verletzung erstellte 3D-Modell wird hierbei mit einem 3D-Modell des Gebissabdrucks der tatverdächtigen Person verglichen und auf eine Übereinstimmung überprüft.

Auch beim Nachweis von Bissverletzungen ist zu bedenken, dass diese im Rahmen einvernehmlicher sexueller Aktivitäten entstanden sein können („Liebesbiss").

Saugverletzungen („Knutschfleck")

Sogenannte Knutschflecken entstehen durch Saugen an der Haut, was zu meist typischen Hautein- und -unterblutungen führt (Abb. 5.31). In der Regel sind diese Befunde leicht zu erkennen. Bevorzugte Lokalisation ist der Hals, daneben können solche Befunde aber auch an den Armen oder den Brüsten vorliegen. Derartige Saugverletzungen können bei Sexualdelikten vorkommen, sind häufig jedoch bei Jugendlichen im Rahmen von gewollten sexuellen Kontakten zu finden. Auch hier kann bei einem frischen Ereignis durch den auf der Haut befindlichen Speichel über einen DNA-Abstrich der Verursacher eruiert werden. Je nach Ausprägung des Befunds und/oder fehlender Erfahrung der Untersucher kann ein solcher Befund als Folge einer Strangulation missinterpretiert werden.

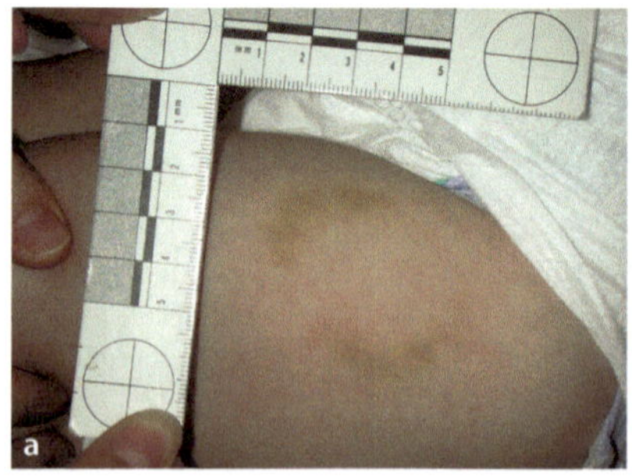
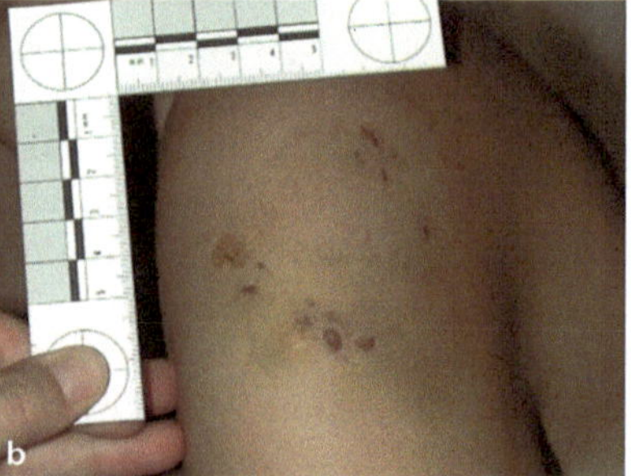

Abb. 5.30a,b Ältere, bereits in Abheilung befindliche Bissverletzungen. **a** Abdruck der Zahnreihen von Ober- und Unterkiefer in Form von bereits gelblich verfärbten Hautunterblutungen an der Oberschenkelaußenseite eines Kleinkinds, **b** Bissverletzung am Oberarm ca. 2 Wochen nach dem geltend gemachten Ereignis mit Nachweis von Schorfkrusten und älteren Hautunterblutungen

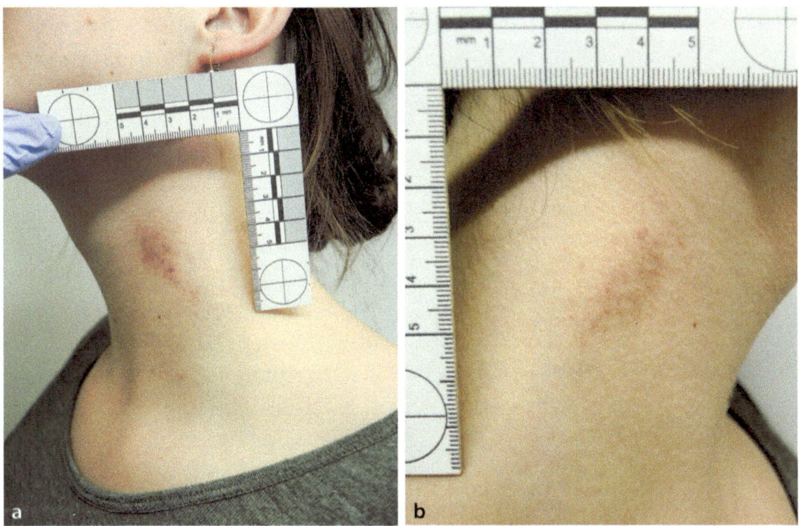

Abb. 5.31a,b Typische Hauteinblutungen im Sinne von Knutschflecken am Hals. Diese seien vom Täter im Rahmen eines erzwungenen oralen, vaginalen und analen Geschlechtsverkehrs verursacht worden. **a** Übersicht eines Befunds an der linken Halsseite, **b** Detailaufnahme eines Befunds an der rechten Halsseite

Widerlagerverletzungen

Widerlagerverletzungen entstehen dann, wenn eine Gewalteinwirkung auf ein Gewebe gegen eine harte Unterlage erfolgt. Solche Verletzungen können beispielsweise beim Schlag gegen die Lippen auftreten, wobei diese gegen die Zähne gedrückt werden, was dann zu Schwellungen, Unterblutungen oder sogar durchgreifenden Gewebedefekten führen kann (◘ Abb. 5.32, ◘ Abb. 5.33). Ebensolche Befunde können auch dann in Erscheinung treten, wenn mittels gewaltsamen Zudrückens der Mundöffnung versucht wird, das Opfer am Schreien zu hindern.

In Zusammenhang mit sexuellen Handlungen können Widerlagerverletzungen auch über Knochenvorsprüngen wie den Dornfortsätzen der Wirbelkörper, dem Becken oder den Schulterblättern entstehen (◘ Abb. 5.34), wenn das Ereignis auf einem harten oder grob strukturierten Untergrund, wie zum Beispiel einem Fliesenboden oder einem Kiesweg, stattfindet. Hierbei können insbesondere Hautunterblutungen oder Hautabschürfungen zu finden sein.

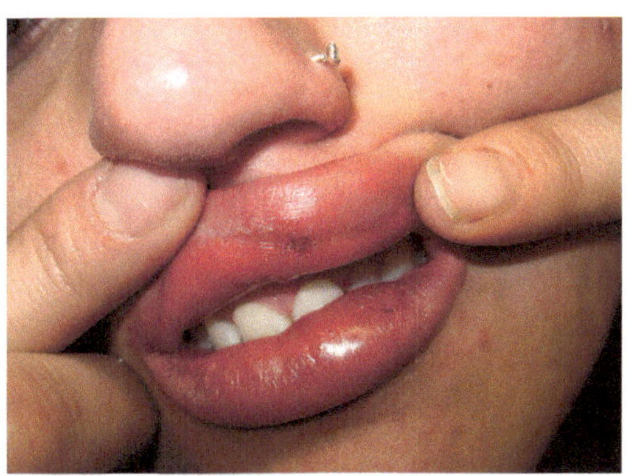

Abb. 5.32 Schwellung von Ober- und Unterlippe nach stumpfer Gewalteinwirkung auf den Mund

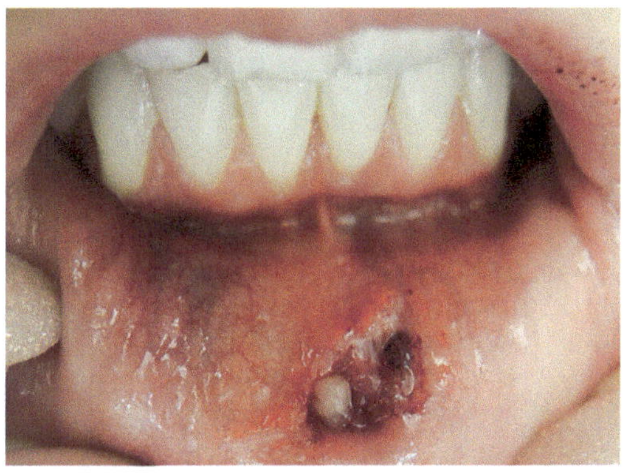

Abb. 5.33 Tiefgreifender Schleimhautdefekt an der Innenseite der Unterlippe nach stumpfer Gewalteinwirkung auf den Mund

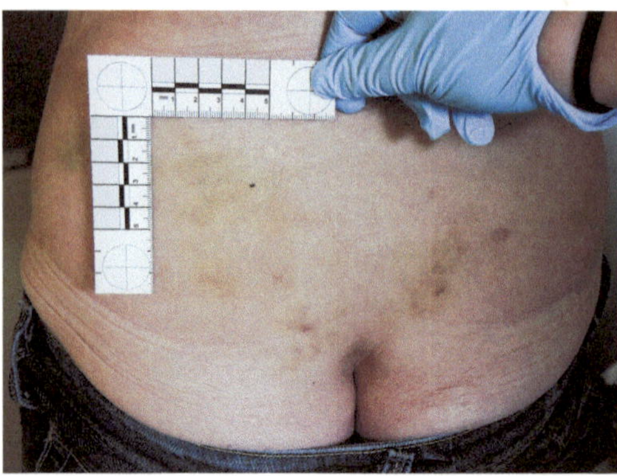

Abb. 5.34 In Abheilung befindliche Hautunterblutungen unten am Rücken nach einem unfreiwilligen vaginalen Geschlechtsverkehr mit dem Partner etwa eine Woche vor der forensisch-gynäkologischen Untersuchung

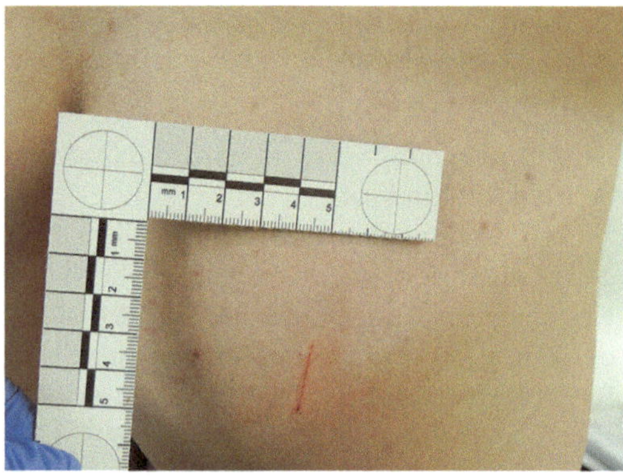

Abb. 5.35 Mögliche Entkleidungsverletzung in Form einer längs liegenden Hautabschürfung an der rechten Gesäßbacke; Hose und Unterhose habe der Täter der Frau abgezogen

Verletzungen durch gewaltsames Entkleiden

Wird die Kleidung einer Person gewaltsam vom Körper gerissen, so kann auch dies Verletzungen hinterlassen. Durch das Herunterziehen von Hose und Slip können beispielsweise Kratzverletzungen in der Leistenregion, an den Oberschenkelvorderseiten oder am Gesäß auftreten (◘ Abb. 5.35).

5.3   Anogenitale Verletzungen

Wie bereits aufgeführt, bestehen unterschiedliche Einflussfaktoren, die das Ausmaß der Feststellbarkeit auch von anogenitalen Verletzungen im Rahmen eines sexuellen Übergriffs bestimmen. Eine wesentliche Rolle kann der Faktor Zeit spielen; je früher eine Untersuchung der betroffenen Person erfolgt, desto höher ist die Wahrscheinlichkeit, dass durch das Ereignis bedingte Verletzungen festgestellt werden. Kommt es zu Verletzungen infolge eines Geschlechtsverkehrs, so sind diese oft nur oberflächlich und verheilen innerhalb weniger Tage ohne Narben. Dies verdeutlicht die Bedeutung einer zeitnah zum Ereignis durchzuführenden forensisch-klinischen Untersuchung.

Was die Aussagekraft von anogenitalen Verletzungen angeht, ist jedoch Vorsicht geboten: Ein Fehlen von Verletzungen schließt einen gegen den Willen der betroffenen Person durchgeführten Geschlechtsverkehr keinesfalls aus. Die große Häufigkeit von unauffälligen anogenitalen Untersuchungsbefunden nach geltend gemachten Sexualdelikten insbesondere bei Kindern und Jugendlichen führte zu Aussagen wie „It's normal to be normal" (Joyce A. Adams, 1994) oder „Normal does not mean nothing happened" (Nancy D. Kellogg, 2004).

Demgegenüber kann ein einvernehmlicher Geschlechtsverkehr in Abhängigkeit von dessen „Heftigkeit" je nach den Vorlieben der Beteiligten sogar mit erheblichen Verletzungen einhergehen. Verletzungen werden nach einvernehmlichem Geschlechtsverkehr jedoch seltener beobachtet als nach einem erzwungenen Geschlechtsverkehr. Auch sollen Verletzungen infolge einvernehmlichen Geschlechtsverkehrs tendenziell kleiner sein als solche nach einem ungewollten Geschlechtsverkehr. Anhand einer einzelnen Verletzung sollte jedoch nicht der Versuch unternommen werden, zu unterscheiden, ob diese auf einen einvernehmlichen oder einen gegen den Willen der betroffenen Person erfolgten Geschlechtsverkehr zurückzuführen ist. Es können eine oder auch mehrere anogenitale Verletzungen gleichzeitig vorkommen. Entscheidend für die Gesamtbeurteilung ist das anogenitale Verletzungsbild zusammen mit den extragenitalen Befunden (▶ Abschn. 5.2).

Die Benutzung von meist zylindrischen Gegenständen (z. B. einer Flasche, einem Gleitgelbehältnis, dem Griff einer Haarbürste oder eines Schraubenziehers), die ohne Gleitmittel in die Vagina oder den Anus eingeführt werden, ist mit einer höheren Verletzungswahrscheinlichkeit verbunden und kann unter Umständen schwerwiegende Verletzungen nach sich ziehen. Gleiches gilt für das Einführen eines gepiercten Penis oder das Fisting. Die chirurgische Versorgung einer anogenitalen Verletzung nach einem sexuellen Übergriff ist sehr selten notwendig. Mehrheitlich ist eine konservative Therapie ausreichend.

Die Häufigkeit von festgestellten Verletzungen nach Sexualdelikten hängt abgesehen von den genannten Einflussfaktoren auch von der angewandten Untersuchungsmethode ab. Bei Einsatz eines Kolposkops mit der Möglichkeit der optischen Vergrößerung der untersuchten Region oder der Anfärbung mit Toluidinblau werden Verletzungen häufiger erkannt als wenn nur mit dem bloßen Augen untersucht wird.

Generell wird auf das Vorliegen von Rötungen, Schwellungen, Unterblutungen, Abschürfungen oder Einrissen von Haut und Schleimhaut geachtet. Hinsichtlich Rötungen und Schwellungen ist jedoch zu berücksichtigen, dass insbesondere diese auch anderen Ursprungs sein können.

Anmerkung: Die hier gemachten Angaben basieren auf wissenschaftlicher Literatur zu *Untersuchungen von Frauen nach erlebter sexualisierter Gewalt. Ob dies bei analen Verletzungen ohne Weiteres auf betroffene Männer übertragbar ist, kann seitens der Herausgeberinnen mangels ausreichender Erfahrung und Quellen nicht sicher beurteilt werden.*

5.3.1 Mögliche genitale Verletzungen bei der Frau

Verletzungen am äußeren Genitale

Im Rahmen eines ungewollten Geschlechtsverkehrs prädominieren Verletzungen am äußeren Genitale. Diese oftmals als Eintrittsverletzungen bezeichneten Befunde entstehen während einer versuchten oder vollendeten Penetration, wodurch das Gewebe gedehnt wird und dabei verletzt werden kann. Liegen Verletzungen infolge eines sexuellen Übergriffs am äußeren Genitale vor, so sind diese vorwiegend an der hinteren Kommissur (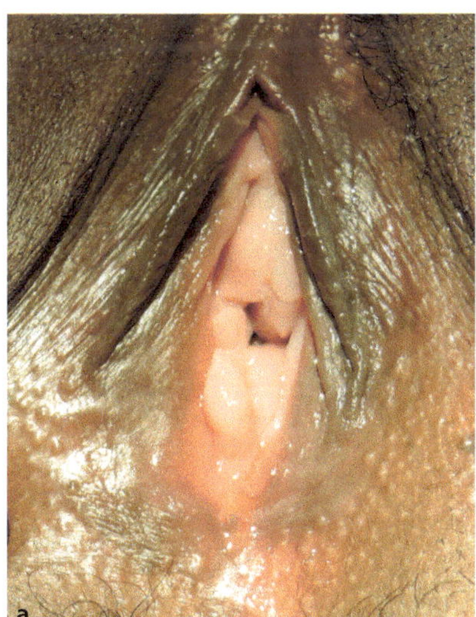 Abb. 5.36), der „posterior fourchette" und der Fossa navicularis (Abb. 5.37) anzutreffen. Häufig handelt es sich hier um Einrisse des Gewebes. Seltener sind die kleinen Labien oder die großen Labien (Abb. 5.38) betroffen. Eine schematische Darstellung der Region des äußeren Genitales, die typischerweise

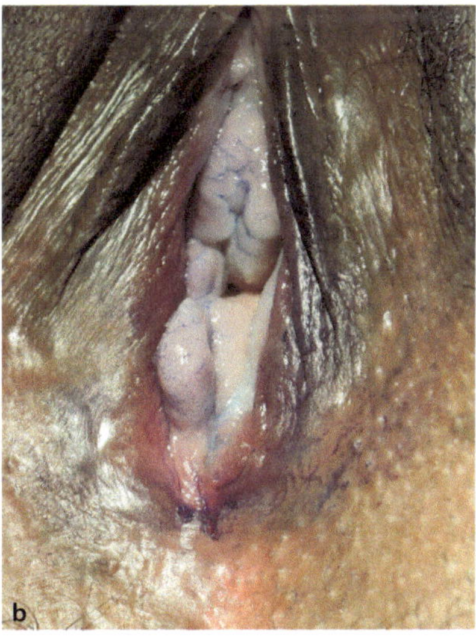

Abb. 5.36a,b   3 oberflächliche Hautverletzungen an der hinteren Kommissur bei ca. 6 Uhr SSL vor (**a**) und nach (**b**) Anfärbung mit Toluidinblau. Ohne Anfärbung sind die Verletzungen kaum sichtbar

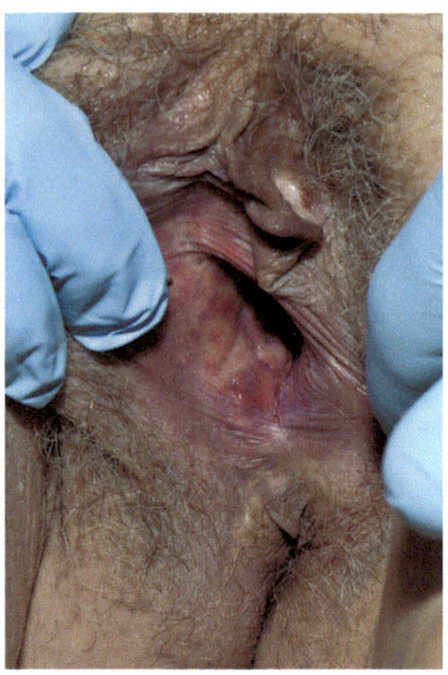

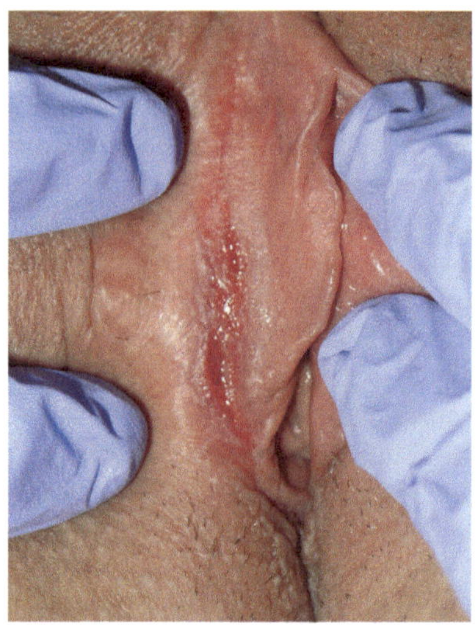

Abb. 5.38   Längsgestellter Einriss der Haut an der Außenseite der rechten kleinen Schamlippe. Wundgrund mit weißlichen Fibrinauflagerungen

Verletzungen aufweist, zeigt ◘ Abb. 5.39. Daneben kann eine mechanische Reizung, zum Beispiel durch fortwährendes Reiben der Vulva, zu flächigen Rötungen führen (◘ Abb. 5.40).

Aufgrund der veränderten anatomischen Verhältnisse bei beschnittenen Frauen, was in Abhängigkeit vom Typ der Beschneidung mit einer durchaus beträchtlichen Einengung der Scheideneingangsregion einhergehen kann, können insbesondere bei einem ungewollten Geschlechtsverkehr Verletzungen am äußeren Genitale vorgefunden werden (◘ Abb. 5.41).

Verletzungen am Hymen

Verletzungen am Jungfernhäutchen sind bei „Jungfrauen", also weiblichen Jugendlichen oder Frauen, die noch keine vaginale Penetration erlebt haben, häufiger anzutreffen als bei sexuell aktiven/erfahrenen weiblichen Jugendlichen/Frauen. Treten solche Verletzungen auf, so sind diese zumeist zwischen 3 und 9 Uhr SSL (betont um 6 Uhr) lokalisiert. Dabei kommen partielle oder komplette, bis an den Ansatz des Hymens reichende Einrisse sowie flächige oder petechiale Einblutungen und Abschürfungen

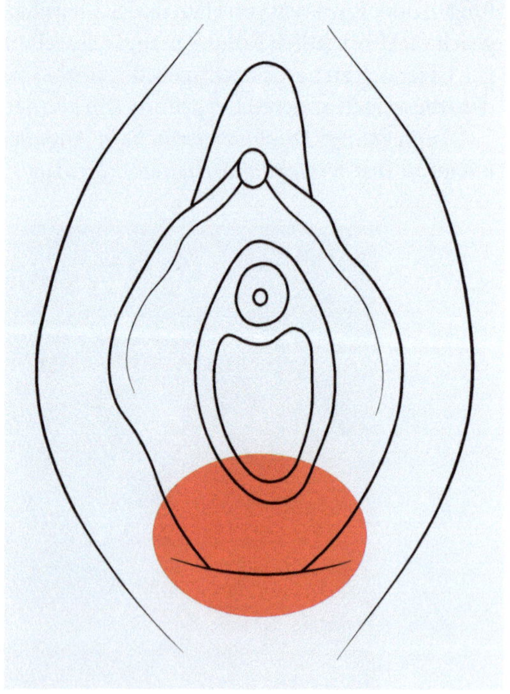

Abb. 5.39   Schematische Darstellung des äußeren Genitales mit Markierung der Prädilektionsstelle (*rot*) von Verletzungen nach sexueller Gewalt

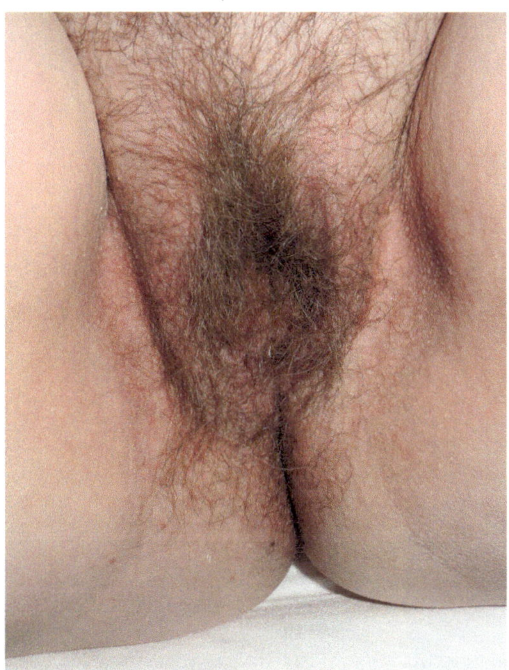

Abb. 5.40 Hautrötungen außerhalb und im Bereich der großen Schamlippen

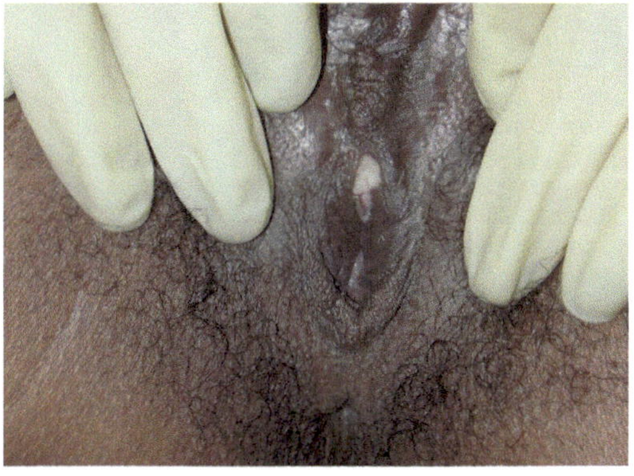

Abb. 5.41 Bei zusammengenähten kleinen Labien nicht blutender Gewebedefekt bei ca. 12 Uhr SSL

vor (■ Abb. 5.42). In der Regel hinterlassen nur die kompletten Einrisse des Hymens nach ihrer Abheilung sichtbare Veränderungen am Hymen im Sinne randständiger Kerben, die mit einer stattgefundenen Penetration in Einklang gebracht werden können. Ist eine solche

Kerbe Folge einer Penetration, so spricht man von einer „Deflorationsverletzung". In diesem Zusammenhang ist jedoch zu berücksichtigen, dass eine randständige Kerbe bei Jugendlichen auch als angeborene Veränderung des Hymens, nach einer akzidentellen Verletzung in der Kindheit, nach Masturbation (digital oder mit einem Gegenstand) oder sogar nach der Benutzung von Tampons (▶ Abschn. 8.3.2), auftreten können.

Verletzungen von Vagina und Zervix

Innere Verletzungen bei vaginalem Geschlechtsverkehr sind insgesamt eher selten. Sie können oberflächlich sein, können aber auch bis in die Muskulatur der Scheidenwand reichen. Insbesondere Einrisse der Vaginalwand (■ Abb. 5.43) können über einen Blutverlust oder das Auftreten einer Luftembolie sogar lebensbedrohlich werden. Liegen innere Verletzungen vor, so klagt die Frau ggf. über Unterleibsbeschwerden. Treten vaginale Blutungen in Zusammenhang mit dem geltend gemachten Ereignis auf, so sollte an mögliche vaginale Verletzungen gedacht werden. Abgesehen von der Heftigkeit der Stoßbewegungen und der Vulnerabilität des Gewebes kann ein Missverhältnis zwischen der Größe der Vagina und des eingeführten Objekts ausschlaggebend sein.

Fallbeispiel

Eine 70-jährige Frau habe mit ihrem Liebhaber am selben Abend zweimal vaginalen Geschlechtsverkehr gehabt. Gemäß seinen Angaben sei beim zweiten Mal eine vaginale Penetration im Stehen von hinten erfolgt. Dabei habe die Frau plötzlich Schmerzen verspürt und geäußert, dass sie blute; so etwas sei ihr vorher noch nie passiert. Einen Arzt habe sie auf Anraten des Liebhabers nicht aufsuchen wollen. Kurze Zeit später sei sie kollabiert. Die anschließenden Reanimationsbemühungen mussten erfolglos abgebrochen werden. Bei der Obduktion wurde ein großflächiger Einriss der Vaginalschleimhaut (■ Abb. 5.43) festgestellt, der neben einer

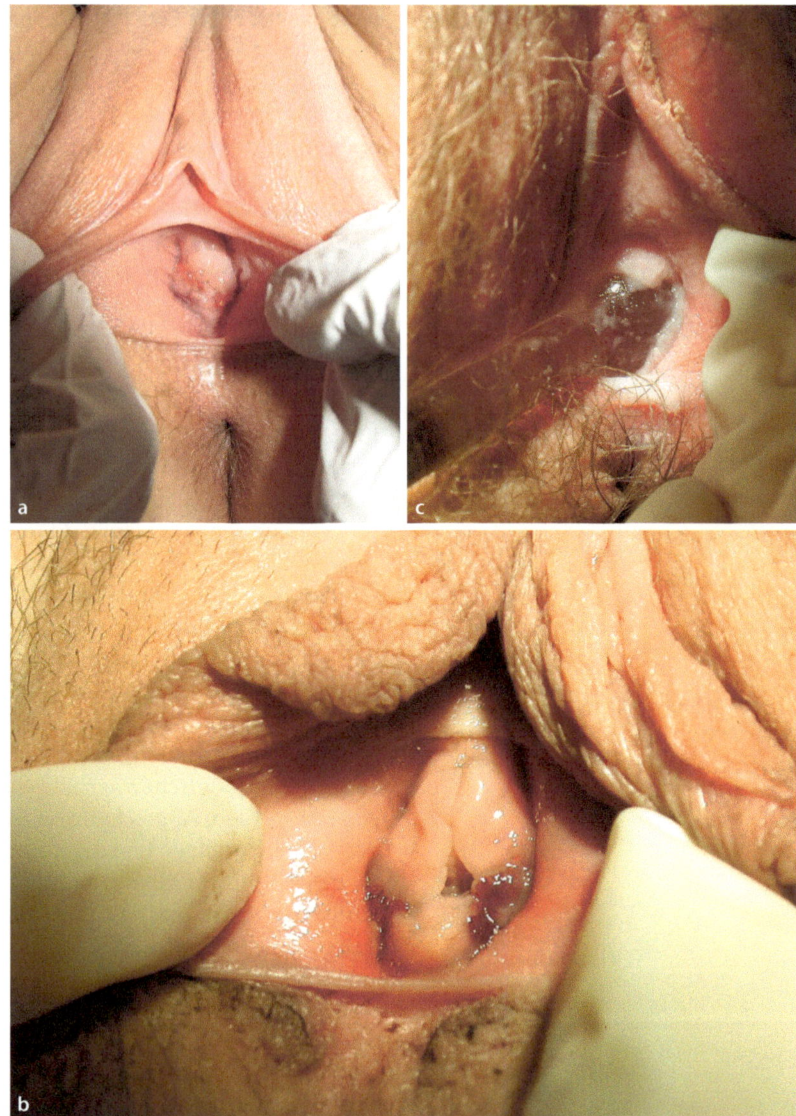

Abb. 5.42a–c Verletzungen am Hymen. **a** Frische Einblutung des Hymens bei ca. 7–8 Uhr SSL, **b** frische Einblutungen des Hymens bei ca. 4 und 8 Uhr SSL, **c** Darstellung einer Kerbe (abgeheilter Befund) am Hymen bei ca. 2–3 Uhr bei Untersuchung mit der Glaskugel

ausgeprägten Blutung nach außen zu einer Einschwemmung von Luft in das Gefäßsystem mit nachfolgender Luftembolie geführt hatte.

Wird eine gewalttätige vaginale Penetration mit einem oder mehreren Fingern angegeben, so kann – neben dem äußeren Genitale – auch die Zervix verletzt sein (Abb. 5.44). Mit einem gepiercten Penis oder Gegenständen können ebenfalls Verletzungen an der Zervix hervorgerufen werden.

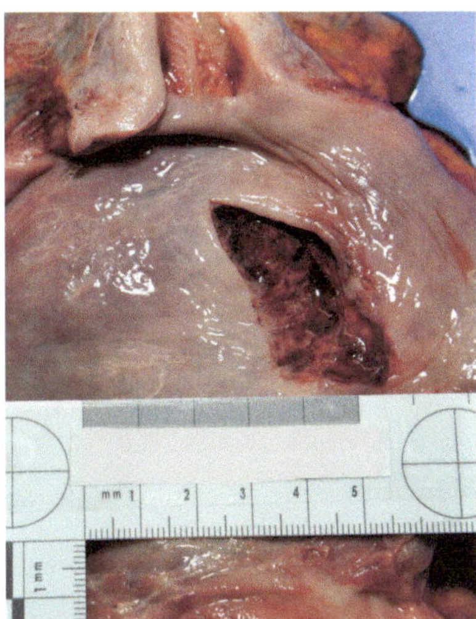

Abb. 5.43 Einriss der Vaginalwand bei einer 70 Jahre alten Frau nach einvernehmlichem Geschlechtsverkehr (Obduktionspräparat, vgl. Fallbeispiel)

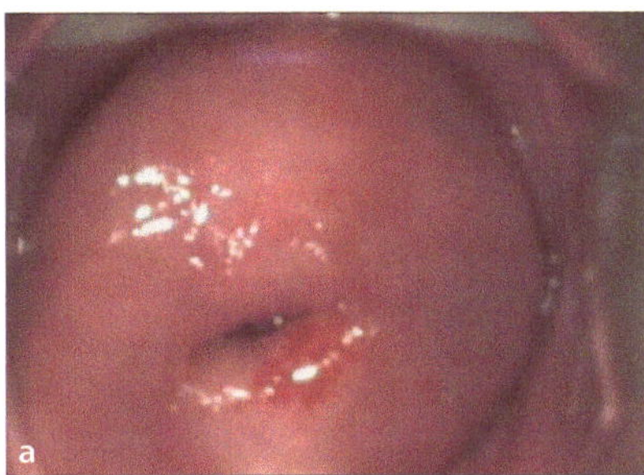

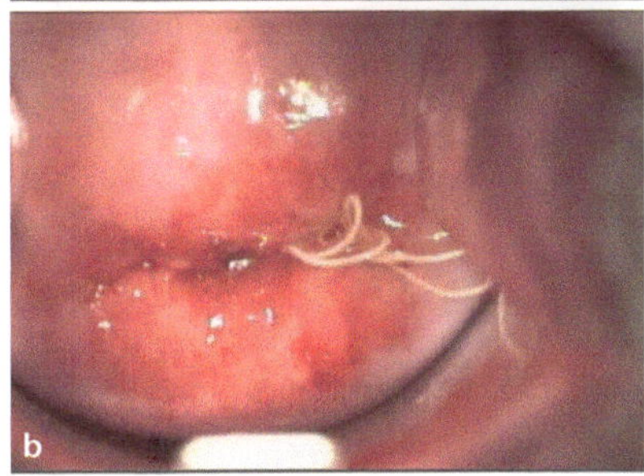

Abb. 5.44a,b **a** Verletzung der Portio bei 4–5 Uhr angrenzend an die äußere Öffnung des Zervixkanals bei einer 19-jährigen Frau nach digitaler Penetration, **b** Verletzung der Portio bei ca. 5 Uhr peripher bei einer 27-jährigen Frau nach peniler Penetration. (Mit freundlicher Genehmigung von Linda Rossman, Grand Rapids, USA)

5.3.2 Mögliche genitale Verletzungen beim Mann

Verletzungen des Penis

Verletzungen am Penis des betroffenen Mannes können durch gegen den Willen erfolgte Manipulationen am eigenen Penis im Rahmen von Oralsex oder Masturbation durch den Täter/die Täterin hervorgerufen werden. Eine erzwungene Penetration durch den Mann selbst (anal oder vaginal beim Täter oder der Täterin) kann ebenfalls Verletzungen nach sich ziehen, wenn durch den Täter bzw. die Täterin gewaltsam versucht wird, den nicht oder nicht vollständig erigierten Penis des Mannes in die entsprechende Körperöffnung einzuführen.

Neben oberflächlichen Verletzungen an der Penishaut (Hautrötungen, -ein- und -unterblutungen, Bissverletzungen, Ruptur des Frenulums, Einriss der Vorhaut bei relativer Phimose usw.) kann es während einer unfreiwilligen Masturbation oder im Rahmen einer forcierten Penetration auch zu Verletzungen der inneren Strukturen des Penis kommen:

- **Penisfraktur:** Ruptur der Tunica albuginea im Bereich des Corpus cavernosum, die während eines akuten Beugens des erigierten Penis während des Geschlechtsverkehrs oder bei Masturbation auftreten kann. Die Harnröhre oder das Corpus spongiosum können ggf. mitbeteiligt sein. Äußerlich ist diese Verletzung durch ein Penishämatom zu erkennen.
- **Gefäßverletzungen** ohne Beteiligung der Tunica.
- **Isolierte Ruptur der Urethra mit nachfolgendem Harnverhalt** (Unvermögen, die Harnblase spontan zu entleeren). Äußerlich fällt ein blutiger Meatus urethrae auf. Bei subdiaphragmalen Verletzungen der Urethra (vordere oder penile Harnröhrenverletzung) kann es zu Hämatomen oder einem Urinom perineal oder skrotal kommen. Supradiaphragmale Verletzungen (hintere oder bulbäre Harnröhrenverletzung) gehen mit einer Hämatom-/Urinomausbreitung

im kleinen Becken einher, was durch eine hochstehende Prostata bei der rektalen Untersuchung auffallen kann. Bei Abriss der Harnblase kann diese in gefülltem Zustand bei der bildgebenden Diagnostik oberhalb der Symphyse zu sehen sein. Verkannte Harnröhrenläsionen können unter Umständen erst durch infektiöse Symptome (Urinphlegmone, Fournier-Gangrän) auffällig werden.

> **!** Liegen Bissverletzungen am Genitale oder an anderen Körperstellen vor, sind je nach Ausprägung und Lokalisation des Bisses neben der Dokumentation therapeutische Maßnahmen aufgrund möglicher Folgeschäden (z. B. Infektion, nekrotisierende Fasziitis) in Erwägung zu ziehen.

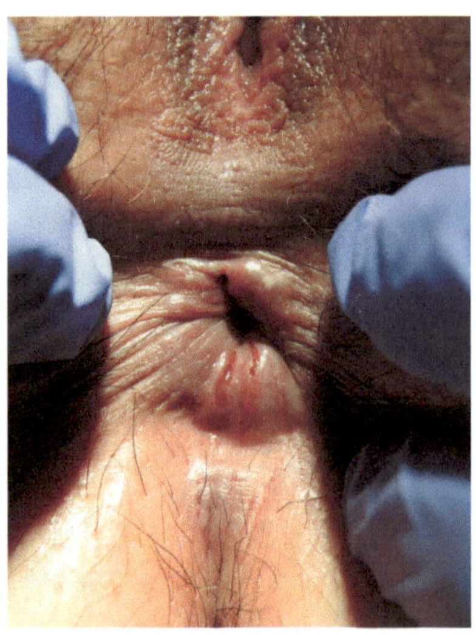

Abb. 5.45 Drei Einrisse der Analschleimhaut bei ca. 6–7 Uhr SSL sowie eine weitere Schleimhautläsion bei 12 Uhr SSL nach Penetration des Anus mit dem Penis

5.3.3 Mögliche Verletzungen des Anus und des Rektums

Anorektale Verletzungen können nach einem Einführen von Fingern, des Penis, von Gegenständen (z. B. Sexspielzeuge) oder auch nach Fisting[1] entstehen. Die Verletzungsgefahr ist bei Durchführung der Penetration ohne Gleitmittel, bei kontrahiertem Sphinkter und bei Analverkehr mit nicht daran gewohnten Personen in der Regel als erhöht anzusehen. Die Wahrscheinlichkeit des Auftretens von Verletzungen nach Analverkehr ist zudem höher einzustufen als nach vaginaler Penetration.

Treten infolge eines Analverkehrs Verletzungen auf, so handelt es sich zumeist um äußerlich sichtbare Befunde wie Rötungen oder Schwellungen, Hämatome oder Gewebedefekte im Sinne von radiär angeordneten, spindelförmigen Einrissen des Anoderms (Abb. 5.45, Abb. 5.46). Sehr oberflächliche Einrisse sind

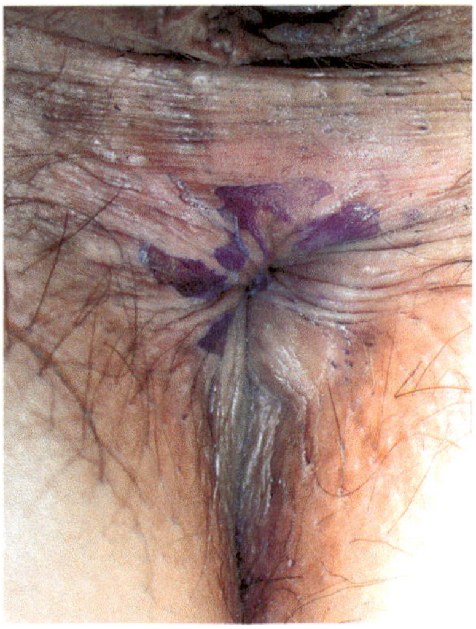

Abb. 5.46 Toluidinblau-positive Schleimhautverletzungen am Anus

auch durch heftiges Spreizen der Gesäßbacken zu erklären. Chronische Analfissuren können Folge eines analen Missbrauchs sein.

Infolge einer analen Penetration können folgende innere Veränderungen auftreten:

— traumatische Proktitis (Entzündung der Schleimhaut des Rektums, die mit einem Brennen einhergeht)

---

1   Der Begriff „Fisting" (Faustverkehr, Fisten) beschreibt eine Sexualpraktik, bei der mehrere Finger bzw. eine oder mehrere Hände mit oder ohne Unterarm in den Anus oder die Vagina eingeführt werden.

- nicht perforierende Einrisse der anorektalen Schleimhaut (ohne Sphinkterbeteiligung)
- Ruptur des Analsphinkters
- transmurale Perforation der Darmwand

Grundsätzlich ist das klinische Beschwerdebild von der Lokalisation der Verletzung, aufgetretenen Komplikationen und ggf. mitbeteiligten Organen abhängig. Ferner spielt das Alter einer Verletzung bzw. die Latenzzeit zwischen Ereignis und Konsultation eine Rolle. Innere Verletzungen können sich akut durch Schmerzen, Bauchkrämpfe oder Blutungen äußern, können jedoch auch symptomlos bleiben. Bei Beteiligung des Analsphinkters kann eine Stuhlinkontinenz auftreten; liegt ein schlaffer Sphinktertonus vor, kann dies Folge eines chronischen analen Missbrauchs sein. Kommt es zu einer Perforation der Darmwand, so besteht die Gefahr relevanter Blutungen nach außen und innen, einer durch Darminhalt bedingten Peritonitis bei intraperitoneal gelegenen Verletzungen bzw. einer extraperitonealen Abszessbildung oder einer Beckenbodenphlegmone und von Verletzungen anderer Organe. Solche Verletzungsfolgen können schlimmstenfalls tödlich enden.

In Abhängigkeit vom Ausmaß der aufgeführten Verletzungen bzw. der Verletzungsfolgen ist eine operative Therapie dringend indiziert. Als Folge insbesondere ausgeprägter Verletzungen sind, auch nach erfolgter Therapie, durch entzündliche Veränderungen bedingte Narbenstrikturen oder Stenosen denkbar. Bleibt ein Fremdkörper längere Zeit unbemerkt im Darm, so können sich Darmwanddrucknekrosen entwickeln, die mit Blut-, Schleim- oder Eiterbeimengungen im Stuhl einhergehen können.

Allgemein sollte bei Vorliegen rektaler Verletzungen ein sexueller Übergriff ursächlich als Differenzialdiagnose in Betracht gezogen werden, sofern die betroffene Person keine oder nicht glaubhafte Angaben zur Anamnese macht.

Fallbeispiel
Eine Jugendliche habe sich mit einem Bekannten zum Sex verabredet, nachdem dieser sie per SMS gefragt habe, „ob sie Lust habe". Sie hätten sich dann auf einem öffentlichen WC getroffen, wo es initial zu einem einvernehmlichen, vaginalen Geschlechtsverkehr mit Kondom gekommen sei. Obwohl sie geäußert habe, dass sie dies nicht wolle, sei er anschließend von hinten anal in sie eingedrungen. Sie habe ihn nicht wegdrücken können, körperliche Gewalt seinerseits sei nicht angewandt worden. Im Anschluss an das Ereignis habe sie Schmerzen im Analbereich gehabt, Blut am Anus festgestellt und sich mit einem feuchten Tuch abgewischt. Bis zur Untersuchung ca. 12 h nach dem geltend gemachten Ereignis habe sie nicht geduscht und die Kleidung auch nicht gewechselt. Anlässlich der Untersuchung konnten am Anus insgesamt vier Schleimhautläsionen (◨ Abb. 5.45) festgestellt werden. Das Rektum war unverletzt.

5.4 Verletzungen nach Oralverkehr

Verletzungen am oder im Mund der betroffenen Person infolge Oralverkehrs (Fellatio[2]) sind eher selten, was möglicherweise auf das Größenverhältnis zwischen Mund und Penis und das durch den Speichel feuchte Milieu in der Mundhöhle zurückgeführt werden kann. Treten Verletzungen auf, so sind diese vorwiegend außen an den Lippen, im Bereich der Mundwinkel, am harten und weichen Gaumen und an der Innenseite der Wangen lokalisiert, seltener am Lippen- oder Zungenbändchen, im Bereich des Rachens oder des Zahnfleisches. Dass Verletzungen häufig an den Lippen gefunden werden, lässt sich beispielsweise dadurch erklären, dass die betroffene Person versucht, das Eindringen des erigierten Penis durch ein Schließen des Mundes zu verhindern, oder dass der Täter

---

2 Fellatio (lat. „fellare", saugen) bezeichnet die Form des Oralverkehrs, bei der der eine Sexualpartner den Penis des anderen in den Mund nimmt. Eine Stimulation des Penis erfolgt durch die Lippen und die Zunge oder auch die Rachenregion.

versucht, den Mund gewaltsam zu öffnen, um den Penis einführen zu können. Zudem sind die Lippen nicht feucht, was die Entstehung von Verletzungen begünstigt. Bei den Verletzungen handelt es sich am ehesten um Abschürfungen, Hämatome, Petechien oder feine Einrisse; auch blasenartige Veränderungen der Schleimhaut können angetroffen werden. Es können durchaus mehrere Verletzungen gleichzeitig vorhanden sein.

Abgesehen von direkten traumatischen Läsionen kann es über einen starken Würgereiz (Penis zu tief in den Mund eingeführt, Geschmack/Geruch von Penis oder Kondom, nach Ejakulation in den Mund) zur Ausbildung von Petechien im Bereich der Mundhöhle sowie generell am Kopf kommen.

Im Fall der oralen Befriedigung einer Frau (Cunnilingus[3]) können bei der dazu gezwungenen Person Verletzungen an den Lippen (z. B. Schwellungen oder Hautunterblutungen) auftreten als Folge eines heftigen Ziehens des Kopfes gegen die Genitalregion der Frau.

---

3   Beim Cunnilingus (lat. „cunnus", weibliche Scham; lat. „lingere", lecken) stimuliert eine Person die Vulva mit der Zunge und den Lippen oder auch den Zähnen.

Sexuell übertragbare Erkrankungen – Diagnostik und Therapie

C. A. Schön und K. Wolf

© Springer-Verlag GmbH Deutschland, ein Teil von Springer Nature 2019
C. A. Schön, K. Wolf (Hrsg.), *Medizinische Akutversorgung nach sexualisierter Gewalt*,
https://doi.org/10.1007/978-3-662-56174-4_6

6.1 Allgemeines

Ungeschützter Geschlechtsverkehr – egal, ob vaginal, anal oder oral – stellt durch den Kontakt mit Körperflüssigkeiten oder infizierter Haut/Schleimhaut eine Gefahrenquelle für eine Infektion mit sexuell übertragbaren Erkrankungen („sexually transmitted disease", STD) dar, sodass es durch jeden sexuellen Übergriff, der gemäß den Angaben der betroffenen Person ohne Barrieremaßnahmen (Kondom, Oralschutztuch[1]) erfolgte, zu einer Ansteckung kommen kann. Einerseits könnte die betroffene Person vom Täter infiziert worden sein, andererseits könnte das bereits infizierte Opfer den Täter anstecken. Dies legt nahe, dass infektiologische Abklärungen auf beiden Seiten – also Täter und Opfer – nötig sind, sofern dies in die Wege geleitet werden kann. Oftmals ist die Sorge, sich angesteckt zu haben, der wesentliche Grund, sich nach einem sexuellen Übergriff in medizinische Behandlung zu begeben.

Erfolgt die forensisch-klinische Untersuchung zeitnah zum Ereignis, so wird mit diesen Untersuchungen der „Ist-Zustand" der betroffenen Person zum Zeitpunkt des Ereignisses dokumentiert, und es kann im weiteren Verlauf getestet werden, ob das Ereignis selbst zu einer entsprechenden Infektion geführt haben könnte. In die Wertung dieser Befunde sind bei sexuell aktiven Personen auch Sexualkontakte mit einzubeziehen, die im Vorfeld des geltend gemachten Ereignisses oder auch danach stattgefunden haben, da die Ansteckung auch dort erfolgt sein könnte.

Grundsätzlich gilt, die betroffene Person im Rahmen der Erstkonsultation über die möglichen STD und deren Symptomatik zu informieren und sie darauf hinzuweisen, sich bei Auftreten entsprechender Symptome unbedingt in ärztliche Behandlung zu begeben. Auch ist es wichtig, die Personen auf die Bedeutung der infektiologischen Nachsorge hinzuweisen, da verschiedene STD aufgrund langer Inkubationszeiten erst viel später in Erscheinung treten können. Falls bei der betroffenen Person eine STD diagnostiziert wird, sollte diese ihren Partner über das Vorliegen der Erkrankung informieren. Um eine Ansteckung des Partners zu verhindern, ist nach einem solchen Ereignis Verzicht auf Geschlechtsverkehr oder geschützter Geschlechtsverkehr für die Zeit bis zum Abschluss der Diagnostik und allenfalls die Dauer der Erkrankung bzw. der Therapie zu empfehlen. Möglicherweise ist auch eine Partnertherapie notwendig.

> **Wird eine sexuell übertragbare Erkrankung bei der betroffenen Person diagnostiziert, so sind diagnostische und ggf. therapeutische Schritte auch beim Täter und Partner in die Wege zu leiten.**

Meldepflicht In der Schweiz, in Deutschland und Österreich besteht eine Meldepflicht für bestimmte sexuell übertragbare Erkrankungen (Tab. 6.1); diese Meldepflichten sind in den entsprechenden Gesetzen festgehalten (CH: Epidemiengesetz [EpG]; D: Infektionsschutzgesetz [IfSG]; A: Epidemiegesetz, AIDS-Gesetz, Geschlechtskrankheitengesetz). Neben landesweiten Meldepflichten können regionale Regelungen/Ergänzungen bestehen (z. B. bundeslandspezifische Ergänzungen in Deutschland). Es wird zwischen einer Arztmeldepflicht und einer Labormeldepflicht unterschieden. Die Meldepflicht kann je nach Erkrankung bereits für den Verdacht, für nachgewiesene Erkrankungen und/oder für den Todeseintritt infolge einer solchen Erkrankung bestehen. Die Meldung muss teils innerhalb einer bestimmten zeitlichen Frist und je nach Erkrankung namentlich an die entsprechenden länderspezifischen Behörden erfolgen:

- Schweiz: kantonsärztlicher Dienst des Wohnorts der betroffenen Person, Laboratorien zusätzlich an das Bundesamt für Gesundheit (BAG)

1 Ein Oralschutztuch (auch „Lecktuch" oder „dental dam") ist eine Barrieremaßnahme, die beim Cunnilingus oder Anilingus eingesetzt werden kann. Durch Auflegen eines solchen Tuches auf die Vulva oder die Analregion soll bei diesen Formen des Oralverkehrs vor einer Infektion mit sexuell übertragbaren Erkrankungen oder der Übertragung anderer, im Darm befindlicher Erreger geschützt werden.

◘ Tab. 6.1 Meldepflicht für sexuell übertragbare Erkrankungen in der Schweiz (CH), Deutschland (D) und Österreich (A)

Krankheit	CH	D	A
HIV/AIDS	x	x	x
Hepatitis A/B/C	x	x	x
Syphilis (Lues)	x	x	x
Lymphogranuloma inguinale	x		x
Gonorrhö (Tripper)	x		x
Ulcus molle			x

= Deutschland: Gesundheitsamt, Robert-Koch-Institut (RKI)
= Österreich: Bezirksverwaltungsbehörde

Die nötigen Formulare für eine Meldung sollten in den untersuchenden Institutionen vorrätig sein. Bei einem positiven Testergebnis muss eine meldepflichtige Erkrankung in der Regel durch das untersuchende Labor gemeldet werden, sodass der behandelnde Arzt später nur ein zusätzliches Formular zum Ausfüllen zugesandt bekommt. Diese mehrheitlich papierbasierten Erfassungen sind jedoch durch unvollständig ausgefüllte Meldeformulare, fehlende Kontaktdaten von Betroffenen, schwer erreichbare Melder oder Meldungen an nicht zuständige Behörden sehr fehleranfällig, weshalb beispielsweise in Deutschland die Einführung eines bundesweit einheitlichen elektronischen Meldesystems (Deutsches Elektronisches Melde- und Informationssystem für den Infektionsschutz [DEMIS]) vorgesehen ist.

❯ Es besteht eine Meldepflicht für bestimmte sexuell übertragbare Erkrankungen!

Es ist zu berücksichtigen, dass bei Unkenntnis der Meldepflichten und damit verbunden einer nicht erfolgten Meldung notwendige Infektionsschutzmaßnahmen von den zuständigen Behörden nicht eingeleitet und mögliche Ansteckungsquellen in der Folge nicht erkannt werden können.

Nachfolgend werden die wesentlichen sexuell übertragbaren Erkrankungen kurz dargestellt. Diagnostik, Therapie(optionen) sowie mögliche Impfungen sind ◘ Tab. 6.2 und ◘ Tab. 6.3 zu entnehmen. Für umfassende Informationen sind die entsprechende Fachliteratur bzw. regionale Empfehlungen zu konsultieren!

6.2 Bakterielle Erkrankungen

6.2.1 Chlamydieninfektion

Erreger Chlamydia trachomatis, ein obligat intrazellulär gelegenes, gramnegatives Bakterium.

Inkubationszeit Etwa 7–21 Tage.

Übertragung Eine Übertragung kann durch sexuellen Kontakt oder während der Geburt auftreten. Erregerreservoir ist der Mensch.

Klinik Bei einer Infektion mit den Serotypen D bis K kann eine Entzündung der Vagina (Kolpitis), der Zervix (Zervizitis) und (ebenso beim Mann) der Urethra (Urethritis) auftreten, was sich durch Unterbauchschmerzen, gelblich-eitrigen Ausfluss und ggf. eine Dysurie und Pollakisurie äußern kann. Bei aufsteigenden Infektionen kann es bei der Frau zum Befall der Endometrien (Endometritis) und der Eierstöcke (Salpingitis) oder des gesamten Bauchraums (pelvic inflammatory disease, PID), beim Mann der Prostata (Prostatitis) oder der Nebenhoden (Epididymitis) kommen. Symptomlose Infektionen sind häufig (ca. 30–50 % der Fälle).

Eine Infektion mit den Serotypen L1 bis L3 führt zum Lymphogranuloma venereum (auch venerische Lymphknotenentzündung) mit schmerzhafter Lymphknotenschwellung und schmerzfreien, herpesähnlichen Läsionen der Haut.

Als Komplikationen einer Chlamydieninfektion können bei der Frau eine spätere Sterilität/Infertilität, chronische Unterbauchschmerzen (durch Adhäsionen) oder Extrauteringraviditäten (EUG) entstehen. Nicht nur bei der Frau sind

Tab. 6.2 Diagnostik einer STD im Rahmen sexualisierter Gewalt: abzunehmende Untersuchungsmedien und Zeitpunkt

STD	Abstrich bakteriell	Abstrich viral	Nativpräparat	Blut	Urin	Anderes	Zeitpunkt
Chlamydien	Vagina, Urethra, Rektum			x	x (m)		EK, nach 2 und 8 Wochen
Gonorrhö	Zervixkanal, Urethra, Analkanal, Pharynx		x				EK, nach 2 und 8 Wochen
Syphilis	Ulkus[a] (Lues I), nässende Läsionen (Lues II)			x		Spezifische Untersuchungen je nach Klinik bei Lues II/III (Ophthalmologie o. Ä.)	EK, nach 4 und 8 Wochen sowie nach 3 Monaten
Ulcus molle	Ulkus			x		Klinisches Bild, Lymphknotenpunktat	Nicht routinemäßig
Granuloma inguinale	Ulkus					Klinisches Bild	Nicht routinemäßig
Bakt. Vaginose			x			Klinisches Bild, PAP	Nicht routinemäßig
HPV						Klinisches Bild, Essigsäuretest, Histologie	Nicht routinemäßig
Herpes simplex		Kruste, Bläscheninhalt		x		Anamnese/klinisches Bild	Nicht routinemäßig
Hepatitis A/B/C				x			EK, nach 8 Wochen, 3, 4 und 6 Monaten
HIV				x			EK, nach 4 und 8 Wochen, 3 (bei PEP nach 4) und 6 Monaten
Candidose			X[b]			Klinisches Bild	Nicht routinemäßig
Pediculosis pubis						Klinisches Bild	Nicht routinemäßig

[a] Dunkelfeldmikroskopie sofort nach der Entnahme durch Geübte oder PCR, insbesondere während der Primärinfektion, da Serologie evtl. noch negativ.
[b] Methylenfärbung
m männliche Patienten, *EK* Erstkonsultation

◘ Tab. 6.3 Therapieoptionen bei STD

STD	Mögliche Therapie	Alternativen
Chlamydien	Einzeldosis Azithromycin 1 g p.o.	Doxycyclin 100 mg 2-mal/Tag Ofloxacin 300 mg 3-mal/Tag Levofloxacin 500 mg/Tag – jeweils für 7 Tage
Gonorrhö	Einzeldosis Ceftriaxon 500 mg i.m.	Einzeldosis Spectinomycin 2 g i.m. Einzeldosis Cefotaxim 0,5 mg i.m.
Frühsyphilis	Einzeldosis Benzathin-Penicillin 2,4 Mio. I.E. i.m.	Doxycyclin 100 mg 2-mal/Tag p.o. für 14 Tage Ceftriaxon 1 g/Tag i.m./i.v. für 8–10 Tage
Spätsyphilis	Benzathin-Penicillin 2,4 Mio I.E. i.m. (gluteal links/rechts je 1,2 Mio. I.E.) an Tag 1, 8, 15	Doxycyclin 100 mg 2-mal/Tag p.o. für 28 Tage
Ulcus molle	Einzeldosis Ceftriaxon 250 mg i.m.	
Gardnerellen	Lokal: Metronidazol 500 mg p.o. (Vaginalovula)	Clindamycin 300 mg 2-mal/Tag p.o. für 5–7 Tage
HPV	Lokal: Podophyllotoxin 2-mal/Tag für 3 Tage oder Imiquimod 5 %	Kryotherapie, Elektrochirurgie, Exzision, CO_2-Lasertherapie bei größeren Befunden
Herpes simplex	Lokal: schmerzstillende Crèmes, Betadine-Sitzbäder	
	Bei schwerer Erkrankung/Erstmanifestation: ACV 400 mg 3-mal/Tag p.o. für 7–10 Tage	VCV 1 g 2-mal/Tag p.o. für 7–10 Tage
	Rezidiv: ACV 400 mg 3-mal/Tag p.o. für 5 Tage	VCV 500 mg 2-mal/Tag p.o. für 5 Tage ACV 800 mg 3-mal/Tag p.o. für 2 Tage VCV 500 mg 2-mal/Tag p.o. für 3 Tage
Hepatitis A/B/C	Hepatitis A: symptomatisch akute Hepatitis B: symptomatisch, sofern keine Hinweise auf relevante Leberschädigung	
HIV	Dolutegravir 50 mg und Tenofovirdisoproxil 245 mg/ Emtricitabin 200 mg je 1-mal/Tag p.o. für 3 Tage[a]	
Candidose	Lokal: Genitalcremes	Oralantimykotika
Pediculosis pubis	Lokal: pyrethrum- bzw. pyrethroidhaltige oder hexachlorcyclohexanhaltige Präparate	Nissenentfernung mit Nissenkamm

[a] Therapieoption bei sonst Gesunden; schnellstmögliche Therapieanpassung entsprechend Vorerkrankungen etc. durch HIV-Experten

ACV Aciclovir, *i.E.* internationale Einheiten, *i.m.* intramuskulär (Applikation des Medikaments mittels Injektion in die Muskulatur), *p.o.* per os (orale Medikamenteneinnahme), *VCV* Valaciclovir

eine reaktive Arthritis und das Reiter-Syndrom als seltene Komplikationen bekannt. Aus diesem Grund ist eine mikrobiologische Bestimmung mit eventuell anschließender Therapie obligat.

6.2.2 Gonorrhö (Blenorrhö, Tripper, Morbus Neisser)

Erreger   Neisseria gonorrhoeae, ein in Form von gramnegativen Diplokokken auftretendes, intrazellulär gelegenes Bakterium, das sich bevorzugt in nicht verhornendem Epithel (Zervix, Uterus, Eileiter, Mund, Augen) ansiedelt.

Inkubationszeit   Etwa 1–14 Tage.

Übertragung   Eine Infektion wird meist durch sexuellen Kontakt mit direktem Schleimhautkontakt hervorgerufen, jedoch sind Übertragungen durch Benutzung gleicher Handtücher oder während des Toilettengangs ebenfalls bekannt.

Klinik   Bei der Frau können eine untere und eine obere Gonorrhö entstehen; asymptomatische Verläufe kommen häufig vor. Während die untere Gonorrhö mit einer Rötung und Schmerzen im Bereich der Vulva und des Scheideneingangs, einer Zervizitis, eitrigem, gelbgrünem Ausfluss und Pollakisurie einhergeht, führt die obere Gonorrhö zu einer Endometritis oder Salpingitis mit Unterbauchschmerzen, gelegentlichem Fieber und ggf. einer Pelveoperitonitis. Als Komplikation kann eine Sterilität auftreten.

Beim Mann manifestiert sich eine genitale Gonorrhö primär als akute Entzündung des vorderen Harnröhrenabschnitts (Urethritis anterior acuta), die sich durch eine Rötung und Schwellung der Urethralöffnung, Eiteraustritt und Dysurie bemerkbar macht. Als Komplikation ist eine Ausbreitung auf Glans und Präputium (Balanoposthitis) sowie die Urethraldrüsen (Abszedierung) möglich. Steigt die Infektion auf (Urethritis posterior acuta), verstärkt sich das Krankheitsbild, und Prostata (Prostatitis) oder Nebenhoden (Epididymitis mit Schwellung und Schmerzen) können mitbefallen werden.

Anorektale Verläufe sind ebenfalls bekannt, wobei eine Infektion durch Analverkehr oder mangelnde Genitalhygiene bei vorbestehender genitaler Gonorrhö (Autoinokulation mit Genitalsekret) auftreten kann. Klinisch zeigt sich eine gonorrhoische Proktitis häufig mit einem symptomarmen oder sogar symptomlosen Verlauf. Die auftretenden Beschwerden sollen vom Sphinktertonus abhängen, wobei bei erhöhtem Sphinktertonus vermehrt innere Symptome durch Entstehung einer Rektitis, Kryptitis oder Papillitis infolge Zurückhaltens des Sekrets zu erwarten sind.

Ein Befall außerhalb des Genitales ist über eine hämatogene Disseminierung oder andere Sexualpraktiken möglich (Monarthritis, Iridozyklitis, Konjunktivitis, Pleuritis, Meningitis, Endokarditis). Als systemischer Verlauf ist zudem das PID (pelvic inflammatory disease) bekannt. Eine besondere Gefahr besteht bei einer Infektion der Mutter während der Geburt; das Neugeborene kann hier eine eitrige Konjunktivitis davontragen, die unbehandelt zur Erblindung führen kann.

6.2.3 Syphilis (Lues, „harter Schanker")

Erreger   Treponema pallidum, ein schraubenförmiges, gramnegatives Bakterium aus der Familie der Spirochäten.

Inkubationszeit   Siehe Stadien.

Übertragung   Während sexueller Kontakte kann es zu einer Infektion über Mikroläsionen der Schleimhaut oder Haut kommen. Daneben sind Übertragungen von einer infizierten Mutter über die Plazenta auf das ungeborene Kind bekannt.

Klinik   Syphilis ist eine Systemerkrankung, die klinisch in mehreren Stadien verläuft.

- **Primärinfektion (Lues I):** Etwa 2–4 Wochen (bis maximal 12 Wochen) nach der Infektion entsteht meist ein kleines, schmerzloses oder wenig schmerzhaftes, induriertes, rundes Ulkus (Ulcus durum) am Eintrittsort (z. B. genital, anal, bukkal) mit begleitend geschwollenen Lymphknoten. Mehrere kleine, ausgestanzt wirkende, schmerzhafte Ulzerationen, die an Herpes genitalis, Ulcus molle oder das Lymphogranuloma venereum erinnern, sind ebenfalls möglich. Diese sind für 3–6 Wochen sichtbar und heilen dann spontan ab.

- **Sekundärstadium (Lues II):** Etwa 0–8 Wochen nach Abheilen des Ulkus entsteht ein makulopapulöses Exanthem, vor allem stammbetont oder an den Händen und Füßen. Daneben sind „plaques lisses" der Mundschleimhaut (weißliche Beläge und Aphten), Condylomata lata im Bereich des Genitales, eine mottenfraßartig ausgebildete Alopezie und depigmentierte Hautareale am Hals bekannt. Diese Veränderungen gehen eventuell mit Fieber, Gelenkschmerzen, Gewichtsverlust und Müdigkeit einher. Die Symptome verschwinden ohne Behandlung.
- **Tertiärstadium (Lues III):** Nach einem Latenzstadium, unter Umständen Jahre später, kommt es zum Befall der inneren Organe (Mesaortits luica mit Gefahr des Aortenaneurysmas, Gummen = knotige, teils ulzerierende Veränderungen der Haut).
- **Quartärstadium:** Nach vielen Jahren können degenerative Veränderungen der Hinterstränge des Rückenmarks auftreten (Tabes dorsalis), die mit einer Ataxie einhergehen.

Bezüglich des therapeutischen Vorgehens (◘ Tab. 6.3) wird unterschieden zwischen einer Frühsyphilis (Zeitpunkt der Infektion vor weniger als einem Jahr: Primär- und Sekundärstadium, frühlatente Form) und einer Spätsyphilis (Zeitpunkt der Infektion vor mehr als einem Jahr: Tertiärstadium, spätlatente Form).

6.2.4 Ulcus molle („weicher Schanker", Chankroid)

Erreger Haemophilus ducreyi, ein gramnegatives Stäbchenbakterium.

Inkubationszeit Etwa 2–6 Tage.

Übertragung Eine Übertragung erfolgt fast ausschließlich durch Geschlechtsverkehr.

Klinik Aus einem umschriebenen Ödem im Bereich der Eintrittsstelle entwickeln sich Papulopusteln, die in weiche, druckschmerzhafte Ulzerationen übergehen und von einer schmerzhaften Lymphknotenschwellung in den Leisten begleitet werden. Bei schweren Verläufen können Lymphknotenpakete (schrankröser oder virulenter Bubo) entstehen, die zentral einschmelzen, spontan perforieren und zur Fistelbildung nach außen führen können.

Bei der Frau kommt es zum Auftreten dieser Erkrankung meist an den Labia majora, der hinteren Kommissur und der Klitoris. Beim Mann werden insbesondere das innere Präputialblatt, der Sulcus coronarius, das Frenulum und der Penisschaft betroffen. Anale oder perianale Verläufe sind ebenfalls bekannt, wobei die Veränderungen im Analkanal einer Analfissur gleichen können, rektal einer Herpes-simplex-Infektion.

6.2.5 Granuloma inguinale (Granuloma venereum, Donovanosis)

Erreger Klebsiella granulomatis, ein nur beim Menschen vorkommendes, fakultativ anaerobes, gramnegatives, nicht sporenbildendes Stäbchenbakterium. Diese Bakterien werden nach ihrem Entdecker auch als Donovan-Körperchen bezeichnet.

Inkubationszeit Wenige Tage bis mehrere Wochen.

Übertragung Eine Infektion kann durch engen Hautkontakt bei Geschlechtsverkehr mit einer infizierten Person übertragen werden, bei dem ein Kontakt mit den Geschwüren erfolgt.

Klinik Betroffene entwickeln initial im Bereich der Kontaktstelle kleine, harte Knötchen, die jucken können. Diese verändern sich zu schmerzlosen Ulzerationen (◘ Abb. 6.1) an den äußeren Geschlechtsorganen oder am After. Der Ulkusrand ist aufgeworfen und besteht aus

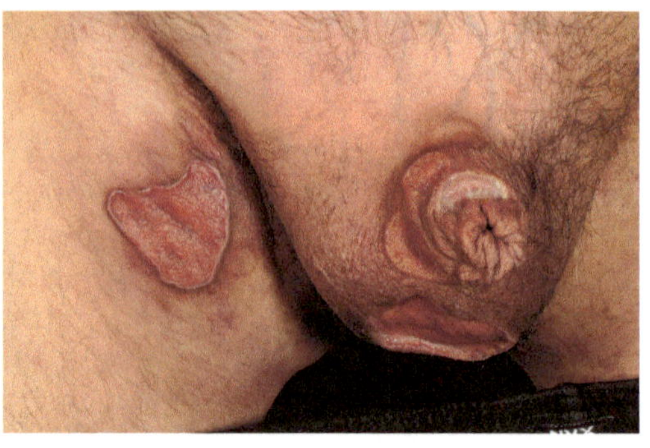

Abb. 6.1 Ausgeprägtes Granuloma inguinale bei einem Mann mit geschwürartigen Läsionen in der rechten Leistenregion, am Penis und am Skrotum. (Mit freundlicher Genehmigung der Universitätsklinik für Dermatologie, Inselspital Bern, Schweiz)

Granulationsgewebe. Die Erkrankung kann unbehandelt mit einer deutlichen Gewebezerstörung einhergehen. Eine Lymphknotenbeteiligung liegt meist nicht vor. Während die Geschwüre bei Männern insbesondere am Penisschaft zu finden sind, sind bei Frauen die Innenseiten der Schamlippen betroffen.

6.2.6 Bakterielle Vaginose (Gardnerellen)

Nach der hormonalen Ruhephase, während derer der pH-Wert des Vaginalmilieus neutral ist (pH 7), sinkt der pH-Wert des Vaginalsekrets aufgrund des Östrogeneinflusses auf ca. pH 4–4,5. Diese physiologisch saure Umgebung ermöglicht eine Besiedelung der Vaginalschleimhaut mit aeroben Laktobazillen (Döderlein-Stäbchen) und weiteren physiologisch vorkommenden Keimen. Verschiedene Faktoren, wie zum Beispiel Stress mit konsekutiv reduzierter Immunabwehr, können zu einer Verschiebung des pH-Werts und in der Folge zur Verschiebung der normalen Vaginalflora führen und das Aufsteigen von anderen Infektionen begünstigen.

Erreger   Gardnerella vaginalis, ein anaerobes Bakterium, das im physiologisch sauren Milieu der Vagina (pH 4–4,5) anzutreffen ist und sich

bei Veränderung des pH-Werts ins Basische bevorzugt vermehrt.

Klinik   Bei einer Vermehrung von Gardnerellen kommt es zu einem klaren bis gelblichen, dünnflüssigen Ausfluss, der häufig mit einem typischen fischartigen Geruch einhergeht. Viele Infektionen verlaufen jedoch asymptomatisch.

6.3 Virale Erkrankungen

6.3.1 Humane Papillomaviren (HPV)

Erreger   Humane Papillomaviren (meist HPV 6 und 11).

Inkubationszeit   Wochen bis Monate.

Übertragung   Eine Infektion kann durch sexuellen Kontakt oder die Benutzung kontaminierter Gegenstände erfolgen.

Klinik   Eine Infektion mit HPV kann bei entsprechender Disposition (lokal-entzündliche Genitalerkrankungen, Immunsuppression, Immuninsuffizienz) zum Auftreten von Kondylomen (Feigwarzen, Condylomata accuminata) (■ Abb. 6.2 und ■ Abb. 6.3) führen. Diese präsentieren sich als einzeln stehende oder beetartig angeordnete Papeln, die hautfarben, gerötet oder erosiv verändert sein und mit Juckreiz einhergehen können. Es werden unterschiedliche Formen (spitze Kondylome, papulöse Kondylome etc.) unterschieden. Kondylome sind meist im Bereich des äußeren Genitales von Mann und Frau sowie in der Analregion anzutreffen. Bei der Frau können sie bis in die Vagina reichen mit Beteiligung der Zervix sowie bei beiden Geschlechtern bis in den Enddarm. Latente Infektionen kommen häufig vor. Rezidive sind ebenfalls häufig, worüber die Betroffenen informiert werden sollten.

> **❶ Diese epithelialen Virustumoren sind grundsätzlich gutartig, jedoch gibt es auch genitale Präkanzerosen oder Karzinome, die HPV-assoziiert sind.**

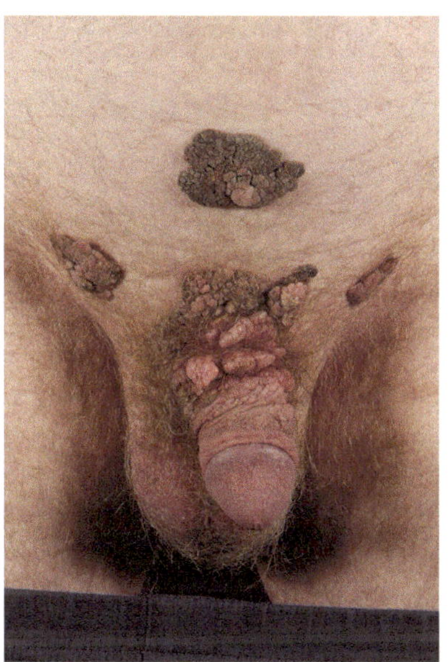

Abb. 6.2 Diverse blumenkohlartige Kondylome bei einem Mann. (Mit freundlicher Genehmigung der Universitätsklinik für Dermatologie, Inselspital Bern, Schweiz)

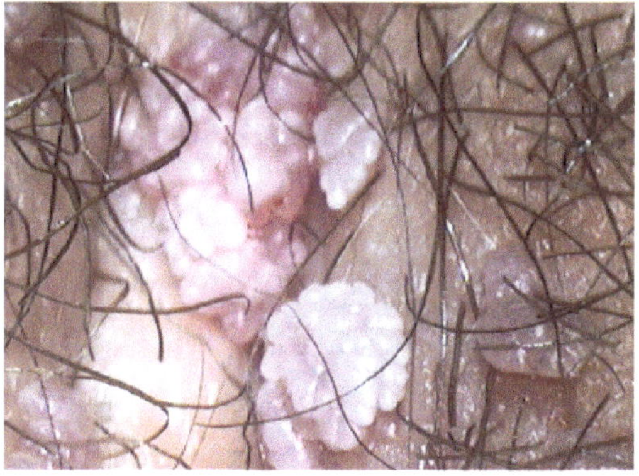

Abb. 6.3 Condylomata acuminata. (Aus Diedrich et al. 2007)

6.3.2 Herpes simplex

Erreger Herpes-simplex-Virus 2 (HSV 2) oder seltener Herpes-simplex-Virus 1 (HSV 1)

Inkubationszeit Bis ca. 10 Tage.

Klinik Nach Kontakt mit infizierter Flüssigkeit kann es zu den ersten Symptomen in Form

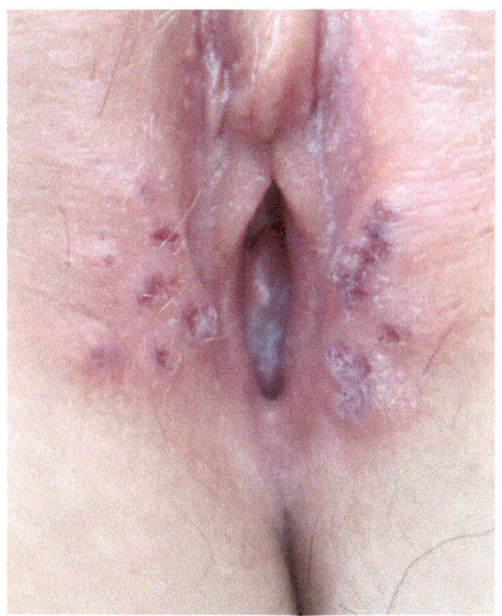

Abb. 6.4 Herpetiforme Veränderungen im Bereich der großen Schamlippen. (Mit freundlicher Genehmigung von Dr. med. Irène Dingeldein, Murten, Schweiz)

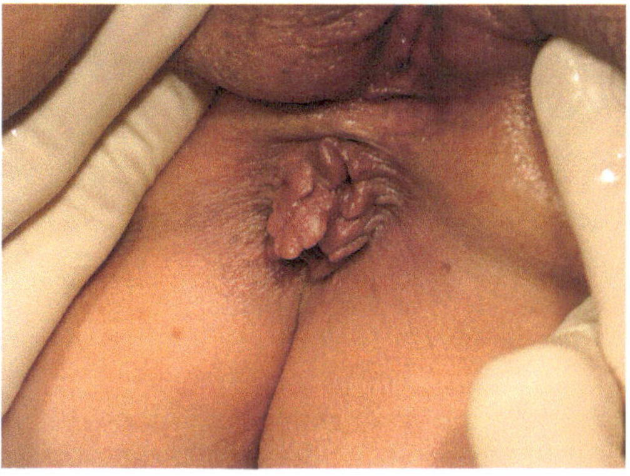

Abb. 6.5 Anus mit Nachweis diverser Marisken. Bei ca. 6 Uhr SSL eine herpetiforme Schleimhautveränderung

von Juckreiz und einem Spannungsgefühl im betroffenen Bereich kommen. Die Erkrankung äußert sich morphologisch durch zahlreiche, einzelne oder gruppierte und später konfluierende, kleine, einkammerige Bläschen, die platzen und somit zu Ulzerationen führen (Abb. 6.4, Abb. 6.5, Abb. 6.6). Die umgebende Haut ist oft gerötet. Die Ulzerationen verkrusten und heilen schließlich nach ca. 8–12 Tagen meist narbenlos ab. Insbesondere eine Primärinfektion kann mit Begleitsymptomen wie Schmerzen, Fieber, Schüttelfrost

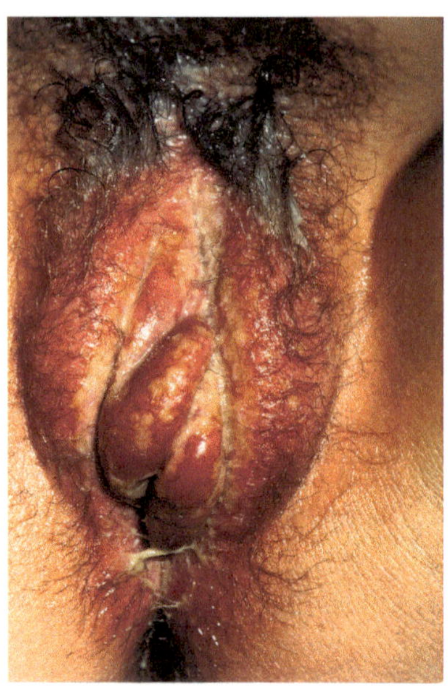

Abb. 6.6 Herpes genitalis: Bei ausgeprägtem Fluor genitalis bestehen flächenhafte seröse Bläschen, zum Teil mit Krustenbildung. Die Labien sind beidseits ausgeprägt ödematös und stark gerötet. (Aus Kaufmann et al. 2012)

sowie Lymphknotenschwellungen einhergehen. Herpes genitalis betrifft die Vulva und/oder die Vagina (Vulvovaginitis), den Penis (Balanoposthitis), die Harnröhre (Urethritis) oder bei einem Herpes analis/glutealis den analen/glutealen Bereich. In ausgeprägten Fällen ist eine Ausbreitung der Bläschen bis hin zur Zervix möglich oder eine Ausbreitung im Sinne eines Ekzema herpeticatum. Aufgrund einer lebenslangen Persistenz der Viren in den Ganglienzellen kann diese Erkrankung bei unzureichender zellulärer Immunität immer wieder aufblühen. Auslöser können zum Beispiel sein: UV-Strahlen, Fieber, Immunsuppression, Menstruation, andere hormonelle oder auch psychische Faktoren.

Besondere Vorsicht ist geboten bei einer Infektion während der Schwangerschaft der von Herpes genitalis betroffenen Frau. Liegt eine floride HSV-Infektion während des Geburtstermins vor, ist eine Sectio caesarea in Betracht zu ziehen, um eine Primärinfektion des Neugeborenen zu verhindern.

6.3.3 Hepatitis (Leberentzündung)

Hepatitis A (HA, „Reisehepatitis")

Erreger   Hepatitis-A-Virus (HAV), ein RNA-haltiges Picornavirus.

Inkubationszeit   Etwa 15–50 Tage.

Übertragung   Eine Infektion mit Hepatitis A erfolgt fäkal-oral durch Kontakt- oder Schmierinfektion, in der Regel durch die Aufnahme von mit Kotspuren verunreinigten Lebensmitteln und verschmutztem Trinkwasser. Auch ist eine Übertragung während Sexualkontakten möglich, nämlich dann, wenn es zu einem oral-analen Kontakt mit einer infizierten Person kommt (Anilingus[2]) oder zum Beispiel ein Gegenstand, der zuvor anal eingeführt wurde, in den Mund genommen wird. Der Mensch stellt den Hauptwirt dar.

Klinik   Eine HA äußert sich durch unspezifische Symptome wie Abgeschlagenheit, Appetitlosigkeit, Übelkeit und Erbrechen, Kopf-, Muskel- und Gelenkschmerzen sowie Fieber, die über mehrere Wochen bis Monate anhalten können. Außerdem kann im Verlauf ein Ikterus entstehen. Die Erkrankung heilt ohne Komplikationen spontan aus und geht im Anschluss mit einer Immunität gegen HA einher. Chronische Verläufe sind nicht bekannt.

Postexpositionelle Schutzmaßnahmen   Einer HA kann durch eine Impfung vorgebeugt werden. Gemäß STIKO sind Impfungen gegen HA nicht nur bei bestimmten Berufsgruppen

---

2   Der orale Analverkehr, bei dem ein Sexualpartner den Anus des anderen mit der Zunge befriedigt, wird als „Anilingus" oder auch „rimming" bezeichnet. Hierbei besteht durch den oroanalen Kontakt nicht nur die Gefahr einer Infektion mit sexuell übertragbaren Erkrankungen wie HIV und Hepatitis B, sondern es auch das zusätzliche Infektionsrisiko durch Hepatitis A oder andere infektiöse Darmerkrankungen.

oder Reisen in Regionen mit erhöhter HA-Prävalenz indiziert, sondern auch für Risikogruppen bei individuell (nicht beruflich) erhöhtem Expositions-, Erkrankungs- oder Komplikationsrisiko sowie zum Schutz Dritter (sog. Indikationsimpfung). Hierzu gehören unter anderem Personen mit einem Sexualverhalten mit erhöhtem Expositionsrisiko, wie zum Beispiel Männer, die Sex mit Männern haben (MSM). Handelt es sich bei den Beteiligten eines Sexualdelikts um solche Personen oder ist der Hintergrund der Täterschaft unbekannt, so ist der Impfschutz der betroffenen Person abzuklären und ggf. eine Impfung zu diskutieren. Mit einer Impfung kann bis 14 Tage nach einer Exposition zugewartet werden. Die Impfung erfolgt mit einem monovalenten HAV-Impfstoff.

Hepatitis B (HB)

Erreger Hepatitis-B-Virus (HBV), ein DNA-Virus, das zur Familie der Hepadnaviridae gehört.

Inkubationszeit Etwa 45–180 Tage.

Übertragung Eine Übertragung wird durch den Kontakt mit infizierten Körperflüssigkeiten (Blut, Speichel, Tränenflüssigkeit, Sperma, Vaginalsekret, Menstruationsblut, Kolostrum) mit Schleimhäuten sowie über Bagatellverletzungen oder anderweitig geschädigte Haut erreicht. Eine perinatale Übertragung ist von einer HBsAg-positiven Mutter auf ihr Kind möglich. Personen mit einer chronischen HB und neu infizierte Personen vor dem eigentlichen Erkrankungsbeginn sind Hauptüberträger.

Klinik Trotz einer Infektion mit Hepatitis B muss es nicht zu einer spürbaren Symptomatik kommen. Treten Symptome infolge einer Leberentzündung auf, so handelt es sich initial um unspezifische Beschwerden wie Abgeschlagenheit, Appetitlosigkeit, Übelkeit und Erbrechen, Kopf- und Gliederschmerzen und Fieber. Ein Ikterus als Hinweis auf eine Lebererkrankung kann jedoch vorkommen. Chronische Verläufe sind möglich, wenn die initiale Erkrankung nicht spontan ausheilt. In diesen Fällen wird die Leber durch die Viren geschädigt, was zu einer Leberzirrhose oder einem hepatozellulären Karzinom führen kann. Sofern die Erkrankung spontan ausheilt, ist anschließend von einer lebenslangen Immunität auszugehen.

Postexpositionelle Schutzmaßnahmen Durch eine Impfung kann ebenso wie bei der Hepatitis A ein Schutz erlangt werden. Da die HB-Impfung zu den bereits im Kindesalter erfolgenden Standardimpfungen gehört und viele Berufsgruppen einer Impfindikation unterliegen, besteht bei vielen betroffenen Personen ein Impfschutz gegen HB. Ist der Impfstatus unbekannt, so kann mit einer HB-Impfung bis 2 Tage nach dem Ereignis zugewartet werden, um zuvor den Impfausweis einzusehen oder eine serologische Kontrolle (Anti-HBs-Titer, HBsAg) im Blut durchzuführen. Liegt kein Impfschutz vor, ist wie bei HA eine HB-Impfung mit der betroffenen Person zu diskutieren. In ◘ Abb. 6.7 ist das Vorgehen bei einer postexpositionellen Impfung dargestellt, wie es von der STIKO empfohlen wird (Empfehlungen der Ständigen Impfkommission am Robert-Koch-Institut 2017/2018). Weitere Informationen sind den entsprechenden Fachinformationen zu entnehmen.

Der Impferfolg wird 4–8 Wochen nach der dritten Impfstoffdosis bestimmt; liegt der Anti-HBs-Titer bei ≥100 IE/l, so war die Impfung erfolgreich. Weitere Impfungen sind dann in den meisten Fällen nicht nötig. Handelt es sich um einen „low responder“ (Anti-HBs 10–99 IE/l) oder „non responder“ (Anti-HBs <10 IE/l), sind weitere Impfungen bzw. weitere Abklärungen notwendig.

Hepatitis C (HC)

Erreger Hepatis-C-Virus (HCV), ein RNA-Virus aus der Familie der Flaviviridae.

Inkubationszeit Etwa 2–26 Wochen.

Übertragung Primär wird HA auf parenteralem Weg durch Kontakt mit kontaminiertem Blut

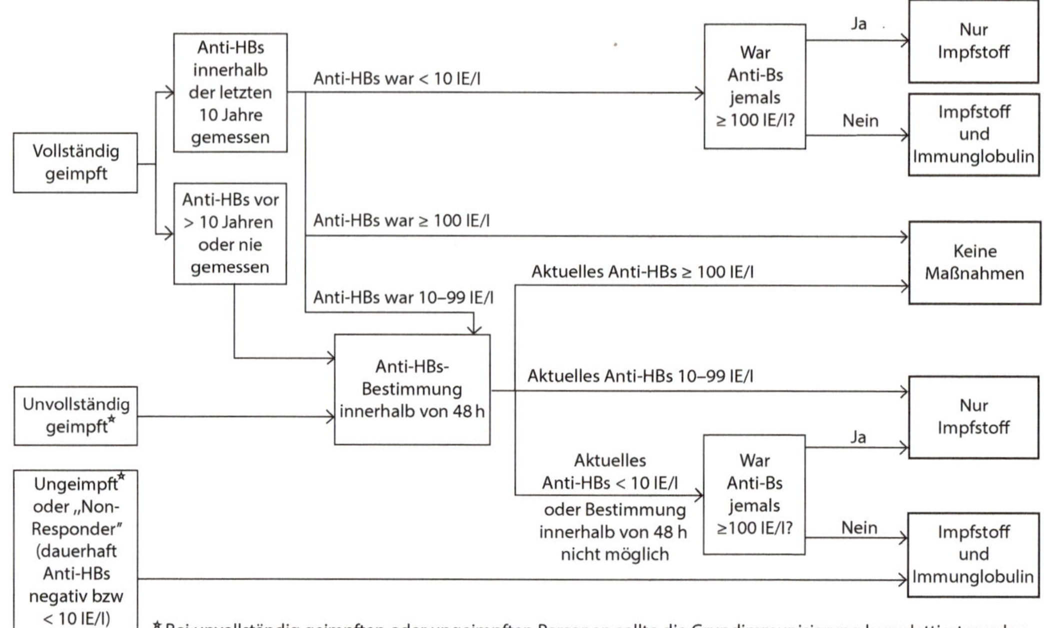

Abb. 6.7 Vorgehen zur postexpositionellen Hepatitis-B-Immunprophylaxe gemäß Empfehlungen der Ständigen Impfkommission (STIKO) 2017/2018. (Mit freundlicher Genehmigung der Ständigen Impfkommission am Robert Koch-Institut)

übertragen. Eine Infektion durch Sexualkontakt ist jedoch ebenfalls möglich, wobei ein relevantes Übertragungsrisiko bei ungeschütztem Analverkehr und anderen Sexualpraktiken mit erhöhtem Verletzungsrisiko bestehen soll. Eine Übertragung von einer infizierten Mutter auf ihr Kind ist ebenfalls bekannt. Wirt ist der Mensch.

Klinik   Bei einer Infektion mit Hepatitis C liegt häufig ein symptomloser Verlauf vor. Das Auftreten einer Leberentzündung mit vorwiegend unspezifischen Symptomen wie bei Hepatitis A und B ist jedoch ebenso möglich. Der Unterschied zu Hepatitis B besteht darin, dass diese Erkrankung nur selten spontan ausheilt und ohne Behandlung vermehrt chronische Verläufe mit Auftreten einer Leberzirrhose oder eines hepatozellulären Karzinoms bekannt sind. Eine durchgemachte Infektion führt hier nicht zur Immunität, sodass erneute Ansteckungen möglich sind. Auch existiert keine Impfung, die eine Infektion verhindern könnte.

6.3.4   HIV-Infektion und AIDS

Erreger   Das humane Immundefizienzvirus (HIV) gehört zu den RNA-haltigen Retroviren. Von den beiden Haupttypen, HIV 1 und 2, existieren verschiedene Subtypen.

Inkubationszeit   Etwa 1–3 Monate.

Übertragung   Ein ungeschützter Geschlechtsverkehr, bei dem es zum Beispiel zu einem Kontakt von Sperma, Vaginalsekret oder auf der Darmschleimhaut befindlicher Flüssigkeit einer infizierten Person mit der Schleimhaut von Glans penis/Präputium, Vagina/Zervix oder Anus/Rektum des Geschlechtspartners kommt, stellt einen wesentlichen Übertragungsweg dar. Eine Infektion kann bereits durch intakte Schleimhaut erfolgen, jedoch erhöhen Schleimhautläsionen die Wahrscheinlichkeit einer Übertragung ebenso wie andere vorbestehende STD. Ferner kann eine Übertragung parenteral durch infektiöses Blut oder bei infizierten Schwangeren kurz vor oder während der Geburt bzw. durch Stillen auf das Kind stattfinden. Reservoir ist der Mensch.

Klinik Wenige Wochen nach einer Infektion kann ein für die Dauer von etwa 1–2 Wochen bestehendes, akutes, mononukleoseähnliches Krankheitsbild mit Symptomen eines viralen Infekts auftreten. Zu diesem Zeitpunkt kann ein Nachweis spezifischer Antikörper im Blut noch negativ verlaufen. Nach einem symptomfreien oder symptomarmen Intervall von Monaten bis Jahren, während dem ggf. geschwollene Lymphknoten in mehreren Regionen vorliegen, können Immundefekte im Sinne einer AIDS-Erkrankung („acquired immune deficiency syndrome", erworbenes Immunschwächesyndrom) auftreten. Diese äußert sich durch das Erscheinen opportunistischer Infektionen (Pneumocystis jirovecii, Candida albicans, Toxoplasma gondii, Zytomegalievirus), Tuberkulose oder maligner Neubildungen wie das Kaposi-Sarkom. Interindividuell besteht eine große Vielfältigkeit bezüglich des Krankheitsverlaufs und der auftretenden Krankheitsbilder. Die Immundefekte können heutzutage durch Medikamente um Jahre hinausgezögert werden.

HIV-Infizierte sind grundsätzlich lebenslang ansteckend, wobei die Ansteckungsfähigkeit mit der Viruslast im Blut korreliert. In den ersten 3 Monaten nach einer HIV-Infektion (Primoinfektionsphase) ist die Infektiosität etwa 20- bis 100-fach erhöht, da während dieser Zeit die Viruslast im Körper am höchsten ist. Deshalb geht von frisch infizierten Personen und später im Verlauf der Erkrankung von denen, die immundefizient sind, die höchste Ansteckungsgefahr aus. Die Ansteckungsfähigkeit ist unter einer erfolgreichen antiretroviralen Therapie gering. Superinfektionen bezeichnen Infektionen bereits HIV-Infizierter mit einem anderen HI-Virus.

Postexpositionelle Schutzmaßnahmen Die HIV-PEP ist in ▶ Abschn. HIV-Postexpositionsprophylaxe beschrieben.

6.4   Pilze und Parasiten

6.4.1   Genitale Candidose

Erreger Hefepilz Candida albicans. Als weitere Erreger kommen Candida glabrata oder Candida tropicalis infrage.

Übertragung Eine Infektion kann durch eine direkte Übertragung von Mensch zu Mensch oder über Gegenstände erfolgen, jedoch ist Candida albicans bereits physiologisch auf bzw. im menschlichen Körper anzutreffen (Mundhöhle und Darm). Zumeist sind zusätzliche Dispositionsfaktoren (z. B. verminderte Immunabwehr, Veränderung des lokalen Hautmilieus/pH-Werts durch Feuchtigkeit) notwendig, damit es zu einer manifesten Infektion kommt. Demzufolge ist eine Candidose keine eigentlich sexuell übertragbare Krankheit, sondern als opportunistische Infektion zu werten.

Klinik Eine Candidose manifestiert sich durch unscharf begrenzte, gerötete, teils geschwollene und juckende Hautareale mit Erosionen und/oder weißlichen Belägen sowie peripher lokalisierten Papeln oder Papulopusteln (◘ Abb. 6.8). Bei der genitalen Candidose sind Vulva und Vagina (Candida-Vulvovaginitis) bzw. Glans und Präputium (Candida-Balanoposthitis) betroffen. Bei Befall der Vagina kann ein „trockener" Fluor (salbenartig, geruchlos) auftreten.

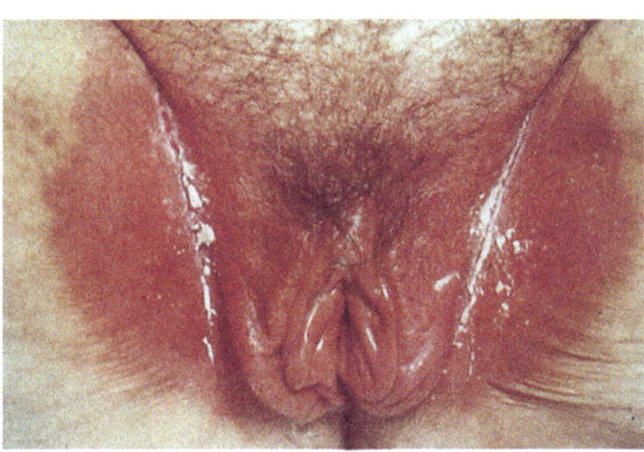

◘ **Abb. 6.8** Klassische Candidavulvitis. (Aus Diedrich et al. 2007)

Während der Geburt kann es zu einer neonatalen Infektion mit Mundsoor, anogenitaler Candidose, Organmykose oder Sepsis kommen.

6.4.2 Pediculosis pubis

Erreger Filzläuse (Phthirus pubis), auch Schamläuse genannt, gehören zu den humanen Läusen. Die Entwicklung von der Larve zum adulten Tier benötigt 2–3 Wochen. Die Lebensdauer der adulten Tiere beträgt etwa 4 Wochen. Filzläuse legen ihre Eier (Nissen) meist an den Schamhaaren ab, eine Ablage an Achselhaaren oder Wimpern ist ebenfalls möglich.

Übertragung Eine Übertragung ist durch engen körperlichen Kontakt, Geschlechtsverkehr und über Gegenstände (Kleidung, Bettwäsche, Handtücher o. Ä.) möglich.

Klinik Filzläuse durchstoßen mit einem Stech-Saug-Rüssel die Haut für eine Blutmahlzeit. Aufgrund einer gerinnungshemmenden Substanz im Speichel treten an den Einstichstellen Hämatome („taches bleues") auf. Die Einstichstellen jucken stark, sodass sie mit Kratzern überlagert sein können. Durch die Ausscheidungen der Läuse können bräunliche Verfärbungen in der Unterwäsche auftreten.

Spät- und Langzeitfolgen sexualisierter Gewalt

C. A. Schön

© Springer-Verlag GmbH Deutschland, ein Teil von Springer Nature 2019
C. A. Schön, K. Wolf (Hrsg.), *Medizinische Akutversorgung nach sexualisierter Gewalt*,
https://doi.org/10.1007/978-3-662-56174-4_7

In Abhängigkeit vom Zeitpunkt der Konsultation nach einem erlebten sexuellen Übergriff ist die Wahrscheinlichkeit groß, dass mögliche Verletzungen bereits abgeheilt sind und somit nicht mehr nachgewiesen werden können. Sieht man eine betroffene Person erst Wochen, Monate oder sogar Jahre nach dem geltend gemachten Ereignis, so können gewisse psychische oder physische Befunde vorliegen, die sich erst mit zeitlicher Verzögerung entwickeln und ebenfalls behandelt werden sollten. Auch dann, wenn die betroffene Person sich nicht zu einem solchen Ereignis äußert, ist in die Überlegungen einzubeziehen, dass die Befunde unter Umständen mit einem sexuellen Übergriff in Verbindung stehen könnten.

7.1   Psychische Folgen sexualisierter Gewalt

Es ist bekannt, dass das eigentliche Ereignis spezifische und unspezifische psychologische Folgen nach sich ziehen kann, auf die nachfolgend kurz eingegangen wird. Auch der Umgang des Fachpersonals (Justiz, Medizin, Opferhilfe oder andere Beratungsstellen usw.) mit der von sexualisierter Gewalt betroffenen Person oder anderer Mitmenschen kann einen wesentlichen Einfluss darauf haben, wie sich die Person psychisch von diesem Ereignis erholt. Macht das Opfer bei der Suche nach Hilfe negative Erfahrungen, kann dies als zweite Traumatisierung empfunden werden. So können negative soziale Reaktionen oder eine Unzufriedenheit mit der Unterstützung entsprechende Folgen haben, wohingegen das Ausdrücken von Mitgefühl und Verständnis zur Bewältigung eines solchen Erlebnisses beitragen können.

Die Kenntnis darüber ist wichtig, damit man als Untersucher sensibilisiert ist und für die betroffene Person die notwendige psychologische bzw. psychiatrische Betreuung in die Wege leiten kann. Grundsätzlich kann es jedoch schwierig sein, psychische Folgen eines solchen Ereignisses – im Vergleich zu physischen Verletzungen oder einer Ansteckung mit einer Geschlechtskrankheit – als solche zu erkennen,

da diese individuell sehr unterschiedlich ausgeprägt sein können.

> **Der Umgang des Fachpersonals (Justiz, Medizin, Opferhilfe usw.) mit einer von sexualisierter Gewalt betroffenen Person kann einen wesentlichen Einfluss darauf haben kann, wie sich die Person psychisch von diesem Ereignis erholt!**

Traumabegriff in der Psychologie   Gemäß ICD-10 (Internationale Klassifikation von Krankheiten der WHO) handelt es sich bei einem Trauma um „ein belastendes Ereignis oder eine Situation kürzerer oder längerer Dauer mit außergewöhnlicher Bedrohung oder katastrophenartigem Ausmaß, die fast bei jedem eine tiefe Verzweiflung hervorrufen würde". Ob eine konkrete Situation traumatisch ist, hängt neben den äußeren Umständen also vom subjektiven Erleben und den eigenen Bewältigungsmöglichkeiten der betroffenen Person ab. Je nachdem kann eine solche Situation adäquat verarbeitet werden oder psychische Störungen nach sich ziehen. Neben der ICD-10-Definition eines Traumas bestehen viele andere erweiterte Definitionen. Traumatische Ereignisse können in Typ-I-Traumen (einmalig/kurzfristig, z. B. schwerer Verkehrsunfall oder einmalige Vergewaltigung) und Typ-II-Traumen (mehrfach/langfristig, z. B. langdauernde Naturkatastrophe, Missbrauch in der Kindheit) unterschieden werden. Wer sich zu dieser Thematik detaillierter informieren möchte, ist angehalten, die entsprechende Fachliteratur zu konsultieren.

7.1.1   Posttraumatische Belastungsstörung

Die posttraumatische Belastungsstörung (PTBS) als ICD-10-klassifizierte psychische Erkrankung (F43.1) bezeichnet psychische oder psychosomatische Symptome, die sich innerhalb eines halben Jahres nach einem belastenden Ereignis entwickeln können. Bei einem solchen „belastenden Ereignis" kann es sich um ein akutes Vorkommnis (z. B. Naturkatastrophe, Unfall,

Terroranschlag) oder mehrere bzw. längerdauernde Ereignisse wie eine Geiselnahme oder Kriegsgefangenschaft handeln; die PTBS ist also nicht zwingend nur Folge von sexualisierter Gewalt. Die PTBS tritt nicht nur bei Personen auf, die unmittelbar Opfer eines belastenden Ereignisses geworden sind. Sie kann auch bei Personen auftreten, die lediglich als Augenzeuge ein dramatisches Ereignis beobachtet haben, oder auch bei Personen, die in einer bestimmten Funktion, zum Beispiel als Rettungssanitäter, bei einem Unglücksfall zum Einsatz gekommen sind. Personen mit vorbestehenden psychischen Problemen oder solche ohne soziales Netzwerk sind anfälliger für PTBS. Im Zusammenhang mit sexualisierter Gewalt im Erwachsenenalter tritt bei etwa jeder zweiten Person eine PTBS auf. Die Diagnose darf nach ICD-10 gestellt werden, wenn

- ein traumatisches Erlebnis von „katastrophalem Ausmaß" oder „außergewöhnlicher Bedrohung" in der Biographie der Person besteht
- anhaltende Erinnerungen an das traumatische Erlebnis vorliegen, das Ereignis wiederholt durchlebt wird („flashbacks", Nachhallerinnerungen, Träume/Albträume) oder ein Gefühl der Bedrängnis in ähnlichen Situationen aufkommt
- dem Ereignis vergleichbare Situationen vermieden werden
- mindestens eines der folgenden Kriterien erfüllt wird:
    - unvollständige Erinnerung an das Ereignis
    - zwei der folgenden Symptome: Ein- oder Durchschlafstörungen, erhöhte Schreckhaftigkeit, Hypervigilanz, Konzentrationsschwierigkeiten, Reizbarkeit oder Wutausbrüche

Bei Personen, die sexualisierte Gewalt erlebt haben, soll eine PTBS mit größerer Wahrscheinlichkeit hervorgerufen werden, wenn die Person mit einer Waffe bedroht wurde, extreme körperliche Gewalt erleben musste oder der Übergriff durch einen Fremden erfolgte.

Neben den bereits aufgeführten Symptomen kann es zu Problemen in zwischenmenschlichen Beziehungen, zu Interessensverlust, selbstdestruktivem Verhalten oder zu einer pessimistischen Einstellung kommen. Daraus können negative Folgen für das Privat- und Berufsleben resultieren. Überschneidungen mit dem nachfolgend dargestellten „rape trauma syndrome" liegen vor.

7.1.2 „Rape trauma syndrome"

Mit dem Begriff „rape trauma syndrome" beschrieben Ann Burgess und Linda Homstrom reaktive Veränderungen, die speziell eine von sexualisierter Gewalt betroffene Person nach dem Erlebten entwickelt. Charakteristisch für dieses Syndrom sind bestimmte Gefühle oder Verhaltensänderungen, es kann aber auch somatische Symptome beinhalten. Es wird in eine akute und eine Langzeitphase unterteilt, die sich bezüglich Länge sowie Art und Ausmaß der gezeigten Symptome individuell unterscheiden. Die Kenntnis dieses Syndroms kann helfen, das Verhalten eines Opfers zu erklären.

Akute Phase

Die akute Phase beginnt in den Tagen nach dem Ereignis und kann bis zu mehrere Wochen anhalten. Diese Phase ist meist durch starke emotionale Reaktionen, wie zum Beispiel Ärger, Angst, Schock, Scham, Schuldgefühle, Hoffnungslosigkeit, Rache oder Taubheit, gekennzeichnet. Andere Betroffene hingegen verhalten sich kontrolliert, so als sei nichts passiert. Somatische Reaktionen können sich in Form genereller oder in Bezug auf das Ereignis lokaler Schmerzen, Übelkeit/Erbrechen, Ess- oder Schlafstörungen präsentieren.

Langzeitphase

Im Anschluss an die akute Phase beginnt die betroffene Person, ihr Leben wieder zu reorganisieren. Wie dies genau geschieht, ist von Faktoren wie Alter, allgemeiner Lebenssituation, Umständen des sexuellen Übergriffs, Persönlichkeit, kulturellem Hintergrund oder der

Reaktion von Bezugspersonen auf das Ereignis abhängig. Diese Phase kann über Jahre andauern. Bevor es zur eigentlichen Reorganisation kommt, kann es sein, dass die betroffene Person versucht, das Erlebte komplett aus ihrer Erinnerung zu streichen. Aufkommende Gedanken an das Ereignis sowie jegliche Kommunikation darüber werden blockiert.

Die Reorganisation wird häufig durch einen emotionalen Rückfall eingeleitet, der die betroffene Person und auch ihr Umfeld überraschen kann. Um ihre Angst zu bekämpfen, kann es passieren, dass die Person umzieht, die Arbeitsstelle wechselt, sich eine neue Telefonnummer zulegt oder eine längere Reise unternimmt. Es kann vorkommen, dass die Person Probleme bei der Arbeit oder in der Schule entwickelt oder neue Phobien auftreten, die im Zusammenhang mit Umständen stehen, die Parallelen zum traumatischen Ereignis aufweisen (Ereignisort, Situation, in der sich das Ereignis abspielte o. Ä.). Daneben sind Veränderungen im Sexualleben oder das Auftreten einer sexuellen Dysfunktion (Orgasmusprobleme, „flashbacks" mit Erinnerungen an das Ereignis, Vaginismus o. Ä.) typische Folgen. Auch wird eine bestehende Partnerschaft oft beendet.

Hat die betroffene Person gelernt, mit diesen Erfahrungen umzugehen, und stehen diese nicht mehr im Zentrum, werden Gefühle im Zusammenhang mit dem Erlebten deutlich abgeschwächt. Auch können die Konsequenzen, die dieses Ereignis auf das eigene Leben hat, analysiert und aufgearbeitet werden.

Bei vorbestehenden psychiatrischen Erkrankungen oder nach bereits früher erlebter sexualisierter Gewalt kann eine Genesung erschwert sein.

7.1.3 Weitere Traumafolgestörungen

Nicht zu vergessen ist, dass es neben den zuvor genannten Krankheitsbildern weitere Traumafolgestörungen gibt. Dazu gehören beispielsweise Depressionen, Angststörungen oder auch Substanzkonsumstörungen (z. B. Alkohol- oder Medikamentenmissbrauch), die sich im

Anschluss an ein solches Erlebnis neu entwickeln und ebenfalls behandelt werden sollen. Diese unspezifischen Folgen treten häufig komorbid mit einer PTBS in Erscheinung.

7.2 Körperliche Folgeschäden

Neben psychischen Krankheitsbildern können sich nach erlebter sexualisierter Gewalt auch körperliche Folgeschäden entwickeln.

Sexuelle Dysfunktion Bei Frauen und Männern, die sexualisierte Gewalt erlebt haben, ist das Auftreten einer sexuellen Dysfunktion bekannt. Hierunter sind Störungen der Libido, Orgasmusschwierigkeiten und Schmerzen (Vagina, Penis) während oder nach dem Geschlechtsverkehr zu verstehen. Im Vergleich zu Frauen ohne sexuelle Gewalterfahrungen treten vaginale Schmerzen oder Probleme bei der Lubrikation während des Geschlechtsverkehrs häufiger auf. Auch Probleme im Bereich des Beckenbodens sind bei betroffenen Frauen häufiger anzutreffen. Bei Männern kann es infolge einer Penisfraktur zu einer Fibrosierung der Corpora cavernosa kommen, was konsekutiv mit einer Impotentia coeundi (Erektionsverlust, Penisdeviation) einhergehen kann.

Rektovaginale Fisteln Es sind verschiedene Ursachen bekannt, die bei Frauen zu rektovaginalen Fisteln führen können. Dazu gehören beispielsweise entzündliche Veränderungen im Darm oder in der Vagina, Tumorerkrankungen und deren Behandlung oder Operationen in dieser Region. Daneben sind Einzelfälle beschrieben, bei denen eine Fistel infolge eines Traumas nach vaginaler Penetration mit Penis oder Finger entstand oder nach Einführen eines Gegenstands in den Darm oder die Vagina, der ggf. längere Zeit dort verblieb.

Symptome des Harntrakts Wurde beim Mann bei einer Verletzung der inneren Strukturen des Penis auch die Urethra mitbetroffen, so können Folgeschäden durch eine Harnröhrenstriktur oder in Form einer Harninkontinenz auftreten.

Fallbeispiel

Eine Frau stellte sich in der Sprechstunde wegen einer Veränderung am Darmausgang vor. Nach Angaben der Patientin sei diese Veränderung während eines über lange Zeit anhaltenden Missbrauchs in ihrer Kindheit durch Manipulationen am Anus mit einem Finger entstanden. Der Befund störe sie beim Stuhlen. Erst nach mehreren Sitzungen war die Patientin bereit, die Veränderung zu zeigen. Der Befund präsentierte sich als warzenartig erhöhte, ca. 1 cm große Schleimhautausstülpung bei ca. 12 Uhr SSL. Es bestand eine Muskeltonusabschwächung des Analsphinkters mit konsekutiver Stuhlinkontinenz Grad I. Die Veränderung konnte chirurgisch entfernt werden.

Differenzialdiagnosen

C. A. Schön

© Springer-Verlag GmbH Deutschland, ein Teil von Springer Nature 2019
C. A. Schön, K. Wolf (Hrsg.), *Medizinische Akutversorgung nach sexualisierter Gewalt*,
https://doi.org/10.1007/978-3-662-56174-4_8

8.1 Das vorgetäuschte Sexualdelikt

War es ein Sexualdelikt? Hat überhaupt ein sexueller Übergriff stattgefunden? Es gibt immer wieder Situationen, in denen man sich als Untersucher fragt, ob die von der betroffenen Person zum Ereignis gemachten Äußerungen stimmen, da sie widersprüchlich oder nicht nachvollziehbar wirken. Oder es liegen Verletzungen vor, bei denen die Erklärung zur Entstehung Zweifel aufkommen lässt. So wichtig ein respektvoller und verständnisvoller Umgang mit der betroffenen Person ist – die gemachten Angaben sollten aus forensischer Sicht immer gründlich hinterfragt werden, denn Sexualdelikte werden manchmal auch nur vorgetäuscht. Diese Fälle gilt es zu erkennen.

Liegt eine Strafanzeige vor, ist ein solcher Verdacht umgehend dem Auftraggeber der Untersuchung mitzuteilen. In einem solchen Fall handelt es sich je nach Situation oder länderspezifisch geltendem Recht zum Beispiel um eine „Irreführung der Rechtspflege", „Verleumdung" oder „Vortäuschung einer Straftat" als eigene Straftatbestände.

Wurde bislang keine Strafanzeige gestellt, sollte erwogen werden, die betroffene Person direkt darauf anzusprechen oder ggf. ein psychiatrisches Konsil in die Wege zu leiten, um zum Beispiel der Ursache eines selbstverletzenden Verhaltens nachzugehen. Unter Umständen ist eine weiterführende psychiatrische Betreuung notwendig.

Die **Motive**, die eine Person dazu bewegen, ein Sexualdelikt vorzutäuschen, sind vielfältig. Eine derartige Handlung kann situativ entstehen, weil sich die Person beispielsweise nicht anders zu helfen weiß. In anderen Fällen kann dies auch über längere Zeit geplant worden sein. Als mögliche Beispiele seien folgende Ursachen/Situationen genannt:

- Das dargestellte Delikt wird als Ausrede benutzt (für Fremdgehen, weil zu spät nach Hause gekommen wurde o. Ä.).
- Aus Rache wird nach eigentlich einvernehmlichem Geschlechtsverkehr ein Delikt geltend gemacht (z. B. weil der Partner die Person betrogen oder die Beziehung beendet hat).
- Aus Einsamkeit oder wegen mangelnder Zuwendung wird eine solche Geschichte erfunden, um Aufmerksamkeit zu erregen.
- Eine Person willigt bei einer neuen Bekanntschaft in den Austausch von Zärtlichkeiten ein, äußert jedoch nicht, dass sie keinen Geschlechtsverkehr möchte, und lässt diesen trotzdem über sich ergehen.
- Aus Angst, dass ein sexueller Übergriff nicht geglaubt wird, werden zusätzliche Verletzungen „produziert" und damit vorgetäuscht.
- Es liegt eine psychische Erkrankung vor.

Insbesondere beim Vorliegen bestimmter psychischer Störungen kann es vorkommen, dass diese Personen wiederholt zur Untersuchung erscheinen und ein Delikt geltend machen. Insbesondere emotional instabile Frauen begeben sich nicht selten in gewaltsame Beziehungen und sind damit einem erhöhten Risiko für sexuelle und körperliche Gewalt ausgesetzt. Deshalb muss jeder angegebene Fall wieder neu geprüft werden.

Besonders überprüfenswert sind nicht erklärte, lange Bewusstlosigkeiten, unerklärte Amnesien, besonders spektakuläre Geschichten ohne Zeugen oder andere Begleiterscheinungen und Spuren. Ein fehlender Nachweis von Verletzungen – körperlicher oder anogenitaler Art – ist keinesfalls beweisend für eine Falschanzeige.

Fallbeispiel

Eine Frau mit bekannter psychiatrischer Vorgeschichte stellte sich mehrfach in einer Frauenklinik vor und gab an, dass sie von Mitgliedern einer Sekte immer wieder vergewaltigt werde. Sie erschien manchmal im Abstand von wenigen Tagen, meistens nachts. Die Untersuchungen erfolgten sowohl konsiliarisch als auch im Auftrag der Ermittlungsbehörde. Die polizeilichen Ermittlungen ergaben jedoch keine Hinweise auf ein derartiges Geschehen. Vielmehr zeigte sich, dass die gynäkologischen Untersuchungen immer dann stattfanden, wenn die

Frau begann, psychisch zu dekompensieren. Eine psychiatrische Therapie fand bereits parallel statt; die Therapeutin habe geäußert, dass „Spuren gesammelt werden müssten".

Bei dieser Fallkonstellation stellte sich im Verlauf die Frage des weiteren Prozederes: Sollte weiterhin komplett forensisch-klinisch (jeweils mit Spurensicherung etc.) untersucht werden oder nicht? Wie ist das Verhalten der Therapeutin zu werten? Welche Maßnahmen sollen in die Wege geleitet werden?

8.1.1 Selbst beigebrachte Verletzungen

Bestehen auffällige Diskrepanzen zwischen den Schilderungen der betroffenen Person bezüglich des Ablaufs eines sexuellen Übergriffs und den vorliegenden Verletzungen bzw. liegen ungewöhnliche Verletzungen vor, so sollte an die Möglichkeit einer Selbstverletzung gedacht werden. In diesem Zusammenhang gibt es bestimmte Kriterien, insbesondere bei Verletzungen durch scharfe Gewalt, die auf eine Selbstbeibringung hinweisen:

- Oberflächlichkeit der Verletzungen
- Parallelität der Verletzungen
- Gruppierung von Verletzungen
- Aussparung besonders schmerzhafter Körperstellen
- Vorliegen der Verletzungen an Körperregionen, die für die Person selbst gut erreichbar sind
- Fehlen von Defekten an der über der Verletzung befindlichen Kleidung

Das Verletzungsbild weist insgesamt einen eher ruhigen Charakter auf, was nicht mit der Vorstellung eines dynamischen Geschehens in Einklang zu bringen ist. Beispiele von Selbstverletzungen sind in ◘ Abb. 8.1 dargestellt.

Selbstbeigebrachte und als solche erkennbare Verletzungen im Genitalbereich sind im Rahmen eines vorgetäuschten Sexualdelikts ebenfalls denkbar, aber in der Praxis selten anzutreffen. Verletzungen im Genitalbereich im Sinne einer Genitalverstümmelung sind

vielmehr bei psychiatrischen Erkrankungen (z. B. bei paranoid-halluzinatorischer Psychose) oder im Rahmen autoerotischer masochistischer Handlungen anzutreffen.

> **❶ Nach einem tatsächlich erfolgten Sexualdelikt mit entsprechender physischer und/oder psychischer Belastung kommt es vor, dass Betroffene im Nachhinein selbstverletzendes Verhalten aufweisen (Aggravation). Bei Vorliegen solcher Verletzungen sollte also nicht automatisch von einem vorgetäuschten Delikt ausgegangen werden!**

Fallbeispiel

Eine Frau gab an, dass sie abends alleine auf einer Parkbank gesessen und Musik gehört habe. Über das, was danach geschehen sei, habe sie eine Erinnerungslücke. Sie könne sich nur daran erinnern, wie sie vor der Bank am Boden liegend zu sich gekommen sei und festgestellt habe, dass ihre Handtasche fehle. Ihre Hose und ihr T-Shirt hätten Defekte aufgewiesen. Sie sei daraufhin in ein Spital gebracht worden, wo als wesentliche Befunde Schnittverletzungen, insbesondere an Rumpf und Armen, festgestellt worden seien. Gegenüber der Polizei habe sie geäußert, Blut und Schleim im Slip gesehen zu haben, weshalb eine forensisch-gynäkologische Untersuchung in die Wege geleitet worden sei. Dabei wurden als wesentliche Befunde frische Verletzungen an den beschriebenen Stellen infolge scharfer Gewalteinwirkungen festgestellt, die aufgrund ihrer Morphologie als Selbstverletzungen gewertet wurden. Genital war die Frau unverletzt. Im Nachhinein gab die Frau zu, das Szenario sei erfunden gewesen.

8.1.2 Autoerotische Handlungen

Autoerotische Handlungen umfassen ein weites Feld, das von bloßen Berührungen des eigenen Körpers bis zu ausgefeilten Konstruktionen, häufig in Zusammenhang mit einem strangulierenden Mechanismus, reichen, um sich selbst in sexuelle Erregung zu versetzen. Bei manchen

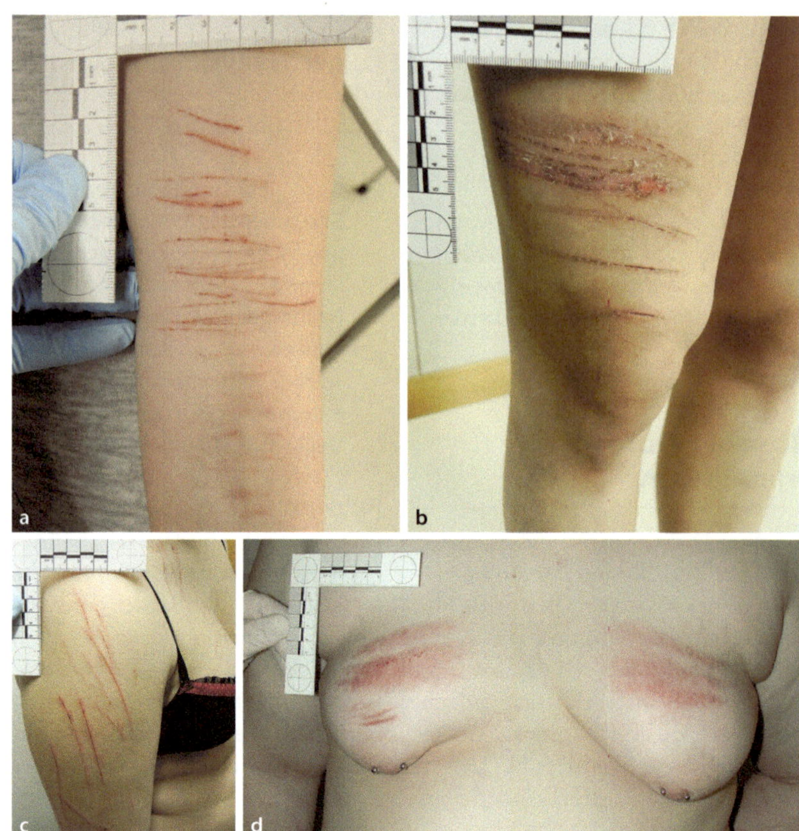

Abb. 8.1a–d   Selbst beigebrachte Verletzungen mit typischer Morphologie. **a** Frischere Verletzungen und Narben am linken Unterarm bei einer Frau mit Borderline-Syndrom, **b** in Abheilung befindliche oberflächliche Kratz- bzw. Schnittverletzungen am rechten Oberschenkel, **c** selbst beigebrachte Verletzungen am rechten Oberarm und im Dekolletébereich bei einem vorgetäuschten Sexualdelikt, **d** symmetrisch ausgebildete Hautrötungen und -einblutungen an beiden Brüsten, rechtsseitig auch mit einzelnen Hautabschürfungen infolge von Kratzverletzungen bei vorgetäuschtem Sexualdelikt

Praktiken werden erogene Zonen direkt gereizt (z. B. durch Strom) oder es werden bestimmte Erstickungstechniken (autoerotische Asphyxie) angewandt. Hierbei können trotz bestimmter Vorkehrungen, um zum Beispiel eine Strangmarke zu vermeiden, Verletzungen entstehen.

Das Einführen von Gegenständen in Körperöffnungen wie Anus, Vagina oder die männliche Urethra (manchmal bis in die Harnblase) stellt ebenfalls eine Methode zur Selbstbefriedigung dar. Werden Gegenstände zu weit in den Körper eingeführt oder kommt es zur Ausbildung eines Vakuums, sodass die Gegenstände nicht mehr eigenhändig geborgen werden können, oder zerbrechen eingeführte Gegenstände aus Glas im Körper, kann medizinische Hilfe nötig werden. Tritt eine Perforation auf, zum Beispiel des Rektums infolge Überdehnung, so kann dies lebensbedrohliche Folgen haben.

Bei Männern sind zudem masturbatorische Handlungen bekannt, bei denen der Penis in einen röhrenförmigen Gegenstand, wie beispielsweise den Saugstutzen eines Staubsaugers, gesteckt wird. Dies kann bei gleichzeitiger Inbetriebnahme des Staubsaugers bei Kontakt des Penis mit nah am Rohrausgang positionierten Rotationsblättern zu teils schwerwiegenden Verletzungen an der Glans penis führen. Diese Staubsaugerverletzungen waren früher bei Nutzung eines bestimmten Modells (Modell

„Kobold" der Firma Vorwerk) häufiger, weshalb diese Verletzungen auch als „Morbus Kobold" bezeichnet wurden. Abgesehen von diesen seltenen Verletzungen kann häufiges Masturbieren, zum Beispiel im Rahmen von Zwangsstörungen, zu Schleimhautverletzungen an der Glans penis führen.

Müssen Verletzungen infolge solcher „Sexunfälle" gegenüber dem Partner oder der Partnerin erklärt werden, so ist denkbar, dass die verletzte Person als Ausrede für diese als peinlich empfundene Situation neben anderen möglichen Ausreden (z. B. „ich bin im Bad ausgerutscht und auf die Spraydose gefallen") einen sexuellen Übergriff geltend macht und dies gegenüber dem medizinischen Personal ebenfalls so kommuniziert. Da bei autoerotischen Handlungen auch Fesselungs- oder Knebeltechniken benutzt werden können, kann der Verdacht einer Fremdeinwirkung durchaus naheliegen.

8.1.3 Sadomasochistische Sexualpraktiken (SM-Praktiken)

Bei der Anwendung sadomasochistischer Sexualpraktiken geht es um Demütigung, Macht und Schmerz, je nachdem, welche Rolle vom jeweiligen Sexualpartner (aktiv: „dom" oder „top"; passiv: „sub" oder „bottom") eingenommen wird. Die passive, untergebene Person hat dabei die Möglichkeit, mittels eines abgemachten Code-Wortes das „Spiel" zu unterbrechen. Kommt es zu einer solchen Situation, die für die passive Person zum Beispiel aufgrund unerträglicher Schmerzen als nicht mehr akzeptabel empfunden wird, die aktive Person aber trotzdem weitermacht, so kann es sein, dass auch solche Fälle als Sexualdelikt zur Untersuchung gelangen. Neben diesen gegen den Willen einer der Beteiligten erfolgten Handlungen ist hier ebenfalls denkbar, dass bei Auftreten behandlungspflichtiger Verletzungen trotz Einverständnis ein Sexualdelikt vorgetäuscht wird, um die sexuelle Neigung zu verheimlichen.

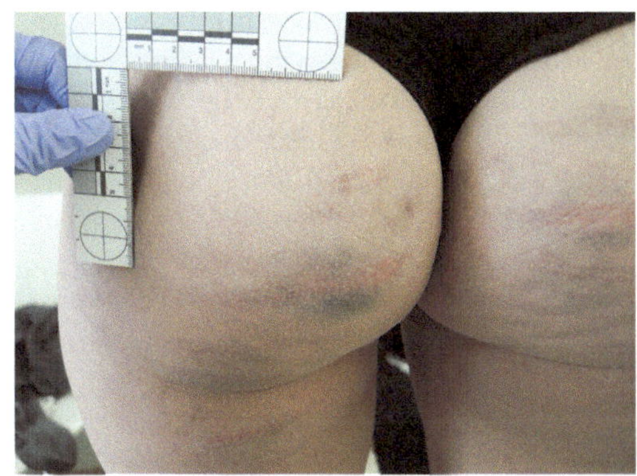

◧ Abb. 8.2   Befunde am Gesäß nach initial einvernehmlichem Auspeitschen. Es präsentieren sich typische doppelkonturige Hauteinblutungen (Striemen), die mit Hautunterblutungen vergesellschaftet sind

Beispiele von SM-Praktiken, die mit Verletzungen einhergehen können, sind:
- Flagellation (Auspeitschen; ◧ Abb. 8.2) oder Spanking (andere Formen des Schlagens)
- Bondage (Fesselung, Anketten oder Knebeln)
- Anbringen von schweren Gegenständen an Piercings
- Branding (Hautverbrennung durch Kontakt mit heißen Metallgegenständen) oder Cutting (Hautverletzungen durch Schnitte)
- Fisting
- verschiedene Formen der Strangulation

Insbesondere manche Formen der Fesselung oder Strangulation können lebensgefährlich sein.

Fallbeispiel

Eine Frau habe sich mit einer Internetbekanntschaft – beide mit einer Neigung zu sadomasochistischen Handlungen – zu einer „Session" verabredet. Dabei sei sie als „sub" an den Händen an eine Konstruktion über dem Bett gefesselt worden. Er habe sie als „dom" mit einem Stock und einer Peitsche auf die Oberschenkel und das Gesäß geschlagen. Obwohl sie mehrmals gesagt habe, dass er aufhören solle, habe er weitergemacht. Auch sei es gegen ihren Willen zum vaginalen Geschlechtsverkehr ohne Kondom gekommen. Ein Samenerguss sei nicht erfolgt. Die Untersuchung fand ca. 8 h nach dem Ereignis statt: Genitale Verletzungen bestanden nicht, jedoch konnten unter anderem am Gesäß geformte Verletzungen nachgewiesen werden, die mit den gemachten Angaben vereinbar waren.

8.2 Krankhafte und altersbedingte Veränderungen

Bei älteren Menschen können krankheits- oder altersbedingte Veränderungen, die mit Befunden infolge einer Gewalteinwirkung verwechselt werden können, zu diagnostischen Schwierigkeiten führen.

8.2.1 Differenzialdiagnose von Verletzungen der Haut

Im Alter kommt es aufgrund der Abnahme der Elastizität und des Kollagengehalts, einer Abflachung des Papillarkörpers und einer erhöhten Verletzlichkeit der Kapillaren bereits infolge geringer mechanischer Einwirkungen zu Verletzungen der Haut. Typisch sind Hauteinblutungen betont an den Unterarmstreckseiten und Handrücken. Auch die Einnahme blutverdünnender Medikamente oder das Vorliegen bestimmter Krankheitsbilder kann ein Auftreten von Hautein- und -unterblutungen bereits nach geringer Gewalteinwirkung begünstigen. Eine Auswahl möglicher Differenzialdiagnosen ist in ◘ Tab. 8.1 aufgeführt.

8.2.2 Differenzialdiagnose anogenitaler Befunde

Es gibt eine Reihe altersbedingter Veränderungen oder auch pathologischer Erscheinungen im Anogenitalbereich, die den Verdacht auf einen sexuellen Übergriff aufkommen lassen können.

◘ **Tab. 8.1** Auswahl möglicher Differenzialdiagnosen, die mit einer erhöhten Blutungsneigung und somit einer Ausbildung von Hautein- und -unterblutungen infolge von Bagatelltraumata einhergehen können

Krankheitsbilder	Medikamente
Leberzirrhose	Blutverdünnende Medikamente
hereditäre und erworbene Koagulopathien	nicht steroidale Antirheumatika
aplastische Anämie	Chemotherapeutika
Gerinnungsfaktormangel	Penicilline
Thrombozytopenie/ Thrombozytopathien	Langzeitsteroide
Vitamin-B_{12}-Mangel	
myelodysplastisches Syndrom	
Vaskulitiden	
vaskuläre hämorrhagische Diathesen	
Hyperspleniesyndrom	

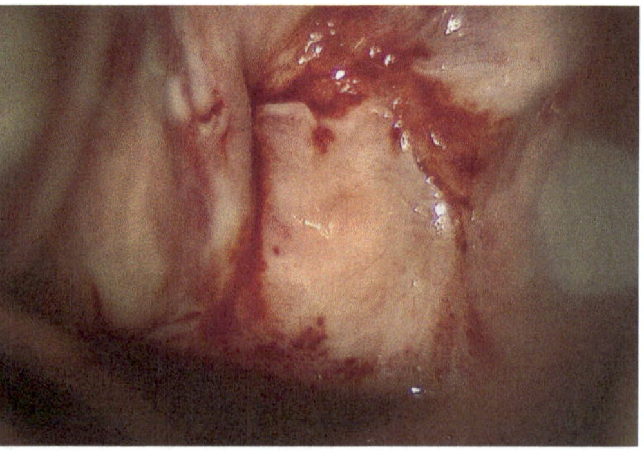

◘ **Abb. 8.3**   Atrophieblutung

Infolge eines altersbedingten Östrogenmangels kommt es bei Frauen zu einer vaginalen Schleimhautatrophie mit nachfolgend erhöhter Verletzlichkeit (◘ Abb. 8.3). Veränderungen des Scheidenmilieus mit Anstieg des pH-Werts bedingen das vermehrte Auftreten genitaler Infektionen. Veränderungen im Bereich des äußeren Genitales können zum Beispiel durch Inkontinenz, bei Lichen sclerosus et atrophicus (siehe unten) oder als Folge der Einnahme bestimmter Medikamente mit Ausbildung von Arzneimittelexanthemen verursacht werden. Hämatome im Bereich der Vulva können auch ohne Trauma auftreten, zum Beispiel aus einer Gefäßmalformation. Auch Analvenenthrombosen können mit Ausbildung eines Hämatoms einhergehen. Verschiedene Pathologien des Darms, wie zum Beispiel entzündliche Erkrankungen, Hämorrhoiden oder Analfissuren, können sich durch anale Blutungen präsentieren. Bei Blutungen ist zudem an das Vorliegen einer Menstruationsblutung zu denken. Eine Auswahl möglicher Differenzialdiagnosen zeigt ◘ Tab. 8.2.

◘ Tab. 8.2 Auswahl möglicher Differenzialdiagnosen anogenitaler Befunde, die mit Befunden infolge eines sexuellen Übergriffs verwechselt werden können

Krankheitsbild/Veränderung	Befund/Folge
Östrogenmangelbedingte Schleimhautatrophie der Vagina	Sehr empfindliche Schleimhaut mit verstärkter Blutungsneigung und Trockenheit
pH-Wert-Anstieg des Scheidenmilieus	Begünstigung einer Ansiedlung unphysiologischer Keime mit oder ohne Klinik
Inkontinenz	Durch das feuchte Milieu („feuchte Kammer" durch Inkontinenzeinlagen und Windeln) Veränderung der physiologischen Flora mit ggf. nachfolgender Infektion; Rötung und Schwellung
Entzündliche, infektiöse oder allergische Veränderungen der Anogenitalregion (Vulvitis, Balanoposthitis, Anitis etc.) (◘ Abb. 8.4)	Hautrötungen, Kratzartefakte infolge Pruritus, Ulzerationen
Lichen sclerosus et atrophicus	Hautrötung, weissliche, narbenartige Hautveränderungen, Ödem, Kratzartefakte infolge Pruritus, etc.
Arzneimittelexantheme	Genitale Schwellung oder erythematös-erosive Veränderungen
Entzündliche Darmerkrankungen, Darmtumoren	Perianale Blutung, Schmerzen, Fremdkörpergefühl
Hämorrhoiden	Blutung, Schmerzen
Analfissur	Akut: Bis in die Muskulatur reichender Defekt der Analkanalhaut (meist bei 6 Uhr SSL), Blutung, Schmerzen Chronisch: Kallöses Ulkus mit weißlich-fibrotischem Grund
Mariske	Gewebevermehrung in Form lappenartiger Schleimhautfalten (DD: Kondylome)
Dermatosen der Perianalregion (z. B. Candidose, Analekzem) (◘ Abb. 8.5)	Hautrötung, Ödem, Erosionen, Lichenifikation, Kratzartefakte infolge Pruritus
Perianale Thrombose	Blau-schwarzer Knoten, begleitendes Hämatom bei Venenwandruptur, Schmerzen
Tumoren der Vulva (◘ Abb. 8.6)	Geschwürartige Veränderungen der Haut
Psychische Syndrome mit genitaler Manifestation (idiopathischer Pruritus vulvae, psychosomatische Vulvovaginitis)	Durch Kratzen/Scheuern bedingte Veränderungen, entzündliche Veränderungen, Schmerzen
Folgen eines medizinischen Eingriffs	Hautrötungen, Hautunterblutungen usw.

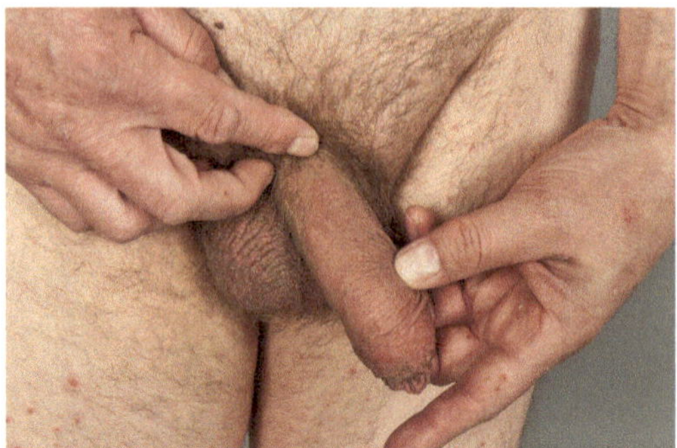

Abb. 8.4 Kontaktekzem am Penis mit blassen Hautrötungen und vereinzelt schuppigen Hautveränderungen. (Mit freundlicher Genehmigung der Universitätsklinik für Dermatologie, Inselspital Bern, Schweiz)

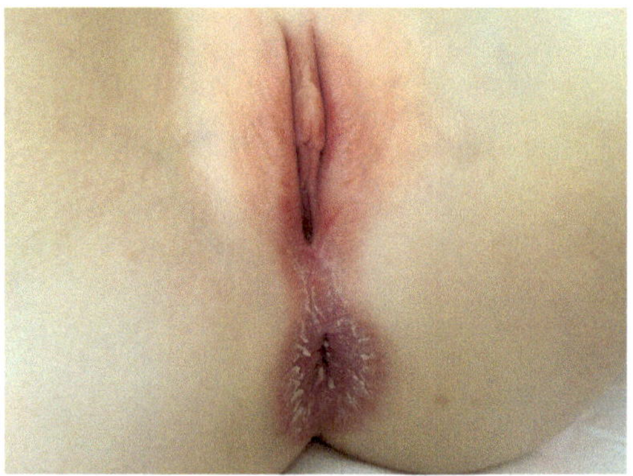

Abb. 8.5 Psoriasis bei einem 4-jährigen Mädchen im Bereich von Anus und Damm. (Mit freundlicher Genehmigung von Dr. med. Irène Dingeldein, Murten, Schweiz)

Lichen sclerosus et atrophicus Beim Lichen sclerosus et atrophicus (■ Abb. 8.7, ■ Abb. 8.8, ■ Abb. 8.9) handelt es sich um eine nicht infektiöse, chronisch-entzündliche Dermatose, die der Gruppe der atrophisierenden Hauterkrankungen angehört. Frauen sind deutlich häufiger betroffen als Männer. Es existieren eine extragenitale sowie eine genitale Form. Die auftretenden anogenitalen Veränderungen können mit Folgen eines sexuellen Missbrauchs verwechselt werden. Es können die Vulva (Labia minora et majora, Klitoris, Haut perivulvär), Glans und Präputium, die Anal-/Perianal- sowie die Dammregion betroffen sein. An diesen Stellen kommt es

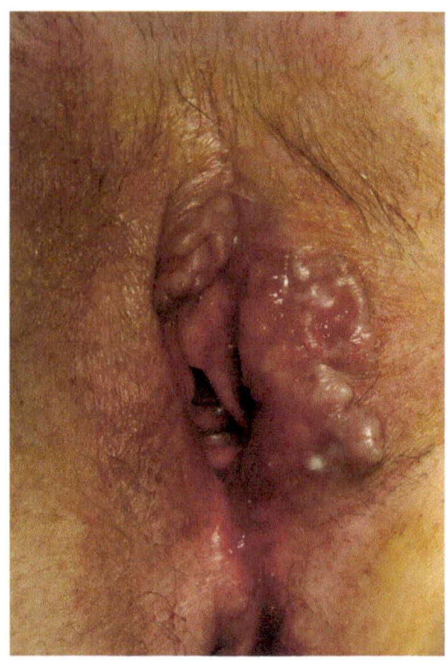

Abb. 8.6 Melanom im Bereich der linken großen Schamlippe mit ulzerösen Veränderungen der Haut

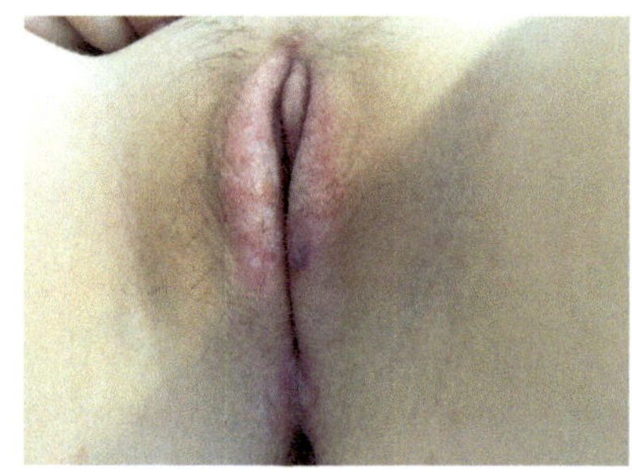

Abb. 8.7 Lichen sclerosus mit Nachweis einer Superinfektion bei einer Jugendlichen. (Mit freundlicher Genehmigung von Dr. med. Irène Dingeldein, Murten, Schweiz)

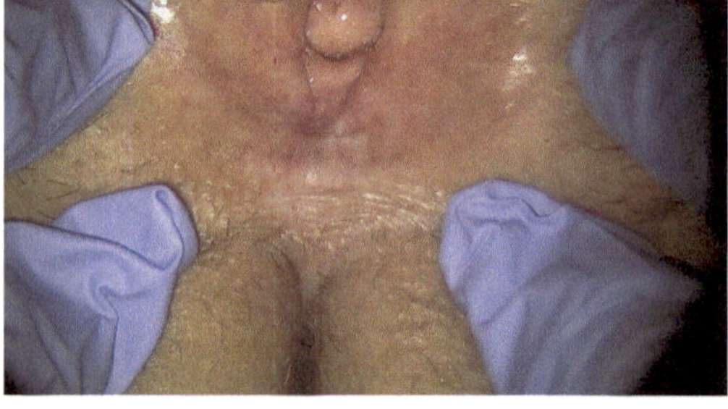

Abb. 8.8 Lichen sclerosus im Bereich des Damms

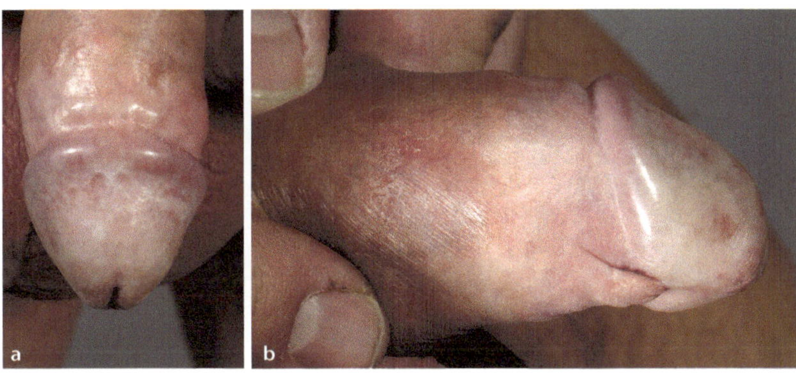

Abb. 8.9a,b Lichen sclerosus bei einem Mann mit Beteiligung der Glans und dem distalen Anteil des Penisschafts. (Mit freundlicher Genehmigung der Universitätsklinik für Dermatologie, Inselspital Bern, Schweiz)

zur Hautrötung mit Ödem und Vergröberung des Hautreliefs sowie später zu einem Verlust der Pigmentierung (braune Färbung der Genitalhaut) und zur Ausbildung weißlicher, pergamentartiger Haut („Zigarettenpapierhaut"). Mit der Zeit atrophiert das subdermale Fettgewebe, und das betroffene Gewebe schrumpft, was zu einer stenosierenden Verengung der Vagina und der Harnröhre sowie einer sekundären Phimose (zu enge Vorhaut) führen kann. Auch Fissuren mit petechialen Einblutungen oder Hämatomen können als Folge von Kratzen und Reiben wegen des Pruritus auftreten.

8.3 Mechanische Einwirkungen

Verletzungen der Anogenitalregion können auch durch andere mechanische Einwirkungen entstehen. Stellt sich die Person mit frischen Verletzungen vor, so kann sie in der Regel zum auslösenden Ereignis befragt werden. Generell gilt, dass unglaubwürdigen Angaben zum vermeintlichen Entstehungsmechanismus mit Skepsis begegnet werden sollte. Es ist daher immer angezeigt, kritisch zu hinterfragen, ob die gemachten Angaben mit den vorliegenden Verletzungen vereinbar sind.

Liegt ein sexueller Übergriff so lange zurück, dass eventuelle Verletzungen bereits abgeheilt sind, stellen sich Probleme bei der Wertung von Narben im Genitalbereich. Hier gilt es,

alternative Entstehungsmechanismen in der Anamnese zu eruieren.

8.3.1 Akzidentelle Verletzungen

Verletzungen im Anogenitalbereich können unabhängig von sexuellen Handlungen durch unfallmäßige Geschehen (z. B. durch Stürze, sportliche Aktivitäten) entstehen (■ Abb. 8.10), wobei Ausmaß und Bild der Verletzungen von der einwirkenden Energie, der Form der Kontaktfläche und dem Unfallmechanismus abhängen. Handelt es sich um einen energiereichen Kontakt mit stabförmigen Gegenständen, sind sogar penetrierende Verletzungen von Vagina oder Anus denkbar (■ Abb. 8.11). Durch ein plötzliches Auseinanderreißen der Beine (z. B.

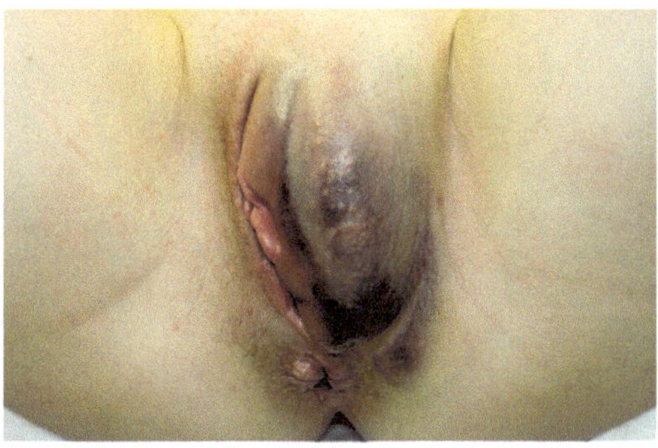

Abb. 8.10 Ausgeprägtes Hämatom mit Schwellung an der linken großen Labie

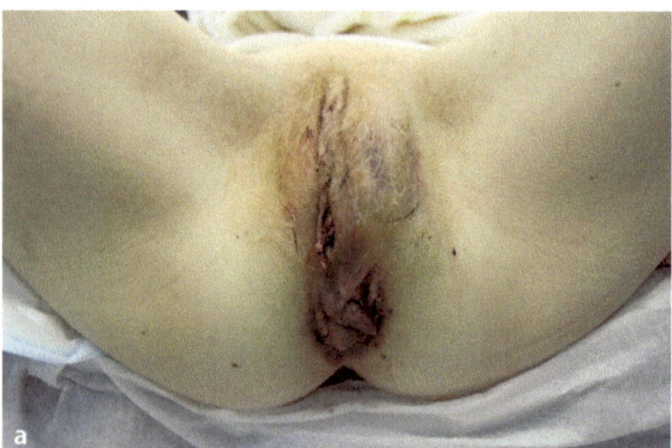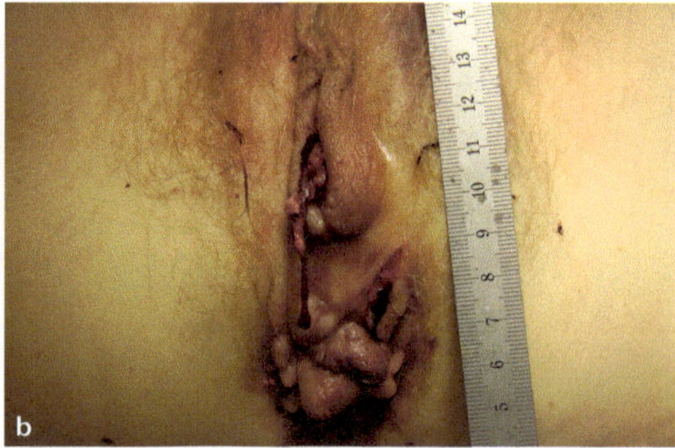

Abb. 8.11a,b   Pfählungsverletzung der Dammregion angrenzend an den Anus durch ein Kuhhorn. **a** Übersichtsaufnahme, **b** Detailaufnahme

bei Sturz mit Rollerblades oder Schlittschuhen) sind zudem Spreizverletzungen im Bereich der Genitalregion möglich.

Daneben können oberflächliche Verletzungen beispielsweise bei Entfernung der Schambehaarung durch Rasur (**Abb. 8.12**) oder Wachs, durch zu eng getragene Kleidung oder infolge Kratzens bei unzureichender Hygiene oder juckenden Hauterkrankungen hervorgerufen werden. Findet man solche Befunde während einer forensisch-klinischen Untersuchung bei einem geltend gemachten Sexualdelikt, ist daran zu denken, dass diese Befunde nicht mit dem geäußerten Übergriff in Zusammenhang stehen müssen.

Wie bereits in ▶ Abschn. 8.1 angesprochen, können schwerwiegende Verletzungen an den Genitalien auch im Rahmen psychiatrischer Erkrankungen oder während Rauschzuständen durch die Person selbst hervorgerufen werden. Inwieweit in diesen Fällen ein Sexualdelikt als Differenzialdiagnose in Betracht gezogen werden sollte, ist situationsabhängig. Ein Beispiel einer selbst beigebrachten Penisamputation während eines Kokainrausches ist in **Abb. 8.13** gezeigt.

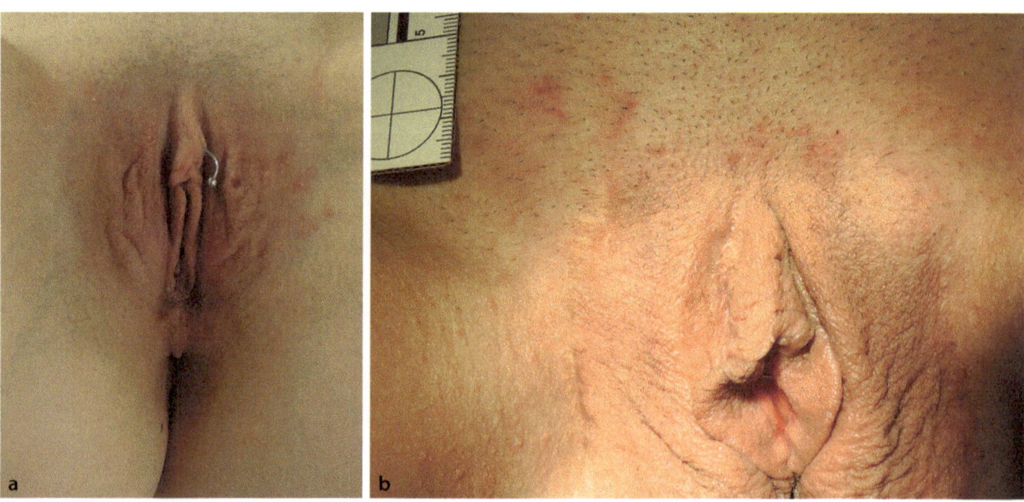

Abb. 8.12   **a** Kleine Pickel mit gerötetem Randsaum am Übergang zum linken Oberschenkel nach Rasur der Schambehaarung, **b** fleckige Hautrötungen, insbesondere am Mons pubis nach Rasur der Schambehaarung

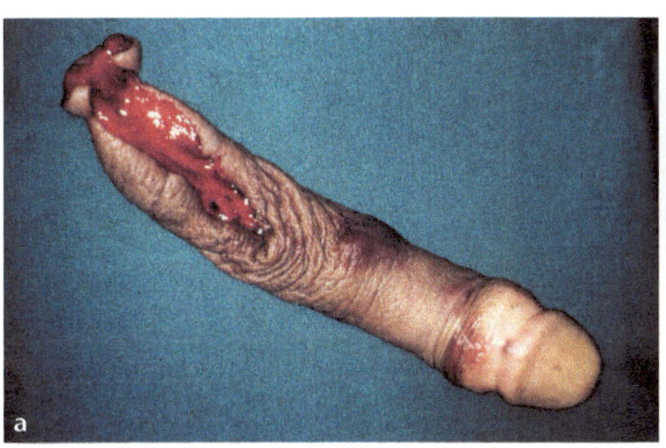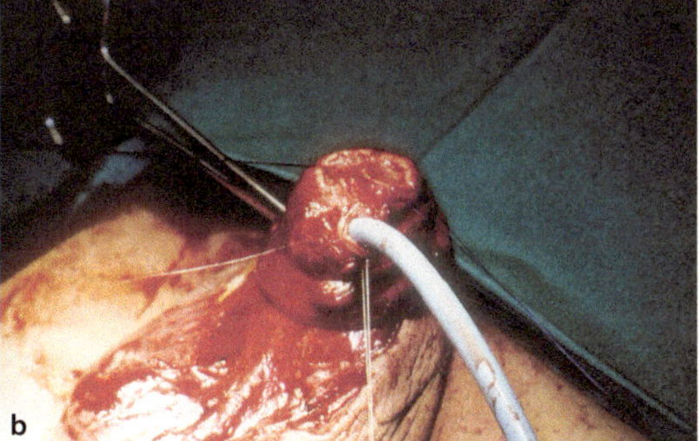

Abb. 8.13   **a** Amputierter Penis, den sich ein Patient während eines Kokainrausches eigenhändig abtrennte, **b** Darstellung des Penisstumpfes intraoperativ. (Mit freundlicher Genehmigung von Prof. Dr. med. Tullio Sulser, Klinik für Urologie, Universitätsspital Zürich, Schweiz)

8.3.2   Gebrauch von Tampons

Auch der Gebrauch von Tampons während der Menstruation kann Verletzungen insbesondere am Jungfernhäutchen hinterlassen, die sogar bis an den Hymenalrand reichen können. Verletzungen können beispielsweise infolge eines Missverhältnisses zwischen Durchmesser des Introitus und der Dicke des benutzten Tampons entstehen oder durch den misslungenen Versuch, den Tampon unter übermäßiger Dehnung des Hymens einzuführen. Liegt ein solcher Befund vor, so kann dies bei angegebener Jungfräulichkeit zu Problemen in der forensischen Interpretation führen. Daneben sind auch intravaginale Verletzungen wie Lazerationen oder Ulzerationen mit begleitenden Blutungen durch die Nutzung von Tampons möglich.

8.3.3   Geburt

Während einer Geburt kann es zu Verletzungen des Genitaltrakts kommen. Diese können durch den Geburtsfortgang selbst entstanden sein (Dammrisse, siehe unten) oder durch den zusätzlichen Einsatz geburtshilflicher Instrumente (Zange = Forceps, Vakuum = Kiwi oder Glocken aus Gummi oder Metall). Besonders betroffen ist das Perineum, das bis zum Anus

reichende Risse aufweisen kann. Daneben sind Verletzungen an vorderen Strukturen, wie zum Beispiel der Klitoris oder den Schamlippen, bekannt. Diese Verletzungen können, ebenso wie eine Episiotomie, narbige Veränderungen hinterlassen, die bei einem bereits länger zurückliegenden Ereignis eines sexuellen Übergriffs nicht fehlinterpretiert werden sollten. Eine eingehende gynäkologische Anamnese ist daher wichtig.

Dammriss

Unter der Geburt kann die Dammregion reißen, wobei zwischen verschiedenen Schwergraden unterschieden wird:

- Grad I: Verletzung der Haut im Bereich der hinteren Kommissur, ohne Beteiligung der Beckenbodenmuskulatur
- Grad II: Beteiligung von Haut und oberflächlicher Beckenbodenmuskulatur
- Grad III: Mitbeteiligung des Analsphinkters (M. sphincter ani externus).
  - IIIa: Durchtrennung des externen Analsphinkters bis 50 %
  - IIIb: Durchtrennung des externen Analsphinkters von mehr als 50 %
  - IIIc: vollständige Durchtrennung des externen und internen Analsphinkters
- Grad IV: Mitbeteiligung der Rektumvorderwand

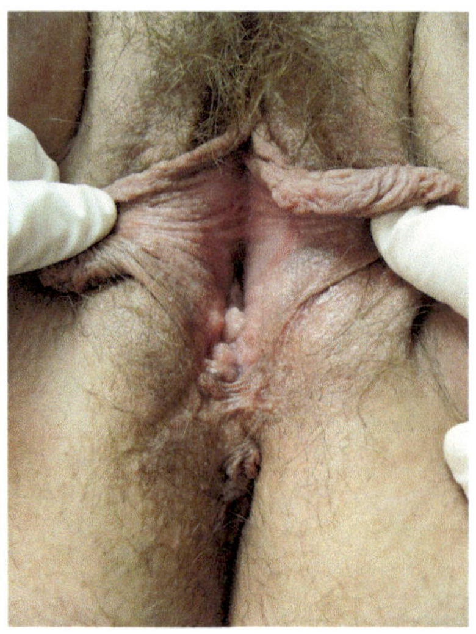

Episiotomie

Es wird zwischen verschiedenen Dammschnitten zur Erweiterung des Beckenausgangs während des Geburtsvorgangs unterschieden – je nach Richtung des Schnitts entstehen die Narben in unterschiedlichen Bereichen des Beckenausgangs:

- mediane Episiotomie: Schnitt entlang der Mittellinie (Raphe perinei) in Richtung des Afters unter Schonung der Beckenbodenmuskulatur
- mediolaterale Episiotomie: Schnitt ausgehend vom Mittelpunkt in einem Winkel von 45° zur Seite mit Durchtrennung von Teilen der Beckenbodenmuskulatur
- laterale Episiotomie (▣ Abb. 8.14): Schnitt ca. 2 cm vom Mittelpunkt entfernt, in einem Winkel von 45° zur Seite mit Durchtrennung von Teilen der Beckenbodenmuskulatur

8.3.4   Verletzungen durch Genitalschmuck

Schmuck an den Genitalien (Intimschmuck) wird neben ästhetischen Gründen auch getragen, um eine vermehrte sexuelle Stimulation oder sexuelle Attraktivität zu erreichen. Zur Auswahl stehen beispielsweise Piercings[1], die an verschiedenen Stellen von Vulva (Klitoris, Klitorisvorhaut, kleine oder große Schamlippen, hintere Fourchette), den äußeren Genitalien des Mannes (Glans penis, Präputium, Frenulum, Penisansatz, Urethra, Skrotum) und den Brustwarzen angebracht werden können, oder elastische und starre Ringe aus verschiedenen Materialien, die um Penis, Skrotum oder Penis und Skrotum gestülpt werden (Penisring, Skrotalring).

Piercings   Außer Komplikationen, die beim Träger infolge des Anbringens eines Intimpiercings auftreten können (z. B. Nervenschäden, Blutungen, Entzündungen, Infektionen), sind Verletzungen des Trägers selbst durch Ausreißen eines Piercings und auch beim Sexualpartner während des Geschlechtsverkehrs möglich. Daneben besteht die Gefahr, dass beim Geschlechtsverkehr getragene Kondome durch ein Piercing beschädigt werden, wodurch die Wahrscheinlichkeit einer unerwünschten Schwangerschaft und einer Übertragung einer möglicherweise vorliegenden Geschlechtskrankheit erhöht wird.

Penis- und Skrotalringe   Insbesondere beim Tragen von nicht elastischen, zu kleinen Penis- oder Skrotalringen ohne Öffnungsmechanismus kann bei einer Erektion oder einer anderweitigen Penisschwellung durch ein Abdrücken der Gefäße im Bereich des Rings (Penisstrangulation) ein venöser Blutrückstau und somit eine Sauerstoffmangelversorgung des distalen Gewebes mit nachfolgender Inkarzeration resultieren. Kann ein solcher Ring selbst nicht mehr abgenommen werden oder wirken andere Methoden zur Reduktion der Schwellung nicht mehr, muss dieser ggf. mit technischem Material (Aufsägen des Rings mit einem Diamant- oder

---

1   Bei Piercings handelt es sich um ring- oder stäbchenförmigen Schmuck, der mittels Durchstechen der Haut an den verschiedensten Körperstellen angebracht werden kann.

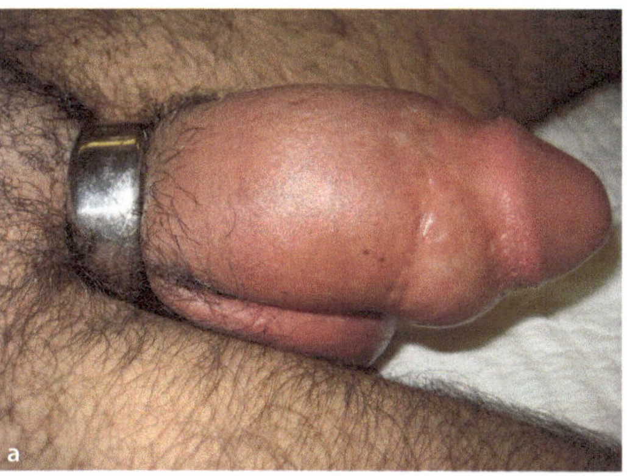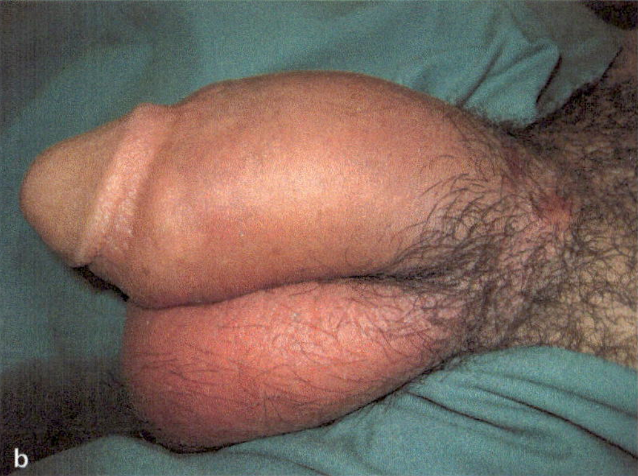

▪ Abb. 8.15 **a** Um Penis und Skrotum angebrachter Ring, der aufgrund einer Schwellung, insbesondere des Penis, nicht mehr entfernt werden konnte. **b** Nach Entfernung des Rings Nachweis von kleinen Hautunterblutungen und Hautabschürfungen am Penisansatz innerhalb der Schambehaarung. (Mit freundlicher Genehmigung von Prof. Dr. med. Tullio Sulser, Klinik für Urologie, Universitätsspital Zürich, Schweiz)

Metallschneider o. Ä.) gespalten und somit entfernt werden. In diesen Fällen sind durch den Druck des Rings auf die Haut und das darunterliegende Gewebe im Rahmen der Schwellung oder durch die Entfernung des Schmuckstücks äußerlich sichtbare Verletzungen am Penis oder Skrotum möglich (▪ Abb. 8.15). Bei Tragen dieses Schmucks kann der rezeptive Sexualpartner ebenfalls durch das Schmuckstück verletzt werden.

8.4 Sexuelle Misshandlung als Ursache für andere Beschwerden

Fand eine sexuelle Misshandlung in der Vergangenheit statt, ggf. sogar über einen längeren Zeitraum, oder handelt es sich um eine Situation, die möglicherweise noch andauert, und die betroffene Person kann oder möchte nicht darüber sprechen, so kann sich dies in Form von psychosomatischen Krankheitsbildern oder psychischen Symptomen äußern.

Psychosomatische Beschwerden Die betroffenen Personen können zum Beispiel unter unklaren chronischen Unterleibsschmerzen, sexueller Dysfunktion oder Dysmenorrhö leiden. Auch andere Beschwerden, unabhängig

vom Genitaltrakt, wie zum Beispiel chronische Kopfschmerzen, übermäßige Müdigkeit oder unerklärliche Übelkeit, können sich entwickeln. Werden für diese Beschwerden keine morphologisch fassbaren Ursachen gefunden, sollte der behandelnde Arzt an einen sexuellen Missbrauch denken und dies behutsam erfragen. Wie dann klinisch weiter vorgegangen wird, hängt davon ab, inwieweit die Person das Geschehene in Worte fassen kann. Eine anschließende psychiatrische Behandlung sollte in Abhängigkeit vom Grad der Traumatisierung mit der Person besprochen werden.

Psychische Symptome Sexualisierte Gewalt sollte auch dann als mögliche Ursache in Betracht gezogen werden, wenn sich jemand wiederholt mit den nachfolgenden gesundheitlichen Problemen vorstellt: Depressive Störungen, neu aufgetretene Phobien, Angststörungen, neu aufgetretener oder vermehrter Subtanzmissbrauch, suizidale Äußerungen oder bereits erfolgte Suizidversuche, Schlaf- oder Essstörungen. Diese Erkrankungen sind insbesondere in Kombination mit anderen Gewaltformen, bei innerfamiliärer Gewalt oder Partnergewalt sehr häufig. Auch hier sollte eine weitere psychologische/psychiatrische Betreuung in die Wege geleitet werden. Spezifische psychische Folgeschäden sind in ▶ Abschn. 7.1 genauer aufgeführt.

Berichte und Gutachten

C. A. Schön

9.1   Allgemeines

Im Anschluss an eine forensisch-klinische Untersuchung muss unter Umständen ein schriftlicher Bericht verfasst werden, der über einen Eintrag in der Krankenakte hinausgeht. Der Umfang bzw. der Aufbau und Inhalt dieses Dokuments richtet sich nach dem Auftraggeber der Untersuchung bzw. dem Empfänger.

Eine Interpretation von Verletzungen und anderen Befunden bei vorliegendem Begutachtungsauftrag sollte dem forensischen Experten überlassen werden, da dies relevante Folgen sowohl für das Opfer als auch den Tatverdächtigen bzw. Täter haben kann. Untersuchern, die nicht über die entsprechende Qualifikation und Erfahrung verfügen, wird dringend davon abgeraten, entsprechende Mutmaßungen anzustellen; sie sollten sich auf die korrekte und vollständige, gerichtsverwertbare Dokumentation von Verletzungen und Sicherung von Spuren beschränken.

Der Aufbau eines solchen Dokumentes kann wie folgt aussehen:

- Überschrift: Zum Beispiel „Befunddokumentation" oder „Konsiliarbericht" bei konsiliarischer Untersuchung, zum Beispiel „Bericht zur forensisch-klinischen Untersuchung" oder „Gutachten zur forensisch-klinischen Untersuchung" bei Auftrag durch eine Ermittlungsbehörde
- Personalien der betroffenen Person, eventuell Fallnummer
- Angaben zur Untersuchung: Ort, Zeitpunkt und Dauer der Untersuchung, Namen und Funktion von Untersuchern, medizinischen Hilfspersonen und weiterer anwesenden Personen
- Anlass der Untersuchung
- Auftraggeber der Untersuchung
- Zur Verfügung stehende Unterlagen/Informationen: Aufzählung der Informationsquellen, auf denen die Angaben im Dokument beruhen, zum Beispiel mündliche Angaben der betroffenen Person anlässlich der forensisch-klinischen Untersuchung, polizeiliche Einvernahme (mit Angabe der einvernommenen Person, Datum der Einvernahme usw.), medizinische Berichte (mit Angabe der Institution, Datum des Berichts, Zeitpunkt/Dauer der Konsultation/Hospitalisation usw.)
- Angaben zum Sachverhalt: Was passierte wem, wann und wo. Das Ausmaß der Darstellung des Ereignisses ist abhängig von der Form des Dokuments. Bei einer konsiliarischen Untersuchung sollte eine kurze Beschreibung des Ereignisses ausreichend sein (z. B. „Gemäß den Angaben von Person XY sei es am 01.01.2017 gegen 19 Uhr zu einem sexuellen Übergriff mit vaginaler Penetration gekommen, bei dem die Frau auch gewürgt worden sei."). Für eine Ermittlungsbehörde müssen die Angaben zum Sachverhalt ausführlicher sein, da man sich in der späteren Beurteilung dazu äußern muss. Wichtig ist, die Angaben zu den Fallumständen in indirekter Rede aufzuführen.
- Untersuchungsergebnisse: Allgemeiner Status der untersuchten Person, Beschreibung von Spuren (Art/Ausdehnung, Lokalisation), detaillierte Beschreibung von Verletzungen extragenital/anogenital, Ergebnisse infektiologischer Untersuchungen (mit Angabe der Informationsquelle), Ergebnisse chemisch-toxikologischer Untersuchungen (mit Angabe der Informationsquelle)
- erstelltes Bildmaterial (Fotodokumentation, Schemata usw.)
- Asservate: Detaillierte Auflistung der asservierten Spuren (DNA-Abstriche, andere Spuren), Aufführen der abgenommenen Blut- und Urinproben mit Angabe des Abnahmezeitpunkts, Angabe über den Verbleib der Asservate und der Asservierungsfrist
- Zusammenfassung bzw. Beurteilung der Befunde/Beantwortung der seitens der Ermittlungsbehörde gestellten Fragen (► Abschn. 9.3)

9.2   Konsiliarische Untersuchung

Wird eine Untersuchung im Auftrag der betroffenen Person durchgeführt, so kann eventuell von der Erstellung eines Berichts abgesehen werden, es sei denn, die Person wünscht zum Beispiel einen Bericht für ihren Hausarzt. Wird ein solcher Bericht (Konsiliarbericht, Kurzbericht, Untersuchungsbericht o. Ä.) verfasst, so kann dieser kurz gehalten werden und sollte sich neben einer kurzen Anamnese lediglich auf die Beschreibung der relevanten klinischen Befunde, therapeutischen Empfehlungen und Verlaufskontrollen sowie ggf. die Beantwortung konkreter Fragen seitens klinischer Kollegen begrenzen. Eine Interpretation dahingehend, wie die festgestellten Befunde forensisch zu werten sind, ob diese dem geschilderten sexuellen Übergriff zugeordnet werden können oder nicht, sind in einem solchen Schreiben zu unterlassen; eine Zusammenfassung der objektiven, klinisch relevanten Befunde ist ausreichend. Somit wird verhindert, dass ein solcher Bericht von einer Ermittlungsbehörde missbräuchlich für gerichtliche Zwecke verwendet wird.

Da zum Zeitpunkt der Berichterstellung häufig nicht bekannt ist, ob noch eine Strafanzeige und damit der Auftrag für einen ausführlichen Bericht bzw. ein Gutachten an die zuständige Ermittlungsbehörde erfolgt, wird empfohlen, die einzelnen Verletzungen und andere forensisch relevante Befunde in der Krankenakte immer ausführlich zu dokumentieren (Dokumentationspflicht). Falls eine Strafanzeige lange Zeit nach dem Ereignis erstattet wird, wird sich der Untersucher womöglich nicht mehr detailliert an die Untersuchung erinnern können.

9.3   Untersuchung im Auftrag einer Ermittlungsbehörde

Erteilt eine Ermittlungsbehörde nach Erstattung einer Strafanzeige den Auftrag zur forensisch-klinischen Untersuchung, so wird im Anschluss an die objektive Befunderhebung ein ausführlicher Befundbericht bzw. ein Gutachten mit Wertung/Interpretation der Befunde erwartet. Sofern die Rechtsmedizin in die forensisch-klinische Untersuchung involviert ist, wird ein derartiges Gutachten in der Regel durch den Rechtsmediziner erstellt. Wird die Untersuchung jedoch von der Gynäkologie oder einer anderen klinischen Disziplin alleine durchgeführt, so sollte sich der klinische Untersucher nach Möglichkeit auf die gerichtsverwertbare Befunddokumentation beschränken und die Interpretation der vorliegenden Befunde inklusive aller weiteren fallrelevanten Untersuchungsergebnisse dem rechtsmedizinischen Experten überlassen, es sei denn, es liegt fall- bzw. ereignisbezogen eine entsprechende Expertise vor.

Da es sich bei den Auftraggebern nicht um medizinische Fachpersonen handelt, ist beim Verfassen dieses Dokuments von medizinischen Fachausdrücken abzusehen. Die Übersetzung einer Auswahl von im Zusammenhang mit Sexualdelikten relevanten medizinischen Begriffen ist in ◘ Tab. 9.1 aufgeführt.

Bei der Beurteilung der Befunde im Rahmen eines Gutachtens müssen die vorliegenden Verletzungen im Hinblick auf ihren Entstehungsmechanismus und die dazu gemachten Angaben interpretiert werden. Hierbei geht es beispielsweise darum, um welche Art von Verletzungen es sich handelt, ob sie mit dem angegebenen Ereignisablauf und -zeitpunkt vereinbar und ob sie als fremd- oder selbstbeigebracht zu werten sind. Dafür müssen einerseits die vorliegenden Verletzungen im Einzelnen betrachtet, andererseits sämtliche Verletzungen im Sinne des vorliegenden Verletzungsbilds (Verletzungsmuster) beurteilt werden. Es sei noch einmal herausgestellt, dass häufig unscheinbaren, klinisch nicht relevanten extragenitalen Verletzungen eine wesentliche strafrechtliche Relevanz zukommen kann.

Um eine solche Beurteilung umfassend vornehmen zu können, ist es wichtig, nicht nur den Körper mit den vorhandenen Verletzungen zu berücksichtigen, sondern auch Befunde/Spuren an der Kleidung, die Ergebnisse weiterführender Untersuchungen sowie die Aussagen der

◘ Tab. 9.1 Übersetzung medizinischer Fachbegriffe und Abkürzungen in Zusammenhang mit sexueller Gewalt in allgemeinverständliche Ausdrücke

Medizinischer Fachbegriff	Übersetzung
Vulva	Äußeres weibliches Genitale
Labia majora pudendi	Große Schamlippen
Labia minora pudendi	Kleine Schamlippen
Klitoris	Kitzler
Hymen	Jungfernhäutchen
Hymenalatresie	Jungfernhäutchen ohne Öffnung
Meatus urethrae	Harnröhrenöffnung
Pubes	Schambehaarung
Mons pubis	Schamhügel, Venushügel
Linea alba	Sehnenstreifen in der Mitte des Bauches
Vagina	Scheide
Zervix	Muttermund
Uterus	Gebärmutter
Tuba uterina, Salpinx	Eileiter
Ovarien	Eierstöcke
Anus	Darmausgang
Sphinkter	Schließmuskel
Perineum	Damm
Mamma	Brustdrüse
Mamille	Brustwarze
STD („sexually transmitted disease")	Sexuell übertragbare Erkrankungen
HIV (humanes Immundefizienzvirus)	Menschliches Immunschwächevirus
AIDS („acquired immune deficiency syndrome")	Erworbenes Immunschwächesyndrom
Hepatitis	Leberentzündung
Gonorrhö	Tripper
HPV (humane Papillomaviren)	Menschliche Papillomaviren
Penis	Glied
Präputium	Vorhaut
Frenulum	Vorhautbändchen
Skrotum	Hodensack
Testis	Hoden
Prostata	Vorsteherdrüse

◧ Tab. 9.1 (Fortsetzung)

Medizinischer Fachbegriff	Übersetzung
Sperma	Samenflüssigkeit
Spermium, Spermatozoon	Samenzelle, Samenfaden
Erektion	Steifes Glied
Ejakulation	Samenerguss
Spermizid	Creme oder Gel, das Samenzellen unbeweglich macht
Hämatom	Hautunterblutung, Bluterguss
Exkoriation	Hautabschürfung
Fraktur	Knochenbruch
Petechien	Punktblutungen

beteiligten Personen und andere relevante Akten. Diese Unterlagen sollten für die Gutachtenserstellung zur Verfügung gestellt werden. Ferner kann in Abhängigkeit von den Fallumständen bzw. den zur Verfügung stehenden Informationen erwogen werden, bei der Vernehmung von in das Ereignis involvierten Personen anwesend zu sein und ggf. selbst Fragen an diese zu stellen; dies macht eine vorherige Absprache mit dem Auftraggeber erforderlich. Eine abschließende Beurteilung eines Falls ist somit oftmals nicht unmittelbar nach der Untersuchung möglich.

Die Entscheidung, ob diese Beurteilung in Form eines frei zu gestaltenden Textes erfolgt oder man sich an gestellte Fragen halten muss, obliegt dem Auftraggeber des Gutachtens. Falls ein Fragenkatalog vorliegt, damit aber möglicherweise nicht alle relevanten Aspekte der Untersuchung bzw. ihrer Ergebnisse erfasst werden, besteht in der Regel die Möglichkeit, als Gutachter Ergänzungen anzufügen.

In die Beurteilung dürfen keinesfalls Äußerungen zur Schuldfrage oder zu möglicherweise verwirklichten Straftatbeständen einfließen – die rechtliche Würdigung und Qualifikation der Tat obliegt der rechtsprechenden Behörde. Die durchgeführten forensischen Untersuchungen – medizinisch, biologisch, chemisch-toxikologisch usw. – liefern dafür die Grundlagen. Sofern man über Kenntnis darüber verfügt,

welche Tatbestandsmerkmale zu den relevanten Gesetzestexten gehören, kann man auf diese bei der Beurteilung des Falls eingehen und dem Gericht auf diese Weise eine Hilfestellung für eine spätere Rechtsprechung geben. Fragen zu Tatbestandsmerkmalen, zu denen man sich in seiner Beurteilung äußern kann, sind beispielsweise:

- Ergaben sich Hinweise darauf, dass ein Geschlechtsverkehr oder andere sexuelle Handlungen stattgefunden haben?
- Ergaben sich Hinweise darauf, dass das Opfer zum Beispiel durch körperliche Gewalt gefügig gemacht wurde?
- Ergaben sich Hinweise darauf, dass das Opfer widerstandsunfähig gemacht wurde (z. B. durch Alkohol, Drogen oder Medikamente, Fesselung oder andere Maßnahmen)?
- Ergaben sich Hinweise darauf, dass sich das Opfer durch die erlittene Gewalt in akuter Lebensgefahr befand oder bleibende Schäden, wie zum Beispiel Fortpflanzungsunfähigkeit, zu erwarten sind? Wurden Krankheiten übertragen?

Insbesondere bei Fragen zu bleibenden Schäden ist häufig der klinische Verlauf abzuwarten, weshalb die konkreten Verletzungsfolgen bei der Gutachtenserstellung häufig nicht benannt werden können. In einem solchen Fall kann lediglich eine Prognose abgegeben und auf die abzuwartenden Ergebnisse von Verlaufskontrollen verwiesen werden.

Zuletzt bleibt anzumerken, dass die Beurteilung eines Falls durch den Gutachter nach bestem Wissen und Gewissen zu erfolgen hat. Ist man sich bezüglich der Bewertung beispielsweise einer Verletzung nicht sicher, so sollte diese Unsicherheit auch zum Ausdruck gebracht und mögliche Differenzialdiagnosen sollten aufgeführt werden. Als Gutachter werden alle Befunde nur ex post in Augenschein genommen – ihre Entstehung erfolgte nicht im Beisein, sodass letztlich immer nur Mutmaßungen auf der Basis des eigenen Wissens und der persönlichen Berufserfahrung angestellt werden können.

Untersuchung einer tatverdächtigen Person

C. A. Schön

© Springer-Verlag GmbH Deutschland, ein Teil von Springer Nature 2019
C. A. Schön, K. Wolf (Hrsg.), *Medizinische Akutversorgung nach sexualisierter Gewalt*,
https://doi.org/10.1007/978-3-662-56174-4_10

10.1 Allgemeines

Die forensisch-klinische Untersuchung einer tatverdächtigen Person nach einem Sexualdelikt ist aus zwei Gründen wichtig: Einerseits aus infektiologischer Sicht, andererseits zur Spurensicherung und damit verbunden zum Aufrechterhalten (Erstellen) der Beweiskette für die Ermittlungsbehörde, um die Täterschaft belegen oder ausschließen zu können. Daneben hat ein Nachweis einer Beeinflussung durch psychotrope Substanzen möglicherweise einen Einfluss auf die Beurteilung der Schuldfähigkeit. In der Regel erfolgen diese Untersuchungen nur im Auftrag der zuständigen Ermittlungsbehörde; der Untersucher ist in diesem Fall als Sachverständiger tätig. Eine zum Ereignis zeitnahe Untersuchung ist auch hier ratsam, jedoch ist dies abhängig von den polizeilichen Ermittlungserfolgen.

Fallbeispiel

Eine Jugendliche gab an, am Wochenende in einer Bar einen Bekannten und dessen Freunde getroffen zu haben. Nachdem alle anderen nach Hause gegangen seien, sei sie mit einem dieser Freunde noch dort geblieben. Dieser habe sie später in einer Toilette ohne Kondom vergewaltigt. Bei der Polizei konnte sie diesen Mann bei den „Facebook-Freunden" ihres Bekannten identifizieren, und am folgenden Tag wurde er von der Polizei angehalten. Durch die Staatsanwaltschaft wurde eine forensisch-klinische Untersuchung des Mannes in die Wege geleitet, die ca. 12 h nach dem Ereignis stattfand. Der Mann war unverletzt, DNA-Abstriche sowie Blut und Urin für chemisch-toxikologische und infektiologische Untersuchungen wurden asserviert. Die weiteren polizeilichen Ermittlungen ergaben jedoch, dass der Tatverdächtige nachweislich den Abend Zuhause verbracht hatte und somit nichts mit dem geltend gemachten Ereignis zu tun haben konnte.

Es kann von Vorteil sein, wenn die betroffene und die tatverdächtige Person durch die gleiche Person untersucht werden (Rechtsmedizin; bei klinischen Disziplinen schließt sich dies aus). Dieser Arzt kennt den Sachverhalt und kann die bei den untersuchten Personen festgestellten Befunde am besten zueinander in Beziehung bringen. Bei einer solchen Untersucher-Konstellation muss jedoch zwingend darauf geachtet werden, dass bei zeitnah durchgeführten Untersuchungen beider Person eine Übertragung von Spuren durch den Untersucher keinesfalls zustande kommen kann. Um dies zu vermeiden, ist eine Untersuchung der (mutmasslich) beteiligten Personen durch unterschiedliche Untersucher ratsam. Ferner sollte darauf geachtet werden, dass die Untersuchung der in das Ereignis (mutmaßlich) involvierten Personen nicht zeitgleich und am gleichen Ort stattfinden.

Verweigerung der Untersuchung durch die tatverdächtige Person   Die tatverdächtige Person muss die Untersuchung in aller Regel an sich durchführen lassen. Verweigert sie die Mitarbeit bei der Untersuchung, kann diese unter Umständen zwangsweise durchgeführt werden. Die Verweigerung der Untersuchung ist dem Auftraggeber mitzuteilen. Wenn die notwendigen Anordnungen durch die auftraggebende Ermittlungsbehörde ergangen sind, ist das weitere Vorgehen abzusprechen. Sollte eine zwangsweise Untersuchung der tatverdächtigen Person nötig sein, ist diese regelmäßig unter Bezug von Polizeikräften durchzuführen. Mögliche Verletzungen, welche die zu untersuchende Person beispielsweise durch eine Fixierung erlitten hat, sind ebenfalls zu dokumentieren. In jedem Fall ist aber seitens des Untersuchers darauf zu achten, dass die angewandten Zwangsmaßnahmen zu keiner körperlichen Gefährdung für die sich wehrende (tatverdächtige) Person führt (Gewalt gegen den Hals, Thoraxkompression o. Ä.). Möglicherweise lässt sich unter solchen Umständen eine Ganzkörperuntersuchung nicht durchführen. In der Praxis erlebt man solche Situation häufig in Zusammenhang mit der Blutentnahme.

10.2 Forensisch-klinische Untersuchung

Grundsätzlich unterscheidet sich der Ablauf einer forensisch-klinischen Untersuchung einer tatverdächtigen Person nicht von dem anderer forensisch-klinischer Untersuchungen (▶ Kap. 3). Es muss auch hier der gesamte Körper

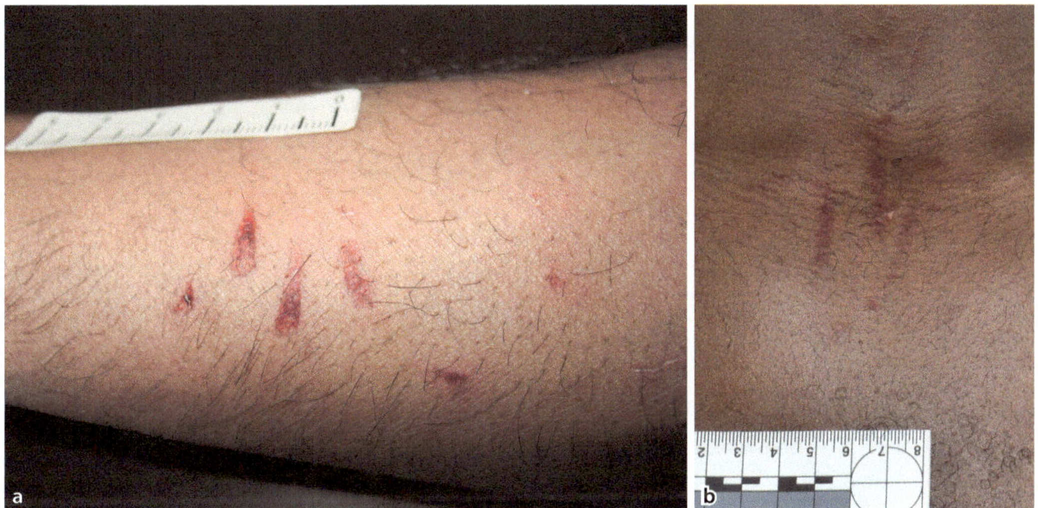

■ Abb. 10.1a,b   Kratzverletzungen am Unterarm (a) und im Bereich der Drosselgrube (b) eines Tatverdächtigen

inspiziert werden, um eventuelle Verletzungen zu dokumentieren, die zum Beispiel durch Abwehrhandlungen des Opfers (z. B. Kratzverletzungen, ■ Abb. 10.1) entstanden sein könnten.

Im Genitalbereich sind ebenfalls Verletzungen möglich, die beispielsweise durch den Versuch einer Abwehr wie Kneifen in das Skrotum (■ Abb. 10.2) oder Biss bei erzwungener Fellatio entstanden sein können. Feine Verletzungen im Sinne sehr oberflächlicher Hautdefekte an der Glans penis können durch eine dislozierte Spirale bei einem weiblichen Opfer hervorgerufen werden. Zudem ist auf Veränderungen zu achten, die auf Geschlechtskrankheiten hinweisen können (■ Abb. 10.3), oder auf Besonderheiten, die auf die Identität des Täters rückschließen lassen können (■ Abb. 10.4).

> **Eine Toluidinblaufärbung am Genitale eines Tatverdächtigen kann sehr feine Verletzungen sichtbar machen, was einen Einsatz dieser Methode möglicherweise sinnvoll macht.**

Zudem spielt die Spurensicherung eine große Rolle, wodurch der Kontakt zwischen tatverdächtiger Person und Opfer belegt werden soll (■ Abb. 10.5 a,b). Bei der tatverdächtigen Person sollten, sofern unter Berücksichtigung der Fallumstände sinnvoll (zeitliche Verhältnisse, Reinigungsmaßnahmen usw.) DNA-Abstriche sowohl an den vom Opfer angegebenen Kontaktstellen mit dem Körper der tatverdächtigen Person als auch im Genitalbereich vorgenommen werden. Handelt es sich bei der tatverdächtigen Person um einen Mann, so sollten Abstriche vom Penisschaft, der Glans penis, der Corona glandis, von der Peniswurzel und vom Hodensack genommen werden (▶ Abschn. Anogenitale Untersuchung beim Mann). Daneben sind situativ Abstriche der Fingernägel (digitale Penetration der Vagina) und der Mundregion (Oralverkehr vom Täter beim Opfer) ratsam.

10.3 Infektiologische Untersuchungen

Für das Opfer ist es in Abhängigkeit von den erfolgten sexuellen Handlungen und den dabei ggf. nicht angewandten Schutzmaßnahmen äußerst wichtig zu wissen, ob bei der tatverdächtigen Person sexuell übertragbare Erkrankungen vorliegen, sodass es sich ggf. angesteckt haben könnte. Sofern die tatverdächtige Person bekannt ist, ist immer ein Serum- und ein EDTA-Röhrchen Blut abzunehmen, um dieses auf sexuell übertragbare Erkrankungen zu untersuchen (Serologien und allfällige PCR-Untersuchungen). Besteht eine Strafanzeige, so

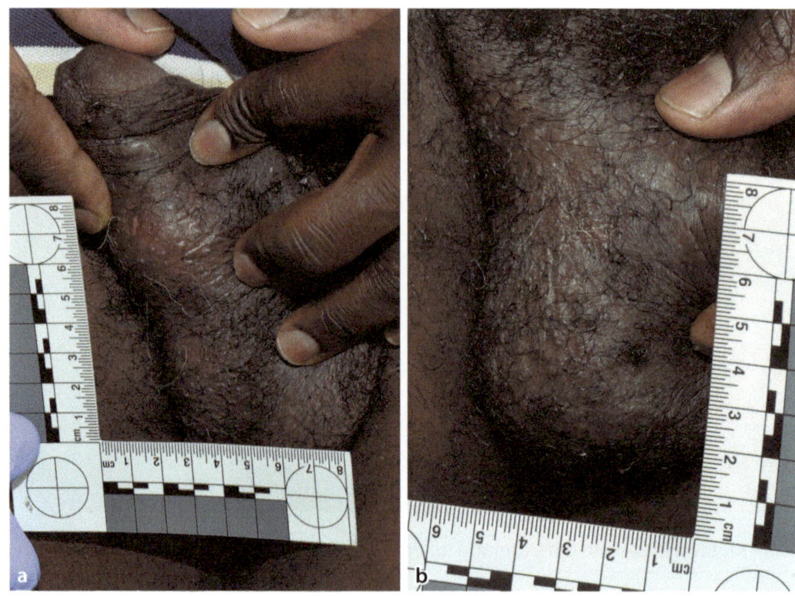

Abb. 10.2a,b   Oberflächliche Hautverletzungen nach Kneifen in den Penis (**a**) und den Hodensack (**b**)

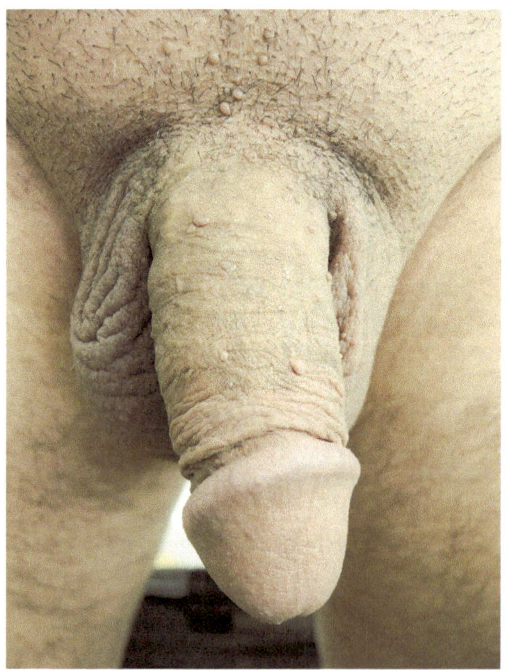

Abb. 10.3   Hautveränderungen am Penis eines Tatverdächtigen eines Sexualdelikts

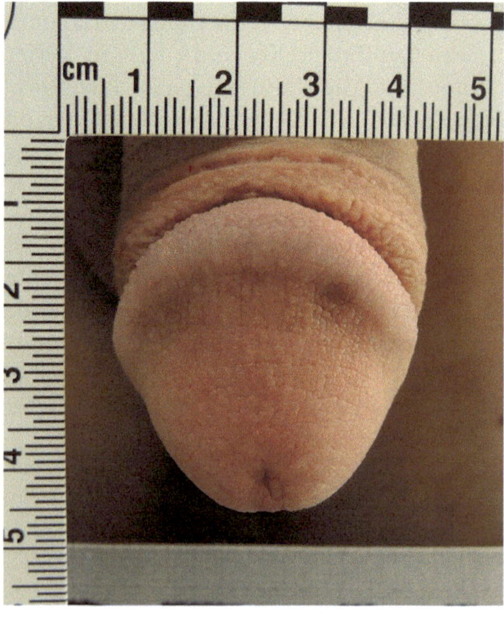

Abb. 10.4   Bräunliche Verfärbung der Haut angrenzend an die Corona glandis an der Vorderseite der Glans penis als Besonderheit, die ggf. identifizierenden Charakter haben könnte

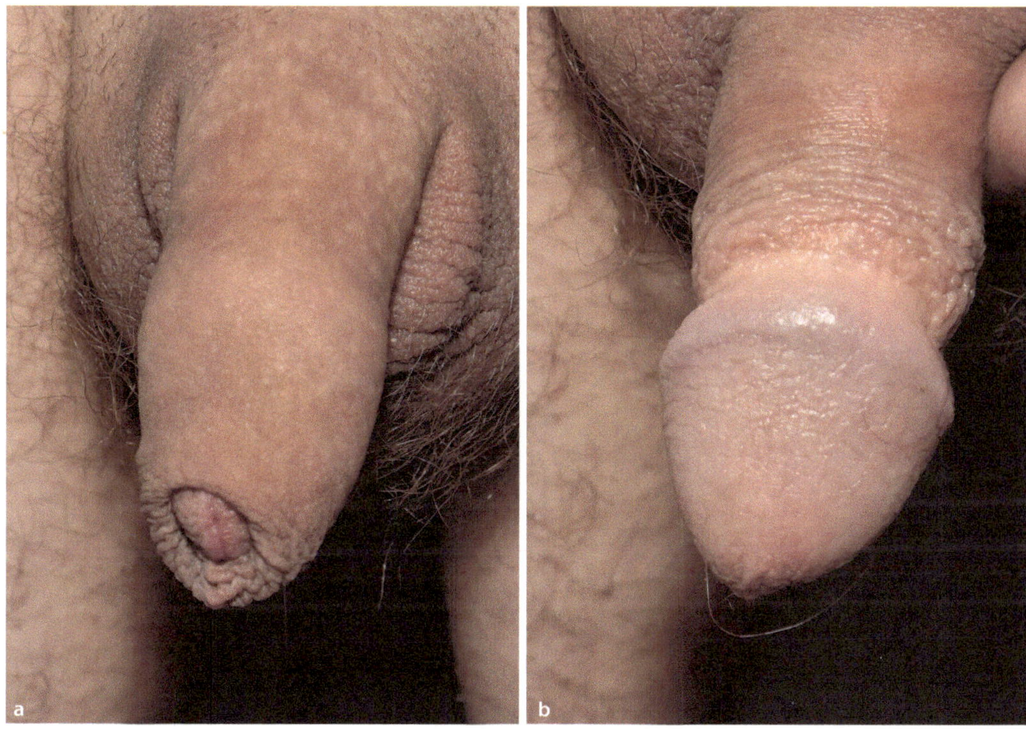

Abb. 10.5a,b Untersuchung eines Mannes, der als Tatverdächtiger eines Sexualdeliktes angehalten wurde. Während am Penis bei noch nicht zurückgezogener Vorhaut keine Auffälligkeiten festzustellen waren (**a**), konnte nach dem Zurückziehen der Vorhaut ein Haar gefunden werden, welches der Eichel anhaftete (**b**)

kann dies durch die zuständige Ermittlungsbehörde in Auftrag gegeben werden. Ist dies nicht der Fall, kann man nur auf die Kooperation der tatverdächtigen Person hoffen.

Kann eine infektiologische Abklärung der tatverdächtigen Person erfolgen, so sollte dies schnellstmöglich stattfinden, da die Ungewissheit hinsichtlich einer ggf. vorliegenden Infektion, aber auch die möglichen Nebenwirkungen der einzunehmenden Medikamente (z. B. HIV-PEP) einen wesentlichen Belastungsfaktor für das Opfer darstellen können. Sind die Ergebnisse insbesondere in Bezug auf eine HIV-Infektion negativ, so kann eine bereits begonnene HIV-PEP beim Opfer in Absprache mit der Infektiologie ggf. wieder abgesetzt werden. Wichtig ist hier, dass der Informationsfluss bezüglich der Untersuchungsergebnisse funktioniert und ohne Zeitverlust erfolgt.

Grundsätzlich sollten die infektiologischen Abklärungen analog zu denen bei der betroffenen Person erfolgen. Auch ist die tatverdächtige Person darauf hinzuweisen, dass sie sich bei Auftreten von Beschwerden im Genitalbereich im Anschluss an das Ereignis in ärztliche Behandlung begeben soll, da eine Infektion auch von der betroffenen Person ausgehen kann.

Fallbeispiel

Bei einem sexuellen Übergriff sei es zu einer ungeschützten vaginalen Penetration gekommen. Nach erfolgter Anzeige fand noch am gleichen Tag die forensisch-gynäkologische Untersuchung statt. Aufgrund der Fallumstände wurde der Frau eine HIV-PEP gegeben. Diese nahm sie zwar regelmäßig ein, jedoch war die Einnahme der Medikamente mit heftigen Nebenwirkungen verbunden, die die Frau sehr belasteten. Der Tatverdächtige konnte wenige Tage später gefasst werden und wurde ebenfalls der forensisch-klinischen Untersuchung zugeführt. Die bei ihm durchgeführten infektiologischen

Untersuchungen verliefen negativ, sodass einem Absetzen der HIV-PEP seitens der Infektiologie zugestimmt wurde. Aufgrund einer unglücklichen Verzögerung bei der Übermittlung des Ergebnisses musste die Frau jedoch die Medikamente länger einnehmen als nötig.

Checklisten, Körperschemata und Formulare

C. A. Schön

Die nachfolgend aufgeführten Checklisten und Formularvorschläge können auf http://extras.springer.com als pdf-Dokumente heruntergeladen werden.

© Springer-Verlag GmbH Deutschland, ein Teil von Springer Nature 2019
C. A. Schön, K. Wolf (Hrsg.), *Medizinische Akutversorgung nach sexualisierter Gewalt*,
https://doi.org/10.1007/978-3-662-56174-4_11

11.1 Checklisten

11.1.1 Telefonische Anmeldung

Checkliste telefonische Anmeldung bei Sexualdelikt

Der Körper einer von sexualisierter Gewalt betroffenen Person kann Spuren auf sich tragen, die zur Identifikation insbesondere eines unbekannten Täters beitragen können. Daher ist ein Schutz ggf. vorhandenen Spurenmaterials von großer Bedeutung – dieser Schutz kann bereits mit der Kontaktaufnahme beginnen!

Anruf:

Anruf angenommen durch (Name/Vorname): _______________________________

Datum: _______________________ Uhrzeit: _______________________________

Klient/-in:

Name: _______________________ Vorname: _______________________________

Geburtsdatum: _______________ Alter: _________________________________

Telefonnummer: ____

Sprache: _____________________ Dolmetscher nötig: ☐ ja ☐ nein

Art des Ereignisses: ____

Ereigniszeitpunkt:

Wann hat das Ereignis stattgefunden?

Datum: _______________________ Uhrzeit: _______________________________

☐ Ereignis vor weniger als 72 Stunden (Klient/in <u>sofort</u> einbestellen)

☐ Ereignis vor mehr als 72 Stunden (Termin planbar)

☐ unklar, da bestehende Erinnerungslücke (Untersucher darüber informieren)

Strafanzeige:

Wurde eine Strafanzeige bei der Polizei erstattet?

☐ ja   Kontaktperson: ________________ Telefonnummer: ____________

☐ nein

Reinigungsmaßnahmen:

Wurden Reinigungsmaßnahmen des Körpers (Hände waschen, sich abwischen, baden, duschen, Zähne putzen usw.) nach dem Ereignis vorgenommen?

☐ ja

☐ nein   (darauf hinweisen, dies bis zur Untersuchung zu unterlassen)

Kleidung:

Wurde die bei dem Ereignis getragene Kleidung gewechselt?

☐ ja   (darum bitten, diese ungewaschen mitzubringen)

☐ nein   (darauf hinweisen, die Kleidung bis zur Untersuchung nicht zu wechseln und Wechselkleider zur Untersuchung mitzubringen)

Weitere Instruktionen:

☐ Am Ereignisort nichts verändern (nicht aufräumen, Bettwäsche waschen, Müll wegbringen usw.).

☐ Bei einem frischen Ereignis: Vor der Untersuchung möglichst nicht essen, trinken oder urinieren.

☐ Impfausweis mitbringen.

11.1.2   Forensisch-gynäkologische Untersuchung

Praktische Informationen
für die Durchführung der forensisch-gynäkologischen Untersuchung nach Sexualdelikt

Allgemein
- Sorgen Sie für eine ruhige, ungestörte Gesprächs- und Untersuchungsatmosphäre.
- Führen Sie die Untersuchung so durch, dass die zu untersuchende Klientin nie ganz nackt sein muss.

Dokumentation:
- Alle Befunde, auch sogenannte Bagatellbefunde, dokumentieren.
- *Fotodokumentation:* Alle Befunde stets in der Übersicht und im Detail mit Maßstab fotografieren.
- Befunde in Körperschemata eintragen.

Kleidung und andere Spuren:
- Asservate einzeln in Papiersäcke verpacken, diese jeweils beschriften/etikettieren und versiegeln.

Haarasservierung (bei sichtbaren Spuren):
- Verklebte Haare abschneiden und in Papierumschlag verpacken, beschriften/etikettieren und versiegeln.

DNA-Profil der Klientin:
- Wangenschleimhautabstrich entnehmen.
- *Falls Oralverkehr geltend gemacht wurde:* Entnahme einer Blutprobe (EDTA).

Abnahme von DNA-Abstrichen
(sichtbare Spuren oder gemäß Angaben der Klientin):
- Pro Asservierungsort jeweils 2 DNA-freie Wattestäbchen verwenden.
- Für die Asservierung das Wattestäbchen leicht über die Haut reiben.
- Feuchte Spuren mit trockenem Wattestäbchen abreiben. Trockene Spuren mit angefeuchtetem Wattestäbchen abreiben.
- Anus vor Entnahme der Abstriche aus dem Analkanal/Rektum mit NaCl reinigen. Abstriche von Anus und Perianalregion <u>zuvor</u> abnehmen.
- Wattestäbchen in Aufbewahrungsbehältnis stecken (allenfalls zuvor trocknen lassen), dieses beschriften/etikettieren und versiegeln.
- Asservate trocken und bei Raumtemperatur lagern.

Native Abstriche (Vagina, Analkanal/Rektum):
- Ausstriche von nativen Abstrichen auf einem Objektträger erst nach der DNA-Spurensicherung entnehmen.
- Objektträger nach Beurteilung asservieren.

Toluidinblau-Färbung:
- Anfärbung des äußeren Genitales und der Perianalregion/des Anus erst nach der Spurensicherung durchführen.
- Toluidinblau mit einem Stieltupfer vorsichtig auf den gewünschten Arealen auftragen und kurz einwirken lassen.
- Zonen mit Toluidinblau anschließend mit Essigsäure besprühen (Klientin zuvor darüber informieren, dass diese Prozedur brennen könnte). Sämtliche Farbreste mit einem Stieltupfer entfernen.

Asservate für chemisch-toxikologische Untersuchungen:
- Bei der Blutentnahme zur Desinfektion Tupfer ohne Ethanol verwenden.
- Blut und Urin bis zur Auswertung tiefgekühlt aufbewahren.
- Haarasservierung gemäß Formular.

A. Allgemeine Angaben

Klientin:

Name: _________________________   Vorname: _________________________

Geburtsdatum: _________________   Alter: _________________________

Sprache: _____________________   Dolmetscher anwesend:

                                     ☐ ja, Name: _________________________   ☐ nein

Adresse: ____

Telefonnummer: ____

Ort und Zeitpunkt der Untersuchung:

Ort: ____

Datum: _______________________   Untersuchungsbeginn (Uhrzeit): _______________

Untersucher (Name/Vorname):

Ärztin/Arzt Gynäkologie: _______________   Tel. _________________________

Ärztin/Arzt Rechtsmedizin: _____________   Tel. _________________________

Pflegefachperson: ____

Weitere anwesende Personen (Name/Vorname, Funktion):

☐ Polizei: Name/Vorname: _________________________________

☐ andere: ____

____

Strafanzeige:

☐ ja   Kontaktperson Polizei: _______________________   Tel. _________________________

☐ nein

Administratives:

☐ Aufklärung der Klientin über die forensisch-gynäkologische Untersuchung

☐ Einwilligung in die forensisch-gynäkologische Untersuchung

☐ Entbindung vom Berufsgeheimnis (bei konsiliarischer Untersuchung)

☐ Information über die Asservierungszeit von …. Monaten (bei konsiliarischer Untersuchung)

Name/Vorname: _______________________________   Geb.datum: _______________

B. Anamnese

Anamnese zum Ereignis:

Angaben der Klientin:

____
____
____
____
____
____

Ereignisort:

☐ Haus/Wohnung   ☐ Bar o. Ä.   ☐ Fahrzeug   ☐ im Freien   ☐ anderes

Beschreibung: ____

Zeitpunkt des Ereignisses:

Datum: ____________   Uhrzeit: ____________________   Zeitintervall bis zur Untersuchung (h): ______

Täterschaft:

Anzahl: ____________   ☐ männlich   ☐ weiblich

                          ☐ fremd   ☐ bekannt: Name/Vorname: ____________________________

Wurde die Täterschaft durch die Klientin verletzt?

☐ ja   Wo am Körper? ____

☐ nein

☐ ungewiss

Besondere Merkmale bei der Täterschaft (Intimschmuck, Tätowierung o. Ä.):

☐ ja   Was/wo? ____

☐ nein

Form des Geschlechtsverkehrs:

vaginal: ☐ ja (mit ☐ Penis ☐ Finger ☐ anderes: ______) ☐ Versuch ☐ nein ☐ ungewiss

anal: ☐ ja (mit ☐ Penis ☐ Finger ☐ anderes: ______) ☐ Versuch ☐ nein ☐ ungewiss

oral: ☐ ja (mit ☐ Penis ☐ Finger ☐ anderes: ______) ☐ Versuch ☐ nein ☐ ungewiss

anderes: ____

Benutzung eines Kondoms:

☐ ja   ☐ korrekter Gebrauch   ☐ abgerutscht   ☐ geplatzt   ☐ ungewiss

☐ nein   Verbleib: ____

☐ ungewiss

Name/Vorname: _______________________________ Geb.datum: _______________

Benutzung von Gleitmitteln o. Ä.:

☐ ja Beschreibung: ____

☐ nein Verbleib: ____

☐ ungewiss

Ejakulation:

☐ ja Wo erfolgte die Ejakulation im/auf den Körper? _______________________

☐ nein

☐ ungewiss

Mundkontakt (Speichelspuren) des Täters:

Küssen: ☐ ja Wo? __________ ☐ nein ☐ ungewiss

Saugen: ☐ ja Wo? __________ ☐ nein ☐ ungewiss

Lecken: ☐ ja Wo? __________ ☐ nein ☐ ungewiss

Beißen: ☐ ja Wo? __________ ☐ nein ☐ ungewiss

Berührungen:

☐ ja Welche Körperstellen wurden durch den Täter berührt? _______________

☐ nein ____

☐ ungewiss

Letzter freiwilliger Sexualkontakt:

Datum: ___________________ Sexualpartner/-in: ___________________ ☐ unbekannt

Form des Geschlechtsverkehrs: ________________________________ ☐ Kondom

Körperliche Gewalt:

☐ ja

☐ nein

☐ ungewiss

Falls körperliche Gewalt angewendet wurde:

Welche Form der Gewalteinwirkung?

____

____

____

Wo am Körper erfolgte die Gewalt?

____

____

____

Wurde eine Tatwaffe verwendet? ☐ ja: __________________ ☐ nein

Name/Vorname: _______________________________   Geb.datum: _______________

Strangulation (Würgen oder Drosseln):

☐ ja

	Schwarzwerden vor den Augen	☐ ja	☐ nein	☐ ungewiss
	Schwindel	☐ ja	☐ nein	☐ ungewiss
	Bewusstlosigkeit	☐ ja	☐ nein	☐ ungewiss
	Schluckbeschwerden	☐ ja	☐ nein	☐ ungewiss
	Halsschmerzen	☐ ja	☐ nein	☐ ungewiss
	Heiserkeit	☐ ja	☐ nein	☐ ungewiss
	Urin- oder Stuhlabgang	☐ ja	☐ nein	☐ ungewiss

☐ nein

☐ ungewiss

Vorbestehende Verletzungen:

____

____

Konsum bewusstseinsbeeinträchtigender Substanzen vor/während/nach dem Ereignis:

☐ ja   ☐ Alkohol (was, Menge): ____________________________________

____

Trinkbeginn (Uhrzeit): ______________   Trinkende: ____________________

☐ Drogen (was, wann, Menge): ____________________________

____

☐ Medikamente (was, wann, Menge): ______________________________

____

☐ nein

☐ ungewiss

Erbrechen nach dem Ereignis:

☐ ja   Wo kann das Erbrochene sichergestellt werden? ____________________

☐ nein

☐ ungewiss

Erinnerungslücke bezüglich des Ereignisses:

☐ ja   Dauer: ____

☐ nein

☐ ungewiss

Reinigungsmaßnahmen nach dem Ereignis:

☐ duschen/baden   ☐ Hände waschen/Fingernägel reinigen   ☐ Zähne putzen/Mund spülen

☐ anderes: ____

Kleidung:

☐ Kleidung seit Ereignis nicht gewechselt

☐ Kleidung nach Ereignis gewechselt   Verbleib: ____________________________

Name/Vorname: _________________________ Geb.datum: _____________________________

Gynäkologische/klinische Anamnese:
Aktuelle Beschwerden:

____
____
____

Menarche (Alter): ____
Mens regelmäßig:
☐ ja   Zyklusdauer: ____
☐ nein   Letzte Mens (Datum 1. Tag): ___________________________________

Aktuelle Schwangerschaft:
☐ ja   SSW: ____
☐ nein
☐ ungewiss

Geburten:
☐ ja   Anzahl (mit Angabe Geburtsjahr(e)): ____________________________
                  Art der Geburt: ____
☐ nein

Verhütung:
☐ ja   Verhütungsmittel: ____
☐ nein

Vorbestehende Infektionen:
☐ Chlamydien   ☐ Gonorrhö   ☐ Syphilis
☐ Hepatitis A (HA)   ☐ Hepatitis B (HB) ☐ Hepatitis C (HC)   ☐ HIV
☐ andere: ____

Impfstatus (Impfschutz vorhanden):
☐ Tetanus   ☐ Hepatitis A (HA)   ☐ Hepatitis B (HB)

Sonstige gynäkologische und andere Erkrankungen, Allergien:

____
____

Operationen genital/anal/rektal:
☐ ja   Eingriff: ______________________________ Jahr:_______________
                  Eingriff: ______________________________ Jahr: ______________
☐ nein

Regelmäßige Medikation:

____
____

Intimschmuck:
☐ ja   Was/wo? ____
☐ nein

Name/Vorname: _________________________________   Geb.datum: _______________

C. Körperliche Untersuchung

Untersuchung von Kopf bis Fuß inklusive Untersuchung der Brust:

☐ Untersuchung des gesamten Körpers

☐ Teilkörperuntersuchung, da die Klientin die Untersuchung folgender Körperregionen verweigerte:

____

☐ Teilkörperuntersuchung, da die Untersuchung folgender Körperregionen situationsbedingt nicht möglich war: ____

Größe: _______________________________   Gewicht: _______________________________

Bewusstsein:	☐ klar	☐ beeinträchtigt	☐ bewusstlos
Zeitl. und örtl. Orientierung:	☐ erhalten	☐ nicht erhalten	
Verhalten:	☐ unauffällig	☐ angetrieben/aggressiv	☐ verlangsamt ☐ _______
Stimmung:	☐ unauffällig	☐ euphorisch	☐ depressiv ☐ _______

Verletzungen:

☐ ja

☐ nein

Dokumentation von Verletzungen:

☐ ja

☐ Fotodokumentation

☐ Körperschema (s. Beilage)

☐ schriftlicher Befund

☐ nein

Bei geltend gemachter Strangulation:

Verletzungen am Hals:

☐ ja (siehe Dokumentation)

☐ nein

Punktblutungen:

☐ ja

☐ Augenlider

☐ Augenbindehäute

☐ Mundschleimhaut

☐ Gesichtshaut

☐ Haut hinter den Ohren

☐ nein

☐ nicht durchgeführt

Spurensicherung:

☐ Kleidung:

☐ Slip   ☐ anderes (bitte auflisten): ____________________________________

____

____

☐ DNA-Abstriche:

☐ Wangenschleimhautabstrich   ☐ Fingernagelschmutz   ☐ andere (Asservierungsorte bitte auflisten):

____

____

☐ andere Spuren (Art und Lokalisation am Körper bitte auflisten):

____

____

Name/Vorname: ______________________   Geb.datum: ______________

D. Gynäkologische Untersuchung

Beurteilung der Schambehaarung: ☐ nicht durchgeführt

☐ rasiert

Anhaftungen: Schamhaare ausgekämmt/abgeschnitten, asserviert:

☐ ja   ☐ ja

☐ nein   ☐ nein

Inspektion des äußeren Genitales: ☐ nicht durchgeführt

Verletzungen: Dokumentation von Verletzungen:

☐ ja   ☐ ja   ☐ Fotodokumentation

☐ nein   ☐ Körperschema (s. Beilage)

                                              ☐ schriftlicher Befund

                                ☐ nein

Andere Befunde: ____

____

____

Spurensicherung äußeres Genitale: ☐ nicht durchgeführt

☐ DNA-Abstriche: ☐ Vulva   ☐ Damm   ☐ anderes: ______________

☐ andere Spuren: ____

☐ Binde   ☐ Tampon

Inspektion von Perianalregion und Anus: ☐ nicht durchgeführt

Verletzungen: Dokumentation von Verletzungen:

☐ ja   ☐ ja   ☐ Fotodokumentation

☐ nein   ☐ Körperschema (s. Beilage)

                                              ☐ schriftlicher Befund

                                ☐ nein

Andere Befunde: ____

____

____

Spurensicherung Anus, Analkanal/Rektum: ☐ nicht durchgeführt

☐ DNA-Abstriche: ☐ Perianalregion   ☐ Anus   ☐ Analkanal/Rektum   ☐ Gesäßspalte

☐ andere Spuren: ____

Abstrich nativ Analkanal/Rektum: ☐ nicht durchgeführt

☐ Spermien positiv   ☐ Spermien negativ   Sonstiges: ______________

Name/Vorname: _______________________   Geb.datum: _______________

Toluidinblau-Färbung: ☐ nicht durchgeführt

Äußeres Genitale: ☐ positiv   Dokumentation von Verletzungen:

                       ☐ negativ   ☐ ja   ☐ Fotodokumentation

                                                      ☐ Körperschema (s. Beilage)

Perianalregion/Anus: ☐ positiv   ☐ schriftlicher Befund

                       ☐ negativ   ☐ nein

Spekulum-Untersuchung: ☐ nicht durchgeführt

Verletzungen: Dokumentation von Verletzungen:

☐ ja   ☐ ja   ☐ Fotodokumentation

☐ nein   ☐ schriftlicher Befund

                                             ☐ nein

Andere Befunde: ____

____

Spurensicherung Vagina, Portio/Zervixkanal: ☐ nicht durchgeführt

☐ DNA-Abstriche: ☐ hinteres Scheidengewölbe   ☐ Portio   ☐ Zervixkanal

☐ andere Spuren: ____

Abnahme gynäkologischer/infektiologischer Abstriche (Null-Status):   ☐ nicht durchgeführt

☐ Chlamydien   ☐ Gonokokken   ☐ Trichomonaden

☐ HPV   ☐ Bakteriologie   ☐ Abstrich PAP

Abstrich nativ vaginal: ☐ nicht durchgeführt

☐ Spermien positiv   ☐ Spermien negativ   Sonstiges: ____________________________

Tastbefund Scheide: ☐ nicht durchgeführt

Befund: ____

____

Rektale Untersuchung: ☐ nicht durchgeführt

Befund: ____

____

Bemerkungen:

____

____

____

____

____

Name/Vorname: _______________________________   Geb.datum: _______________

E. Weitere Diagnostik und Therapie

Asservierung von Blut:

Vollblutröhrchen für chemisch-toxikologische Untersuchungen: ☐ nicht durchgeführt

Abnahme (Datum/Uhrzeit): ____

Serum-Röhrchen für klinische Untersuchungen: ☐ nicht durchgeführt

☐ HIV   ☐ Hepatitis B/C   ☐ Syphilis   ☐ HCG

Abnahme (Datum/Uhrzeit): ____

EDTA-Röhrchen für DNA-Profil der Klientin: ☐ nicht durchgeführt

Abnahme (Datum/Uhrzeit): ____

Asservierung von Urin:

Für chemisch-toxikologische Untersuchungen: ☐ nicht durchgeführt

Abnahme (Datum/Uhrzeit): ____

Schwangerschaftstest: ☐ nicht durchgeführt

☐ positiv   ☐ negativ

Asservierung einer Haarprobe: ☐ nicht durchgeführt

Abnahme (Datum/Uhrzeit): ____

Abgabe von Medikamenten: ☐ nicht durchgeführt

☐ „Pille danach"   ☐ HIV-PEP   ☐ andere Medikamente: _______________

☐ Rezept abgegeben für: ____

Impfungen: ☐ nicht durchgeführt

☐ Tetanus   ☐ Hepatitis A   ☐ Hepatitis B

Versorgung von Verletzungen: ☐ nicht durchgeführt

☐ behandlungspflichtige Verletzungen versorgt: ☐ genital/anal   ☐ übriger Körper

☐ Klientin für weiterführende Diagnostik angemeldet   Wo? _______________

Bemerkungen:

____

____

____

____

____

____

Name/Vorname: _________________________________   Geb.datum: _______________

F. Abschlussgespräch

☐ Information zu den Untersuchungsergebnissen

☐ Terminabsprache: ☐ Infektiologie   ☐ andere Disziplin: _______________________

☐ Kontrolltermin Gynäkologie

☐ Information zu Beratungsstellen

☐ falls noch keine Strafanzeige erfolgt, Informationen zum möglichen Ablauf

☐ Informationsblatt zum weiteren Ablauf abgegeben

Ende der Untersuchung (Uhrzeit): ____

____

[Unterschrift Ärztin/Arzt Gynäkologie]   *[Unterschrift Ärztin/Arzt Rechtsmedizin]*

Notizen

____

____

____

____

____

____

____

____

____

____

____

____

____

____

____

____

____

____

11.1.3 Forensisch-klinische Untersuchung beim Mann

Praktische Informationen
für die Durchführung der forensisch-klinischen Untersuchung eines Mannes nach Sexualdelikt

Allgemein
- Sorgen Sie für eine ruhige, ungestörte Gesprächs- und Untersuchungsatmosphäre.
- Führen Sie die Untersuchung so durch, dass der zu untersuchende Klient nie ganz nackt sein muss.

Dokumentation:
- Alle Befunde, auch sogenannte Bagatellbefunde, dokumentieren.
- *Fotodokumentation*: Alle Befunde stets in der Übersicht und im Detail mit Maßstab fotografieren.
- Befunde in Körperschemata eintragen.

Kleidung und andere Spuren:
- Asservate einzeln in Papiersäcke verpacken, diese jeweils beschriften/etikettieren und versiegeln.

Haarasservierung (bei sichtbaren Spuren):
- Verklebte Haare abschneiden und in Papierumschlag verpacken, beschriften/etikettieren und versiegeln.

DNA-Profil des Klienten:
- Wangenschleimhautabstrich entnehmen.
- *Falls Oralverkehr geltend gemacht wurde*: Entnahme einer Blutprobe (EDTA).

Abnahme von DNA-Abstrichen
(sichtbare Spuren oder gemäß Angaben des Klienten):
- Pro Asservierungsort jeweils 2 Wattestäbchen verwenden.
- Für die Asservierung das Wattestäbchen leicht über die Haut reiben.
- Feuchte Spuren mit trockenem Wattestäbchen abreiben. Trockene Spuren mit angefeuchtetem Wattestäbchen abreiben.
- Anus vor Entnahme der Abstriche aus dem Analkanal/Rektum mit NaCl reinigen. Abstriche von Anus und Perianalregion zuvor abnehmen.
- Wattestäbchen in Aufbewahrungsbehältnis stecken (ggf. zuvor trocknen lassen), dieses beschriften/etikettieren und versiegeln.
- Asservate trocken und bei Raumtemperatur lagern.

Native Abstriche (Penis, Analkanal/Rektum):
- Ausstriche von nativen Abstrichen auf einem Objektträger erst nach der DNA-Spurensicherung entnehmen.
- Objektträger nach Beurteilung asservieren.

Toluidinblau-Färbung:
- Anfärbung des Genitales und der Perianalregion/des Anus erst nach der Spurensicherung durchführen.
- Toluidinblau mit einem Stieltupfer vorsichtig auf den gewünschten Arealen auftragen und kurz einwirken lassen.
- Zonen mit Toluidinblau anschließend mit Essigsäure besprühen (Klienten zuvor darüber informieren, dass diese Prozedur brennen könnte). Sämtliche Farbreste mit einem Stieltupfer entfernen.

Asservate für chemisch-toxikologische Untersuchungen:
- Bei der Blutentnahme zur Desinfektion Tupfer ohne Ethanol verwenden.
- Blut und Urin bis zur Auswertung tiefgekühlt aufbewahren.
- Haarasservierung gemäß Formular.

A. Allgemeine Angaben

Klient:

Name: _______________________   Vorname: _______________________

Geburtsdatum: _______________   Alter: _______________________

Sprache: _____________________   Dolmetscher anwesend:

☐ ja, Name: _______________________   ☐ nein

Adresse: ____

Telefonnummer: ____

Ort und Zeitpunkt der Untersuchung:

Ort: ____

Datum: _______________________   Untersuchungsbeginn (Uhrzeit): _______________

Untersucher (Name/Vorname):

Ärztin/Arzt Klinik: _______________________   Tel. _______________

Ärztin/Arzt Rechtsmedizin: _________________   Tel. _______________

Pflegefachperson: _______________________________________

Weitere anwesende Personen (Name/Vorname, Funktion):

☐ Polizei: Name/Vorname: _______________________________

☐ andere: ____

____

Strafanzeige:

☐ ja   Kontaktperson Polizei: _______________   Tel. _______________

☐ nein

Administratives:

☐ Aufklärung des Klienten über die forensisch-klinische Untersuchung

☐ Einwilligung in die forensisch-klinische Untersuchung

☐ Entbindung vom Berufsgeheimnis (bei konsiliarischer Untersuchung)

☐ Information über die Asservierungszeit von _____ Monaten (bei konsiliarischer Untersuchung)

Name/Vorname: _________________________________   Geb.datum: _______________

B. Anamnese

Anamnese zum Ereignis:

Angaben des Klienten:

____

____

____

____

Ereignisort:

☐ Haus/Wohnung   ☐ Bar o. Ä.   ☐ Fahrzeug   ☐ im Freien   ☐ anderes

Beschreibung: ____

Zeitpunkt des Ereignisses:

Datum: _________   Uhrzeit: _____________   Zeitintervall bis zur Untersuchung (h): _____________

Täterschaft:

Anzahl: _________   ☐ männlich   ☐ weiblich

☐ fremd   ☐ bekannt: Name/Vorname: _______________________

Wurde die Täterschaft durch den Klienten verletzt?

☐ ja   Wo am Körper? ____

☐ nein   ____

☐ ungewiss

Besondere Merkmale bei der Täterschaft (Intimschmuck, Tätowierung o. Ä.):

☐ ja   Was/wo? ____

☐ nein   ____

Form des Geschlechtsverkehrs:

anal: ☐ ja (mit ☐ Penis ☐ Finger ☐ anderes: _________) ☐ Versuch ☐ nein ☐ ungewiss

oral: ☐ ja (mit ☐ Penis ☐ Finger ☐ anderes: _________) ☐ Versuch ☐ nein ☐ ungewiss

anderes: ____

Benutzung eines Kondoms:

☐ ja   ☐ korrekter Gebrauch   ☐ abgerutscht   ☐ geplatzt   ☐ ungewiss

☐ nein   ☐ Klient   ☐ Täter

☐ ungewiss   Verbleib: _______________________

Name/Vorname: ________________________   Geb.datum: ________________

Benutzung von Gleitmitteln o. Ä.:

☐ ja   Beschreibung: ____

☐ nein   Verbleib: ____

☐ ungewiss

Ejakulation (Täter):

☐ ja   Wo erfolgte die Ejakulation im/auf den Körper? ____________________

☐ nein

☐ ungewiss

Ejakulation (Klient):

☐ ja   Wo erfolgte die Ejakulation im/auf den Körper? ____________________

☐ nein

☐ ungewiss

Mundkontakt (Speichelspuren) des Täters:

Küssen: ☐ ja Wo? ______________________________   ☐ nein   ☐ ungewiss

Saugen: ☐ ja Wo? ______________________________   ☐ nein   ☐ ungewiss

Lecken: ☐ ja Wo? ______________________________   ☐ nein   ☐ ungewiss

Beißen: ☐ ja Wo? ______________________________   ☐ nein   ☐ ungewiss

Berührungen:

☐ ja   Welche Körperstellen wurden durch den Täter berührt? _______________

☐ nein   ____

☐ ungewiss

Letzter freiwilliger Sexualkontakt:

Datum: _______________   Sexualpartner/in: _______________   ☐ unbekannt

Form des Geschlechtsverkehrs: _______________________________   ☐ Kondom

Körperliche Gewalt:

☐ ja

☐ nein

☐ ungewiss

Falls körperliche Gewalt angewendet wurde:

Welche Form der Gewalteinwirkung? ____

____

____

Wo am Körper erfolgte die Gewalteinwirkung? __________________________________

____

____

Wurde eine Tatwaffe verwendet?   ☐ ja: _______________________________   ☐ nein

Name/Vorname: ______________________________　　Geb.datum: ______________

Strangulation (Würgen oder Drosseln):

☐ ja

	Schwarzwerden vor den Augen	☐ ja	☐ nein	☐ ungewiss
	Schwindel	☐ ja	☐ nein	☐ ungewiss
	Bewusstlosigkeit	☐ ja	☐ nein	☐ ungewiss
	Schluckbeschwerden	☐ ja	☐ nein	☐ ungewiss
	Halsschmerzen	☐ ja	☐ nein	☐ ungewiss
	Heiserkeit	☐ ja	☐ nein	☐ ungewiss
	Urin- oder Stuhlabgang	☐ ja	☐ nein	☐ ungewiss

☐ nein

☐ ungewiss

Vorbestehende Verletzungen:

____

____

Konsum bewusstseinsbeeinträchtigender Substanzen vor/während/nach dem Ereignis:

☐ ja　　☐ Alkohol (was, Menge): ______________________________________

____

Trinkbeginn (Uhrzeit): ________________　　Trinkende: ______________________

☐ Drogen (was, wann, Menge): ______________________________

____

☐ Medikamente (was, wann, Menge): ______________________________

____

☐ nein

☐ ungewiss

Erbrechen nach dem Ereignis:

☐ ja　　Wo kann das Erbrochene sichergestellt werden? ______________________

☐ nein

☐ ungewiss

Erinnerungslücke bezüglich des Ereignisses:

☐ ja　　☐ Dauer: ____

☐ nein

☐ ungewiss

Reinigungsmaßnahmen nach dem Ereignis:

☐ duschen/baden　　☐ Hände waschen/Fingernägel reinigen　　☐ Zähne putzen/Mund spülen

☐ anderes: ____

Name/Vorname: ___________________________   Geb.datum: ___________________

Kleidung:

☐ Kleidung seit Ereignis nicht gewechselt

☐ Kleidung nach Ereignis gewechselt   Verbleib: ___________________________

Klinische Anamnese:

Aktuelle Beschwerden:

____

____

____

____

Vorbestehende Infektionen:

☐ Chlamydien   ☐ Gonorrhö   ☐ Syphilis

☐ Hepatitis A (HA) ☐ Hepatitis B (HB) ☐ Hepatitis C (HC)   ☐ HIV

☐ andere: ____

Impfstatus (Impfschutz vorhanden):

☐ Tetanus   ☐ Hepatitis A (HA)   ☐ Hepatitis B (HB)

Sonstige genitale und andere Erkrankungen, Allergien:

____

____

____

____

Operationen genital/anal/rektal:

☐ ja   Eingriff: _________________________________   Jahr: _________

             Eingriff: _________________________________   Jahr: _________

☐ nein

Regelmäßige Medikation:

____

____

____

____

Intimschmuck:

☐ ja   wo? ____

☐ nein

Name/Vorname: ______________________________   Geb.datum: ________________

C. Körperliche Untersuchung

Untersuchung von Kopf bis Fuß:

☐ Untersuchung des gesamten Körpers

☐ Teilkörperuntersuchung, da der Klient die Untersuchung folgender Körperregionen verweigerte:

____

☐ Teilkörperuntersuchung, da die Untersuchung folgender Körperregionen situationsbedingt nicht
möglich war: ____

Größe: _______________________________   Gewicht: _______________________________

Bewusstsein:	☐ klar	☐ beeinträchtigt	☐ bewusstlos
Zeitl. und örtl. Orientierung:	☐ erhalten	☐ nicht erhalten	
Verhalten:	☐ unauffällig	☐ angetrieben/aggressiv	☐ verlangsamt ☐ _________
Stimmung:	☐ unauffällig	☐ euphorisch	☐ depressiv ☐ _________

Verletzungen: **Dokumentation von Verletzungen:**

☐ ja   ☐ ja   ☐ Fotodokumentation

☐ nein   ☐ Körperschema (s. Beilage)

                                                   ☐ schriftlicher Befund

                                                   ☐ nein

Bei geltend gemachter Strangulation:

Verletzungen am Hals: Punktblutungen:

☐ ja   ☐ ja   ☐ Augenlider

☐ nein   ☐ Augenbindehäute

                                                   ☐ Mundschleimhaut

                                                   ☐ Gesichtshaut

                                                   ☐ Haut hinter den Ohren

                                                   ☐ nein

Spurensicherung: ☐ nicht durchgeführt

☐ Kleidung:

☐ Unterhose   ☐ anderes (bitte auflisten): _________________________________

____

____

☐ DNA-Abstriche:

☐ Wangenschleimhautabstrich   ☐ Fingernagelschmutz   ☐ andere (Asservierungsorte bitte auflisten):

____

____

☐ andere Spuren (Art und Lokalisation am Körper bitte auflisten):

____

____

Name/Vorname: _________________________   Geb.datum: _____________

D. Untersuchung genital/anal

Beurteilung der Schambehaarung: ☐ nicht durchgeführt

☐ rasiert

Anhaftungen: Schamhaare ausgekämmt/abgeschnitten u. asserviert:

☐ ja   ☐ ja

☐ nein   ☐ nein

Inspektion von Penis und Hodensack: ☐ nicht durchgeführt

Verletzungen: Dokumentation von Verletzungen:

☐ ja   ☐ ja   ☐ Fotodokumentation

☐ nein   ☐ Körperschema (s. Beilage)

☐ schriftlicher Befund

☐ nein

Andere Befunde: ____

____

____

Spurensicherung Penis und Hodensack: ☐ nicht durchgeführt

☐ DNA-Abstriche: ☐ Eichel   ☐ Kranzfurche   ☐ Penisschaft   ☐ Hodensack   ☐ Damm

☐ andere Spuren: ____

Inspektion von Perianalregion und Anus: ☐ nicht durchgeführt

Verletzungen: Dokumentation von Verletzungen:

☐ ja   ☐ ja   ☐ Fotodokumentation

☐ nein   ☐ Körperschema (s. Beilage)

☐ schriftlicher Befund

☐ nein

Andere Befunde: ____

____

____

Spurensicherung Anus, Analkanal/Rektum: ☐ nicht durchgeführt

☐ DNA-Abstriche: ☐ Perianalregion   ☐ Anus   ☐ Analkanal/Rektum   ☐ Gesäßspalte

☐ andere Spuren: ____

Abstrich nativ Analkanal/Rektum: ☐ nicht durchgeführt

☐ Spermien positiv   ☐ Spermien negativ   ☐ Sonstiges: _________________________

Name/Vorname: ________________________   Geb.datum: ________________

Toluidinblau-Färbung: ☐ nicht durchgeführt

Penis: ☐ positiv   Dokumentation von Verletzungen:

                ☐ negativ   ☐ ja   ☐ Fotodokumentation

                                                 ☐ Körperschema (s. Beilage)

Perianalregion/Anus: ☐ positiv   ☐ schriftlicher Befund

                       ☐ negativ   ☐ nein

Rektale Untersuchung: ☐ nicht durchgeführt

Befund: ____

____

____

Abnahme infektiologischer Abstriche (Null-Status):   ☐ nicht durchgeführt

☐ Chlamydien   ☐ Gonokokken   ☐ Trichomonaden

☐ HPV   ☐ Bakteriologie

Bemerkungen: ____

____

____

____

____

____

____

____

____

____

____

____

____

____

____

____

____

____

____

Name/Vorname: ___________________________   Geb.datum: _______________

E. Weitere Diagnostik und Therapie

Asservierung von Blut:

Vollblutröhrchen für chemisch-toxikologische Untersuchungen: ☐ nicht durchgeführt

Abnahme (Datum/Uhrzeit): ____

Serumröhrchen für klinische Untersuchungen: ☐ nicht durchgeführt

☐ HIV   ☐ Hepatitis B/C   ☐ Syphilis

Abnahme (Datum/Uhrzeit): ____

EDTA-Röhrchen für DNA-Profil des Klienten: ☐ nicht durchgeführt

Abnahme (Datum/Uhrzeit): ____

Asservierung von Urin:

Für chemisch-toxikologische Untersuchungen: ☐ nicht durchgeführt

Abnahme (Datum/Uhrzeit): ____

Für klinische Untersuchungen: ☐ nicht durchgeführt

Abnahme (Datum/Uhrzeit): ____

Asservierung einer Haarprobe: ☐ nicht durchgeführt

Abgabe von Medikamenten: ☐ nicht durchgeführt

☐ HIV-PEP   ☐ andere Medikamente: _______________________________

☐ Rezept abgegeben für: ____

Impfungen: ☐ nicht durchgeführt

☐ Tetanus   ☐ Hepatitis A   ☐ Hepatitis B

Versorgung von Verletzungen: ☐ nicht durchgeführt

☐ behandlungspflichtige Verletzungen versorgt: ☐ genital/anal   ☐ übriger Körper

☐ Klient für weiterführende Diagnostik angemeldet   Wo? _______________

Bemerkungen: ____

____

____

____

____

____

____

Name/Vorname: _________________________ Geb.datum: _____________

F. Abschlussgespräch

☐ Information zu den Untersuchungsergebnissen

☐ Terminabsprache: ☐ Infektiologie   ☐ andere Disziplin: _____________________

☐ Kontrolltermin

☐ Information zu Beratungsstellen

☐ falls noch keine Strafanzeige erfolgt, Informationen zum möglichen Ablauf

☐ Informationsblatt zum weiteren Ablauf abgegeben

Ende der Untersuchung (Uhrzeit): ____

_________________________________   _________________________________
[Unterschrift Ärztin/Arzt Klinik]   *[Unterschrift Ärztin/Arzt Rechtsmedizin]*

Notizen

11.1.4   Medizinische Beurteilung der Urteilsfähigkeit

Medizinische Beurteilung der Urteilsfähigkeit

Damit eine Aufklärung zur forensisch-klinischen Untersuchung durchgeführt werden und damit die Person wirksam in diese Untersuchung einwilligen kann, muss sie urteilsfähig sein. A priori sollte von einer Urteilsfähigkeit der Person ausgegangen werden.

Klient/-in:

Name: _______________________________   Vorname: _______________________________________

Geburtsdatum: ___________________________   Alter: _______________________________________

Sprache: ____________________________   Dolmetscher anwesend:

☐ ja, Name: _________________________   ☐ nein

Adresse: ____

Telefonnummer: ____

Ort und Zeitpunkt der Untersuchung:

Ort: ____

Datum: _______________   Beginn (Uhrzeit): _______________________________________

Ärztin/Arzt (Name/Vorname): _________________________________   Tel. _______________

Weitere anwesende Personen (Name/Vorname, Funktion):

____

Bestehende medizinische Gründe*, die die Urteilsfähigkeit einschränken

(Die genannten Beispiele können auch Ursache bei einer anderen Kategorie sein.)*

Geistige Behinderung (z. B. genetisch bedingte oder perinatal erworbene Intelligenzminderung):

☐ vorhanden (Diagnose): _______________________________________

☐ nicht vorhanden

☐ nicht sicher beurteilbar

Schwere psychische Störung (z. B. demenzielles, depressives, manisches oder schizophrenes Syndrom):

☐ vorhanden (Diagnose): _______________________________________

☐ nicht vorhanden

☐ nicht sicher beurteilbar

Organische Hirnstörungen (z. B. Schädelhirntrauma, Meningoenzephalitis, Hirntumoren, Epilepsie):

☐ vorhanden (Diagnose): _______________________________________

☐ Benommenheit   ☐ Somnolenz   ☐ Sopor   ☐ Koma

☐ nicht vorhanden

☐ nicht sicher beurteilbar

Name/Vorname: ___________________________ Geb.datum: _______________

Rausch (z. B. durch Alkohol, Drogen oder Medikamente):
- ☐ vorhanden (Ursache): ____
- ☐ nicht vorhanden
- ☐ nicht sicher beurteilbar

Delir (z. B. zerebrale Hypoxie, metabolische Störungen, Alkohol- oder Medikamentenentzug, postoperativ):
- ☐ vorhanden (Ursache): ____
- ☐ nicht vorhanden
- ☐ nicht sicher beurteilbar

- ☐ anderes: ____

Weitere Gründe mit möglichem Einfluss auf die Urteilsfähigkeit

Alter der zu prüfenden Person:
- ☐ 13 Jahre und jünger
- ☐ 14–17 Jahre
- ☐ 18 Jahre und älter

Die zu prüfende Person wird in medizinischen Maßnahmen durch eine vertretungsberechtigte Person vertreten:
- ☐ ja   (Name der vertretungsberechtigten Person: ___________________________)
- ☐ nein
- ☐ unbekannt   (die zuständige Behörde wurde diesbezüglich kontaktiert: ☐ ja ☐ nein)

Abschließende Beurteilung

____
____
____
____
____
____

Urteilsfähigkeit gegeben:
- ☐ **ja**   (Entscheidung über das weitere Prozedere durch die Person selbst)

- ☐ **nein**   (Entscheidung über das weitere Prozedere durch eine vertretungsberechtigte Person <u>oder</u> nach dem mutmaßlichen Willen der Person/den objektiven Interessen = „Geschäftsführung ohne Auftrag")

- ☐ **nicht sicher beurteilbar** (Empfehlung eines psychiatrischen Konsils: ☐ ja ☐ nein)

____
[Unterschrift Ärztin/Arzt]

11.1.5   Abgabe einer HIV-Postexpositionsprophylaxe (PEP) nach Sexualdelikt

Abgabe einer HIV-Postexpositionsprophylaxe (PEP) nach Sexualdelikt

Durch einen sexuellen Kontakt kann es zu einer Exposition gegenüber infektiösem Material (Sperma, Blut etc.) gekommen sein. Eine HIV-PEP kann eine Infektion mit HIV verhindern, sofern sie innerhalb von 48 Stunden nach der Exposition begonnen wird. Je früher mit der PEP begonnen wird, desto besser ist die Wirkung.

Klient/-in:

Name: _______________________   Vorname: _______________________

Geburtsdatum: _______________   Geschlecht: ☐ männlich   ☐ weiblich

Sprache: ____________________   Dolmetscher anwesend:

                                               ☐ ja, Name: _______________   ☐ nein

Adresse: ____

Telefonnummer: ____

Ort und Zeitpunkt der Untersuchung:

Ort: ____

Datum: ______________________   Beginn (Uhrzeit): ______________

Ärztin/Arzt (Name/Vorname): _______________________   Tel. ____________

Weitere anwesende Personen (Name/Vorname, Funktion):

____

Angaben zum sexuellen Kontakt

Zeitpunkt des Ereignisses:

Datum: ____________   Uhrzeit: ____________   Zeitintervall bis zur Untersuchung (h): _______

Form des Geschlechtsverkehrs: Ejakulation (Täter):

☐ vaginal   ☐ ja (Wo? ____________________________)

☐ anal   ☐ nein

☐ oral   ☐ ungewiss

Benutzung eines Kondoms:

☐ ja: ☐ korrekter Gebrauch   ☐ abgerutscht   ☐ geplatzt   ☐ ungewiss

☐ nein

☐ ungewiss

Risikosteigernde Faktoren bei der exponierten Person (z. B. genitale Verletzung, bestehende STD):

____

____

____

____

Name/Vorname: _________________________________   Geb.datum: _______________

Angaben zum Täter (potenzielle Ansteckungsquelle)

Geschlecht:
- ☐ männlich
- ☐ weiblich

HIV-Status:
- ☐ positiv
- ☐ negativ
- ☐ unbekannt

HIV-Prävalenz:

Person aus HIV-Prävalenzland:	☐ ja: ______________	☐ nein	☐ unbekannt
Sexarbeiter(in):	☐ ja	☐ nein	☐ unbekannt
Mann, der mit Mann Sex hat (MSM):	☐ ja	☐ nein	☐ unbekannt
aktiver i.v. Drogenabusus:	☐ ja	☐ nein	☐ unbekannt

Klinische Abklärungen

Blutentnahme:
- ☐ kleines Blutbild
- ☐ Leberwerte
- ☐ Nierenwerte

Schwangerschaftstest im Urin:
- ☐ positiv
- ☐ negativ
- ☐ nicht durchgeführt (Schwangerschaft nicht möglich)

Hepatitis-B-Status:

Aktive Hepatitis B:
- ☐ ja (<u>keine</u> HIV-PEP durchführen!)
- ☐ nein

Impfschutz:
- ☐ vorhanden
- ☐ nicht vorhanden (aktiv immunisieren!)

Bestehende Medikation:

____

____

Interaktionen?   ☐ ja   ☐ nein

HIV-PEP-Abgabe

Risikobeurteilung:
- ☐ niedrig
- ☐ mittel
- ☐ hoch

PEP-Empfehlung:
- ☐ ja
- ☐ nein

Prozedere:
- ☐ Aufklärung/Einwilligung eingeholt (s. Beilage)
- ☐ Starter-Set für ___ Tage abgegeben (enthaltene Medikamente: ______________________________)
- ☐ Behandlungsschema abgegeben und erklärt
- ☐ Kontaktinformationen Infektiologie für weitere Behandlung abgegeben

Startdatum: _______________________________   voraussichtliches Stoppdatum: ____________________

____

[Unterschrift Ärztin/Arzt]

11.2   Körperschemata

11.2.1 Ganzkörper Frau

Ganzkörper Frau vorne, hinten, seitlich

Betrifft:

Name/Vorname: ___________________________   Geburtsdatum: ___________________________

Untersuchung/Dokumentation am: ___________   durch: ___________________________

Hautunterblutung (ausgefüllt)   Hauteinblutung (Kontur)   Hautrötung (ausgefüllt)   Hautdurchtrennung (Kontur)

Hautabschürfung   ärztliche Maßnahme   Hautantragungen   Narbe

anderes (bitte bezeichnen)

11.2.2 Ganzkörper Mann

Ganzkörper Mann vorne, hinten, seitlich

Betrifft:
Name/Vorname: _______________________________ Geburtsdatum: _______________________________
Untersuchung/Dokumentation am: _____________ durch: _______________________________

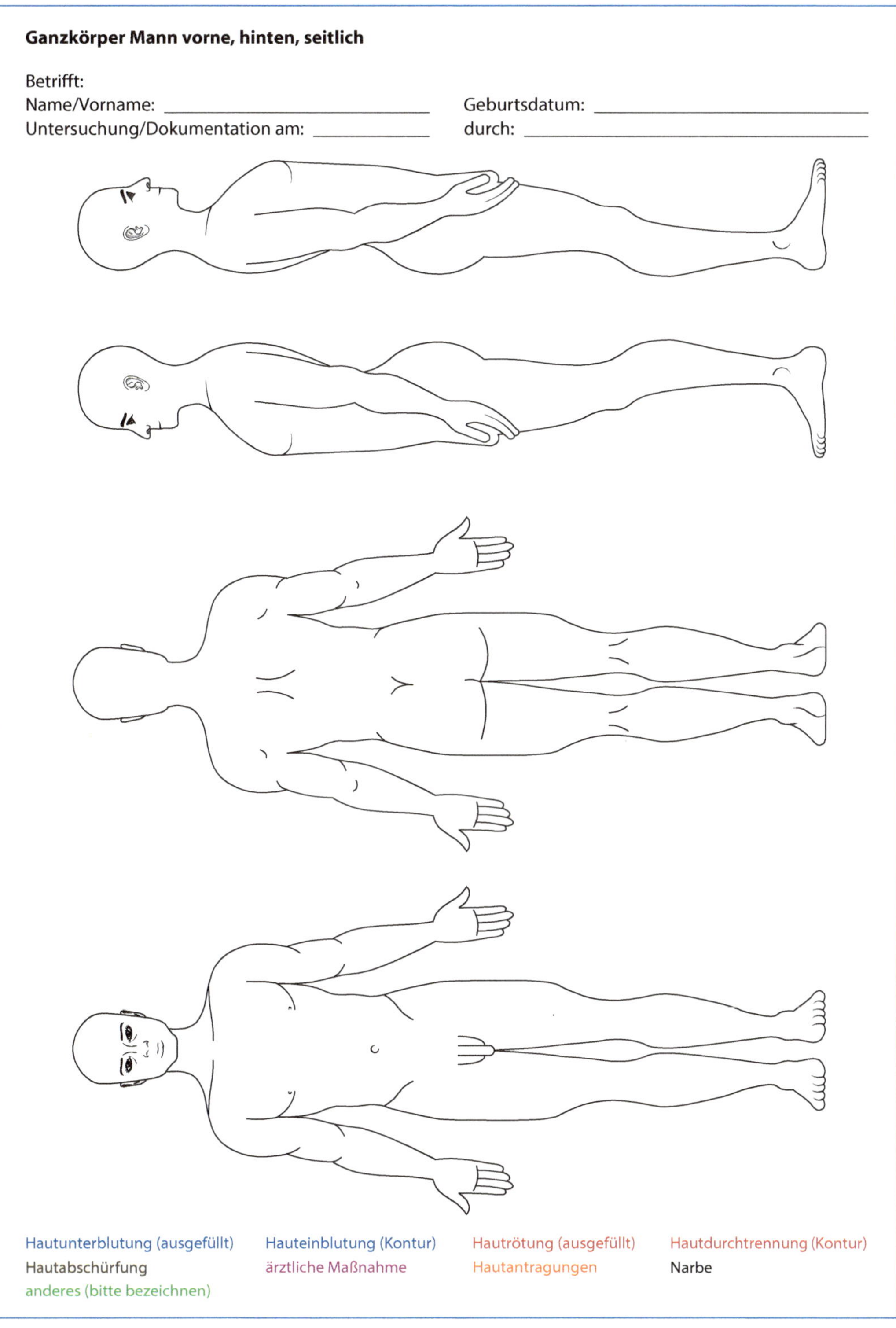

Hautunterblutung (ausgefüllt) Hauteinblutung (Kontur) Hautrötung (ausgefüllt) Hautdurchtrennung (Kontur)
Hautabschürfung ärztliche Maßnahme Hautantragungen Narbe
anderes (bitte bezeichnen)

11.2.3   Kopf

Kopf vorne, hinten, seitlich

Betrifft:
Name/Vorname: _______________________________   Geburtsdatum: _______________________________
Untersuchung/Dokumentation am: _____________   durch: _______________________________

Hautunterblutung (ausgefüllt)   Hauteinblutung (Kontur)   Hautrötung (ausgefüllt)   Hautdurchtrennung (Kontur)
Hautabschürfung   ärztliche Maßnahme   Hautantragungen   Narbe
anderes (bitte bezeichnen)

11.2.4   Hals

Hals vorne, seitlich

Betrifft:

Name/Vorname: _______________________   Geburtsdatum: _____________________

Untersuchung/Dokumentation am: ____________   durch: _________________________

Hautunterblutung (ausgefüllt)   Hauteinblutung (Kontur)   Hautrötung (ausgefüllt)   Hautdurchtrennung (Kontur)

Hautabschürfung   ärztliche Maßnahme   Hautantragungen   Narbe

anderes (bitte bezeichnen)

11.2.5   **Weibliche Brust**

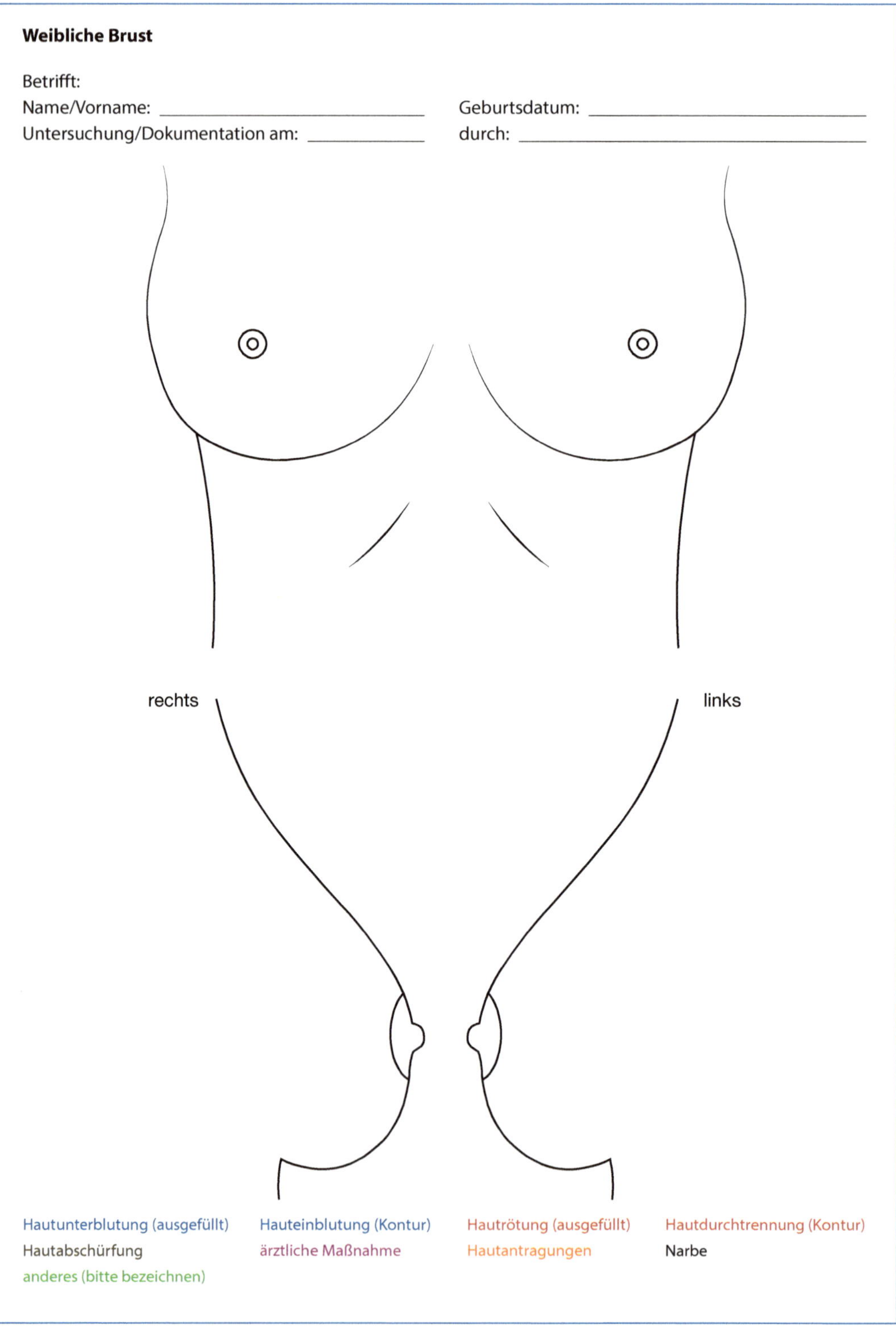

11.2.6 Vulva

Vulva

Betrifft:

Name/Vorname: _________________________ Geburtsdatum: _________________________

Untersuchung/Dokumentation am: ____________ durch: _________________________

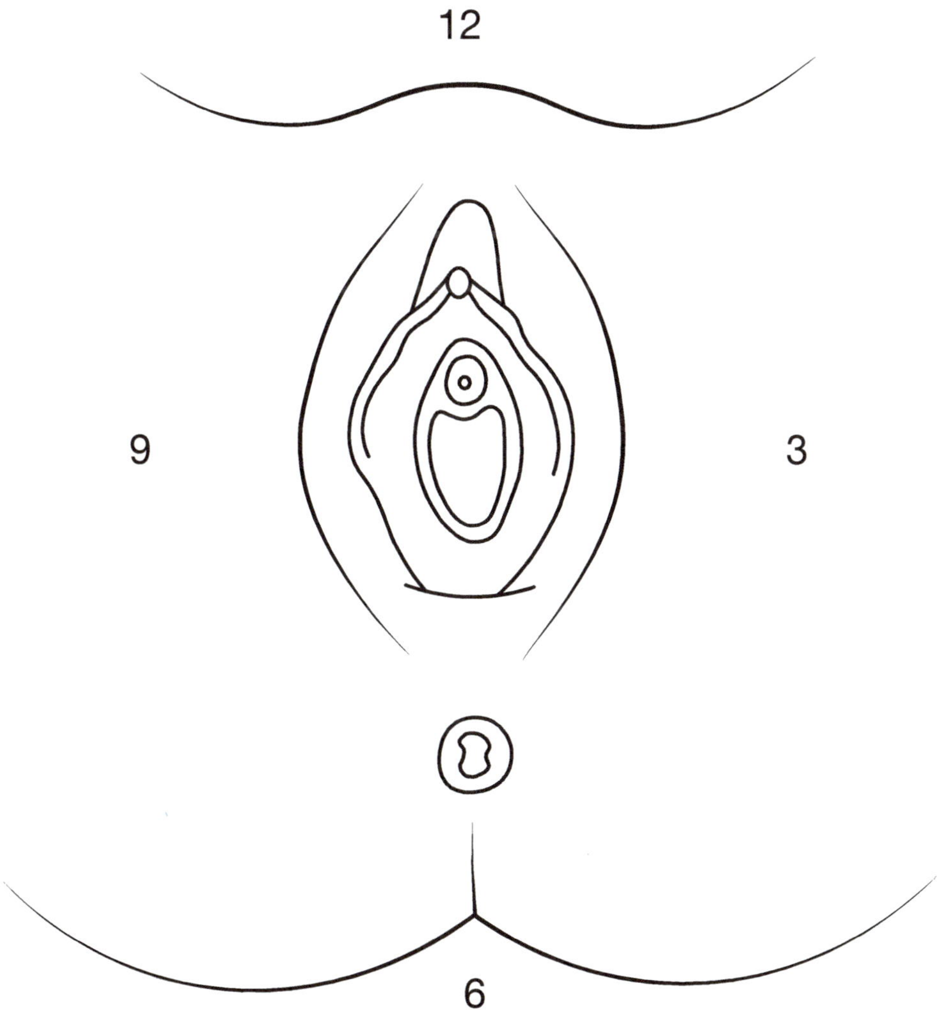

12

9

3

6

Hautunterblutung (ausgefüllt)   Hauteinblutung (Kontur)   Hautrötung (ausgefüllt)   Hautdurchtrennung (Kontur)

Hautabschürfung   ärztliche Maßnahme   Hautantragungen   Narbe

anderes (bitte bezeichnen)

11.2.7   Männliches Genitale

Männliches Genitale

Betrifft:

Name/Vorname: ______________________________   Geburtsdatum: ______________________________

Untersuchung/Dokumentation am: ______________   durch: ______________________________

Hautunterblutung (ausgefüllt)   Hauteinblutung (Kontur)   Hautrötung (ausgefüllt)   Hautdurchtrennung (Kontur)

Hautabschürfung   ärztliche Maßnahme   Hautantragungen   Narbe

anderes (bitte bezeichnen)

11.2.8 Gesäß

Gesäß

Betrifft:

Name/Vorname: _______________________________   Geburtsdatum: _______________________________

Untersuchung/Dokumentation am: _____________   durch: _______________________________

Hautunterblutung (ausgefüllt)   Hauteinblutung (Kontur)   Hautrötung (ausgefüllt)   Hautdurchtrennung (Kontur)

Hautabschürfung   ärztliche Maßnahme   Hautantragungen   Narbe

anderes (bitte bezeichnen)

11.2.9   Hände

Hände

Betrifft:
Name/Vorname: _______________________   Geburtsdatum: _______________________
Untersuchung/Dokumentation am: _____________   durch: _______________________

Hautunterblutung (ausgefüllt)   Hauteinblutung (Kontur)   Hautrötung (ausgefüllt)   Hautdurchtrennung (Kontur)

Hautabschürfung   ärztliche Maßnahme   Hautantragungen   Narbe

anderes (bitte bezeichnen)

11.3 Formularvorschläge

11.3.1 Haarasservierung

Haarasservierung

Betrifft:

Name/Vorname: _______________________   Geburtsdatum: _______________________

Adresse: ____

Haarasservierung

Benötigtes Material:
- Alufolie (alternativ Papier)
- Bindfaden
- Schere
- Handschuhe

Vorgehen:
- Haarsträhne bündeln und zusammenbinden
- Haarsträhne direkt an der Kopfhaut abschneiden
- Haarsträhne in Alufolie einpacken
- bei ausreichender Haarlänge Bezeichnung der Haarenden auf der Alufolie (kopfnah, kopffern oder Haarspitzen)
- Haare nicht mit Klebestreifen festkleben!

Angaben zur Haarasservierung:

Entnahmestelle:

☐ Kopf   ☐ Achselhöhle   ☐ Brust/Bauch

☐ Scham   ☐ Arme   ☐ Beine

☐ anderes: ____

Haarlänge insgesamt in mm: ________________________

Länge der am Körper verbliebenen Haare in mm: ______________

natürliche Haarfarbe: ________________________________

kosmetische Behandlung:

☐ Färben   ☐ Bleichen   ☐ Dauerwelle

☐ anderes: ____

Angaben zum Konsumverhalten (was, wann, wie):

____

____

Beispiel Bezeichnung:

kopfnah ↑

Haarspitzen ↓

Die Haarprobe wurde asserviert durch:

____

[Name/Vorname, Institution]

____

[Ort, Datum, Unterschrift]

11.3.2   Übergabe von Asservaten

Übergabe von Asservaten

Betrifft:

Name/Vorname: _________________________   Geburtsdatum: _________________________

Adresse: ____

Empfangsbestätigung

Mit meiner Unterschrift bestätige ich, dass ich das nachfolgend aufgeführte Untersuchungsmaterial der oben genannten Person erhalten habe:

____

____

____

____

____

____

____

____

____

____

____

[Name/Vorname der Empfängerin/des Empfängers, Institution]

____

[Ort, Datum, Unterschrift der Empfängerin/des Empfängers]

Die Übergabe erfolgte durch:

____

[Name/Vorname der das Untersuchungsmaterial übergebenden Person, Institution]

____

[Ort, Datum, Unterschrift der das Untersuchungsmaterial übergebenden Person]

11.3.3   Entbindung vom ärztlichen Berufsgeheimnis

Entbindung vom ärztlichen Berufsgeheimnis

Betrifft:

Name/Vorname: ________________________   Geburtsdatum: ________________________

Adresse: ____

Entbindung vom ärztlichen Berufsgeheimnis

Mit meiner Unterschrift bestätige ich, dass ich

Frau/Herrn
____
[Name der Ärztin/des Arztes]

sowie deren Hilfspersonen vom ärztlichen Berufsgeheimnis entbinde. Gegenüber

____
[Name/Vorname, Adresse des Auskunftsempfängers]

sind diese ermächtigt, alle erforderlichen Auskünfte im Zusammenhang mit der nachfolgend genannten

medizinischen Konsultation zu erteilen und Einsicht in sämtliche Akten zu gewähren.

Angaben zur medizinischen Konsultation:
____
[Ort, Zeitpunkt, Dauer]

____
[Ort, Datum, Unterschrift der untersuchten Person]

Bei Urteilsunfähigkeit:

Vertretungsberechtigte Person

____
[Name/Vorname, Geburtsdatum]

____
[Ort, Datum, Unterschrift der/des Vertretungsberechtigten]

Bei Übersetzung:

Der/die unterzeichnende Dolmetscher/in bestätigt, vorstehenden Text korrekt übersetzt zu haben:

________________________________   ________________________
[Name/Vorname, Geburtsdatum]   *[Sprache]*

____
[Ort, Datum, Unterschrift der Dolmetscherin/des Dolmetschers]

11.3.4   Aufklärung und Einwilligung zur forensisch-klinischen Untersuchung im Auftrag einer Ermittlungsbehörde

---

Aufklärung/Einwilligung zur forensisch-klinischen Untersuchung im Auftrag einer Ermittlungsbehörde

Betrifft:

Name/Vorname: _______________________   Geburtsdatum: _______________________

Adresse: ____

Aufklärung forensisch-klinische Untersuchung

Frau/Herr
____
[Name der Ärztin/des Arztes]
informierte mich persönlich zu Beginn der Konsultation über Folgendes:

☐ Der oben genannte Arzt ist Gutachter im Auftrag einer Behörde und unterliegt für den Gutachtensauftrag nicht der Schweigepflicht.

☐ Die Untersuchung umfasst die Befunderhebung, die Dokumentation, die Sicherstellung und die Weitergabe von Beweismitteln sowie die Erstattung eines Gutachtens.

☐ Gegen meinen Willen muss ich keine Angaben machen und kann die Untersuchung verweigern.

Einwilligung

Ich habe die Erläuterungen verstanden und konnte alle mich interessierenden Fragen stellen.

☐ Ich gebe meine Einwilligung in die forensisch-klinische Untersuchung.

☐ Ich verweigere die forensisch-klinische Untersuchung.

____
[Ort, Datum, Unterschrift der zu untersuchenden Person]

Bei Urteilsunfähigkeit:

Aufgrund mangelnder Urteilsfähigkeit der zu untersuchenden Person kann keine rechtswirksame Aufklärung zur forensisch-klinischen Untersuchung vorgenommen werden. Die Untersuchung erfolgt

☐ im Einverständnis folgender vertretungsberechtigter Person:

____
[Name/Vorname, Geburtsdatum]

____
[Ort, Datum, Unterschrift der/des Vertretungsberechtigten]

☐ nach dem mutmaßlichen Willen der zu untersuchenden Person.

____
[Ort, Datum, Name/Vorname, Unterschrift der Ärztin/des Arztes]

Bei Übersetzung:

Der/die unterzeichnende Dolmetscher/in bestätigt, vorstehenden Text korrekt übersetzt zu haben:

_______________________________________   _______________________
[Name/Vorname, Geburtsdatum]   *[Sprache]*

____
[Ort, Datum, Unterschrift der Dolmetscherin/des Dolmetschers]

11.3.5 Aufklärung und Einwilligung zur forensisch-klinischen Untersuchung (Konsilium)

Aufklärung/Einwilligung zur forensisch-klinischen Untersuchung (Konsilium)

Betrifft:

Name/Vorname: _________________________   Geburtsdatum: _____________________________

Adresse: ____

Aufklärung forensisch-klinische Untersuchung

Frau/Herr
____
[Name der Ärztin/des Arztes]
informierte mich persönlich zu Beginn der Konsultation über Folgendes:

- ☐ Der oben genannte Arzt unterliegt der Schweigepflicht, da die Untersuchung nicht im Auftrag einer Ermittlungsbehörde erfolgt (bislang keine Strafanzeige). Die Befunde dürfen im Regelfall nicht ohne mein Einverständnis weitergegeben werden.
- ☐ Die Untersuchung umfasst die Befunderhebung, die Dokumentation sowie die Sicherstellung und die Aufbewahrung von Beweismitteln.
- ☐ Gegen meinen Willen muss ich keine Angaben machen und kann die Untersuchung verweigern.

Einwilligung

Ich habe die Erläuterungen verstanden und konnte alle mich interessierenden Fragen stellen.

- ☐ Ich gebe meine Einwilligung in die forensisch-klinische Untersuchung.
- ☐ Ich verweigere die forensisch-klinische Untersuchung.

____
[Ort, Datum, Unterschrift der zu untersuchenden Person]

Bei Urteilsunfähigkeit:

Aufgrund mangelnder Urteilsfähigkeit der zu untersuchenden Person kann keine rechtswirksame Aufklärung zur forensisch-klinischen Untersuchung vorgenommen werden. Die Untersuchung erfolgt

- ☐ im Einverständnis folgender vertretungsberechtigter Person:

____
[Name/Vorname, Geburtsdatum]

____
[Ort, Datum, Unterschrift der/des Vertretungsberechtigten]

- ☐ nach dem mutmaßlichen Willen der zu untersuchenden Person.

____
[Ort, Datum, Name/Vorname, Unterschrift der Ärztin/des Arztes]

Bei Übersetzung:

Der/die unterzeichnende Dolmetscher/in bestätigt, vorstehenden Text korrekt übersetzt zu haben:

____   _____________________________
[Name/Vorname, Geburtsdatum]   *[Sprache]*

____
[Ort, Datum, Unterschrift der Dolmetscherin/des Dolmetschers]

11.3.6   Aufklärung und Einwilligung zum Schwangerschaftsabbruch

---

Aufklärung/Einwilligung zum Schwangerschaftsabbruch

Betrifft:

Name/Vorname: _______________________   Geburtsdatum: _______________________

Adresse: ____

Aufklärung Schwangerschaftsabbruch

Frau/Herr
____
[Name der Ärztin/des Arztes]

informierte mich persönlich über Folgendes:

- ☐ Schwangerschaftsabbrüche dürfen nur in Übereinstimmung mit den gesetzlichen Bestimmungen vorgenommen werden.
- ☐ *Medikamentöser Schwangerschaftsabbruch*: Zeitpunkt, praktischer Ablauf und Komplikationen der Methode sowie Risiken, Nebenwirkungen und Gegenindikationen der Medikamente.
- ☐ *Chirurgischer Schwangerschaftsabbruch*: Operationsmethode, Anästhesie und deren Risiken, Nebenwirkungen und Komplikationen sowie mögliche Folgen nach dem Eingriff.
- ☐ Bei rhesusnegativer Blutgruppe werde ich eine Spritze mit Antikörpern gegen rhesuspositives Blut bekommen, um zu verhindern, dass mein Organismus Rhesusantikörper bildet, welche bei einer späteren Schwangerschaft das Kind gefährden könnten.
- ☐ Zukünftige Schwangerschaften werden in der Regel nicht durch einen medikamentösen oder chirurgischen Schwangerschaftsabbruch beeinträchtigt. Ohne Verhütung kann eine Schwangerschaft sofort erfolgen, weshalb sichere Verhütungsmittel frühzeitig anzuwenden sind.
- ☐ Kostenregelung in Zusammenhang mit einem Schwangerschaftsabbruch.

Einwilligung

Ich habe die Erläuterungen verstanden und konnte alle mich interessierenden Fragen stellen.

- ☐ Ich willige in die Durchführung eines medikamentösen Schwangerschaftsabbruchs ein.
- ☐ Ich willige in die Durchführung eines chirurgischen Schwangerschaftsabbruchs ein und bin einverstanden mit den besprochenen Änderungen und Erweiterungen, falls sich diese während der Operation als erforderlich erweisen.
- ☐ Ich verweigere die Durchführung eines Schwangerschaftsabbruchs.

____
[Ort, Datum, Unterschrift der Patientin]

Bei Übersetzung:

Der/die unterzeichnende Dolmetscher/in bestätigt, vorstehenden Text korrekt übersetzt zu haben:

_______________________________________   _______________________
[Name/Vorname, Geburtsdatum]   *[Sprache]*

____
[Ort, Datum, Unterschrift der Dolmetscherin/des Dolmetschers]

11.3.7 Aufklärung und Einwilligung zu postexpositionellen Impfungen

Aufklärung/Einwilligung zur postexpositionelle Impfungen

Betrifft:

Name/Vorname: _____________________________ Geburtsdatum: _____________________________

Adresse: ____

Aufklärung postexpositionelle Impfungen

Frau/Herr ____

[Name der Ärztin/des Arztes]

☐ informierte mich persönlich über folgende Erkrankungen und die möglichen Impfungen:

    ☐ *Tetanus*: Aufgrund der vorliegenden Verletzungen ist eine Tetanusinfektion (Wundstarrkrampf) möglich. Das Krankheitsbild und dessen Komplikationen wurden mir geschildert. Auch wurde ich über die Impfung, deren Nebenwirkungen und Komplikationen aufgeklärt.

    ☐ *Hepatitis A*: Aufgrund der erfolgten Exposition ist eine Infektion mit Hepatitis A möglich. Das Krankheitsbild und dessen Komplikationen wurden mir geschildert. Auch wurde ich über die Impfung, deren Nebenwirkungen und Komplikationen aufgeklärt.

    ☐ *Hepatitis B*: Aufgrund der erfolgten Exposition ist eine Infektion mit Hepatitis B möglich. Das Krankheitsbild und dessen Komplikationen wurden mir geschildert. Auch wurde ich über die Impfung, deren Nebenwirkungen und Komplikationen aufgeklärt.

☐ händigte mir Informationsmaterial über folgende Erkrankungen und Impfungen aus:

    ☐ Tetanus   ☐ Hepatitis A   ☐ Hepatitis B.

Einwilligung

Ich habe die Erläuterungen verstanden und konnte alle mich interessierenden Fragen stellen.

☐ Ich willige in die Durchführung folgender Impfungen ein:

    ☐ Tetanus   ☐ Hepatitis A   ☐ Hepatitis B

☐ Ich verweigere die Durchführung folgender Impfungen:

    ☐ Tetanus   ☐ Hepatitis A   ☐ Hepatitis B.

Über mögliche Nachteile der Ablehnung dieser Impfungen wurde ich informiert.

____

[Ort, Datum, Unterschrift der zu impfenden Person]

Bei Urteilsunfähigkeit:

Vertretungsberechtigte Person

____

[Name/Vorname, Geburtsdatum]

____

[Ort, Datum, Unterschrift des/der Vertretungsberechtigten]

Bei Übersetzung:

Der/die unterzeichnende Dolmetscher/in bestätigt, vorstehenden Text korrekt übersetzt zu haben:

____   __________________________________

[Name/Vorname, Geburtsdatum]   *[Sprache]*

____

[Ort, Datum, Unterschrift der Dolmetscherin/des Dolmetschers]

11.3.8   Aufklärung und Einwilligung zur HIV-Postexpositionsprophylaxe

---

Aufklärung/Einwilligung zur HIV-Postexpositionsprophylaxe

Betrifft:

Name/Vorname: _______________________   Geburtsdatum: _______________________

Adresse: ____

Aufklärung HIV-Postexpositionsprophylaxe (PEP)

Frau/Herr

____
[Name der Ärztin/des Arztes]

informierte mich persönlich über Folgendes:

- ☐ Aufgrund des erfolgten Sexualkontaktes ist eine Infektion mit HIV und somit eine Erkrankung an AIDS möglich.
- ☐ Das Krankheitsbild und dessen Komplikationen wurden mir geschildert.
- ☐ Ich wurde über die medikamentöse HIV-PEP, deren Nebenwirkungen und Komplikationen aufgeklärt.
- ☐ Ich wurde informiert, dass eine unregelmäßige Medikamenteneinnahme oder ein Abbruch der Therapie eine HIV-Infektion grundsätzlich möglich machen könnte. Auch kann eine Übertragung trotz regelmäßiger und vollständiger Einnahme nicht gänzlich ausgeschlossen werden.
- ☐ Die Einnahme der Medikamente im Starter-Set sowie das weitere Prozedere wurden mir erklärt.

Einwilligung

Ich habe die Erläuterungen verstanden und konnte alle mich interessierenden Fragen stellen.

- ☐ Ich willige in die Durchführung der HIV-PEP ein.
- ☐ Ich verweigere die Durchführung einer HIV-PEP. Über mögliche Nachteile der Ablehnung dieser Maßnahme wurde ich informiert.

____
[Ort, Datum, Unterschrift der betroffenen Person]

Bei Urteilsunfähigkeit:

Vertretungsberechtigte Person

____
[Name/Vorname, Geburtsdatum]

____
[Ort, Datum, Unterschrift des/der Vertretungsberechtigten]

Bei Übersetzung:

Der/die unterzeichnende Dolmetscher/in bestätigt, vorstehenden Text korrekt übersetzt zu haben:

____   ________________________
[Name/Vorname, Geburtsdatum]   *[Sprache]*

____
[Ort, Datum, Unterschrift der Dolmetscherin/des Dolmetschers]

11.3.9 Aufklärung und Einwilligung zur professionellen Beratung

Aufklärung und Einwilligung zur professionellen Beratung

Betrifft:

Name/Vorname: _________________________ Geburtsdatum: _________________________

Geschlecht: ☐ männlich ☐ weiblich

Adresse: ____

Telefonnummer: ____

Ereignisdatum: ________________________ Ereignisort: _________________________

Aufklärung professionelle Beratung (Delikt gegen die sexuelle Integrität)

Frau/Herr ____
[Name der Ärztin/des Arztes]

☐ informierte mich persönlich über das Angebot folgender Beratungsstelle:

Name der Institution: ____

Adresse: ____

Telefonnummer: ____

☐ händigte mir Informationsmaterial zu Beratungs- und Unterstützungsmöglichkeiten aus.

Einwilligung

Ich habe die Erläuterungen der Ärztin/des Arztes verstanden und konnte alle mich interessierenden Fragen stellen.

☐ Ich willige in die Übermittlung der Angaben an die oben genannte Beratungsstelle ein.

☐ Ich verweigere die Übermittlung der Angaben an eine Beratungsstelle und wünsche zum jetzigen Zeitpunkt keine Beratung durch eine professionelle Beratungsstelle.

____
[Ort, Datum, Unterschrift der betroffenen Person]

Bei Urteilsunfähigkeit:

Vertretungsberechtigte Person

____
[Name/Vorname, Geburtsdatum]

____
[Ort, Datum, Unterschrift des/der Vertretungsberechtigten]

Bei Übersetzung:

Der/die unterzeichnende Dolmetscher/in bestätigt, vorstehenden Text korrekt übersetzt zu haben:

____ _________________________
[Name/Vorname, Geburtsdatum]   *[Sprache]*

____
[Ort, Datum, Unterschrift der Dolmetscherin/des Dolmetschers]

11.3.10   Informationen für die untersuchte Person

Informationen für die untersuchte Person

Betrifft:

Name/Vorname: ________________________   Geburtsdatum: ________________________

Adresse: ____

Informationsblatt zum weiteren Vorgehen

Sehr geehrte/r Frau/Herr ____ ,

Sie wurden am (Datum) ______________ nach einem sexuellen Übergriff forensisch-klinisch untersucht.
Nachfolgend erhalten Sie wichtige Informationen; die angekreuzten Punkte sind für Sie vorerst von Bedeutung – weitere Konsultationen können situativ nötig sein.

☐ **Nächster Arbeitstag:** Terminvereinbarung durch Sie zur Besprechung des weiteren Vorgehens, da Sie
Medikamente zum Schutz vor einer HIV-Ansteckung für nur 3 Tage (Starter-Set) erhalten haben.
Bitte erwähnen Sie, dass es um die Fortsetzung einer Notfall-Postexpositionsprophylaxe geht!
Name der Institution: ________________________   Telefonnummer: ________________________

☐ In **2 Wochen:** Terminvereinbarung durch Sie für eine allfällige Kontrolluntersuchung und Befundbe-
sprechung:
Name der Institution: ________________________   Telefonnummer: ________________________

☐ In **4 Wochen und 6 Monaten:** Terminvereinbarung durch Sie für weitere Hepatitis-B-Impfungen, da
Ihr Impfstatus nicht bekannt oder nicht vollständig ist.
Name der Institution: ________________________   Telefonnummer: ________________________

☐ In **4 Wochen (☐), 8 Wochen (☐), 3 Monaten (☐) und 6 Monaten (☐):** Terminvereinbarung durch
Sie für weitere Kontrollen auf sexuell übertragbare Erkrankungen.
Name der Institution: ________________________   Telefonnummer: ________________________

☐ Falls Sie sich selbst mit einer Beratungsstelle in Verbindung setzen möchten, können Sie sich an folgende Institution wenden (vgl. Formular zur professionellen Beratung):
Name der Institution: ________________________   Telefonnummer: ________________________

☐ Zwecks Spurensicherung wurden diverse Asservate abgenommen. Da Sie bislang keine Strafanzeige
erstattet haben, werden diese für (Dauer) ________________________ aufbewahrt und danach
entsorgt. Falls Sie eine längere Aufbewahrungsfrist wünschen, stellen Sie bitte schriftlich ein Gesuch
unter Angabe von Namen, Geburtsdatum und Ereignisdatum an folgende Institution:
Name der Institution: ________________________   Telefonnummer: ________________________
Adresse: ____

☐ anderes: ____

Bei Nachfragen zögern Sie bitte nicht, uns zu kontaktieren:
Name der Institution: ________________________   Telefonnummer: ________________________

Serviceteil

Anhang

A Gesetzestexte

A.1 Schweiz

A.1.1 Sexualisierte Gewalt

Hinsichtlich sexualisierter Gewalt relevante Artikel des Schweizerischen Strafgesetzbuches (Zweites Buch, fünfter Titel: Strafbare Handlungen gegen die sexuelle Integrität) und damit in Zusammenhang stehende relevante Gesetzestexte:

Art. 187 Gefährdung der Entwicklung von Minderjährigen. Sexuelle Handlungen mit Kindern

(1) Wer mit einem Kind unter 16 Jahren eine sexuelle Handlung vornimmt, es zu einer solchen Handlung verleitet oder es in eine sexuelle Handlung einbezieht, wird mit Freiheitsstrafe bis zu fünf Jahren oder Geldstrafe bestraft.

(2) Die Handlung ist nicht strafbar, wenn der Altersunterschied zwischen den Beteiligten nicht mehr als drei Jahre beträgt.

(3) Hat der Täter zur Zeit der Tat oder der ersten Tathandlung das 20. Altersjahr noch nicht zurückgelegt und liegen besondere Umstände vor oder ist die verletzte Person mit ihm die Ehe oder eine eingetragene Partnerschaft eingegangen, so kann die zuständige Behörde von der Strafverfolgung, der Überweisung an das Gericht oder der Bestrafung absehen.

(4) Handelte der Täter in der irrigen Vorstellung, das Kind sei mindestens 16 Jahre alt, hätte er jedoch bei pflichtgemässer Vorsicht den Irrtum vermeiden können, so ist die Strafe Freiheitsstrafe bis zu drei Jahren oder Geldstrafe.

Art. 188 Sexuelle Handlungen mit Abhängigen

(1) Wer mit einer minderjährigen Person von mehr als 16 Jahren, die von ihm durch ein Erziehungs-, Betreuungs- oder Arbeitsverhältnis oder auf andere Weise abhängig ist, eine sexuelle Handlung vornimmt, indem er diese Abhängigkeit ausnützt, wer eine solche Person unter Ausnützung ihrer Abhängigkeit zu einer sexuellen Handlung verleitet, wird mit Freiheitsstrafe bis zu drei Jahren oder Geldstrafe bestraft.

(2) Ist die verletzte Person mit dem Täter eine Ehe oder eine eingetragene Partnerschaft eingegangen, so kann die zuständige Behörde von der Strafverfolgung, der Überweisung an das Gericht oder der Bestrafung absehen.

Art. 189 Angriffe auf die sexuelle Freiheit und Ehre. Sexuelle Nötigung

(1) Wer eine Person zur Duldung einer beischlafsähnlichen oder einer anderen sexuellen Handlung nötigt, namentlich indem er sie bedroht, Gewalt anwendet, sie unter psychischen Druck setzt oder zum Widerstand unfähig macht, wird mit Freiheitsstrafe bis zu zehn Jahren oder Geldstrafe bestraft.

(3) Handelt der Täter grausam, verwendet er namentlich eine gefährliche Waffe oder einen anderen gefährlichen Gegenstand, so ist die Strafe Freiheitsstrafe nicht unter drei Jahren.

Art. 190 Vergewaltigung

(1) Wer eine Person weiblichen Geschlechts zur Duldung des Beischlafs nötigt, namentlich indem er sie bedroht, Gewalt anwendet, sie unter psychischen Druck setzt oder zum Widerstand unfähig macht, wird mit Freiheitsstrafe von einem Jahr bis zu zehn Jahren bestraft.

(3) Handelt der Täter grausam, verwendet er namentlich eine gefährliche Waffe oder einen anderen gefährlichen Gegenstand, so ist die Strafe Freiheitsstrafe nicht unter drei Jahren.

Art. 191 Schändung

Wer eine urteilsunfähige oder eine zum Widerstand unfähige Person in Kenntnis ihres

Zustandes zum Beischlaf, zu einer beischlafsähnlichen oder einer anderen sexuellen Handlung missbraucht, wird mit Freiheitsstrafe bis zu zehn Jahren oder Geldstrafe bestraft.

Art. 192 Sexuelle Handlungen mit Anstaltspfleglingen, Gefangenen, Beschuldigten

(1) Wer unter Ausnützung der Abhängigkeit einen Anstaltspflegling, Anstaltsinsassen, Gefangenen, Verhafteten oder Beschuldigten veranlasst, eine sexuelle Handlung vorzunehmen oder zu dulden, wird mit Freiheitsstrafe bis zu drei Jahren oder Geldstrafe bestraft.

(2) Hat die verletzte Person mit dem Täter die Ehe geschlossen oder ist sie mit ihm eine eingetragene Partnerschaft eingegangen, so kann die zuständige Behörde von der Strafverfolgung, der Überweisung an das Gericht oder der Bestrafung absehen.

Art. 193 Ausnützung der Notlage

(1) Wer eine Person veranlasst, eine sexuelle Handlung vorzunehmen oder zu dulden, indem er eine Notlage oder eine durch ein Arbeitsverhältnis oder eine in anderer Weise begründete Abhängigkeit ausnützt, wird mit Freiheitsstrafe bis zu drei Jahren oder Geldstrafe bestraft.

(2) Ist die verletzte Person mit dem Täter eine Ehe oder eine eingetragene Partnerschaft eingegangen, so kann die zuständige Behörde von der Strafverfolgung, der Überweisung an das Gericht oder der Bestrafung absehen.

Art. 195 Ausnützung sexueller Handlungen. Förderung der Prostitution

Mit Freiheitsstrafe bis zu zehn Jahren oder Geldstrafe wird bestraft, wer:
a. eine minderjährige Person der Prostitution zuführt oder in der Absicht, daraus Vermögensvorteile zu erlangen, ihre Prostitution fördert;
b. eine Person unter Ausnützung ihrer Abhängigkeit oder wegen eines Vermögensvorteils der Prostitution zuführt;

c. die Handlungsfreiheit einer Person, die Prostitution betreibt, dadurch beeinträchtigt, dass er sie bei dieser Tätigkeit überwacht oder Ort, Zeit, Ausmass oder andere Umstände der Prostitution bestimmt;
d. eine Person in der Prostitution festhält.

Art. 196 Sexuelle Handlungen mit Minderjährigen gegen Entgelt

Wer mit einer minderjährigen Person sexuelle Handlungen vornimmt oder solche von ihr vornehmen lässt und ihr dafür ein Entgelt leistet oder verspricht, wird mit Freiheitsstrafe bis zu drei Jahren oder Geldstrafe bestraft.

Art. 231 Verbreiten menschlicher Krankheiten

(1) Wer vorsätzlich eine gefährliche übertragbare menschliche Krankheit verbreitet, wird mit Gefängnis von einem Monat bis zu fünf Jahren bestraft. Hat der Täter aus gemeiner Gesinnung gehandelt, so ist die Strafe Zuchthaus bis zu fünf Jahren.

(2) Handelt der Täter fahrlässig, so ist die Strafe Gefängnis oder Busse.

A.1.2 Schwangerschaftsabbruch

In Bezug auf einen Schwangerschaftsabbruch relevante Artikel des Schweizerischen Strafgesetzbuches (Erster Titel: Strafbare Handlungen gegen Leib und Leben):

Art. 118 Schwangerschaftsabbruch. Strafbarer Schwangerschaftsabbruch

(1) Wer eine Schwangerschaft mit Einwilligung der schwangeren Frau abbricht oder eine schwangere Frau zum Abbruch der Schwangerschaft anstiftet oder ihr dabei hilft, ohne dass die Voraussetzungen nach Artikel 119 erfüllt sind, wird mit Freiheitsstrafe bis zu fünf Jahren oder Geldstrafe bestraft.

(2) Wer eine Schwangerschaft ohne Einwilligung der schwangeren Frau abbricht, wird mit Freiheitsstrafe von einem Jahr bis zu zehn Jahren bestraft.

(3) Die Frau, die ihre Schwangerschaft nach Ablauf der zwölften Woche seit Beginn der letzten Periode abbricht, abbrechen lässt oder sich in anderer Weise am Abbruch beteiligt, ohne dass die Voraussetzungen nach Artikel 119 Absatz 1 erfüllt sind, wird mit Freiheitsstrafe bis zu drei Jahren oder Geldstrafe bestraft.

(4) In den Fällen der Absätze 1 und 3 tritt die Verjährung in drei Jahren ein.

Art. 119 Strafloser Schwangerschaftsabbruch

(1) Der Abbruch einer Schwangerschaft ist straflos, wenn er nach ärztlichem Urteil notwendig ist, damit von der schwangeren Frau die Gefahr einer schwerwiegenden körperlichen Schädigung oder einer schweren seelischen Notlage abgewendet werden kann. Die Gefahr muss umso grösser sein, je fortgeschrittener die Schwangerschaft ist.

(2) Der Abbruch einer Schwangerschaft ist ebenfalls straflos, wenn er innerhalb von zwölf Wochen seit Beginn der letzten Periode auf schriftliches Verlangen der schwangeren Frau, die geltend macht, sie befinde sich in einer Notlage, durch eine zur Berufsausübung zugelassene Ärztin oder einen zur Berufsausübung zugelassenen Arzt vorgenommen wird. Die Ärztin oder der Arzt hat persönlich mit der Frau vorher ein eingehendes Gespräch zu führen und sie zu beraten.

(3) Ist die Frau nicht urteilsfähig, so ist die Zustimmung ihrer gesetzlichen Vertreterin oder ihres gesetzlichen Vertreters erforderlich.

(4) Die Kantone bezeichnen die Praxen und Spitäler, welche die Voraussetzungen für eine fachgerechte Durchführung von Schwangerschaftsabbrüchen und für eine eingehende Beratung erfüllen.

(5) Ein Schwangerschaftsabbruch wird zu statistischen Zwecken der zuständigen Gesundheitsbehörde gemeldet, wobei die Anonymität der betroffenen Frau gewährleistet wird und das Arztgeheimnis zu wahren ist.

Art. 120 Übertretungen durch Ärztinnen oder Ärzte

(1) Mit Busse wird die Ärztin oder der Arzt bestraft, die oder der eine Schwangerschaft in Anwendung von Artikel 119 Absatz 2 abbricht und es unterlässt, vor dem Eingriff:

a. von der schwangeren Frau ein schriftliches Gesuch zu verlangen;
b. persönlich mit der schwangeren Frau ein eingehendes Gespräch zu führen und sie zu beraten, sie über die gesundheitlichen Risiken des Eingriffs zu informieren und ihr gegen Unterschrift einen Leitfaden auszuhändigen, welcher enthält:
   1. ein Verzeichnis der kostenlos zur Verfügung stehenden Beratungsstellen,
   2. ein Verzeichnis von Vereinen und Stellen, welche moralische und materielle Hilfe anbieten, und
   3. Auskunft über die Möglichkeit, das geborene Kind zur Adoption freizugeben;
c. sich persönlich zu vergewissern, dass eine schwangere Frau unter 16 Jahren sich an eine für Jugendliche spezialisierte Beratungsstelle gewandt hat.

(2) Ebenso wird die Ärztin oder der Arzt bestraft, die oder der es unterlässt, gemäss Artikel 119 Absatz 5 einen Schwangerschaftsabbruch der zuständigen Gesundheitsbehörde zu melden.

A.1.3 Weibliche Genitalbeschneidung

Zum Thema weibliche Genitalbeschneidung relevante Artikel des Schweizerischen Strafgesetzbuches (Zweites Buch, erster Titel: Strafbare Handlungen gegen Leib und Leben):

Art. 122 Körperverletzung. Schwere Körperverletzung

Wer vorsätzlich einen Menschen lebensgefährlich verletzt, wer vorsätzlich den Körper, ein wichtiges Organ oder Glied eines Menschen verstümmelt oder ein wichtiges Organ oder Glied unbrauchbar macht, einen Menschen bleibend arbeitsunfähig, gebrechlich oder geisteskrank macht, das Gesicht eines Menschen arg und bleibend entstellt, wer vorsätzlich eine andere schwere Schädigung des Körpers oder der körperlichen oder geistigen Gesundheit eines Menschen verursacht, wird mit Freiheitsstrafe bis zu zehn Jahren oder Geldstrafe nicht unter 180 Tagessätzen bestraft.

Art. 124 Verstümmelung weiblicher Genitalien

(1) Wer die Genitalien einer weiblichen Person verstümmelt, in ihrer natürlichen Funktion erheblich und dauerhaft beeinträchtigt oder sie in anderer Weise schädigt, wird mit Freiheitsstrafe bis zu zehn Jahren oder Geldstrafe nicht unter 180 Tagessätzen bestraft.

(2) Strafbar ist auch, wer die Tat im Ausland begeht, sich in der Schweiz befindet und nicht ausgeliefert wird.

A.1.4 Körperverletzung

Weitere zum Thema Körperverletzung und Lebensgefahr relevante Artikel des Schweizerischen Strafgesetzbuches (Zweites Buch, erster Titel: Strafbare Handlungen gegen Leib und Leben):

Art. 123 Körperverletzung. Einfache Körperverletzung

(1) Wer vorsätzlich einen Menschen in anderer Weise an Körper oder Gesundheit schädigt, wird, auf Antrag, mit Freiheitsstrafe bis zu drei Jahren oder Geldstrafe bestraft.

In leichten Fällen kann der Richter die Strafe mildern (Art. 48a).

(2) Die Strafe ist Freiheitsstrafe bis zu drei Jahren oder Geldstrafe, und der Täter wird von Amtes wegen verfolgt,

wenn er Gift, eine Waffe oder einen gefährlichen Gegenstand gebraucht,

wenn er die Tat an einem Wehrlosen oder an einer Person begeht, die unter seiner Obhut

steht oder für die er zu sorgen hat, namentlich an einem Kind,

wenn er der Ehegatte des Opfers ist und die Tat während der Ehe oder bis zu einem Jahr nach der Scheidung begangen wurde,

wenn er die eingetragene Partnerin oder der eingetragene Partner des Opfers ist und die Tat während der Dauer der eingetragenen Partnerschaft oder bis zu einem Jahr nach deren Auflösung begangen wurde,

wenn er der hetero- oder homosexuelle Lebenspartner des Opfers ist, sofern sie auf unbestimmte Zeit einen gemeinsamem Haushalt führen und die Tat während dieser Zeit oder bis zu einem Jahr nach der Trennung begangen wurde.

Art. 126 Körperverletzung. Tätlichkeiten

(1) Wer gegen jemanden Tätlichkeiten verübt, die keine Schädigung des Körpers oder der Gesundheit zur Folge haben, wird, auf Antrag, mit Busse bestraft.

(2) Der Täter wird von Amtes wegen verfolgt, wenn er die Tat wiederholt begeht:

a. an einer Person, die unter seiner Obhut steht oder für die er zu sorgen hat, namentlich an einem Kind;
b. an seinem Ehegatten während der Ehe oder bis zu einem Jahr nach der Scheidung; oder
bbis. an seiner eingetragenen Partnerin oder seinem eingetragenen Partner während der Dauer der eingetragenen Partnerschaft oder bis zu einem Jahr nach deren Auflösung; oder
c. an seinem hetero- oder homosexuellen Lebenspartner, sofern sie auf unbestimmte Zeit einen gemeinsamen Haushalt führen und die Tat während dieser Zeit oder bis zu einem Jahr nach der Trennung begangen wurde.

Art. 129 Gefährdung des Lebens und der Gesundheit. Gefährdung des Lebens

Wer einen Menschen in skrupelloser Weise in unmittelbare Lebensgefahr bringt, wird mit

Freiheitsstrafe bis zu fünf Jahren oder Geldstrafe bestraft.

A.1.5 Falschaussage/Schweigepflicht

Schweigepflicht im Schweizerischen Strafgesetzbuch (Zweites Buch, siebzehnter Titel: Verbrechen und Vergehen gegen die Rechtspflege; achtzehnter Titel: Strafbare Handlungen gegen die Amts- und Berufspflicht) und damit in Zusammenhang stehende relevante Gesetzestexte:

Art. 307 Falsches Zeugnis. Falsches Gutachten. Falsche Übersetzung

(1) Wer in einem gerichtlichen Verfahren als Zeuge, Sachverständiger, Übersetzer oder Dolmetscher zur Sache falsch aussagt, einen falschen Befund oder ein falsches Gutachten abgibt oder falsch übersetzt, wird mit Freiheitsstrafe bis zu fünf Jahren oder Geldstrafe bestraft.

(2) Werden die Aussage, der Befund, das Gutachten oder die Übersetzung mit einem Eid oder mit einem Handgelübde bekräftigt, so ist die Strafe Freiheitsstrafe von sechs Monaten bis zu fünf Jahren.

(3) Bezieht sich die falsche Äusserung auf Tatsachen, die für die richterliche Entscheidung unerheblich sind, so ist die Strafe Geldstrafe.

Art. 320 Verletzung des Amtsgeheimnisses

(1) Wer ein Geheimnis offenbart, das ihm in seiner Eigenschaft als Mitglied einer Behörde oder als Beamter anvertraut worden ist, oder das er in seiner amtlichen oder dienstlichen Stellung wahrgenommen hat, wird mit Busse bestraft. Die Verletzung des Amtsgeheimnisses ist auch nach Beendigung des amtlichen oder dienstlichen Verhältnisses strafbar.

(2) Der Täter ist nicht strafbar, wenn er mit schriftlicher Einwilligung seiner vorgesetzten Behörde geoffenbart hat.

Art. 321 Verletzung des Berufsgeheimnisses

(1) Geistliche, Rechtsanwälte, Verteidiger, Notare, nach Obligationenrecht 199 zur Verschwiegenheit verpflichtete Revisoren, Ärzte, Zahnärzte, Apotheker, Hebammen sowie ihre Hilfspersonen, die ein Geheimnis offenbaren, das ihnen infolge ihres Berufes anvertraut worden ist, oder das sie in dessen Ausübung wahrgenommen haben, werden, auf Antrag, mit Gefängnis oder mit Busse bestraft. Ebenso werden Studierende bestraft, die ein Geheimnis offenbaren, das sie bei ihrem Studium wahrnehmen. Die Verletzung des Berufsgeheimnisses ist auch nach Beendigung der Berufsausbildung oder der Studien strafbar.

(2) Der Täter ist nicht strafbar, wenn er das Geheimnis auf Grund einer Einwilligung des Berechtigten oder einer auf Gesuch des Täters erteilten schriftlichen Bewilligung der vorgesetzten Behörde oder Aufsichtsbehörde offenbart hat.

(3) Vorbehalten bleiben die eidgenössischen und kantonalen Bestimmungen über die Zeugnispflicht und über die Auskunftspflicht gegenüber einer Behörde.

A.1.6 Epidemiegesetz

Art. 12 Meldepflicht

(1) Ärztinnen und Ärzte, Spitäler und andere öffentliche oder private Institutionen des Gesundheitswesens melden Beobachtungen zu übertragbaren Krankheiten mit den Angaben, die zur Identifizierung der erkrankten, infizierten oder exponierten Personen sowie zur Feststellung des Übertragungswegs notwendig sind:

a. der zuständigen kantonalen Behörde;
b. bei bestimmten Erregern zusätzlich direkt dem BAG.

(2) Laboratorien melden laboranalytische Befunde zu übertragbaren Krankheiten mit den Angaben, die zur Identifizierung der erkrankten oder infizierten Personen notwendig sind, der zuständigen kantonalen Behörde und dem BAG.

(3) Der Bundesrat kann die Pflicht vorsehen, Verhütungs- und Bekämpfungsmassnahmen sowie deren Wirkung zu melden und Proben und Untersuchungsergebnisse an die von den zuständigen Behörden bestimmten Laboratorien zu senden.

(4) Die zuständigen kantonalen Behörden melden dem BAG Beobachtungen, die auf eine Gefahr für die öffentliche Gesundheit hinweisen.

(5) Wer ein Schiff oder ein Luftfahrzeug führt, meldet dem Betreiber von Hafenanlagen beziehungsweise dem Flughafenhalter Beobachtungen, die auf eine Gefahr für die öffentliche Gesundheit hinweisen.

(6) Zu melden sind Beobachtungen zu übertragbaren Krankheiten:

a. die Epidemien verursachen können;
b. die schwerwiegende Auswirkungen zur Folge haben können;
c. die neuartig oder unerwartet sind oder
d. deren Überwachung international vereinbart ist.

Art. 83 Übertretungen

(1) Mit Busse wird bestraft, wer vorsätzlich:

a. die Meldepflicht verletzt (Art. 12);
b. ohne Bewilligung eine mikrobiologische Untersuchung zur Erkennung übertragbarer Krankheiten durchführt (Art. 16);
c. die Vorschriften über die Verhütung der Übertragung von Krankheiten verletzt (Art. 19);
d. ohne Bewilligung eine internationale Impf- oder Prophylaxebescheinigung ausstellt (Art. 23);
e. die Sorgfaltspflicht im Umgang mit Krankheitserregern oder ihren toxischen Produkten verletzt (Art. 25);
f. die weiteren Vorschriften über den Umgang mit Krankheitserregern verletzt (Art. 29);
g. sich einer angeordneten medizinischen Überwachung entzieht (Art. 34);
h. sich einer angeordneten Quarantäne oder Absonderung entzieht (Art. 35);
i. sich einer angeordneten ärztlichen Untersuchung entzieht (Art. 36);
j. sich Massnahmen gegenüber der Bevölkerung widersetzt (Art. 40);
k. die Vorschriften über die Ein- oder Ausreise verletzt (Art. 41);
l. Mitwirkungspflichten verletzt (Art. 43, 47 Abs. 2 und 48 Abs. 2);
m. die Vorschriften über den Transport sowie die Ein-, Aus- und Durchfuhr von Waren verletzt (Art. 45).

(2) Wer fahrlässig handelt, wird für Übertretungen nach Abs. 1 mit Busse bis zu 5000 Franken bestraft.

A.1.7 Sonstiges

Art. 17 Rechtfertigender Notstand

Wer eine mit Strafe bedrohte Tat begeht, um ein eigenes oder das Rechtsgut einer anderen Person aus einer unmittelbaren, nicht anders abwendbaren Gefahr zu retten, handelt rechtmässig, wenn er dadurch höherwertige Interessen wahrt.

A.2 Deutschland

A.2.1 Sexualisierte Gewalt

Hinsichtlich sexualisierter Gewalt relevante Paragraphen des Deutschen Strafgesetzbuches (13. Abschnitt – Straftaten gegen die sexuelle Selbstbestimmung) und damit in Zusammenhang stehende relevante Gesetzestexte:

§ 174 Sexueller Missbrauch von Schutzbefohlenen

(1) Wer sexuelle Handlungen

1. an einer Person unter sechzehn Jahren, die ihm zur Erziehung, zur Ausbildung oder zur Betreuung in der Lebensführung anvertraut ist,
2. an einer Person unter achtzehn Jahren, die ihm zur Erziehung, zur Ausbildung oder zur Betreuung in der Lebensführung anvertraut oder im

Rahmen eines Dienst- oder Arbeitsverhältnisses untergeordnet ist, unter Missbrauch einer mit dem Erziehungs-, Ausbildungs-, Betreuungs-, Dienst- oder Arbeitsverhältnis verbundenen Abhängigkeit oder

3. an einer Person unter achtzehn Jahren, die sein leiblicher oder rechtlicher Abkömmling ist oder der seines Ehegatten, seines Lebenspartners oder einer Person, mit der er in eheähnlicher oder lebenspartnerschaftsähnlicher Gemeinschaft lebt,

vornimmt oder an sich von dem Schutzbefohlenen vornehmen lässt, wird mit Freiheitsstrafe von drei Monaten bis zu fünf Jahren bestraft.

(2) Mit Freiheitsstrafe von drei Monaten bis zu fünf Jahren wird eine Person bestraft, der in einer dazu bestimmten Einrichtung die Erziehung, Ausbildung oder Betreuung in der Lebensführung von Personen unter achtzehn Jahren anvertraut ist, und die sexuelle Handlungen

1. an einer Person unter sechzehn Jahren, die zu dieser Einrichtung in einem Rechtsverhältnis steht, das ihrer Erziehung, Ausbildung oder Betreuung in der Lebensführung dient, vornimmt oder an sich von ihr vornehmen lässt oder

2. unter Ausnutzung ihrer Stellung an einer Person unter achtzehn Jahren, die zu dieser Einrichtung in einem Rechtsverhältnis steht, das ihrer Erziehung, Ausbildung oder Betreuung in der Lebensführung dient, vornimmt oder an sich von ihr vornehmen lässt.

(4) Der Versuch ist strafbar.

§ 174a Sexueller Missbrauch von Gefangenen, behördlich Verwahrten oder Kranken und Hilfsbedürftigen in Einrichtungen

(1) Wer sexuelle Handlungen an einer gefangenen oder auf behördliche Anordnung verwahrten Person, die ihm zur Erziehung, Ausbildung, Beaufsichtigung oder Betreuung anvertraut ist, unter Missbrauch seiner Stellung vornimmt oder an sich von der gefangenen oder verwahrten Person vornehmen lässt, wird mit Freiheitsstrafe von drei Monaten bis zu fünf Jahren bestraft.

(2) Ebenso wird bestraft, wer eine Person, die in einer Einrichtung für kranke oder hilfsbedürftige Menschen aufgenommen und ihm zur Beaufsichtigung oder Betreuung anvertraut ist, dadurch missbraucht, dass er unter Ausnutzung der Krankheit oder Hilfsbedürftigkeit dieser Person sexuelle Handlungen an ihr vornimmt oder an sich von ihr vornehmen lässt.

(3) Der Versuch ist strafbar.

§ 174b Sexueller Missbrauch unter Ausnutzung einer Amtsstellung

(1) Wer als Amtsträger, der zur Mitwirkung an einem Strafverfahren oder an einem Verfahren zur Anordnung einer freiheitsentziehenden Maßregel der Besserung und Sicherung oder einer behördlichen Verwahrung berufen ist, unter Missbrauch der durch das Verfahren begründeten Abhängigkeit sexuelle Handlungen an demjenigen, gegen den sich das Verfahren richtet, vornimmt oder an sich von dem anderen vornehmen lässt, wird mit Freiheitsstrafe von drei Monaten bis zu fünf Jahren bestraft.

(2) Der Versuch ist strafbar.

§ 174c Sexueller Missbrauch unter Ausnutzung eines Beratungs-, Behandlungs- oder Betreuungsverhältnisses

(1) Wer sexuelle Handlungen an einer Person, die ihm wegen einer geistigen oder seelischen Krankheit oder Behinderung einschließlich einer Suchtkrankheit oder wegen einer körperlichen Krankheit oder Behinderung zur Beratung, Behandlung oder Betreuung anvertraut ist, unter Missbrauch des Beratungs-, Behandlungs- oder Betreuungsverhältnisses vornimmt oder an sich von ihr vornehmen lässt, wird mit Freiheitsstrafe von drei Monaten bis zu fünf Jahren bestraft.

(2) Ebenso wird bestraft, wer sexuelle Handlungen an einer Person, die ihm zur psychotherapeutischen Behandlung anvertraut ist, unter Missbrauch des Behandlungsverhältnisses

vornimmt oder an sich von ihr vornehmen lässt.

(3) Der Versuch ist strafbar.

§ 177 Sexueller Übergriff; sexuelle Nötigung; Vergewaltigung

(1) Wer gegen den erkennbaren Willen einer anderen Person sexuelle Handlungen an dieser Person vornimmt oder von ihr vornehmen lässt oder diese Person zur Vornahme oder Duldung sexueller Handlungen an oder von einem Dritten bestimmt, wird mit Freiheitsstrafe von sechs Monaten bis zu fünf Jahren bestraft.

(2) Ebenso wird bestraft, wer sexuelle Handlungen an einer anderen Person vornimmt oder von ihr vornehmen lässt oder diese Person zur Vornahme oder Duldung sexueller Handlungen an oder von einem Dritten bestimmt, wenn

1. der Täter ausnutzt, dass die Person nicht in der Lage ist, einen entgegenstehenden Willen zu bilden oder zu äußern,
2. der Täter ausnutzt, dass die Person auf Grund ihres körperlichen oder psychischen Zustands in der Bildung oder Äußerung des Willens erheblich eingeschränkt ist, es sei denn, er hat sich der Zustimmung dieser Person versichert,
3. der Täter ein Überraschungsmoment ausnutzt,
4. der Täter eine Lage ausnutzt, in der dem Opfer bei Widerstand ein empfindliches Übel droht, oder
5. der Täter die Person zur Vornahme oder Duldung der sexuellen Handlung durch Drohung mit einem empfindlichen Übel genötigt hat.

(3) Der Versuch ist str afbar.

(4) Auf Freiheitsstrafe nicht unter einem Jahr ist zu erkennen, wenn die Unfähigkeit, einen Willen zu bilden oder zu äußern, auf einer Krankheit oder Behinderung des Opfers beruht.

(5) Auf Freiheitsstrafe nicht unter einem Jahr ist zu erkennen, wenn der Täter

1. gegenüber dem Opfer Gewalt anwendet,
2. dem Opfer mit gegenwärtiger Gefahr für Leib oder Leben droht oder
3. eine Lage ausnutzt, in der das Opfer der Einwirkung des Täters schutzlos ausgeliefert ist.

(6) In besonders schweren Fällen ist auf Freiheitsstrafe nicht unter zwei Jahren zu erkennen. Ein besonders schwerer Fall liegt in der Regel vor, wenn

1. der Täter mit dem Opfer den Beischlaf vollzieht oder vollziehen lässt oder ähnliche sexuelle Handlungen an dem Opfer vornimmt oder von ihm vornehmen lässt, die dieses besonders erniedrigen, insbesondere wenn sie mit einem Eindringen in den Körper verbunden sind (Vergewaltigung), oder
2. die Tat von mehreren gemeinschaftlich begangen wird..3

(7) Auf Freiheitsstrafe nicht unter drei Jahren ist zu erkennen, wenn der Täter

1. eine Waffe oder ein anderes gefährliches Werkzeug bei sich führt,
2. sonst ein Werkzeug oder Mittel bei sich führt, um den Widerstand einer anderen Person durch Gewalt oder Drohung mit Gewalt zu verhindern oder zu überwinden, oder
3. das Opfer in die Gefahr einer schweren Gesundheitsschädigung bringt.

(8) Auf Freiheitsstrafe nicht unter fünf Jahren ist zu erkennen, wenn der Täter

1. bei der Tat eine Waffe oder ein anderes gefährliches Werkzeug verwendet oder
2. das Opfer
   a. bei der Tat körperlich schwer misshandelt oder
   b. durch die Tat in die Gefahr des Todes bringt.

(9) In minder schweren Fällen der Absätze 1 und 2 ist auf Freiheitsstrafe von drei Monaten bis zu drei Jahren, in minder schweren Fällen der Absätze 4 und 5 ist auf Freiheitsstrafe von sechs Monaten bis zu zehn Jahren, in minder schweren

Fällen der Absätze 7 und 8 ist auf Freiheitsstrafe von einem Jahr bis zu zehn Jahren zu erkennen.

§ 178 Sexueller Übergriff, sexuelle Nötigung und Vergewaltigung mit Todesfolge

Verursacht der Täter durch den sexuellen Übergriff, die sexuelle Nötigung oder Vergewaltigung (§ 177) wenigstens leichtfertig den Tod des Opfers, so ist die Strafe lebenslange Freiheitsstrafe oder Freiheitsstrafe nicht unter zehn Jahren.

§ 182 Sexueller Missbrauch von Jugendlichen

(1) Wer eine Person unter achtzehn Jahren dadurch missbraucht, dass er unter Ausnutzung einer Zwangslage

1. sexuelle Handlungen an ihr vornimmt oder an sich von ihr vornehmen lässt oder
2. diese dazu bestimmt, sexuelle Handlungen an einem Dritten vorzunehmen oder von einem Dritten an sich vornehmen zu lassen,

wird mit Freiheitsstrafe bis zu fünf Jahren oder mit Geldstrafe bestraft.

(2) Ebenso wird eine Person über achtzehn Jahren bestraft, die eine Person unter achtzehn Jahren dadurch missbraucht, dass sie gegen Entgelt sexuelle Handlungen an ihr vornimmt oder an sich von ihr vornehmen lässt.

(3) Eine Person über einundzwanzig Jahre, die eine Person unter sechzehn Jahren dadurch missbraucht, dass sie

1. sexuelle Handlungen an ihr vornimmt oder an sich von ihr vornehmen lässt oder
2. diese dazu bestimmt, sexuelle Handlungen an einem Dritten vorzunehmen oder von einem Dritten an sich vornehmen zu lassen,

und dabei die ihr gegenüber fehlende Fähigkeit des Opfers zur sexuellen Selbstbestimmung ausnutzt, wird mit Freiheitsstrafe bis zu drei Jahren oder mit Geldstrafe bestraft.

(4) Der Versuch ist strafbar.

(5) In den Fällen des Absatzes 3 wird die Tat nur auf Antrag verfolgt, es sei denn, dass die Strafverfolgungsbehörde wegen des besonderen öffentlichen Interesses an der Strafverfolgung ein Einschreiten von Amts wegen für geboten hält.

(6) In den Fällen der Absätze 1 bis 3 kann das Gericht von Strafe nach diesen Vorschriften absehen, wenn bei Berücksichtigung des Verhaltens der Person, gegen die sich die Tat richtet, das Unrecht der Tat gering ist.

A.2.2 Schwangerschaftsabbruch

In Bezug auf einen Schwangerschaftsabbruch relevante Paragraphen des Deutschen Strafgesetzbuches (16. Abschnitt – Straftaten gegen das Leben):

§ 218 Schwangerschaftsabbruch

(1) Wer eine Schwangerschaft abbricht, wird mit Freiheitsstrafe bis zu drei Jahren oder mit Geldstrafe bestraft. Handlungen, deren Wirkung vor Abschluss der Einnistung des befruchteten Eies in der Gebärmutter eintritt, gelten nicht als Schwangerschaftsabbruch im Sinne dieses Gesetzes.

(2) In besonders schweren Fällen ist die Strafe Freiheitsstrafe von sechs Monaten bis zu fünf Jahren. Ein besonders schwerer Fall liegt in der Regel vor, wenn der Täter

1. gegen den Willen der Schwangeren handelt oder
2. leichtfertig die Gefahr des Todes oder einer schweren Gesundheitsschädigung der Schwangeren verursacht.

(3) Begeht die Schwangere die Tat, so ist die Strafe Freiheitsstrafe bis zu einem Jahr oder Geldstrafe.

(4) Der Versuch ist strafbar. Die Schwangere wird nicht wegen Versuchs bestraft.

§ 218a Straflosigkeit des Schwangerschaftsabbruchs

(1) Der Tatbestand des § 218 ist nicht verwirklicht, wenn

1. die Schwangere den Schwangerschaftsabbruch verlangt und dem Arzt durch eine Bescheinigung nach § 219 Abs. 2 Satz 2 nachgewiesen hat, dass sie sich mindestens drei Tage vor dem Eingriff hat beraten lassen,
2. der Schwangerschaftsabbruch von einem Arzt vorgenommen wird und
3. seit der Empfängnis nicht mehr als zwölf Wochen vergangen sind.

(2) Der mit Einwilligung der Schwangeren von einem Arzt vorgenommene Schwangerschaftsabbruch ist nicht rechtswidrig, wenn der Abbruch der Schwangerschaft unter Berücksichtigung der gegenwärtigen und zukünftigen Lebensverhältnisse der Schwangeren nach ärztlicher Erkenntnis angezeigt ist, um eine Gefahr für das Leben oder die Gefahr einer schwerwiegenden Beeinträchtigung des körperlichen oder seelischen Gesundheitszustandes der Schwangeren abzuwenden, und die Gefahr nicht auf eine andere für sie zumutbare Weise abgewendet werden kann.

(3) Die Voraussetzungen des Absatzes 2 gelten bei einem Schwangerschaftsabbruch, der mit Einwilligung der Schwangeren von einem Arzt vorgenommen wird, auch als erfüllt, wenn nach ärztlicher Erkenntnis an der Schwangeren eine rechtswidrige Tat nach den §§ 176 bis 178 des Strafgesetzbuches begangen worden ist, dringende Gründe für die Annahme sprechen, dass die Schwangerschaft auf der Tat beruht, und seit der Empfängnis nicht mehr als zwölf Wochen vergangen sind.

(4) Die Schwangere ist nicht nach § 218 strafbar, wenn der Schwangerschaftsabbruch nach Beratung (§ 219) von einem Arzt vorgenommen worden ist und seit der Empfängnis nicht mehr als zweiundzwanzig Wochen verstrichen sind. Das Gericht kann von Strafe nach § 218 absehen, wenn die Schwangere sich zur Zeit des Eingriffs in besonderer Bedrängnis befunden hat.

§ 218b Schwangerschaftsabbruch ohne ärztliche Feststellung; unrichtige ärztliche Feststellung

(1) Wer in den Fällen des § 218a Abs. 2 oder 3 eine Schwangerschaft abbricht, ohne dass ihm die schriftliche Feststellung eines Arztes, der nicht selbst den Schwangerschaftsabbruch vornimmt, darüber vorgelegen hat, ob die Voraussetzungen des § 218a Abs. 2 oder 3 gegeben sind, wird mit Freiheitsstrafe bis zu einem Jahr oder mit Geldstrafe bestraft, wenn die Tat nicht in § 218 mit Strafe bedroht ist. Wer als Arzt wider besseres Wissen eine unrichtige Feststellung über die Voraussetzungen des § 218a Abs. 2 oder 3 zur Vorlage nach Satz 1 trifft, wird mit Freiheitsstrafe bis zu zwei Jahren oder mit Geldstrafe bestraft, wenn die Tat nicht in § 218 mit Strafe bedroht ist. Die Schwangere ist nicht nach Satz 1 oder 2 strafbar.

(2) Ein Arzt darf Feststellungen nach § 218a Abs. 2 oder 3 nicht treffen, wenn ihm die zuständige Stelle dies untersagt hat, weil er wegen einer rechtswidrigen Tat nach Absatz 1, den §§ 218, 219a oder 219b oder wegen einer anderen rechtswidrigen Tat, die er im Zusammenhang mit einem Schwangerschaftsabbruch begangen hat, rechtskräftig verurteilt worden ist. Die zuständige Stelle kann einem Arzt vorläufig untersagen, Feststellungen nach § 218a Abs. 2 und 3 zu treffen, wenn gegen ihn wegen des Verdachts einer der in Satz 1 bezeichneten rechtswidrigen Taten das Hauptverfahren eröffnet worden ist.

§ 218c Ärztliche Pflichtverletzung bei einem Schwangerschaftsabbruch

(1) Wer eine Schwangerschaft abbricht,

1. ohne der Frau Gelegenheit gegeben zu haben, ihm die Gründe für ihr Verlangen nach Abbruch der Schwangerschaft darzulegen,

2. ohne die Schwangere über die Bedeutung des Eingriffs, insbesondere über Ablauf, Folgen, Risiken, mögliche physische und psychische Auswirkungen ärztlich beraten zu haben,

3. ohne sich zuvor in den Fällen des § 218a Abs. 1 und 3 auf Grund ärztlicher Untersuchung von der Dauer der Schwangerschaft überzeugt zu haben oder

4. obwohl er die Frau in einem Fall des § 218a Abs. 1 nach § 219 beraten hat,

wird mit Freiheitsstrafe bis zu einem Jahr oder mit Geldstrafe bestraft, wenn die Tat nicht in § 218 mit Strafe bedroht ist.

(2) Die Schwangere ist nicht nach Absatz 1 strafbar.

§ 219 Beratung der Schwangeren in einer Not- und Konfliktlage

(1) Die Beratung dient dem Schutz des ungeborenen Lebens. Sie hat sich von dem Bemühen leiten zu lassen, die Frau zur Fortsetzung der Schwangerschaft zu ermutigen und ihr Perspektiven für ein Leben mit dem Kind zu eröffnen; sie soll ihr helfen, eine verantwortliche und gewissenhafte Entscheidung zu treffen. Dabei muss der Frau bewusst sein, dass das Ungeborene in jedem Stadium der Schwangerschaft auch ihr gegenüber ein eigenes Recht auf Leben hat und dass deshalb nach der Rechtsordnung ein Schwangerschaftsabbruch nur in Ausnahmesituationen in Betracht kommen kann, wenn der Frau durch das Austragen des Kindes eine Belastung erwächst, die so schwer und außergewöhnlich ist, dass sie die zumutbare Opfergrenze übersteigt. Die Beratung soll durch Rat und Hilfe dazu beitragen, die in Zusammenhang mit der Schwangerschaft bestehende Konfliktlage zu bewältigen und einer Notlage abzuhelfen. Das Nähere regelt das Schwangerschaftskonfliktgesetz.

(2) Die Beratung hat nach dem Schwangerschaftskonfliktgesetz durch eine anerkannte Schwangerschaftskonfliktberatungsstelle zu erfolgen. Die Beratungsstelle hat der Schwangeren nach Abschluss der Beratung hierüber eine mit dem Datum des letzten Beratungsgesprächs und dem Namen der Schwangeren versehene Bescheinigung nach Maßgabe des Schwangerschaftskonfliktgesetzes auszustellen. Der Arzt, der den Abbruch der Schwangerschaft vornimmt, ist als Berater ausgeschlossen.

A.2.3 Weibliche Genitalbeschneidung

Zum Thema weibliche Genitalbeschneidung relevante Paragraphen des Deutschen Strafgesetzbuches (17. Abschnitt – Straftaten gegen die körperliche Unversehrtheit):

§ 226 Schwere Körperverletzung

(1) Hat die Körperverletzung zur Folge, dass die verletzte Person

1. das Sehvermögen auf einem Auge oder beiden Augen, das Gehör, das Sprechvermögen oder die Fortpflanzungsfähigkeit verliert,
2. ein wichtiges Glied des Körpers verliert oder dauernd nicht mehr gebrauchen kann oder
3. in erheblicher Weise dauernd entstellt wird oder in Siechtum, Lähmung oder geistige Krankheit oder Behinderung verfällt,

so ist die Strafe Freiheitsstrafe von einem Jahr bis zu zehn Jahren.

(2) Verursacht der Täter eine der in Absatz 1 bezeichneten Folgen absichtlich oder wissentlich, so ist die Strafe Freiheitsstrafe nicht unter drei Jahren.

(3) In minder schweren Fällen des Absatzes 1 ist auf Freiheitsstrafe von sechs Monaten bis zu fünf Jahren, in minder schweren Fällen des Absatzes 2 auf Freiheitsstrafe von einem Jahr bis zu zehn Jahren zu erkennen.

§ 226a Verstümmelung weiblicher Genitalien

(1) Wer die äußeren Genitalien einer weiblichen Person verstümmelt, wird mit Freiheitsstrafe nicht unter einem Jahr bestraft.

(2) In minder schweren Fällen ist auf Freiheitsstrafe von sechs Monaten bis zu fünf Jahren zu erkennen.

A.2.4 Körperverletzung

Weitere zum Thema Körperverletzung und Lebensgefahr relevante Paragraphen des Deutschen Strafgesetzbuches (17. Abschnitt - Straftaten gegen die körperliche Unversehrtheit):

§ 223 Körperverletzung

(1) Wer eine andere Person körperlich mißhandelt oder an der Gesundheit schädigt, wird mit Freiheitsstrafe bis zu fünf Jahren oder mit Geldstrafe bestraft.

(2) Der Versuch ist strafbar.

§ 224 Gefährliche Körperverletzung

(1) Wer die Körperverletzung

1. durch Beibringung von Gift oder anderen gesundheitsschädlichen Stoffen,
2. mittels einer Waffe oder eines anderen gefährlichen Werkzeugs,
3. mittels eines hinterlistigen Überfalls,
4. mit einem anderen Beteiligten gemeinschaftlich oder
5. mittels einer das Leben gefährdenden Behandlung

begeht, wird mit Freiheitsstrafe von sechs Monaten bis zu zehn Jahren, in minder schweren Fällen mit Freiheitsstrafe von drei Monaten bis zu fünf Jahren bestraft.

(2) Der Versuch ist strafbar.

§ 227 Körperverletzung mit Todesfolge

(1) Verursacht der Täter durch die Körperverletzung (§§ 223 bis 226a) den Tod der verletzten Person, so ist die Strafe Freiheitsstrafe nicht unter drei Jahren.

(2) In minder schweren Fällen ist auf Freiheitsstrafe von einem Jahr bis zu zehn Jahren zu erkennen.

A.2.5 Schweigepflicht

Schweigepflicht im Deutschen Strafgesetzbuch (15. Abschnitt – Verletzung des persönlichen Lebens- und Geheimbereichs) sowie damit in Zusammenhang stehende relevante Gesetzestexte:

§ 138 Nichtanzeige geplanter Straftaten

(1) Wer von dem Vorhaben oder der Ausführung

1. (weggefallen)
2. eines Hochverrats in den Fällen der §§ 81 bis 83 Abs. 1,
3. eines Landesverrats oder einer Gefährdung der äußeren Sicherheit in den Fällen der §§ 94 bis 96, 97a oder 100,
4. einer Geld- oder Wertpapierfälschung in den Fällen der §§ 146, 151, 152 oder einer Fälschung von Zahlungskarten mit Garantiefunktion und Vordrucken für Euroschecks in den Fällen des § 152b Abs. 1 bis 3,
5. eines Mordes (§ 211) oder Totschlags (§ 212) oder eines Völkermordes (§ 6 des Völkerstrafgesetzbuches) oder eines Verbrechens gegen die Menschlichkeit (§ 7 des Völkerstrafgesetzbuches) oder eines Kriegsverbrechens (§§ 8, 9, 10, 11 oder 12 des Völkerstrafgesetzbuches) oder eines Verbrechens der Aggression (§ 13 des Völkerstrafgesetzbuches),
6. einer Straftat gegen die persönliche Freiheit in den Fällen des § 232 Absatz 3 Satz 2, des § 232a Absatz 3, 4 oder 5, des § 232b Absatz 3 oder 4, des § 233a Absatz 3 oder 4, jeweils soweit es sich um Verbrechen handelt, der §§ 234, 234a, 239a oder 239b,
7. eines Raubes oder einer räuberischen Erpressung (§§ 249 bis 251 oder 255) oder
8. einer gemeingefährlichen Straftat in den Fällen der §§ 306 bis 306c oder 307 Abs. 1 bis 3, des § 308 Abs. 1 bis 4, des § 309 Abs. 1 bis 5, der §§ 310, 313, 314 oder 315 Abs. 3, des § 315b Abs. 3 oder der §§ 316a oder 316c

zu einer Zeit, zu der die Ausführung oder der Erfolg noch abgewendet werden kann, glaubhaft erfährt und es unterlässt, der Behörde oder dem Bedrohten rechtzeitig Anzeige zu machen, wird mit Freiheitsstrafe bis zu fünf Jahren oder mit Geldstrafe bestraft.

(2) Ebenso wird bestraft, wer

1. von der Ausführung einer Straftat nach § 89a oder
2. von dem Vorhaben oder der Ausführung einer Straftat nach § 129a, auch in Verbindung mit § 129b Abs. 1 Satz 1 und 2,

zu einer Zeit, zu der die Ausführung noch abgewendet werden kann, glaubhaft erfährt und es unterlässt, der Behörde unverzüglich Anzeige zu erstatten. § 129b Abs. 1 Satz 3 bis 5 gilt im Fall der Nummer 2 entsprechend.

(3) Wer die Anzeige leichtfertig unterläßt, obwohl er von dem Vorhaben oder der Ausführung der rechtswidrigen Tat glaubhaft erfahren hat, wird mit Freiheitsstrafe bis zu einem Jahr oder mit Geldstrafe bestraft.

§ 139 Straflosigkeit der Nichtanzeige geplanter Straftaten

(1) Ist in den Fällen des § 138 die Tat nicht versucht worden, so kann von Strafe abgesehen werden.

(2) Ein Geistlicher ist nicht verpflichtet anzuzeigen, was ihm in seiner Eigenschaft als Seelsorger anvertraut worden ist.

(3) Wer eine Anzeige unterlässt, die er gegen einen Angehörigen erstatten müsste, ist straffrei, wenn er sich ernsthaft bemüht hat, ihn von der Tat abzuhalten oder den Erfolg abzuwenden, es sei denn, dass es sich um

1. einen Mord oder Totschlag (§§ 211 oder 212),
2. einen Völkermord in den Fällen des § 6 Abs. 1 Nr. 1 des Völkerstrafgesetzbuches oder ein Verbrechen gegen die Menschlichkeit in den Fällen des § 7 Abs. 1 Nr. 1 des Völkerstrafgesetzbuches oder ein Kriegsverbrechen in den Fällen des § 8 Abs. 1 Nr. 1 des Völkerstrafgesetzbuches oder

3. einen erpresserischen Menschenraub (§ 239a Abs. 1), eine Geiselnahme (§ 239b Abs. 1) oder einen Angriff auf den Luft- und Seeverkehr (§ 316c Abs. 1) durch eine terroristische Vereinigung (§ 129a, auch in Verbindung mit § 129b Abs. 1)

handelt. Unter denselben Voraussetzungen ist ein Rechtsanwalt, Verteidiger, Arzt, Psychologischer Psychotherapeut oder Kinder- und Jugendlichenpsychotherapeut nicht verpflichtet anzuzeigen, was ihm in dieser Eigenschaft anvertraut worden ist. Die berufsmäßigen Gehilfen der in Satz 2 genannten Personen und die Personen, die bei diesen zur Vorbereitung auf den Beruf tätig sind, sind nicht verpflichtet mitzuteilen, was ihnen in ihrer beruflichen Eigenschaft bekannt geworden ist.

(4) Straffrei ist, wer die Ausführung oder den Erfolg der Tat anders als durch Anzeige abwendet. Unterbleibt die Ausführung oder der Erfolg der Tat ohne Zutun des zur Anzeige Verpflichteten, so genügt zu seiner Straflosigkeit sein ernsthaftes Bemühen, den Erfolg abzuwenden.

§ 203 Verletzung von Privatgeheimnissen

(1) Wer unbefugt ein fremdes Geheimnis, namentlich ein zum persönlichen Lebensbereich gehörendes Geheimnis oder ein Betriebs- oder Geschäftsgeheimnis, offenbart, das ihm als

1. Arzt, Zahnarzt, Tierarzt, Apotheker oder Angehörigen eines anderen Heilberufs, der für die Berufsausübung oder die Führung der Berufsbezeichnung eine staatlich geregelte Ausbildung erfordert,
2. Berufspsychologen mit staatlich anerkannter wissenschaftlicher Abschlussprüfung,
3. Rechtsanwalt, Patentanwalt, Notar, Verteidiger in einem gesetzlich geordneten Verfahren, Wirtschaftsprüfer, vereidigtem Buchprüfer, Steuerberater, Steuerbevollmächtigten oder Organ oder Mitglied eines Organs einer Rechtsanwalts-, Patentanwalts-,

Wirtschaftsprüfungs-, Buchprüfungs- oder Steuerberatungsgesellschaft,
4. Ehe-, Familien-, Erziehungs- oder Jugendberater sowie Berater für Suchtfragen in einer Beratungsstelle, die von einer Behörde oder Körperschaft, Anstalt oder Stiftung des öffentlichen Rechts anerkannt ist,
   a. Mitglied oder Beauftragten einer anerkannten Beratungsstelle nach den §§ 3 und 8 des Schwangerschaftskonfliktgesetzes,
5. staatlich anerkanntem Sozialarbeiter oder staatlich anerkanntem Sozialpädagogen oder
6. Angehörigen eines Unternehmens der privaten Kranken-, Unfall- oder Lebensversicherung oder einer privatärztlichen, steuerberaterlichen oder anwaltlichen Verrechnungsstelle

anvertraut worden oder sonst bekanntgeworden ist, wird mit Freiheitsstrafe bis zu einem Jahr oder mit Geldstrafe bestraft.

(2) Ebenso wird bestraft, wer unbefugt ein fremdes Geheimnis, namentlich ein zum persönlichen Lebensbereich gehörendes Geheimnis oder ein Betriebs- oder Geschäftsgeheimnis, offenbart, das ihm als

1. Amtsträger,
2. für den öffentlichen Dienst besonders Verpflichteten,
3. Person, die Aufgaben oder Befugnisse nach dem Personalvertretungsrecht wahrnimmt,
4. Mitglied eines für ein Gesetzgebungsorgan des Bundes oder eines Landes tätigen Untersuchungsausschusses, sonstigen Ausschusses oder Rates, das nicht selbst Mitglied des Gesetzgebungsorgans ist, oder als Hilfskraft eines solchen Ausschusses oder Rates,
5. öffentlich bestelltem Sachverständigen, der auf die gewissenhafte Erfüllung seiner Obliegenheiten auf Grund eines Gesetzes förmlich verpflichtet worden ist, oder
6. Person, die auf die gewissenhafte Erfüllung ihrer Geheimhaltungspflicht bei der Durchführung wissenschaftlicher Forschungsvorhaben auf Grund eines Gesetzes förmlich verpflichtet worden ist,

anvertraut worden oder sonst bekanntgeworden ist. Einem Geheimnis im Sinne des Satzes 1 stehen Einzelangaben über persönliche oder sachliche Verhältnisse eines anderen gleich, die für Aufgaben der öffentlichen Verwaltung erfasst worden sind; Satz 1 ist jedoch nicht anzuwenden, soweit solche Einzelangaben anderen Behörden oder sonstigen Stellen für Aufgaben der öffentlichen Verwaltung bekanntgegeben werden und das Gesetz dies nicht untersagt.

(2a) Die Absätze 1 und 2 gelten entsprechend, wenn ein Beauftragter für den Datenschutz unbefugt ein fremdes Geheimnis im Sinne dieser Vorschriften offenbart, das einem in den Absätzen 1 und 2 Genannten in dessen beruflicher Eigenschaft anvertraut worden oder sonst bekannt geworden ist und von dem er bei der Erfüllung seiner Aufgaben als Beauftragter für den Datenschutz Kenntnis erlangt hat.

(3) Einem in Absatz 1 Nr. 3 genannten Rechtsanwalt stehen andere Mitglieder einer Rechtsanwaltskammer gleich. Den in Absatz 1 und Satz 1 Genannten stehen ihre berufsmäßig tätigen Gehilfen und die Personen gleich, die bei ihnen zur Vorbereitung auf den Beruf tätig sind. Den in Absatz 1 und den in Satz 1 und 2 Genannten steht nach dem Tod des zur Wahrung des Geheimnisses Verpflichteten ferner gleich, wer das Geheimnis von dem Verstorbenen oder aus dessen Nachlass erlangt hat.

(4) Die Absätze 1 bis 3 sind auch anzuwenden, wenn der Täter das fremde Geheimnis nach dem Tod des Betroffenen unbefugt offenbart.

(5) Handelt der Täter gegen Entgelt oder in der Absicht, sich oder einen anderen zu bereichern oder einen anderen zu schädigen, so ist die Strafe Freiheitsstrafe bis zu zwei Jahren oder Geldstrafe.

A.2.6 Infektionsschutzgesetz (3. Abschnitt, Epidemiologische Überwachung)

§ 6 Meldepflichtige Krankheiten

(1) Namentlich ist zu melden:

1. der Verdacht einer Erkrankung, die Erkrankung sowie der Tod in Bezug auf die folgenden Krankheiten: a) Botulismus, b) Cholera, c) Diphtherie, d) humane spongiforme Enzephalopathie, außer familiär-hereditärer Formen, e) akute Virushepatitis, f) enteropathisches hämolytisch-urämisches Syndrom (HUS), g) virusbedingtes hämorrhagisches Fieber, h) Keuchhusten, i) Masern, j) Meningokokken-Meningitis oder -Sepsis, k) Milzbrand, l) Mumps, m) Pest, n) Poliomyelitis, o) Röteln einschließlich Rötelnembryopathie, p) Tollwut, q) Typhus abdominalis oder Paratyphus, r) Windpocken,

sowie die Erkrankung und der Tod an einer behandlungsbedürftigen Tuberkulose, auch wenn ein bakteriologischer Nachweis nicht vorliegt,

2. der Verdacht auf und die Erkrankung an einer mikrobiell bedingten Lebensmittelvergiftung oder an einer akuten infektiösen Gastroenteritis, wenn

    a. eine Person betroffen ist, die eine Tätigkeit im Sinne des § 42 Abs. 1 ausübt,

    b. zwei oder mehr gleichartige Erkrankungen auftreten, bei denen ein epidemischer Zusammenhang wahrscheinlich ist oder vermutet wird,

3. der Verdacht einer über das übliche Ausmaß einer Impfreaktion hinausgehenden gesundheitlichen Schädigung,

4. die Verletzung eines Menschen durch ein tollwutkrankes, -verdächtiges oder -ansteckungsverdächtiges Tier sowie die Berührung eines solchen Tieres oder Tierkörpers,

5. das Auftreten einer bedrohlichen übertragbaren Krankheit, die nicht bereits nach den Nummern 1 bis 4 meldepflichtig ist.

Die Meldung nach Satz 1 hat gemäß § 8 Absatz 1 Nummer 1, 3 bis 8, § 9 Absatz 1, 2, 3 Satz 1 oder 3 zu erfolgen.

(2) Dem Gesundheitsamt ist über die Meldung nach Absatz 1 Nr. 1 hinaus zu melden, wenn Personen, die an einer behandlungsbedürftigen Lungentuberkulose leiden, eine Behandlung verweigern oder abbrechen. Die Meldung nach Satz 1 hat gemäß § 8 Absatz 1 Nummer 1, § 9 Absatz 1 und 3 Satz 1 oder 3 zu erfolgen.

(3) Nichtnamentlich ist das Auftreten von zwei oder mehr nosokomialen Infektionen zu melden, bei denen ein epidemischer Zusammenhang wahrscheinlich ist oder vermutet wird. Die Meldung nach Satz 1 hat gemäß § 8 Absatz 1 Nummer 1, 3 oder 5, § 10 Absatz 1 zu erfolgen.

§ 7 Meldepflichtige Nachweise von Krankheitserregern

(1) Namentlich ist bei folgenden Krankheitserregern, soweit nicht anders bestimmt, der direkte oder indirekte Nachweis zu melden, soweit die Nachweise auf eine akute Infektion hinweisen:

1. Adenoviren; Meldepflicht nur für den direkten Nachweis im Konjunktivalabstrich, 2. Bacillus anthracis, 3. Bordetella pertussis, Bordetella parapertussis, 4. Borrelia recurrentis, 5. Brucella sp., 6. Campylobacter sp., darmpathogen, 7. Chlamydia psittaci, 8. Clostridium botulinum oder Toxinnachweis, 9. Corynebacterium spp., Toxin bildend, 10. Coxiella burnetii, 11. humanpathogene Cryptosporidium sp., 12. Ebolavirus, 13. a) Escherichia coli, enterohämorrhagische Stämme (EHEC), b) Escherichia coli, sonstige darmpathogene Stämme, 14. Francisella tularensis, 15. FSME-Virus, 16. Gelbfiebervirus, 17. Giardia lamblia, 18. Haemophilus influenzae; Meldepflicht nur für den direkten Nachweis aus Liquor oder Blut, 19. Hantaviren, 20. Hepatitis-A-Virus, 21. Hepatitis-B-Virus; Meldepflicht für alle Nachweise, 22. Hepatitis-C-Virus; Meldepflicht für alle Nachweise, 23. Hepatitis-D-Virus; Meldepflicht für alle Nachweise, 24. Hepatitis-E-Virus, 25. Influenzaviren; Meldepflicht nur für den

direkten Nachweis, 26. Lassavirus, 27. Legionella sp., 28. humanpathogene Leptospira sp., 29. Listeria monocytogenes; Meldepflicht nur für den direkten Nachweis aus Blut, Liquor oder anderen normalerweise sterilen Substraten sowie aus Abstrichen von Neugeborenen, 30. Marburgvirus, 31. Masernvirus, 32. Mumpsvirus, 33. Mycobacterium leprae, 34. Mycobacterium tuberculosis/africanum, Mycobacterium bovis; Meldepflicht für den direkten Erregernachweis sowie nachfolgend für das Ergebnis der Resistenzbestimmung; vorab auch für den Nachweis säurefester Stäbchen im Sputum, 35. Neisseria meningitidis; Meldepflicht nur für den direkten Nachweis aus Liquor, Blut, hämorrhagischen Hautinfiltraten oder anderen normalerweise sterilen Substraten, 36. Norovirus, 37. Poliovirus, 38. Rabiesvirus, 39. Rickettsia prowazekii, 40. Rotavirus, 41. Rubellavirus, 42. Salmonella Paratyphi; Meldepflicht für alle direkten Nachweise, 43. Salmonella Typhi; Meldepflicht für alle direkten Nachweise, 44. Salmonella, sonstige, 45. Shigella sp., 46. Trichinella spiralis, 47. Varizella-Zoster-Virus, 48. Vibrio cholerae O 1 und O 139, 49. Yersinia pestis, 50. Yersinia spp., darmpathogen, 51. andere Erreger hämorrhagischer Fieber.

Die Meldung nach Satz 1 hat gemäß § 8 Absatz 1 Nummer 2, 3, 4 oder Absatz 4, § 9 Absatz 1, 2, 3 Satz 1 oder 3 zu erfolgen.

(2) Namentlich sind in Bezug auf Infektionen und Kolonisationen Nachweise von in dieser Vorschrift nicht genannten Krankheitserregern zu melden, wenn unter Berücksichtigung der Art der Krankheitserreger und der Häufigkeit ihres Nachweises Hinweise auf eine schwerwiegende Gefahr für die Allgemeinheit bestehen. Die Meldung nach Satz 1 hat gemäß § 8 Absatz 1 Nummer 2, 3 oder Absatz 4, § 9 Absatz 2, 3 Satz 1 oder 3 zu erfolgen.

(3) Nichtnamentlich ist bei folgenden Krankheitserregern der direkte oder indirekte Nachweis zu melden:

1. Treponema pallidum, 2. HIV, 3. Echinococcus sp., 4. Plasmodium sp., 5. Toxoplasma gondii; Meldepflicht nur bei konnatalen Infektionen.

Die Meldung nach Satz 1 hat gemäß § 8 Absatz 1 Nummer 2, 3 oder Absatz 4, § 10 Absatz 2 zu erfolgen.

- ■ **§ 8 Zur Meldung verpflichtete Personen**

(1) Zur Meldung sind verpflichtet:

1. im Falle des § 6 der feststellende Arzt; in Einrichtungen nach § 23 Absatz 5 Satz 1 ist für die Einhaltung der Meldepflicht neben dem feststellenden Arzt auch der leitende Arzt, in Krankenhäusern mit mehreren selbständigen Abteilungen der leitende Abteilungsarzt, in Einrichtungen ohne leitenden Arzt der behandelnde Arzt verantwortlich,
2. im Falle des § 7 die Leiter von Medizinaluntersuchungsämtern und sonstigen privaten oder öffentlichen Untersuchungsstellen einschließlich von Arztpraxen mit Infektionserregerdiagnostik und Krankenhauslaboratorien,
3. im Falle der §§ 6 und 7 die Leiter von Einrichtungen der pathologisch-anatomischen Diagnostik,
4. im Falle des § 6 Absatz 1 Satz 1 Nr. 4 und im Falle des § 7 Absatz 1 Satz 1 Nummer 38 bei Tieren, mit denen Menschen Kontakt gehabt haben, auch der Tierarzt,
5. im Falle des § 6 Absatz 1 Satz 1 Nr. 1, 2 und 5 und Abs. 3 Angehörige eines anderen Heil- oder Pflegeberufs, der für die Berufsausübung oder die Führung der Berufsbezeichnung eine staatlich geregelte Ausbildung oder Anerkennung erfordert,
6. (weggefallen)
7. im Falle des § 6 Absatz 1 Satz 1 Nummer 1, 2 und 5 die Leiter von Einrichtungen nach § 36 Absatz 1 Nummer 1 bis 6,
8. im Falle des § 6 Absatz 1 Satz 1 der Heilpraktiker.

(2) Die Meldepflicht besteht nicht für Personen des Not- und Rettungsdienstes, wenn der

Patient unverzüglich in eine ärztlich geleitete Einrichtung gebracht wurde. Die Meldepflicht besteht für die in Absatz 1 Nr. 5 bis 7 bezeichneten Personen nur, wenn ein Arzt nicht hinzugezogen wurde.

(3) Die Meldepflicht besteht nicht, wenn dem Meldepflichtigen ein Nachweis vorliegt, dass die Meldung bereits erfolgte und andere als die bereits gemeldeten Angaben nicht erhoben wurden. Eine Meldepflicht besteht ebenfalls nicht für Erkrankungen, bei denen der Verdacht bereits gemeldet wurde und andere als die bereits gemeldeten Angaben nicht erhoben wurden.

(4) Absatz 1 Nr. 2 gilt entsprechend für Personen, die die Untersuchung zum Nachweis von Krankheitserregern außerhalb des Geltungsbereichs dieses Gesetzes durchführen lassen.

(5) (weggefallen)

A.2.7 Sonstiges

§ 34 Rechtfertigender Notstand

Wer in einer gegenwärtigen, nicht anders abwendbaren Gefahr für Leben, Leib, Freiheit, Ehre, Eigentum oder ein anderes Rechtsgut eine Tat begeht, um die Gefahr von sich oder einem anderen abzuwenden, handelt nicht rechtswidrig, wenn bei Abwägung der widerstreitenden Interessen, namentlich der betroffenen Rechtsgüter und des Grades der ihnen drohenden Gefahren, das geschützte Rechtsgut das beeinträchtigte wesentlich überwiegt. Das gilt jedoch nur, soweit die Tat ein angemessenes Mittel ist, die Gefahr abzuwenden.

A.3 Österreich

A.3.1 Sexualisierte Gewalt

Hinsichtlich sexualisierter Gewalt relevante Paragraphen des Österreichischen Strafgesetzbuches (Besonderer Teil; Zehnter Abschnitt: Strafbare Handlungen gegen die sexuelle Integrität und Selbstbestimmung) und damit in Zusammenhang stehende relevante Gesetzestexte:

§ 178 Vorsätzliche Gefährdung von Menschen durch übertragbare Krankheiten

Wer eine Handlung begeht, die geeignet ist, die Gefahr der Verbreitung einer übertragbaren Krankheit unter Menschen herbeizuführen, ist mit Freiheitsstrafe bis zu drei Jahren zu bestrafen, wenn die Krankheit ihrer Art nach zu den wenn auch nur beschränkt anzeige- oder meldepflichtigen Krankheiten gehört.

§ 179 Fahrlässige Gefährdung von Menschen durch übertragbare Krankheiten

Wer die im § 178 mit Strafe bedrohte Handlung fahrlässig begeht, ist mit Freiheitsstrafe bis zu einem Jahr oder mit Geldstrafe bis zu 720 Tagessätzen zu bestrafen.

§ 201 Vergewaltigung

(1) Wer eine Person mit Gewalt, durch Entziehung der persönlichen Freiheit oder durch Drohung mit gegenwärtiger Gefahr für Leib oder Leben (§ 89) zur Vornahme oder Duldung des Beischlafes oder einer dem Beischlaf gleichzusetzenden geschlechtlichen Handlung nötigt, ist mit Freiheitsstrafe von einem bis zu zehn Jahren zu bestrafen.

(2) Hat die Tat eine schwere Körperverletzung (§ 84 Abs. 1) oder eine Schwangerschaft der vergewaltigten Person zur Folge oder wird die vergewaltigte Person durch die Tat längere Zeit hindurch in einen qualvollen Zustand versetzt oder in besonderer Weise erniedrigt, so ist der Täter mit Freiheitsstrafe von fünf bis zu fünfzehn Jahren, hat die Tat aber den Tod der vergewaltigten Person zur Folge, mit Freiheitsstrafe von zehn bis zu zwanzig Jahren oder mit lebenslanger Freiheitsstrafe zu bestrafen.

§ 202 Geschlechtliche Nötigung

(1) Wer außer den Fällen des § 201 eine Person mit Gewalt oder durch gefährliche Drohung zur

Vornahme oder Duldung einer geschlechtlichen Handlung nötigt, ist mit Freiheitsstrafe von sechs Monaten bis zu fünf Jahren zu bestrafen.

(2) Hat die Tat eine schwere Körperverletzung (§ 84 Abs. 1) oder eine Schwangerschaft der genötigten Person zur Folge oder wird die genötigte Person durch die Tat längere Zeit hindurch in einen qualvollen Zustand versetzt oder in besonderer Weise erniedrigt, so ist der Täter mit Freiheitsstrafe von fünf bis zu fünfzehn Jahren, hat die Tat aber den Tod der genötigten Person zur Folge, mit Freiheitsstrafe von zehn bis zu zwanzig Jahren oder mit lebenslanger Freiheitsstrafe zu bestrafen.

§ 205 Sexueller Missbrauch einer wehrlosen oder psychisch beeinträchtigten Person

(1) Wer eine wehrlose Person oder eine Person, die wegen einer Geisteskrankheit, wegen einer geistigen Behinderung, wegen einer tiefgreifenden Bewusstseinsstörung oder wegen einer anderen schweren, einem dieser Zustände gleichwertigen seelischen Störung unfähig ist, die Bedeutung des Vorgangs einzusehen oder nach dieser Einsicht zu handeln, unter Ausnützung dieses Zustands dadurch missbraucht, dass er mit ihr den Beischlaf oder eine dem Beischlaf gleichzusetzende Handlung vornimmt oder sie zur Vornahme oder Duldung des Beischlafes oder einer dem Beischlaf gleichzusetzenden geschlechtlichen Handlung mit einer anderen Person oder, um sich oder einen Dritten geschlechtlich zu erregen oder zu befriedigen, dazu verleitet, eine dem Beischlaf gleichzusetzende geschlechtliche Handlung an sich selbst vorzunehmen, ist mit Freiheitsstrafe von einem bis zu zehn Jahren zu bestrafen.

(2) Wer außer dem Fall des Abs. 1 eine wehrlose oder psychisch beeinträchtigte Person (Abs. 1) unter Ausnützung dieses Zustands dadurch missbraucht, dass er an ihr eine geschlechtliche Handlung vornimmt oder von ihr an sich vornehmen lässt oder sie zu einer geschlechtlichen Handlung mit einer anderen Person oder, um sich oder einen Dritten geschlechtlich zu erregen oder zu befriedigen, dazu verleitet, eine geschlechtliche Handlung an sich selbst vorzunehmen, ist mit Freiheitsstrafe von sechs Monaten bis zu fünf Jahren zu bestrafen.

(3) Hat die Tat eine schwere Körperverletzung (§ 84 Abs. 1) oder eine Schwangerschaft der missbrauchten Person zur Folge oder wird die missbrauchte Person durch die Tat längere Zeit hindurch in einen qualvollen Zustand versetzt oder in besonderer Weise erniedrigt, so ist der Täter mit Freiheitsstrafe von fünf bis zu fünfzehn Jahren, hat die Tat aber den Tod der missbrauchten Person zur Folge, mit Freiheitsstrafe von zehn bis zu zwanzig Jahren oder mit lebenslanger Freiheitsstrafe zu bestrafen.

§ 205a Verletzung der sexuellen Selbstbestimmung

(1) Wer mit einer Person gegen deren Willen, unter Ausnützung einer Zwangslage oder nach vorangegangener Einschüchterung den Beischlaf oder eine dem Beischlaf gleichzusetzende geschlechtliche Handlung vornimmt, ist, wenn die Tat nicht nach einer anderen Bestimmung mit strengerer Strafe bedroht ist, mit Freiheitsstrafe bis zu zwei Jahren zu bestrafen.

(2) Ebenso ist zu bestrafen, wer eine Person auf die im Abs. 1 beschriebene Weise zur Vornahme oder Duldung des Beischlafes oder einer dem Beischlaf gleichzusetzenden geschlechtlichen Handlung mit einer anderen Person oder, um sich oder einen Dritten geschlechtlich zu erregen oder zu befriedigen, dazu veranlasst, eine dem Beischlaf gleichzusetzende geschlechtliche Handlung unfreiwillig an sich selbst vorzunehmen.

§ 206 Schwerer sexueller Missbrauch von Unmündigen

(1) Wer mit einer unmündigen Person den Beischlaf oder eine dem Beischlaf gleichzusetzende geschlechtliche Handlung unternimmt, ist mit Freiheitsstrafe von einem bis zu zehn Jahren zu bestrafen.

(2) Ebenso ist zu bestrafen, wer eine unmündige Person zur Vornahme oder Duldung des

Beischlafes oder einer dem Beischlaf gleichzusetzenden geschlechtlichen Handlung mit einer anderen Person oder, um sich oder einen Dritten geschlechtlich zu erregen oder zu befriedigen, dazu verleitet, eine dem Beischlaf gleichzusetzende geschlechtliche Handlung an sich selbst vorzunehmen.

(3) Hat die Tat eine schwere Körperverletzung (§ 84 Abs. 1) oder eine Schwangerschaft der unmündigen Person zur Folge oder wird die unmündige Person durch die Tat längere Zeit hindurch in einen qualvollen Zustand versetzt oder in besonderer Weise erniedrigt, so ist der Täter mit Freiheitsstrafe von fünf bis zu fünfzehn Jahren, hat sie aber den Tod der unmündigen Person zur Folge, mit Freiheitsstrafe von zehn bis zu zwanzig Jahren oder mit lebenslanger Freiheitsstrafe zu bestrafen.

(4) Übersteigt das Alter des Täters das Alter der unmündigen Person nicht um mehr als drei Jahre, wird die unmündige Person durch die Tat weder längere Zeit hindurch in einen qualvollen Zustand versetzt noch in besonderer Weise erniedrigt und hat die Tat weder eine schwere Körperverletzung (§ 84 Abs. 1) noch den Tod der unmündigen Person zur Folge, so ist der Täter nach Abs. 1 und 2 nicht zu bestrafen, es sei denn, die unmündige Person hätte das 13. Lebensjahr noch nicht vollendet.

§ 207 Sexueller Missbrauch von Unmündigen

(1) Wer außer dem Fall des § 206 eine geschlechtliche Handlung an einer unmündigen Person vornimmt oder von einer unmündigen Person an sich vornehmen lässt, ist mit Freiheitsstrafe von sechs Monaten bis zu fünf Jahren zu bestrafen.

(2) Ebenso ist zu bestrafen, wer eine unmündige Person zu einer geschlechtlichen Handlung (Abs. 1) mit einer anderen Person oder, um sich oder einen Dritten geschlechtlich zu erregen oder zu befriedigen, dazu verleitet, eine geschlechtliche Handlung an sich selbst vorzunehmen.

(3) Hat die Tat eine schwere Körperverletzung (§ 84 Abs. 1) zur Folge oder wird die unmündige Person durch die Tat längere Zeit hindurch in einen qualvollen Zustand versetzt oder in besonderer Weise erniedrigt, so ist der Täter mit Freiheitsstrafe von fünf bis zu fünfzehn Jahren, hat sie aber den Tod der unmündigen Person zur Folge, mit Freiheitsstrafe von zehn bis zu zwanzig Jahren oder mit lebenslanger Freiheitsstrafe zu bestrafen.

(4) Übersteigt das Alter des Täters das Alter der unmündigen Person nicht um mehr als vier Jahre, wird die unmündige Person durch die Tat weder längere Zeit hindurch in einen qualvollen Zustand versetzt noch in besonderer Weise erniedrigt und ist keine der Folgen des Abs. 3 eingetreten, so ist der Täter nach Abs. 1 und 2 nicht zu bestrafen, es sei denn, die unmündige Person hätte das zwölfte Lebensjahr noch nicht vollendet.

§ 207b Sexueller Missbrauch von Jugendlichen

(1) Wer an einer Person, die das 16. Lebensjahr noch nicht vollendet hat und aus bestimmten Gründen noch nicht reif genug ist, die Bedeutung des Vorgangs einzusehen oder nach dieser Einsicht zu handeln, unter Ausnützung dieser mangelnden Reife sowie seiner altersbedingten Überlegenheit eine geschlechtliche Handlung vornimmt, von einer solchen Person an sich vornehmen lässt oder eine solche Person dazu verleitet, eine geschlechtliche Handlung an einem Dritten vorzunehmen oder von einem Dritten an sich vornehmen zu lassen, ist mit Freiheitsstrafe bis zu einem Jahr oder mit Geldstrafe bis zu 720 Tagessätzen zu bestrafen.

(2) Wer an einer Person, die das 18. Lebensjahr noch nicht vollendet hat, unter Ausnützung einer Zwangslage dieser Person eine geschlechtliche Handlung vornimmt, von einer solchen Person an sich vornehmen lässt oder eine solche Person dazu verleitet, eine geschlechtliche Handlung an einem Dritten vorzunehmen oder von einem Dritten an sich

vornehmen zu lassen, ist mit Freiheitsstrafe bis zu drei Jahren zu bestrafen.

(3) Wer eine Person, die das 18. Lebensjahr noch nicht vollendet hat, unmittelbar durch ein Entgelt dazu verleitet, eine geschlechtliche Handlung an ihm oder einem Dritten vorzunehmen oder von ihm oder einem Dritten an sich vornehmen zu lassen, ist mit Freiheitsstrafe bis zu drei Jahren zu bestrafen.

§ 208 Sittliche Gefährdung von Personen unter sechzehn Jahren

(1) Wer eine Handlung, die geeignet ist, die sittliche, seelische oder gesundheitliche Entwicklung von Personen unter sechzehn Jahren zu gefährden, vor einer unmündigen Person oder einer seiner Erziehung, Ausbildung oder Aufsicht unterstehenden Person unter sechzehn Jahren vornimmt, um dadurch sich oder einen Dritten geschlechtlich zu erregen oder zu befriedigen, ist mit Freiheitsstrafe bis zu einem Jahr oder mit Geldstrafe bis zu 720 Tagessätzen zu bestrafen, es sei denn, dass nach den Umständen des Falles eine Gefährdung der unmündigen oder Person unter sechzehn Jahren ausgeschlossen ist.

(2) Ebenso ist zu bestrafen, wer, außer dem Fall des Abs. 1, um sich oder einen Dritten geschlechtlich zu erregen oder zu befriedigen, bewirkt, dass eine unmündige Person eine geschlechtliche Handlung wahrnimmt.

(3) Wer, um sich oder einen Dritten geschlechtlich zu erregen oder zu befriedigen, bewirkt, dass eine unmündige Person eine strafbare Handlung nach den §§ 201 bis 207 oder 207b wahrnimmt, ist mit Freiheitsstrafe bis zu zwei Jahren zu bestrafen.

(4) Übersteigt das Alter des Täters im ersten Fall des Abs. 1 und im Abs. 2 das Alter der unmündigen Person nicht um mehr als vier Jahre, so ist der Täter nach Abs. 1 und 2 nicht zu bestrafen, es sei denn, die unmündige Person hätte das zwölfte Lebensjahr noch nicht vollendet.

A.3.2 Schwangerschaftsabbruch

In Bezug auf einen Schwangerschaftsabbruch relevante Paragraphen des Österreichischen Strafgesetzbuches (Besonderer Teil; Zweiter Abschnitt: Schwangerschaftsabbruch):

§ 96 Schwangerschaftsabbruch

(1) Wer mit Einwilligung der Schwangeren deren Schwangerschaft abbricht, ist mit Freiheitsstrafe bis zu einem Jahr oder mit Geldstrafe bis zu 720 Tagessätzen, begeht er die Tat gewerbsmäßig, mit Freiheitsstrafe bis zu drei Jahren zu bestrafen.

(2) Ist der unmittelbare Täter kein Arzt, so ist er mit Freiheitsstrafe bis zu drei Jahren, begeht er die Tat gewerbsmäßig oder hat sie den Tod der Schwangeren zur Folge, mit Freiheitsstrafe von sechs Monaten bis zu fünf Jahren zu bestrafen.

(3) Eine Frau, die den Abbruch ihrer Schwangerschaft selbst vornimmt oder durch einen anderen zulässt, ist mit Freiheitsstrafe bis zu einem Jahr oder mit Geldstrafe bis zu 720 Tagessätzen zu bestrafen.

§ 97 Straflosigkeit des Schwangerschaftsabbruchs

(1) Die Tat ist nach § 96 nicht strafbar,

1. wenn der Schwangerschaftsabbruch innerhalb der ersten drei Monate nach Beginn der Schwangerschaft nach vorhergehender ärztlicher Beratung von einem Arzt vorgenommen wird; oder
2. wenn der Schwangerschaftsabbruch zur Abwendung einer nicht anders abwendbaren ernsten Gefahr für das Leben oder eines schweren Schadens für die körperliche oder seelische Gesundheit der Schwangeren erforderlich ist oder eine ernste Gefahr besteht, dass das Kind geistig oder körperlich schwer geschädigt sein werde, oder die Schwangere zur Zeit der Schwängerung unmündig gewesen

ist und in allen diesen Fällen der Abbruch von einem Arzt vorgenommen wird; oder

3. wenn der Schwangerschaftsabbruch zur Rettung der Schwangeren aus einer unmittelbaren, nicht anders abwendbaren Lebensgefahr unter Umständen vorgenommen wird, unter denen ärztliche Hilfe nicht rechtzeitig zu erlangen ist.

(2) Kein Arzt ist verpflichtet, einen Schwangerschaftsabbruch durchzuführen oder an ihm mitzuwirken, es sei denn, dass der Abbruch ohne Aufschub notwendig ist, um die Schwangere aus einer unmittelbar drohenden, nicht anders abwendbaren Lebensgefahr zu retten. Dies gilt auch für die in gesetzlich geregelten Gesundheitsberufen tätigen Personen.

(3) Niemand darf wegen der Durchführung eines straflosen Schwangerschaftsabbruchs oder der Mitwirkung daran oder wegen der Weigerung, einen solchen Schwangerschaftsabbruch durchzuführen oder daran mitzuwirken, in welcher Art immer benachteiligt werden.

§ 98 Schwangerschaftsabbruch ohne Einwilligung der Schwangeren

(1) Wer ohne Einwilligung der Schwangeren deren Schwangerschaft abbricht, ist mit Freiheitsstrafe bis zu drei Jahren, hat die Tat den Tod der Schwangeren zur Folge, mit Freiheitsstrafe von sechs Monaten bis zu fünf Jahren zu bestrafen.

(2) Der Täter ist nach Abs. 1 nicht zu bestrafen, wenn der Schwangerschaftsabbruch zur Rettung der Schwangeren aus einer unmittelbaren, nicht anders abwendbaren Lebensgefahr unter Umständen vorgenommen wird, unter denen die Einwilligung der Schwangeren nicht rechtzeitig zu erlangen ist.

A.3.3 Weibliche Genitalbeschneidung

Zum Thema weibliche Genitalbeschneidung relevante Paragraphen des Österreichischen Strafgesetzbuches (Besonderer Teil; Erster Abschnitt: Strafbare Handlungen gegen Leib und Leben):

§ 84 Schwere Körperverletzung

(1) Wer einen anderen am Körper misshandelt und dadurch fahrlässig eine länger als vierundzwanzig Tage dauernde Gesundheitsschädigung oder Berufsunfähigkeit oder eine an sich schwere Verletzung oder Gesundheitsschädigung zufügt, ist mit Freiheitsstrafe bis zu drei Jahren zu bestrafen.

(2) Ebenso ist zu bestrafen, wer eine Körperverletzung (§ 83 Abs. 1 oder Abs. 2) an einem Beamten, Zeugen oder Sachverständigen während oder wegen der Vollziehung seiner Aufgaben oder der Erfüllung seiner Pflichten begeht.

(3) Ebenso ist der Täter zu bestrafen, wenn er mindestens drei selbstständige Taten (§ 83 Abs. 1 oder Abs. 2) ohne begreiflichen Anlass und unter Anwendung erheblicher Gewalt begangen hat.

(4) Mit Freiheitsstrafe von sechs Monaten bis zu fünf Jahren ist zu bestrafen, wer einen anderen am Körper verletzt oder an der Gesundheit schädigt und dadurch, wenn auch nur fahrlässig, eine schwere Körperverletzung oder Gesundheitsschädigung (Abs. 1) des anderen herbeiführt.

(5) Ebenso ist zu bestrafen, wer eine Körperverletzung (§ 83 Abs. 1 oder Abs. 2) begeht
1. auf eine Weise, mit der Lebensgefahr verbunden ist,
2. mit mindestens zwei Personen in verabredeter Verbindung oder
3. unter Zufügung besonderer Qualen.

§ 85 Körperverletzung mit schweren Dauerfolgen

(1) Wer einen anderen am Körper misshandelt und dadurch fahrlässig für immer oder für lange Zeit

1. den Verlust oder eine schwere Schädigung der Sprache, des Sehvermögens, des Gehörs oder der Fortpflanzungsfähigkeit,

2. eine erhebliche Verstümmelung oder eine auffallende Verunstaltung oder

3. ein schweres Leiden, Siechtum oder Berufsunfähigkeit des Geschädigten

herbeiführt, ist mit Freiheitsstrafe von sechs Monaten bis zu fünf Jahren zu bestrafen.

(2) Mit Freiheitsstrafe von einem bis zu zehn Jahren ist zu bestrafen, wer einen anderen am Körper verletzt oder an der Gesundheit schädigt und dadurch fahrlässig eine schwere Dauerfolge (Abs. 1) beim Verletzten herbeiführt.

§ 87 Absichtliche schwere Körperverletzung

(1) Wer einem anderen eine schwere Körperverletzung (§ 84 Abs. 1) absichtlich zufügt, ist mit Freiheitsstrafe von einem bis zu zehn Jahren zu bestrafen.

(2) Zieht die Tat eine schwere Dauerfolge (§ 85) nach sich, so ist der Täter mit Freiheitsstrafe von einem bis zu fünfzehn Jahren, hat die Tat den Tod des Geschädigten zur Folge, mit Freiheitsstrafe von fünf bis zu fünfzehn Jahren zu bestrafen.

A.3.4 Körperverletzung

Weitere zum Thema Körperverletzung relevante Paragraphen des Österreichischen Strafgesetzbuches (

§ 83 Körperverletzung

(1) Wer einen anderen am Körper verletzt oder an der Gesundheit schädigt, ist mit Freiheitsstrafe bis zu einem Jahr oder mit Geldstrafe bis zu 720 Tagessätzen zu bestrafen.

(2) Ebenso ist zu bestrafen, wer einen anderen am Körper mißhandelt und dadurch fahrlässig verletzt oder an der Gesundheit schädigt.

(3) Wer eine Körperverletzung nach Abs. 1 oder 2 an einer Person, die mit der Kontrolle der Einhaltung der Beförderungsbedingungen oder der Lenkung eines Beförderungsmittels einer dem öffentlichen Verkehr dienenden Anstalt betraut ist, während oder wegen der

Ausübung ihrer Tätigkeit begeht, ist mit Freiheitsstrafe bis zu zwei Jahren zu bestrafen.

§ 86 Körperverletzung mit tödlichem Ausgang

(1) Wer einen anderen am Körper misshandelt und dadurch fahrlässig dessen Tod herbeiführt, ist mit Freiheitsstrafe von einem bis zu zehn Jahren zu bestrafen.

(2) Wer einen anderen am Körper verletzt oder an der Gesundheit schädigt und dadurch fahrlässig dessen Tod herbeiführt, ist mit Freiheitsstrafe von einem bis zu fünfzehn Jahren zu bestrafen.

§ 89 StGB Gefährdung der körperlichen Sicherheit

Wer vorsätzlich, grob fahrlässig (§ 6 Abs. 3) oder fahrlässig unter den in § 81 Abs. 2 umschriebenen Umständen, eine Gefahr für das Leben, die Gesundheit oder die körperliche Sicherheit eines anderen herbeiführt, ist mit Freiheitsstrafe bis zu drei Monaten oder mit Geldstrafe bis zu 180 Tagessätzen zu bestrafen.

§ 90 StGB Einwilligung des Verletzten

(1) Eine Körperverletzung oder Gefährdung der körperlichen Sicherheit ist nicht rechtswidrig, wenn der Verletzte oder Gefährdete in sie einwilligt und die Verletzung oder Gefährdung als solche nicht gegen die guten Sitten verstößt.

(2) Die von einem Arzt an einer Person mit deren Einwilligung vorgenommene Sterilisation ist nicht rechtswidrig, wenn entweder die Person bereits das fünfundzwanzigste Lebensjahr vollendet hat oder der Eingriff aus anderen Gründen nicht gegen die guten Sitten verstößt.

(3) In eine Verstümmelung oder sonstige Verletzung der Genitalien, die geeignet ist, eine nachhaltige Beeinträchtigung des sexuellen Empfindens herbeizuführen, kann nicht eingewilligt werden.

A.3.5 Schweigepflicht

Schweigepflicht im Österreichischen Strafgesetzbuch (Fünfter Abschnitt: Verletzungen der Privatsphäre und bestimmter Berufsgeheimnisse) und damit in Zusammenhang stehende relevante Gesetzestexte:

§ 121 Verletzung von Berufsgeheimnissen

(1) Wer ein Geheimnis offenbart oder verwertet, das den Gesundheitszustand einer Person betrifft und das ihm bei berufsmäßiger Ausübung eines gesetzlich geregelten Gesundheitsberufes oder bei berufsmäßiger Beschäftigung mit Aufgaben der Verwaltung einer Krankenanstalt oder eines anderen Gesundheitsdienstanbieters (§ 2 Z 2 des Gesundheitstelematikgesetzes 2012, BGBl. I Nr. 111/2012) oder mit Aufgaben der Kranken-, der Unfall-, der Lebens- oder der Sozialversicherung ausschließlich kraft seines Berufes anvertraut worden oder zugänglich geworden ist und dessen Offenbarung oder Verwertung geeignet ist, ein berechtigtes Interesse der Person zu verletzen, die seine Tätigkeit in Anspruch genommen hat oder für die sie in Anspruch genommen worden ist, ist mit Freiheitsstrafe bis zu sechs Monaten oder mit Geldstrafe bis zu 360 Tagessätzen zu bestrafen.

(1a) Ebenso ist zu bestrafen, wer widerrechtlich von einer Person die Offenbarung (Einsichtnahme oder Verwertung) von Geheimnissen ihres Gesundheitszustandes in der Absicht verlangt, den Erwerb oder das berufliche Fortkommen dieser oder einer anderen Person für den Fall der Weigerung zu schädigen oder zu gefährden.

(2) Wer die Tat begeht, um sich oder einem anderen einen Vermögensvorteil zuzuwenden oder einem anderen einen Nachteil zuzufügen, ist mit Freiheitsstrafe bis zu einem Jahr oder mit Geldstrafe bis zu 720 Tagessätzen zu bestrafen.

(3) Ebenso ist ein von einem Gericht oder einer anderen Behörde für ein bestimmtes Verfahren bestellter Sachverständiger zu bestrafen, der ein Geheimnis offenbart oder verwertet, das ihm ausschließlich kraft seiner Sachverständigentätigkeit anvertraut worden oder zugänglich geworden ist und dessen Offenbarung oder Verwertung geeignet ist, ein berechtigtes Interesse der Person zu verletzen, die seine Tätigkeit in Anspruch genommen hat oder für die sie in Anspruch genommen worden ist.

(4) Den Personen, die eine der in den Abs. 1 und 3 bezeichneten Tätigkeiten ausüben, stehen ihre Hilfskräfte, auch wenn sie nicht berufsmäßig tätig sind, sowie die Personen gleich, die an der Tätigkeit zu Ausbildungszwecken teilnehmen.

(5) Der Täter ist nicht zu bestrafen, wenn die Offenbarung oder Verwertung nach Inhalt und Form durch ein öffentliches oder ein berechtigtes privates Interesse gerechtfertigt ist.

(6) Der Täter ist nur auf Verlangen des in seinem Interesse an der Geheimhaltung Verletzten (Abs. 1 und 3) zu verfolgen.

§ 310 Verletzung des Amtsgeheimnisses

(1) Ein Beamter oder ehemaliger Beamter, der ein ihm ausschließlich kraft seines Amtes anvertrautes oder zugänglich gewordenes Geheimnis offenbart oder verwertet, dessen Offenbarung oder Verwertung geeignet ist, ein öffentliches oder ein berechtigtes privates Interesse zu verletzen, ist, wenn die Tat nicht nach einer anderen Bestimmung mit strengerer Strafe bedroht ist, mit Freiheitsstrafe bis zu drei Jahren zu bestrafen.

(2a) Ebenso ist zu bestrafen, wer – sei es auch nach seinem Ausscheiden aus dem Amt oder Dienstverhältnis – als Organwalter oder Bediensteter des Europäischen Polizeiamtes (Europol), als Verbindungsbeamter oder als zur Geheimhaltung besonders Verpflichteter (Art. 32 Abs. 2 des Europol-Übereinkommens, BGBl. III Nr. 123/1998) eine Tatsache oder Angelegenheit offenbart oder verwertet, die ihm ausschließlich kraft seines Amtes oder seiner Tätigkeit zugänglich geworden ist und deren

Offenbarung oder Verwertung geeignet ist, ein öffentliches oder ein berechtigtes privates Interesse zu verletzen.

(3) Offenbart der Täter ein Amtsgeheimnis, das verfassungsgefährdende Tatsachen (§ 252 Abs. 3) betrifft, so ist er nur zu bestrafen, wenn er in der Absicht handelt, private Interessen zu verletzen oder der Republik Österreich einen Nachteil zuzufügen. Die irrtümliche Annahme verfassungsgefährdender Tatsachen befreit den Täter nicht von Strafe.

A.3.6 Ärztegesetz

§ 54 Verschwiegenheits-, Anzeige- und Meldepflicht

(1) Der Arzt und seine Hilfspersonen sind zur Verschwiegenheit über alle ihnen in Ausübung ihres Berufes anvertrauten oder bekannt gewordenen Geheimnisse verpflichtet.

(2) Die Verschwiegenheitspflicht besteht nicht, wenn

1. nach gesetzlichen Vorschriften eine Meldung des Arztes über den Gesundheitszustand bestimmter Personen vorgeschrieben ist,
2. Mitteilungen oder Befunde des Arztes an die Sozialversicherungsträger und Krankenfürsorgeanstalten oder sonstigen Kostenträger in dem Umfang, als er für den Empfänger zur Wahrnehmung der ihm übertragenen Aufgaben eine wesentliche Voraussetzung bildet, erforderlich sind,
3. die durch die Offenbarung des Geheimnisses bedrohte Person den Arzt von der Geheimhaltung entbunden hat,
4. die Offenbarung des Geheimnisses nach Art und Inhalt zum Schutz höherwertiger Interessen
   a. der öffentlichen Gesundheitspflege,
   b. der Rechtspflege oder
   c. von einwilligungsunfähigen Patientinnen/Patienten im Zusammenhang mit der Bereitstellung der für die Behandlungskontinuität unerlässlichen Eckdaten gegenüber den mit der Pflege betrauten Personen unbedingt erforderlich ist.

(3) Die Verschwiegenheitspflicht besteht auch insoweit nicht, als die für die Honorar- oder Medikamentenabrechnung gegenüber den Krankenversicherungsträgern, Krankenanstalten, sonstigen Kostenträgern oder Patienten erforderlichen Unterlagen zum Zweck der Abrechnung, auch im automationsunterstützten Verfahren, Dienstleistungsunternehmen überlassen werden. Eine allfällige Speicherung darf nur so erfolgen, dass Betroffene weder bestimmt werden können noch mit hoher Wahrscheinlichkeit bestimmbar sind. Diese anonymen Daten sind ausschließlich mit Zustimmung des Auftraggebers an die zuständige Ärztekammer über deren Verlangen weiterzugeben.

(4) Ergibt sich für den Arzt in Ausübung seines Berufes der Verdacht, dass durch eine gerichtlich strafbare Handlung der Tod oder eine schwere Körperverletzung herbeigeführt wurde, so hat der Arzt, sofern Abs. 5 nichts anderes bestimmt, der Sicherheitsbehörde unverzüglich Anzeige zu erstatten. Gleiches gilt im Fall des Verdachts, dass eine volljährige Person, die ihre Interessen nicht selbst wahrzunehmen vermag, misshandelt, gequält, vernachlässigt oder sexuell missbraucht worden ist.

(5) Ergibt sich für den Arzt in Ausübung seines Berufes der Verdacht, dass ein Minderjähriger misshandelt, gequält, vernachlässigt oder sexuell missbraucht worden ist, so hat der Arzt Anzeige an die Sicherheitsbehörde zu erstatten. Richtet sich der Verdacht gegen einen nahen Angehörigen (§ 166 StGB), so kann die Anzeige so lange unterbleiben, als dies das Wohl des Minderjährigen erfordert und eine Zusammenarbeit mit dem Kinder- und Jugendhilfeträger und gegebenenfalls eine Einbeziehung einer Kinderschutzeinrichtung an einer Krankenanstalt erfolgt.

(6) In den Fällen einer vorsätzlich begangenen schweren Körperverletzung hat der Arzt auf bestehende Opferschutzeinrichtungen hinzuweisen. In den Fällen des Abs. 5 hat er überdies unverzüglich und nachweislich Meldung an den zuständigen Kinder- und Jugendhilfeträger zu erstatten.

A.3.7 AIDS-Gesetz

§ 2

(1) Meldepflichtig im Sinne dieses Bundesgesetzes sind:

1. jede gemäß § 1 manifeste Erkrankung an AIDS;
2. jeder Todesfall, wenn anläßlich der Totenbeschau oder Obduktion festgestellt wurde, dass im Zeitpunkt des Todes eine Erkrankung nach Z 1 bestanden hat; ein Todesfall ist auch dann zu melden, wenn bereits eine Meldung über den vorangegangenen Krankheitsfall erfolgt ist.

(2) Zur Erstattung der Meldung gemäß Abs. 1 sind verpflichtet:

1. jeder freiberuflich tätige Arzt;
2. in Krankenanstalten der ärztliche Leiter der Krankenanstalt;
3. der Totenbeschauer oder der Prosektor.

A.3.8 Epidemiegesetz

§ 1 Anzeigepflichtige Krankheiten

(1) Der Anzeigepflicht unterliegen:

1. Verdachts-, Erkrankungs- und Todesfälle an Cholera, Gelbfieber, virusbedingtem hämorrhagischem Fieber, infektiöser Hepatitis (Hepatitis A, B, C, D, E), Hundebandwurm (Echinococcus granulosus) und Fuchsbandwurm (Echinococcus multilocularis), Infektionen mit dem Influenzavirus A/H5N1 oder einem anderen Vogelgrippevirus, Kinderlähmung, bakteriellen und viralen Lebensmittelvergiftungen, Lepra, Leptospiren-Erkrankungen, Masern, MERS-CoV (Middle East Respiratory Syndrome Coronavirus/„neues Corona-Virus"), Milzbrand, Psittakose, Paratyphus, Pest, Pocken, Rickettsiose durch R. prowazekii, Rotz, übertragbarer Ruhr (Amöbenruhr), SARS (Schweres Akutes Respiratorisches Syndrom), transmissiblen spongiformen Enzephalopathien, Tularämie, Typhus (Abdominaltyphus), Puerperalfieber, Wutkrankheit (Lyssa) und Bissverletzungen durch wutkranke oder -verdächtige Tiere,
2. Erkrankungs- und Todesfälle an Bang`scher Krankheit, Chikungunya-Fieber, Dengue-Fieber, Diphtherie, Hanta-Virus-Infektionen, virusbedingten Meningoenzephalitiden, invasiven bakteriellen Erkrankungen (Meningitiden und Sepsis), Keuchhusten, Legionärskrankheit, Malaria, Röteln, Scharlach, Rückfallfieber, Trachom, Trichinose, West-Nil-Fieber, schwer verlaufenden Clostridium difficile assoziierten Erkrankungen und Zika-Virus-Infektionen.

(2) Der Bundesminister für Gesundheit und Frauen kann, wenn dies aus epidemiologischen Gründen gerechtfertigt oder auf Grund internationaler Verpflichtungen erforderlich ist, durch Verordnung weitere übertragbare Krankheiten der Meldepflicht unterwerfen oder bestehende Meldepflichten erweitern.

§ 2 Erstattung der Anzeige

(1) Jede Erkrankung, jeder Sterbefall an einer anzeigepflichtigen Krankheit, in den Fällen des § 1 Abs. 1 Z 1 auch jeder Verdacht einer solchen Erkrankung, ist der Bezirksverwaltungsbehörde (Gesundheitsamt), in deren Gebiet sich der Kranke oder Krankheitsverdächtige aufhält oder der Tod eingetreten ist, unter Angabe des Namens, des Alters und der Wohnung und,

soweit tunlich, unter Bezeichnung der Krankheit binnen 24 Stunden anzuzeigen.

(2) Binnen der gleichen Frist sind Personen, die, ohne selbst krank zu sein, Erreger der bakteriellen Lebensmittelvergiftung, des Paratyphus, der übertragbaren Ruhr oder des Typhus ausscheiden, der Bezirksverwaltungsbehörde (Gesundheitsamt) bekanntzugeben.

§ 3 Zur Anzeige verpflichtete Personen

(1) Zur Erstattung der Anzeige sind verpflichtet:

1. Der zugezogene Arzt, in Kranken-, Gebär- und sonstigen Humanitätsanstalten der Leiter der Anstalt oder der durch besondere Vorschriften hierzu verpflichtete Vorstand einer Abteilung;

   – 1a. jedes Labor, das den Erreger einer meldepflichtigen Krankheit diagnostiziert;
2. die zugezogene Hebamme;
3. die berufsmäßigen Pflegepersonen, die mit der Wartung des Kranken befasst sind;
4. der Haushaltungsvorstand (Leiter einer Anstalt) oder die an seiner Stelle mit der Führung des Haushaltes (der Leitung der Anstalt) betraute Person;
5. die Vorsteher öffentlicher und privater Lehranstalten und Kindergärten in Bezug auf die ihrer Leitung unterstehenden Schüler, Lehrpersonen und Schulbediensteten;
6. der Wohnungsinhaber oder die an seiner Stelle mit der Obsorge für die Wohnung betraute Person;
7. Inhaber von Gast- und Schankgewerben sowie deren behördlich genehmigte Stellvertreter bezüglich der von ihnen beherbergten oder bei ihnen bediensteten Personen;
8. der Hausbesitzer oder die mit der Handhabung der Hausordnung betraute Person;
9. bei Milzbrand, Psittakose, Rotz, Puerpalfieber und Wutkrankheit (Lyssa) und Bissverletzungen durch wutkranke oder – verdächtige Tiere, Tularämie, Bang'scher Krankheit, Trichinose, Leptospiren-Erkrankungen und Infektionen mit dem Influenzavirus A/H5N1 oder einem anderen Vogelgrippevirus auch Tierärzte, wenn sie in Ausübung ihres Berufes von der erfolgten Infektion eines Menschen oder dem Verdacht einer solchen Kenntnis erlangen;
10. der Totenbeschauer.

(2) Die Verpflichtung zur Anzeige obliegt den unter Z 2 bis 8 bezeichneten Personen nur dann, wenn ein in der obigen Aufzählung unter Z 1 bis 7 früher genannter Verpflichteter nicht vorhanden ist.

§ 39 Verletzung einer Anzeige- oder Meldepflicht

(1) Wer den in diesem Bundesgesetz enthaltenen oder auf Grund desselben erlassenen Anordnungen über die Erstattung von Anzeigen und Meldungen zuwiderhandelt, macht sich einer Verwaltungsübertretung schuldig und ist mit Geldstrafe bis zu 2180 Euro, im Nichteinbringungsfall mit Freiheitsstrafe bis zu sechs Wochen zu bestrafen.

(2) Die Strafverfolgung tritt nicht ein, wenn die Anzeige zwar nicht von den zunächst Verpflichteten, jedoch rechtzeitig gemacht worden ist.

A.3.9 Geschlechtskrankheitengesetz

§ 4 Beschränkte Meldepflicht

(1) Jeder Arzt, der in Ausübung seines Berufes von einer Geschlechtskrankheit Kenntnis erhält, ist zur Meldung des Falles verpflichtet, wenn eine Weiterverbreitung

der Krankheit zu befürchten ist oder sich der Kranke der ärztlichen Behandlung beziehungsweise Beobachtung entzieht.

(2) Die Meldung ist an die für den Wohnort des Erkrankten zuständige Sanitätsbehörde nach dem als Anlage A abgedruckten Muster zu erstatten.

A.3.10 Sonstiges

§ 10 StGB Entschuldigender Notstand

(1) Wer eine mit Strafe bedrohte Tat begeht, um einen unmittelbar drohenden bedeutenden Nachteil von sich oder einem anderen abzuwenden, ist entschuldigt, wenn der aus der Tat drohende Schaden nicht unverhältnismäßig schwerer wiegt als der Nachteil, den sie abwenden soll, und in der Lage des Täters von einem mit den rechtlich geschützten Werten verbundenen Menschen kein anderes Verhalten zu erwarten war.

(2) Der Täter ist nicht entschuldigt, wenn er sich der Gefahr ohne einen von der Rechtsordnung anerkannten Grund bewusst ausgesetzt hat. Der Täter ist wegen fahrlässiger Begehung zu bestrafen, wenn er die Voraussetzungen, unter denen seine Handlung entschuldigt wäre, in einem Irrtum angenommen hat, der auf Fahrlässigkeit beruhte, und die fahrlässige Begehung mit Strafe bedroht ist.

Literatur

Adams JA, Girardin B, Faugno D (2001) Adolescent sexual assault: documentation of acute injuries using photo-colposcopy. J Pediatr Adolesc Gynecol 14: 175–180

Adams JA, Kellogg ND, Farst KJ, Harper NS, Palusci VJ, Frasier LD, Levitt CJ, Shapiro RA, Moles RL, Starling SP (2016) Updated guidelines for the medical assessment and care of children who may have been sexually abused. Pediatr Adolesc Gynecol 29: 81–87

Adams JA, Knudson S (1996) Genital findings in adolescent girls referred for suspected sexual abuse. Arch Pediatr Adolesc Med 150: 850–57

Aebi-Popp K (2011) Meldepflichtige sexuell übertragbare Infektionen (STI) in der Schweiz. Gynäkologie 5: 12–14

Anderson SL, Parker BJ, Bourguignon CM (2008) Changes in genital injury patterns over time in women after consensual intercourse. J Forensic Leg Med 15: 306–311

Bitzer J, De Grandi P, Haller U, Pók J (2008) Verwendung von Mifepriston für den medikamentösen Schwangerschaftsabbruch im ersten Trimenon. Expertenbrief No. 15. Schweizerische Gesellschaft für Gynäkologie und Geburtshilfe (SGGG), Bern

Bitzer J, Schwendke A, Tschudin S (2009) Manual für das Beratungsgespräch vor einem Schwangerschaftsabbruch. Schweizerische Gesellschaft für Gynäkologie und Geburtshilfe (SGGG), Bernac

Bloemen EM, Rosen T, Cline Schiroo JA, Mulcare MR, Stern ME, Mysliwiec R, Flomenbaum NE, Lachs MS, Hargarten S (2016) Photographing injuries in the acute care setting: development and evaluation of a standardized protocol for research, forensics, and clinical practice. Acad Emerg Med 23 (5): 653–659

Brew-Graves E, Morgan L (2015) Injuries and allegations of oral rape: a retrospective review of patients presenting to a London sexual assault referral centre. J Forensic Leg Med 34: 155–158

Bundesamt für Gesundheit (BAG) (2007) Vorgehen nach Exposition gegenüber Blut oder anderen biologischen Flüssigkeiten (EBF) von Personal im Gesundheitswesen – aktualisierte Empfehlungen 2007. Bundesamt für Gesundheit, Bulletin 31: 543–555

Bundesamt für Gesundheit (BAG) (2011) Empfehlungen zur frühzeitigen Behandlung von sexuell übertragbaren Infektionen (STI) durch erstbehandelnde Ärztinnen und Ärzte: Klinisches Vorgehen bei Beschwerden im Genitalbereich. Bundesamt für Gesundheit

Bundesamt für Gesundheit (BAG) (2011) Sex unter Männern: Für eine bessere sexuelle Gesundheit 2012. BAG-Publikationsnummer: OeG 11.11 5000 d 2000 f 20EXT1133

Bundesamt für Gesundheit (BAG) (2014) Notfall HIV-Exposition – PEP kann die richtige Antwort sein. Bundesamt für Gesundheit Bulletin 48: 834–835

Bundesamt für Gesundheit (BAG) (2015) Syphilis: Aktualisierte Empfehlungen zu Diagnostik und Behandlung. Bundesamt für Gesundheit Bulletin 21: 242–247

Bullock CM, Beckson M (2011) Male victims of sexual assault: phenomenology, psychology, physiology. J Am Acad Psychiatry Law 39: 197–205

Cappelletti S, Aromatario M, Bottoni E, Fiore PA, Fineschi V, di Luca NM, Ciallella C (2016) Variability in findings of anogenital injury in consensual and nonconsensual fisting intercourse: A systematic review. J Forensic Leg Med 44: 58–62

Carey R, Healy C, Elder DE (2010) Foreign body sexual assault complicated by rectovaginal fistula. J Forensic Leg Med 17: 161–163

Casali MB, Palazzo E, Blandino A, Battistini A, Motta F, Kustermann A, Cattaneo C (2017) The adult male rape victim: forensic description of a series of 57 cases. Am J Forensic Med Pathol 38(3): 175–179

Davies M (2002) Male sexual assault victims: a selective review of the literature and implications for support services. Aggression and Violent Behavior 7: 203–214

Dell'Atti L (2016) The role of ultrasonography in the diagnosis and management of penile trauma. J Ultrasound 19(3): 161–166

Deutsche STI-Gesellschaft (DSTIG) (2014) Diagnostik und Therapie der Syphilis. S2k-Leitlinie 2014. AWMF Registernr. 059/002

Diedrich K, Holzgreve W, Jonat W, Schneider KTM, Weiss JM (2007) Gynäkologie und Geburtshilfe, 2. Aufl. Springer, Heidelberg

El-Ashaal YI, Al-Olama AK, Abu-Zidan FM (2008) Trans-anal rectal injuries. Singapore Med J 49(1): 54

European Consortium for Emergency Contraception (2016) Emergency contraception - A guideline for service provision in Europe (www.ec-ec.org)

Faculty of Sexual and Reproductive Healthcare (2017) FSRH Guideline Emergency Contraception (www.fsrh.org)

Geist RF (1988) Sexually related trauma. Emerg Med Clin North Am 6 (3): 439–466

Goodyear-Smith FA, Laidlaw TM (1998) Can tampon use cause hymen changes in girls who have not had sexual intercourse? A review of the literature. Forensic Sci Int 94: 147–153

Grassberger M, Türk E, Yen K (2012) Klinisch-forensische Medizin. Interdisziplinärer Praxisleitfaden für Ärzte, Pflegekräfte, Juristen und Betreuer von Gewaltopfern. Springer, Heidelberg

Hilden M, Schei B, Sidenius K (2005) Genitoanal injury in adult female victims of sexual assault. Forensic Sci Int 154 (2–3): 200–205

Hobbs CJ, Osman J (2007) Genital injuries in boys and abuse. Arch Dis Child 92: 328–331

Hochmeister M et al. (1997) Eine faltbare Kartonbox zur Trocknung und Aufbewahrung von mittels Wattetupfern gesicherten biologischen Spuren. Arch Kriminol 200(3-4):113–120

Hochmeister M et al. (1997) Effects of toluidine blue and destaining reagents used in sexual assault examinations on the ability to obtain DNA profiles from postcoital vaginal swabs. J Forensic Sci 42(2):316–319

Huber F, Beise U (2016) mediX Guideline: Sexuell übertragbare Krankheiten. www.medix.ch

Ingemann-Hansen O, Vesterby Charles A (2013) Forensic medical examination of adolescent and adult victims of sexual violence. Best Pract Res Clin Obstet Gynaecol 27: 91–102

Janier M, Hegyi V, Dupin N, Unemo M, Tiplica GS, Potočnik M, French P, Patel R (2014) European guideline on the management of syphilis. J Eur Acad Dermatol Venereol 28 (12): 1581–1593

Jeng CJ, Wang LR (2007) Vaginal laceration and hemorrhagic shock during consensual sexual intercourse. J Sex Marital Ther 33 (3): 249–253

Jewkes R, Christofides N, Vetten L, Jina R, Sigsworth R, Loots L (2009) Medico-legal findings, legal case progression, and outcomes in South African rape cases: retrospective review. PLoS Med 6 (10): e1000164

Jina R, Jewkes R, Vetten L, Christofides N, Sigsworth R, Loots L (2015) Genito-anal injury patterns and associated factors in rape survivors in an urban province of South Africa: a cross-sectional study. BMC Women's Health 15: 29

Joki-Erkkilä M, Rainio J, Huhtala H, Salonen A, Karhunen PJ (2014) Evaluation of anogenital injuries using white and UV-light among adult volunteers following consensual sexual intercourse. Forensic Sci Int 242: 293–298

Jones IS, O'Connor A (2013) Non-obstetric vulval trauma. Emerg Med Australas 25(1): 36–39

Jones JS, Dunnuck C, Rossman L, Wynn BN, Nelson-Horan C (2004) Significance of toluidine blue positive findings after speculum examination for sexual assault. Am J Emerg Med 22 (3): 201–203

Jones JS, Rossman L, Diegel R, Van Order P, Wynn BN (2009) Sexual assault in postmenopausal women: epidemiology and patterns of genital injury. Am J Emerg Med 27(8): 922–929

Kaufmann M, Costa S-D, Scharl A (2012) Die Gynäkologie, 3. Aufl. Springer, Heidelberg

Kelly DL, Larkin HJ, Cosby CD, Paolinetti LA (2013) Derivation of the Genital Injury Severity Scale (GISS): a concise instrument for description and measurement of external female genital injury after sexual intercourse. J Forensic Leg Med 20: 724–731

Keogh A (2007) Rape trauma syndrome – Time to open the floodgates? J Forensic Leg Med 14: 221–4

Klopfstein U, Schön C, Plattner T (2006) Sexuelle Gewalt. Rechtliche und praktische Konsequenzen. Gynäkol Prax 30 (4): 709–721

Laitinen FA, Grundmann O, Ernst EJ (2013) Factors that influence the variability in findings of anogenital injury in adolescent/adult sexual assault victims: a review of the forensic literature. Am J Forensic Med Pathol 34 (3): 286–294

Larsen ML, Hilden M (2016) Male victims of sexual assault; 10 years' experience from a Danish Assault Center. J Forensic Leg Med 43: 8–11

Lasch L, Fillenberg S (2016) Basiswissen Gynäkologie und Geburtshilfe. Springer, Heidelberg

Leland C, Lenahan LC, Ernst A, Johnson B (1998) Colposcopy in evaluation of the adult sexual assault victim. Am J Emerg Med 16 (2): 183–184

Lincoln C, Perera R, Jacobs I, Ward A (2013) Macroscopically detected female genital injury after consensual and non-consensual vaginal penetration: A prospective comparison study. J Forensic Leg Med 20 (7): 884–901

Ludwig M (2009) Hormonelle Kontrazeption: Ein Handbuch für die Praxis Taschenbuch. Optimist, Hamburg

Madea M (2006) Praxis Rechtsmedizin: Befunderhebung, Rekonstruktion, Begutachtung, 2. Aufl. Springer, Heidelberg

Madea B, Musshoff F (2009) K.-o.-Mittel: Häufigkeit, Wirkungsweise, Beweismittelsicherung. Dtsch Arztebl Int 106 (20): 341–347

Maercker A, Hecker T (2016) Trauma- und Gewaltfolgen – psychische Auswirkungen. Bundesgesundheitsbl 59: 28–34

Martinez RM, Thali MJ (2016) Forensic Nursing. Eine neue Subdisziplin der modernen Rechtsmedizin? Kriminalistik, 70(6), 410-412

McLean IA (2013) The male victim of sexual assault. Best Pract Res Clin Obstet Gynaecol 27: 39–46

McLean I, Roberts SA, White C, Paul S (2011) Female genital injuries resulting from consensual and non-consensual vaginal intercourse. Forensic Sci Int 204: 27–33

Mehta SD, Krieger JN, Agot K, Moses S, Ndinya-Achola JO, Parker C, Bailey RC (2010) Circumcision and reduced risk of self-reported penile coital injuries: results from a randomized controlled trial in Kisumu, Kenya. J Urol 184 (1): 203–209

Merki-Feld GS, Bitzer J, Seydoux J, Birkhäuser M (2013) Expertenbrief zum Thromboembolierisiko unter hormonaler Kontrazeption. Expertenbrief No. 35. Schweizerische Gesellschaft für Gynäkologie und Geburtshilfe (SGGG), Bern

Morgan L, Dill A, Welch J (2011) Sexual assault of postneopausal women: a retrospective reviwe. BJOG 118: 832–843

Mußhoff F, Madea B (2008) K.-o.-Mittel. Rechtsmedizin 18: 205–224

Navratil F (2003) Sexuelle Gewalt in der Adoleszenz: Befunderhebung, Sinn und Notwendigkeit der körperlichen Untersuchung. Gynäkol Geburtshilfliche Rundsch 43: 146–151

Newton M (2013) The forensic aspects of sexual violence. Best Pract Res Clin Obstet Gynaecol 27 (1): 77–90

Persaud D, Squires JE, Rubin-Rem D (1997) Use of foley catheter to examine estrogenized hymens for evidence of sexual abuse. J Pediatr Adolesc Gynecol 10: 83–85

Peterson Z, Voller EK, Polusny MA, Murdoch M (2011) Prevalence and consequences of adult sexual assault of men: Review of empirical findings and state of the literature. Clin Psychol Rev 31 (1): 1–24

Plattner T, Bolliger S, Zollinger U (2005) Forensic assessment of survived strangulation. Forensic Sci Int 153: 202–07

Ramin SM, Satin AJ, Stone IC, Wendel GD (1992) Sexual assault in postmenopausal women. Obstet Gynecol 80 (5): 860–864

Rauch E, Weissenrieder N, Peschers U (2004) Sexualdelikte – Diagnostik und Befundinterpretation. Dtsch Arztbl 101 (40): 2682–2688

Riggs N, Houry D, Long G, Markovchick V, Feldhaus KM (2000) Analysis of 1,076 cases of sexual assault. Ann Emerg Med 35: 358–362

Rossman L, Jones JS, Dunnuck C, Wynn BN, Bermingham M (2004) Genital trauma associated with forced digital penetration. Am J Emerg Med 22 (2): 101–104

Schaff EA, Fielding SL, Eisinger SH, Stadalius LS, Fuller L (2000) Low-dose mifepristone followed by vaginal misoprostol at 48 hours for abortion up to 63 days. Contraception 61 (1): 41–46

Schlesinger SL, Borbotina J, O'Neill L (1975) Petechial hemorrhages of the soft palate secondary to fellatio. Oral Surg Med Oral Pathol 40 (3): 376–378

Schön CA, Wolf K (2013) Notfallmedizin in der Frauenheilkunde. Nr. 2: Untersuchungspraxis nach erlebter sexueller Gewalt am Beispiel des Berner Modells. Gynäkologie 3: 32–35

Schweizerische Akademie der Medizinischen Wissenschaften (SAMW), Verbindung der Schweizer Ärztinnen und Ärzte (FMH) (2013) Rechtliche Grundlagen im medizinischen Alltag. Ein Leitfaden für die Praxis, 2. überarb. Aufl. Schweizerische Akademie der Medizinischen Wissenschaften, Basel

Schweizerische Gesellschaft für Gynäkologie und Geburtshilfe (SGGG) (2013) Patientinnen mit genitaler Beschneidung: Schweizerische Empfehlungen für Ärztinnen und Ärzte, Hebammen und Pflegefachkräfte. Schweizerische Gesellschaft für Gynäkologie und Geburtshilfe, Bern. www.sggg.ch

Schweizerische Gesellschaft für Rechtsmedizin (SGRM), Arbeitsgruppe „Qualitätsmanagement Forensische Medizin", Sektion Forensische Medizin (2015) Die forensisch-klinische Untersuchung von Personen nach Gewalteinwirkung (www.sgrm.ch)

Schweizerische Gesellschaft für Rechtsmedizin (SGRM), Arbeitsgruppe „Qualitätsmanagement Forensische Medizin", Sektion Forensische Medizin (2012) Schädigung durch Strangulation (www.sgrm.ch)

Schweizerische Gesellschaft für Rechtsmedizin (SGRM), Arbeitsgruppe „Qualitätsmanagement Forensische Medizin", Sektion Forensische Medizin (2015) Untersuchung von Erwachsenen nach sexueller Gewalt (www.sgrm.ch)

Schweizerische Gesellschaft für Rechtsmedizin (SGRM), Arbeitsgruppe „Qualitätsmanagement Forensische Medizin", Sektion Forensische Medizin (2015) Untersuchung von Kindern und Jugendlichen im Zusammenhang mit körperlicher und/oder sexueller Gewalt (www.sgrm.ch)

Slaughter L, Brown CRV (1992) Colposcopy to establish physical findings in rape victims. Am J Obstet Gynecol 166: 83–86

Slaughter L, Brown CRV, Crowley S, Peck R (1997) Patterns of genital injury in female sexual assault victims. Am J Obstet Gynecol 176 (3): 609–616

Stemple L (2008) Male rape and human rights. Hastings Law J 60: 605–647

STIKO (2017) Empfehlungen der Ständigen Impfkommission (STIKO) am Robert Koch-Institut – 2017/2018. Epidemiol Bulletin 34: 333–380

Sturgiss EA, Tyson A, Parekh V (2010) Characteristics of sexual assaults in which adult victims report penetration by a foreign object. J Forensic Leg Med 17 (3): 140–142

Sugar NF, Fine DN, Eckert LO (2004) Physical injury after sexual assault: findings of a large case series. Am J Obstet Gynecol 190 (1): 71–76

Ugurel V, Özer DP, Varol F (2014) A rare case of rectovaginal fistula following consensual vaginal intercourse. J Sex Med 11 (5): 1345–1348

Walker G (2015) The (in)significance of genital injury in rape and sexual assault. J Forensic Leg Med 34: 173–178

White C (2013) Genital injuries in adults. Best Pract Res Clin Obstet Gynaecol 27: 113–130

White C, McLean I (2006) Adolescent complainants of sexual assault; injury patterns in virgin and non-virgin groups. JCFM 13: 172–180

White D, Du Mont J (2009) Visualizing sexual assault: an exploration of the use of optical technologies in the medico-legal context. Social Science & Medicine 68: 1–8

World Health Organization (WHO) (1991) Pregnancy termination with mifepristone and gemeprost: a multicenter comparison between repeated doses and a single dose of mifepristone. Fertil Steril 56 (1): 32–40

World Health Organization (WHO) (2003) Guidelines for medico-legal care for victims of sexual violence. World Health Organization, Genf

Worsaae N, Wanscher B (1978) Oral injury caused by fellatio. Acta Derm Venereol 58 (2): 187–188

Zilkens RR, Smith DA, Phillips, Mukhtar SA, Semmens JB, Kelly MC (2017) Genital and anal injuries: a cross-sectional Australian study of 1266 women alleging recent sexual assault. Forensic Sci Int 275: 195–202

U.S. Department of Justice, Office on Violence Against Women (2004) A national protocol for sexual assault medical forensic examinations, adults/adolescents. https://www.ncjrs.gov/pdffiles1/ovw/241903.pdf

Internetseiten zur Gesetzgebung:
www.jusline.at
www.dejure.org
www.admin.ch
www.gesetze.ch

Stichwortverzeichnis

P

Pediculosis pubis 156
Penetrationsverletzung 138
– anale 140
Penis 24–25, 70
– Verletzung 139
Penisamputation 172
Penisfraktur 139
Penisring 174
Petechien 53, 117, 123
Pfählungsverletzung 172
Phimose 25
Piercing 174
Polizei 31
posterior fourchette 17
Präputium 24–25
psychosomatische Beschwerden 175

Q

Quetschwunde 117

R

rape trauma syndrome 159
Räumlichkeiten 36
Rechtsmedizin 30–31
Rektum 26
– Verletzung 140–141
Retraumatisierung 5, 33
RQW (rudimentäre Qualität der
    Wundbeurteilung) 103, 118

S

Sadomasochismus 2, 167
Saugverletzung 132
Schambehaarung 21, 59
Schanker 148–149
Scheidenvorhof 17
Scheide Siehe Vagina
Schleimhautatrophie 168
Schluckbeschwerden 121, 125
Schnittverletzung 130
Schnittwunde 117
Schuldfrage 181
Schutzalter 4
Schwangerschaft, bestehende 89
Schwangerschaftsabbruch 85–87
– Aufklärung/Einwilligung 232

– gesetzliche Regelung 8
– Jugendliche 88
– Kosten 12
– medikamentöser 87
– operativer 88
Schwangerschaftskonfliktberatung 85
Schwangerschaftstest 76
Schwangerschaftsverhütung 35, 47,
    76
Schweigepflicht 4–5
Sekretspuren 109
Selbstbestimmung, sexuelle 4
Selbstgefährdung, Betroffene 36
Selbstverletzung 165
Sexting 2
Sexualberatung 83
Sexualdelikt, vorgetäuschtes 164
sexually transmitted disease (STD) 144
Sims-Seitenlage 61
Skrotalring 174
Skrotum 25, 70
Soft Skills 33
Sonographie 69
Spermiennachweis 67
Sprache 37
Spreizverletzung 130
– akzidentelle 172
Spurenmaterial
– Aufbewahrung 113
– Auswertung 114
Spurensicherung 35, 106–112
– beim Tatverdächtigen 185
Spurensicherungsset 96
Stichwunde 117
Strafanzeige 44, 82–83
– nachträgliche 29
Strafbarkeit 4
Strangulation 53, 119, 167
– Befunde 121, 123
Syphilis 148

T

Tampon 173
Tanner-Stadien 21
Tatverdächtiger 184
– forensisch-klinische
    Untersuchung 184
– infektiologische Untersuchung 185
Telefonkontakt, erster 34
– Checkliste 191
Telemedizin 105
Tetanusimpfung 79–80
Toluidinblaufärbung 63
– bei Männern 70
Traumafolgestörung 160

Traumatisierung 85, 158
Treponema pallidum 148
Tripper 148

U

Ulcus molle 149
Untersucherteam 30–31, 37
Untersuchung
– Aufklärung/Einwilligung 5, 230
– bei Männern 69
– Checkliste Frauen 192
– Checkliste Männer 203
– chemisch-toxikologische 71, 73
    – Asservate 72
– gynäkologische 58, 60–61, 63,
    66–67, 69
– gynäkologische 59, 63, 68
– im Auftrag einer
    Ermittlungsbehörde 10
– im Auftrag einer
    Ermittlungsbehörde 5, 29
– infektiologische 70, 74
– körperliche 47, 51, 53–54, 57
– Kosten 10
– Minderjährige 10
– rektale (Frauen) 68
– rektale (Männer) 70
– urteilsunfähige Personen 9
– Vorbereitung 34–39
– Zeitpunkt 35
Untersuchungsdauer 36
Untersuchungsmaterial 40
Urinprobe 72
Urteilsfähigkeit, Checkliste 214
Urteilsunfähigkeit 9
Urteilsunfähigkeit
– Vertretungsberechtigter 10

V

Vagina 17
– Untersuchung 66
– Veränderungen im Alter 20, 168
– Verletzung 137
Vaginose, bakterielle 150
Vergewaltigung, Definition 2
Verletzungsbeschreibung 103
Vertretungsberechtigter 10
Vorhaut Siehe Präputium
Vortäuschung eines Sexualdelikts 164
Vulva 16
– Untersuchung 59
– Veränderungen im Alter 20

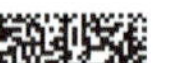

W

Z